P. Schwind

Praxishandbuch Faszienbehandlung

Peter Schwind

Praxishandbuch Faszienbehandlung

Muskelfaszien, Membranen, Organhüllen

4. Auflage

Mit einem Geleitwort von: Klaus Eder, Physiotherapeut, Donaustauf

ELSEVIER

ELSEVIER
Hackerbrücke 6, 80335 München, Deutschland
Wir freuen uns über Ihr Feedback und Ihre Anregungen an books.cs.muc@elsevier.com

ISBN 978-3-437-56563-2

4. Auflage 2018

Wichtiger Hinweis für den Benutzer
Ärzte/Praktiker und Forscher müssen sich bei der Bewertung und Anwendung aller hier beschriebenen Informationen, Methoden, Wirkstoffe oder Experimente stets auf ihre eigenen Erfahrungen und Kenntnisse verlassen. Bedingt durch den schnellen Wissenszuwachs insbesondere in den medizinischen Wissenschaften sollte eine unabhängige Überprüfung von Diagnosen und Arzneimitteldosierungen erfolgen. Im größtmöglichen Umfang des Gesetzes wird von Elsevier, den Autoren, Redakteuren oder Beitragenden keinerlei Haftung in Bezug auf jegliche Verletzung und/oder Schäden an Personen oder Eigentum, im Rahmen von Produkthaftung, Fahrlässigkeit oder anderweitig, übernommen. Dies gilt gleichermaßen für jegliche Anwendung oder Bedienung der in diesem Werk aufgeführten Methoden, Produkte, Anweisungen oder Konzepte.

Für die Vollständigkeit und Auswahl der aufgeführten Medikamente übernimmt der Verlag keine Gewähr.
Geschützte Warennamen (Warenzeichen) werden in der Regel besonders kenntlich gemacht (®). Aus dem Fehlen eines solchen Hinweises kann jedoch nicht automatisch geschlossen werden, dass es sich um einen freien Warennamen handelt.

Bibliografische Information der Deutschen Nationalbibliothek
Die Deutsche Nationalbibliothek verzeichnet diese Publikation in der Deutschen Nationalbibliografie; detaillierte bibliografische Daten sind im Internet über http://www.d-nb.de/ abrufbar.

18 19 20 21 22 5 4 3 2 1

Um den Textfluss nicht zu stören, wurde bei Patienten und Berufsbezeichnungen die grammatikalisch maskuline Form gewählt. Selbstverständlich sind in diesen Fällen immer Frauen und Männer gemeint.

Planung: Marko Schweizer, München
Projektmanagement: Annekathrin Sichling, München
Redaktion: Doris Schultze-Naumburg, Übersee
Satz: abavo GmbH, Buchloe/Deutschland; TnQ, Chennai/Indien
Druck und Bindung: Drukarnia Dimograf Sp. z o. o., Bielsko-Biała/Polen
Umschlaggestaltung: Spiesz Design, Neu-Ulm
Titelfotografie: Ron Thompson, Tampa, Fl/USA

Aktuelle Informationen finden Sie im Internet unter **www.elsevier.de.**

Geleitwort

Das Stichwort *Faszien* ist seit geraumer Zeit „in aller Munde“. Ob es um neue Entwicklungen der Physiotherapie, um eine Neuorientierung der manuellen Medizin oder der Osteopathie geht – an den Faszien kommt niemand vorbei, der sich für zuverlässige und dauerhafte Behandlungsresultate einsetzt. Aber das war keinesfalls immer so. Den Faszien wurde für eine lange Zeit kaum Interesse geschenkt. Man betrachtete sie mehr oder weniger als eine Art „Füllstoff“, den man neben den Systemen der Muskulatur, der Organe, des Kreislaufs und der Nerven kaum beachtete. Das hat sich seit der ersten FASCIA RESEARCH CONFERENCE am Harvard Medical Center im Jahr 2007 gründlich geändert. Der große weiße Fleck auf der Landkarte der menschlichen Anatomie, die Faszien, werden aus unterschiedlichen Blickrichtungen untersucht. Die Forscher sind von den Faszien fasziniert: So kommt es, dass sich eine eigenständige Faszienanatomie entwickelt hat und dass sich Physiologen und Neurologen intensiv mit den unterschiedlichen Faszienschichten und den damit verbundenen sensorischen Nerven beschäftigen. Und so kommt es auch, dass wir, die Praktiker, die manuell behandeln, zu einem ganz neuen herausfordernden Dialog mit den Theoretikern finden.
Für diesen Dialog können wir – von der „manuellen Zunft“ – einen wichtigen Beitrag liefern, indem wir zurückdenken an all die Jahre, in denen wir in der Praxis mit Faszien gearbeitet haben, obwohl wir nur eine schmale theoretische Grundlage für unsere Techniken hatten. Wir hatten keine solide theoretische Basis, keine klar formulierten Konzepte. Und es gab kaum wissenschaftliche Ansätze, die uns helfen konnten, die Wirksamkeit unserer Behandlungsschritte genauer unter die Lupe zu nehmen. Wir mussten uns auf die Beobachtungen verlassen, die wir tagtäglich an und mit unseren Patienten machten. Über den engen Horizont der Praxis konnten wir nur dann hinaussehen, wenn wir uns mit den ersten konzeptuellen Ansätzen der Pioniere der Faszienbehandlung beschäftigten. Da trafen wir dann auf die bahnbrechenden „statements“ des Begründers der Osteopathie, A.T. Still, und auch auf die umfassende Vision der Begründerin der Rolfing Methode, Ida P. Rolf.
„Statements“ und „Visionen“ haben ihre Bedeutung für die Praxis, aber sie sind nur ein Anfang aus der Pionierzeit. Was meines Erachtens von sehr viel größerer Bedeutung ist, ist die Herausforderung, die praktische Arbeit mit den Faszien so überzeugend zu beschreiben, dass sie sich von Therapeuten mit unterschiedlicher Ausbildung leicht umsetzen lässt. Diese dringend notwendige Beschreibung ist Peter Schwind mit dem vorliegenden Buch gelungen.
Wer ihn kennt, wird bestätigen, dass er immer zugleich Praktiker und kritischer Geist war. Und das ist er bis heute geblieben. Er blickt auf fast vierzig Jahre Praxistätigkeit mit Schwerpunkt Faszienbehandlung zurück. Er war in der Lage, so unterschiedliche Vorgehensweisen wie die der legendären Ida P. Rolf und die des unermüdlich innovativen Osteopathen Jean-Pierre Barral in seinen eigenen Ansätzen zusammenzuführen. Schwind gilt weltweit als einer der profundesten Kenner der Rolfing Methode und ist über fast drei Jahrzehnte im Dialog mit Barral, als Schüler, Freund und Kollege. Das vorliegende Buch liefert einen beeindruckenden Einblick in die Ergebnisse dieses Dialogs.
Seit Jahren wende ich die in diesem Buch beschriebenen Techniken in meiner Tätigkeit als Physiotherapeut der Deutschen Fußball Nationalmannschaft an. Ich konnte den praktischen Wert der Faszienbehandlung immer wieder auf dem Spielfeld erproben. Ob es um akute Verletzungen bei einer Kontinuum-Distorsion geht, bei Triggerbändern oder beim Falttrauma, ich greife immer wieder auf die von Schwind beschriebenen Techniken zurück. Und sehr häufig kehren die Spieler nach kurzer manueller Behandlung auf das Spielfeld zurück. Ähnlich positive Erfahrungen habe ich bei subakuten Fehlstrukturen und überbelasteten Strukturen des Bewegungsapparats von Sportlern gemacht.
Das vorliegende Buch ist ein Buch, das aus der Praxis entstanden und das für die Praxis bestimmt ist.

Donaustauf, im Sommer 2018
Klaus Eder, Physiotherapeut

Vorwort der 4. Auflage

Seit das vorliegende Buch zum ersten Mal erschienen ist, hat sich die Welt der Faszien tiefgreifend verändert. Seit mehr als zehn Jahren entsteht eine umfangreiche Forschungstätigkeit, eine eigene wissenschaftliche Disziplin, die sich mit der Anatomie, der Physiologie und auch mit der Biophysik und der Biochemie dieses Gewebetyps auseinandersetzt. Das Stichwort *Faszien* ist zu einem übergreifenden Begriff geworden, der weit mehr Gewebe bezeichnen soll als das, was ursprünglich damit gemeint war. Die meisten Forscher sehen die Hüll- und Gliederungsschichten der Muskulatur, also die Gewebe, die man traditionell als Faszien bezeichnet hat, nur als eine Spezialform des Bindegewebes. Im internationalen Sprachgebrauch der Faszienforschung hat man sich geeinigt, den Begriff weiter zu fassen und beispielsweise auch die membranösen Hüllen der Organe als Faszien zu bezeichnen. Deshalb sind die Arbeitshypothesen und natürlich auch die Ergebnisse der Forschung für unterschiedliche Bereiche der Medizin von Bedeutung.

Heute beschäftigen sich Ärzte und Therapeuten unterschiedlicher Arbeitsbereiche mit den Faszien. Man hat erkannt, dass die Faszien und ihre Funktionen für Internisten genau so wichtig sind wie für Orthopäden, Manualmediziner und Therapeuten, die ganz unterschiedliche Verfahren anwenden. Und man ist dabei zu erforschen, welche Brücken zwischen dem gesamten Fasziensystem und dem Nervensystem bestehen. Um ein Beispiel zu geben: erst kürzlich ist es der Faszienanatomie gelungen nachzuweisen, dass die Mehrzahl der sensorischen Nervenendigungen nicht im Muskelgewebe, sondern in den Faszien zu finden sind. Damit ist endgültig gesichert, dass diese Gewebe kein „lebloser" Füllstoff sind. Vielmehr kann man das ganze Fasziensystem als ein hochsensibles Sinnesorgan betrachten, wie es Robert Schleip vorgeschlagen hat.

Für die manuellen Heilverfahren liegen die Konsequenzen auf der Hand: Wenn wir ein „Sinnesorgan" erfolgreich behandeln wollen, müssen wir unsere traditionelle Vorgehensweise differenzieren. Und wir sollten vielleicht auch das ein oder andere traditionelle Erklärungsschema unseres Tuns fallen lassen. Wenn wir Faszien behandeln, leisten wir sehr viel mehr als das, was man früher als Dehnung oder Lockerung von Geweben definiert hatte.

Das vorliegende Buch nimmt auf diesen Sachverhalt Rücksicht, indem es eine breite Palette von Modalitäten der therapeutischen Berührung vorstellt. Beispielhaft ist dafür das neue Kapitel über die Behandlung des M. psoas und seiner Faszie. Die neuen Wege der Behandlung dieses so wichtigen Teils des Bewegungsapparats beziehen die anatomischen Nachbarschaftsbeziehungen mit ein. So werden bei einer neuen Vorgehensweise neben dem Muskel und seiner Faszie auch die Nieren, die Nierenfaszien, die angrenzenden Bänder des Beckenraums und sogar das Stützfett der Niere behandelt.

Beispielhaft ist auch das erweiterte Kapitel zum Thema Skoliose und der erweiterte Abschnitt zum Thema Schleudertrauma. Hier wird der Versuch unternommen, neueste Forschungsergebnisse für eine neue, differenzierte Vorgehensweise bei der manuellen Behandlung zu nutzen.

München, im Mai 2018
Peter Schwind

Danksagung

Für vielerlei Auskünfte und Anregungen aus der Faszienforschung danke ich Dr. rer. biol hum. Robert Schleip. Klaus Eder danke ich für den immer wieder anregenden Gedankenaustausch zum Thema Sportphysiotherapie und Sportosteopathie. René Zweedijk D.O. für wertvolle Einblicke in seine einzigartige Arbeitsweise mit Neugeborenen und Kindern. Meinen Kollegen Anise Smith und Christoph Sommer danke ich für den fruchtbaren „Praxisdialog". Jean-Pierre Barral, D.O. (UK) danke ich für ein Viertel Jahrhundert Inspiration und Freundschaft, Dr. med. Martin Güthlin für geistreiche Ausflüge in die Welt der Inneren Medizin, Dr. med. Werner Klingelhöffer, Dr. med. Johannes Heilmann und Dr. med. Werner Konvalin für orthopädischen Beistand mit Rat und Tat, Dr. med. Toni Schmidt für kieferorthopädische Sachkompetenz, Anne Koller-Wilmking für Rat und Tat aus der Kinderarztpraxis. Und nicht zuletzt danke ich Dr. med. dent. Sebastian Schmidinger dafür, dass er mir beim Kapitel über das Kiefergelenk geholfen hat und mich gelegentlich daran erinnert, wie wichtig die Zähne für den menschlichen Körper – und wie unwichtig sie für das menschliche Glück sind.

München, im Mai 2018
Peter Schwind

Abbildungsnachweis

Der Verweis auf die jeweilige Abbildungsquelle befindet sich bei allen Abbildungen im Werk am Ende des Legendentextes in eckigen Klammern. Alle nicht besonders gekennzeichneten Grafiken und Abbildungen © Elsevier GmbH, München.

E669	Myers T.: Anatomy Trains: Myofascial Meridians for Manual and Movement Therapists 2. ed., Churchill Livingstone, 2008 ISBN: 978–0443102837, Fig. 3.11, p. 78
J803	Andreas Rumpf, Adelsdorf
K341	S. Kracke, München
L127	Jörg Mair, München
L190	Gerda Raichle, Ulm
L238	Sonja Klebe, Löhne
M765	Dr. P. Schwind, München
O1068	Francis Lafosse, D. O., Marburg
T668	K. Siebert, Anatomisches Institut der Universität Hamburg
T669	Dr. S. Schmidinger, Seefeld-Hechendorf
T967	Prof. Carla Stecco, Padua

Inhaltsverzeichnis

KAPITEL

1 Faszien und ihre Bedeutung

1.1 Stellenwert der Faszien in der Medizin

Es ist ein Jahrhundert vergangen, seit einer der Pioniere der manuellen Behandlung des menschlichen Körpers, A. T. Still, auf die Bedeutung des Fasziensystems verwiesen hat. Im Verlauf dieses Jahrhunderts blieb seine Ansicht von der umfassenden Bedeutung dieses Gewebetyps in der etablierten Medizin zunächst ohne nachhaltige Resonanz. Es fanden sich jedoch immer wieder Ansätze, in denen die einzelnen Aspekte dieses Gewebes näher beleuchtet wurden. So beschäftigte sich die Anatomie während der dreißiger Jahre des 20. Jahrhunderts eingehend mit den Faszienschichten des Nackenbereichs, um die Übertragungswege bestimmter Erreger herauszufinden. Später, als man begann, die Funktion des Bindegewebes innerhalb des Immunsystems zu erforschen, rückte die Rolle des Bindegewebes insgesamt in den Mittelpunkt des Interesses. Aber man schenkte den Bindegewebsschichten und ihrer speziellen Ausformung, den Faszien, sehr viel weniger Beachtung als den klassischen Bereichen Bewegungsapparat, Organ- und Nervensystem. Es war wenig bekannt, welche Rolle das Bindegewebe für und zwischen den einzelnen drei genannten Systemen spielt.

Trotz der ausgezeichneten bisher geleisteten topografischen Arbeit behandeln auch heute noch viele Lehrbücher der Anatomie das Bindegewebe nur am Rande, um die anatomischen Einheiten des Körpers klar darstellen zu können. Die meisten Faszien und zahlreiche Membranen bleiben dabei als unwesentliches Füllmaterial unbeachtet. Dadurch entsteht eine leistungsfähige Detailsicht, die für bestimmte Bereiche der Medizin unerlässlich ist. Aber es kommt auch zu einer Verengung des Blickwinkels, in dem unsere Modellvorstellungen vom menschlichen Körper als objektive Wirklichkeit genommen werden und damit die Denkbarkeit anderer Modellvorstellungen mit anderen Unterteilungsschemen und Blickperspektiven verdrängen.

Aus der **Anatomie** wissen wir mittlerweile, dass das Bindegewebe für jedes der genannten Körpersysteme klar beschreibbare Aufgaben zu erfüllen hat. Es ist bekannt, dass es in den Hüll- und Unterteilungsschichten des Bewegungsapparats, ob Muskeln oder Knochen, genauso präsent ist, wie in den Hüllschichten der Organe und in den Umscheidungen des Nervensystems. Mit der Histologie kann die Präsenz von Bindegewebe vom großflächigen Unterhautgewebe bis in die Knochenhaut und die kleinsten Einheiten der Zelle nachgewiesen werden. Damit erhalten wir hinreichend Information, um uns ein Bild davon zu machen, was unterschiedliche Schichten des Bindegewebes jeweils innerhalb eines Körpersystems leisten. Wir können sehen, wie das Fasziensystem einzelne Muskeln umhüllt, unterteilt und über die Sehnen mit der Knochenhaut verbindet. Wir können erkennen, wie Membranen aus dem Inneren des Schädels über die Dura mater und die perineuralen Hüllen bis in die feinsten Verzweigungen der Nervi nervorum reichen. Und es ist uns damit möglich, einen **Gesamtbauplan** des Körpers als ein in sich verschachteltes **Bindegewebskammer-System** zu erstellen.

Eine derartig analysierende und unterteilende Sichtweise liefert also Einblicke in die Aufgaben, die das Bindegewebe für die anatomisch definierten Subsysteme erfüllt. Wir wissen zudem, welche Aufgaben das Bindegewebe ganz allgemein für den Stoffwechsel und für das Abwehrsystem leistet. Aber nach wie vor ist unklar, wie Brücken zwischen den einzelnen Subsystemen zustande kommen, und wie das **Bindegewebe** als **Organ der Form** die Bausteine für diese Brücken im Gesamtmosaik des Körpers liefert.[1] Die neuesten Forschungen formulieren allerdings ernstzunehmende Hinweise, die die angesprochene Komplexität in neuem Licht erscheinen lassen. Eine ganze Reihe von Wissenschaftlern liefert Bausteine für eine neue Theorie der Faszienfunktion. Diese Bausteine haben zugleich Bedeutung für die Behandlungspraxis. S. A. Gracovetskys Überlegungen zum Verhältnis von Muskelkraft und Fasziendynamik, D. Ingbers hochdifferenzierte Ausführungen zum Tensegrity-Modell, W. Klinglers und R. Schleips Forschungen zur Kontraktilität der Faszien sind hervorragende Beispiele.[2]

1.2 Stellenwert der Faszien in der Osteopathie

Video-Clip 1

Die in diesem Buch beschriebenen **Techniken** setzen an den Hüll- und Gliederungsschichten der einzelnen Subsysteme an, sei es nun innerhalb des Bewegungsapparats, des Organ- oder Nervensystems, oder, wenn wir die traditionelle osteopathische Einteilung wählen, innerhalb des parietalen, viszeralen oder kraniosakralen Bereichs. Das Ziel der Behandlung ist, zwischen einzelnen Komponenten eines Bereichs **physiologisch sinnvolle Beweglichkeit** herzustellen.

Indem wir in einem Teilbereich eine größere Beweglichkeit erreichen, kommt es aber gleichzeitig auch zu **Einwirkungen** auf die **anderen Bereiche.** In der Praxis der Faszien- und Membranbehandlung lässt sich die Wirkung, die von einer manuellen Intervention ausgeht, wegen der dreidimensionalen Vernetzung von Faszien und Membranen nicht auf ein einzelnes Subsystem des Körpers begrenzen. Mobilisierungstechniken sind, sobald sie am Bindegewebssystem ansetzen, immer zugleich auch ein Prozess der Formgebung. Die meisten Untersuchungsverfahren, vor allem die in manuellen Schulen gelehrten Beweglichkeitstests, beziehen sich jedoch nur auf die Subsysteme, sodass auch in der Praxis eine Informationslücke über die formgebende Vernetzung der Systeme untereinander besteht.

Wenn nur innerhalb der Subsysteme behandelt wird, wenn also die Detailtechnik ohne „globale" Beimischungen angewendet wird, ist der Therapeut auf größte Präzision angewiesen. Die Leistungsfähigkeit einer derartigen Vorgehensweise steht und fällt mit der diagnostischen Genauigkeit bei der Beurteilung der Subsysteme und der „minimalistischen Auswahl" der Behandlungsschritte.

Ich bin der Auffassung, dass dieses sehr leistungsfähige Konzept der Mobilisierung präzise beschreibbarer Einheiten auf Grenzen stößt, sobald wir unser Augenmerk auf die bereits erwähnte Brückenfunktion der Faszien und Membranen richten.

MERKE

Faszien und Membranen sind das Medium der Interaktion zwischen den einzelnen Systemen des Organismus, sie fungieren nicht nur innerhalb, sondern agieren als „Mediator" zwischen den verschiedenen Systemen des Organismus. Sie nehmen also eine Vermittlerfunktion ein.

Die beschriebenen Techniken zielen auf eine **Behandlung** dieser **Mediatorenfunktion.** Die Techniken setzen zwar jeweils an den einzelnen Schichten des als parietal, kraniosakral und viszeral eingeteilten Ganzen an, sollten aber möglichst so angewendet werden, dass sie gleichermaßen auf Details wie auf größere Formzusammenhänge wirken.

Die Faszien- und Membranbehandlung ist zunächst nur als Technik zu verstehen. Ich habe versucht, die praktischen Anwendungen so darzustellen, dass sie sich in verschiedenen manuellen Disziplinen verwenden lassen. Hinter der Technik sowie deren zahlreichen Variationen der Anwendung steht aber ein einheitliches Konzept. Ich habe mich bemüht, in einigen Fällen die Technik so akribisch genau zu beschreiben, dass das zugrunde liegende Konzept durchscheint. Es ist ein Konzept, das sich einerseits an das osteopathische Grundthema der möglichst präzise und schonend vorgehenden Mobilisierung lehnt. Andererseits knüpft es an dem form-

1 Ansätze finden sich bei F. J. Varela und S. Frenk, The Organ of Form: Towards a Theory of Biological Shape, J. Social Biol. Struct. 10, 1987, S. 73–89.

2 Vergleiche die umfangreiche Dokumentation in: Findley W Thomas, Schleip Robert, editors, Fascia Research: Basic Science and Implications for Conventional Health Care, Urban & Fischer, München 2007.

stabilisierenden Ansatz von Ida Rolfs **Struktureller Integration** an.

1.3 Schwerpunkt des Behandlungskonzepts

Der konzeptuelle Schwerpunkt lässt sich am besten folgendermaßen verdeutlichen: Wie ist praktisch vorzugehen, damit wir Details präzise behandeln können und dabei gleichzeitig auf größere **Form-** und **Bewegungszusammenhänge** einwirken können?

- Eine Antwort auf diese Frage findet sich bei der Behandlung von Bewegungseinschränkungen im Bereich des Brustkorbs: Wir behandeln die kleinen Bauelemente, die im Inneren der Höhlung zu finden sind, in einer Weise, dass wir gleichzeitig die äußere Formkonstruktion beeinflussen. So lässt sich z. B. eine Adhäsion der Pleura mit subtilem Druck beeinflussen, während gleichzeitig die Zwischenrippenmembranen und die Oberflächenfaszie in die Behandlung miteinbezogen werden.
- Eine zweite Antwort findet sich bei der Behandlung der Beinstatik. Wir behandeln die Details der Muskelfaszie, der intermuskulären Septen und der Zwischenknochenmembranen so, dass eine positive Wirkung auf die feinen Hüllschichten der Nerven zustande kommt und damit eine bessere neuronale Funktion gefördert wird.

Der Nerv (➤ Abb. 1.1) ist der Fluss, die Faszien, Membranen und perineuralen Hüllen bilden das Flussbett. Um dem Fluss ein besseres Fließgleichgewicht zu gewährleisten, behandeln wir das Flussbett.

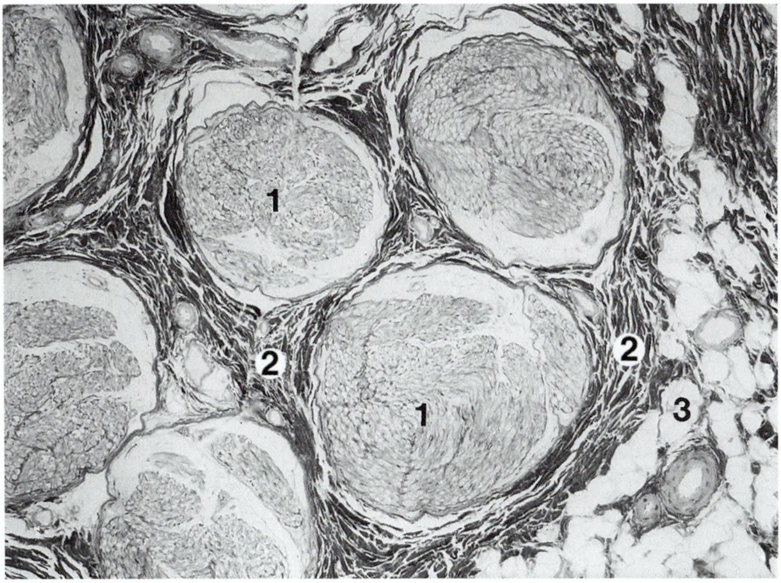

Abb. 1.1 Querschnitt durch den N. ischiadicus (Vergrößerung 300fach, Foto: Klaus Siebert, Anatomisches Institut der Universität Hamburg) [T668]
1 Nervenfaserbündel
2 Bindegewebe
3 Fettgewebe

KAPITEL

2 Grundlagen

2.1 Faszien als Form des Bindegewebes

Der Begriff Faszie wird in der anatomischen Literatur für die bindegewebigen Hüll- und Unterteilungsschichten der Muskulatur verwendet. Faszien im engeren Sinne bestehen vor allem aus kollagenem Bindegewebe, dessen Fasern sich scherengitterförmig überkreuzen. In unterschiedlichem Ausmaß sind die straffen Kollagenfasern auch mit elastischen Fasern kombiniert.[1]

Die Kombination von elastischen und kollagenen Fasern innerhalb des **Fasziengewebes** ist die Voraussetzung für eine reversible Formveränderung. Die Kollagenfasern verfügen über eine eigene Rückstellkraft, die im Verband mit den elastischen Fasern verstärkt wird. Der Anteil an kollagenen und elastischen Fasern innerhalb einer Faszie steht in Relation zur funktionellen Beanspruchung des Gewebes. Bei starker Zugbeanspruchung überwiegt der kollagene Anteil und die elastischen Fasern werden z. T. verdrängt. Kommt es innerhalb der Faszie zu Volumenänderungen, verschiebt sich das Gleichgewicht in Richtung der elastischen Fasern, die in diesem Fall die kollagenen Fasern teilweise ersetzen. Das Fasziensystem ist lebenslang dazu in der Lage, sich an wandelnde Erfordernisse der (Bewegungs-)Funktion anzupassen. Diese Adaptionsfähigkeit verringert sich erst in hohem Lebensalter, wenn der Anteil an elastinhaltigen Fasern in der so genannten Grundsubstanz abnimmt und das zähe Kollagen mehr und mehr überwiegt.

[1] A. Benninghoff, Anatomie Bd. 1, 15. Aufl., Urban & Schwarzenberg, München 1994, S. 169 und A. Waldeyer, A. Mayet, Anatomie des Menschen Bd. 1, 16. Aufl., de Gruyter, Berlin 1992, S. 29.

2.1.1 Funktionelle Aspekte

Bei einer funktionellen Betrachtungsweise des Bewegungsapparats lassen sich die Faszien nicht getrennt von ihren zugehörigen Muskelfasern erörtern. Es gibt keinen Muskeltonus ohne entsprechende Faszienspannung und keine Faszienspannung ohne Muskeltonus. Die Anatomie spricht in diesem Zusammenhang von der „**myofaszialen Einheit**".

Es gibt allerdings auch Faszienschichten mit einer erstaunlichen Eigendynamik, die kaum durch Muskelaktivität verursacht wird. Das sind Schichten, die in direkter Beziehung zum Periost des Knochens und zu Bandstrukturen stehen. Ein Beispiel ist der untere Abschnitt der Lendenfaszie. Er bildet auf der posterioren Seite des Kreuzbeins eine dicht verwobene Einheit mit den Ligg. sacroiliaca und, über diese, mit der Knochenhaut des Kreuzbeins.

Die Hüll-, Gliederungs- und Stützfunktion der normalen Muskelfaszie ist in einzelnen Fällen dadurch verändert, dass Faszien zum Ursprung von Muskeln werden. Die dabei gesteigert auftretenden Zugkräfte erzeugen in diesen Faszien eine Art aponeurotische Gewebeverdichtung. Auch diese verdichteten Faszienstrukturen besitzen wie die muskuläre „Normalfaszie" eine Gleitschicht: das **Epimysium,** das an der Innenseite liegt.

- In der Anatomie wird der Begriff **Faszie** aber auch für eine Schicht wie die Fascia endothoracica verwendet, die nur sehr dünn ausgeprägt ist, weitgehend aus lockerem Bindegewebe besteht und nur in ihrem obersten Bereich, auf Höhe der Pleurakuppel, die typische Faserstruktur einer Faszie zeigt. Diese Faszienschicht hat eine ganz andere Funktion als die Muskelfaszie: sie bildet die Verschiebeschicht der Pleura parietalis gegen die innere Brustwand.
- Die Bezeichnung **Membran** wird in der anatomischen Literatur für unterschiedliche Erscheinungsbilder verwendet wie z. B. für die dichtfase-

rigen Membranen, die flächige Verbindungen zwischen einzelnen Knochen schaffen, z. B. die Zwischenknochenmembranen der Extremitäten. Daneben werden auch ringförmig verlaufende Elemente wie etwa die Atlanto-Okzipital-Membran als Membran bezeichnet.
- In der osteopathischen Literatur steht der Begriff **Faszie** fast synonym für den Begriff **Bindegewebe.**[2]

Obwohl sich diese synonyme Verwendung aus histologischer Sicht nicht ganz rechtfertigen lässt, hat die universale Begriffsverwendung eine gewisse Berechtigung. Die verschiedenen Formen des Bindegewebes, die Hüllschichten von Organen, die ligamentären Verbindungen zwischen Knochen, die Membranverbindungen zwischen Knochen und die zugehörigen Gleitschichten erfüllen trotz unterschiedlichen Aufbaus dieselbe Funktion: (u. a.) das Form- und Bewegungsgeschehen zu regulieren. Die meisten Arten des Bindegewebes nehmen diese Aufgabe in ähnlicher Weise wahr und sind deshalb mit den Faszien im engeren Wortsinn vergleichbar. Es gibt außerdem eine Kontinuität zwischen den verschiedenen Formen des Bindegewebes. Einzelne Bänder wie etwa die Retinacula im Bereich des Sprunggelenks sind lediglich lokale Faserverdichtungen der übergreifenden Faszie, in diesem Fall der oberflächlich verlaufenden Faszie des Unterbeins. In gewisser Weise lassen sich deshalb auch Bänder als Spezialform des Faszien- und Membransystems verstehen.

2.1.2 Materialeigenschaften

Typisch für alle Bindegewebsformen ist, dass sie sowohl Beweglichkeit als auch bindende Stabilität gewährleisten, da sie außer aus Zellen auch aus bestimmten Interzellularsubstanzen bestehen. Die Interzellularsubstanzen werden in der Anatomie als extrazelluläre Matrix bezeichnet. Sie sind zusammengesetzt aus kollagenen und elastischen Fasern sowie der Grundsubstanz. Die Materialeigenschaft einzelner Bindegewebsformen ist davon abhängig, wie stark der Faser- und Grundsubstanzanteil vertreten ist. Kollagene und elastische Fasern haben grundverschiedene Materialeigenschaften.
- **Kollagene Fasern** sind sehr schwer dehnbar, meist nur über 5 % ihrer Ausgangslänge.
- **Elastische Fasern** zeigen keine geordneten Strukturen, im Elektronenmikroskop sind sie als amorphe Masse sichtbar. Sie bestehen aus Elastin, in das Mikrofibrillen eingelagert sind. Die Elastizität wird durch den Aufbau des Elastins aus vernetzten Protoelastin-Molekülen gewährleistet, die so angeordnet sind, dass eine Dehnung mit Rückstelleffekt möglich ist. Elastische Fasern sind bis zu 150 % ihrer Länge reversibel dehnbar. Innerhalb dieses Dehnungsspielraums kehren sie wieder zu ihrer Ausgangslänge zurück. Bei einer Dehnung über die Kräfte der Rückstellung hinaus, also über 150 % der Ausgangslänge, tritt eine dauerhafte Verformung der elastischen Fasern ein. Das bedeutet, dass die Formen des Bindegewebes, die einen hohen Anteil an Elastin enthalten, besonders anfällig für Verformungsprozesse sind. Bis zu einem gewissen Grad ist damit die dauerhafte Formbarkeit bzw. Verformbarkeit des Bindegewebes verstehbar. Eine irreversible Überdehnung bestimmter Fasern wird sich in der Folge auch in ganz anderen Bereichen des Organismus auswirken, weil Spannungsveränderungen im Endlossystem des Fasziennetzes weitergeleitet werden.

Die Materialeigenschaften des Elastins sind zusammen mit den nur geringfügig dehnbaren Kollagenfasern für die Übertragung von Zugkräften verantwortlich. Trifft ein Dehnungsimpuls auf Kollagenfasern, so werden sie aus ihrer gewellten Ruheposition in eine linienförmige Streckung gezogen. Vermindert sich die einwirkende Dehnungskraft, werden Rückstellkräfte wirksam: Die Vorspannung des Kollagens und die Eigenschaften des Elastins führen die Fasern wieder in die gewellte Ruheposition zurück.

Bei diesem Vorgang spielt auch die ungeformte **Interzellularsubstanz,** die Grundsubstanz des lockeren Bindegewebes, eine Rolle, indem sie Flächenverschiebungen ermöglicht. Die Grundsubstanz verfügt über ein hohes Wasserbindungsvermögen und beherbergt neben ihren so genannten fixen Zellen auch freie Zellen, die im Gewebeverband wandern

[2] Vgl. die Zusammenstellung von Friedlin, M.: Annäherungen an den Faszienbegriff – Eine semantische Untersuchung, in: Osteopathische Medizin 1, 2003.

können. Diese Eigenschaft ist vor allem bei der Verschiebebewegung der Organe während der Atmungsbewegung relevant.

In den Muskelfaszien sind die ungeformten lockeren Bindegewebstypen nur wenig vertreten, im Gegensatz zu den geformten Bestandteilen der Interzellularsubstanz, den nur wenig dehnbaren kollagenen Fasern und den dehnbaren elastischen Fasern. Je nachdem, wie Zugkräfte auf das straffe Bindegewebe wirken, ordnen sich die Fasern an. Sobald Zugkräfte regelmäßig aus unterschiedlichen Richtungen wirken, kommt es zu der für Muskelfasern typischen scherengitterartigen Anordnung. Bei Einwirkung linearer Kräfte ordnen sich die Fasern parallel an, wie bei Sehnen, die nur unter dem Mikroskop eine leichte Wellenform zeigen. Bei wiederholter starker Belastung verdrängt das straffe Kollagen mehr und mehr das Elastin. Gewebeschichten werden dadurch belastbarer, aber letztlich weniger adaptiv, weil die elastische Qualität und die Rückstellkraft des Elastins z. T. verloren gehen.

Auch bei weitgehend unelastischem Gewebe finden sich kleine elastische Brücken. Dies lässt sich z. B. an der Verbindung von Sehne und Knochen beobachten. Die Sehne setzt nicht direkt am Knochen an, sondern es gibt eine winzige bindegewebige Verbindungsschicht, die die Sehne mit dem Periost verbindet.

2.1.3 Konsequenzen für die Behandlung

Aus den unterschiedlichen Materialeigenschaften der diversen Bindegewebsformen ergeben sich Konsequenzen für die Behandlungspraxis. Da sich das Bindegewebe jeweils im Kontext der Beanspruchung individuell entwickelt, kann es sein, dass dieselbe Faszie mit topografisch derselben Lage bei zwei Individuen völlig verschiedene Eigenschaften aufweist. Die Beanspruchung hat im Einzelfall die ganz bestimmte individuelle Verteilung des kollagen- und elastinhaltigen Faseranteils beeinflusst und auch den Flüssigkeitsanteil verändert. Deshalb lassen sich keine absoluten Regeln für die Behandlung einzelner Faszien- und Membranschichten aufstellen.

Es gibt sicherlich eine technische Grundorientierung, die gültig ist. So erfordern etwa elastinhaltige Schichten eine subtile Behandlung, während stark kollagenhaltige Schichten intensiven Druck vertragen können. Aber auch bei äußerst starren Faszien mit sehr hohem Kollagenanteil ist in der Regel gegenüber den Muskelfasern eine Verschiebeschicht eingelagert, die einen wesentlich höheren Flüssigkeitsanteil enthält. Auf diese Verschiebeschicht müssen wir auch bei der Behandlung relativ starrer Faszienverbände Rücksicht nehmen.

MERKE

In der Praxis hat sich eine Vorgehensweise bewährt, bei der der Druck schräg zur Hautoberfläche ansetzt, um behutsam durch die zähen Schichten zu dringen und auf die tiefer liegende Verschiebeschicht zu wirken.

2.2 Die Bedeutung des Tensegrity-Modells

Mit dem Begriff Tensegrity wird ein Konstruktionsprinzip benannt, das auf R. Buckminster Fuller zurückgeht. Er entwickelte es in Anlehnung an die Arbeit von Kenneth Snelson.

Der Begriff setzt sich aus den beiden Worten „tension" und „integrity" zusammen.[3] Damit kommt der diesem Bauprinzip zugrunde liegende Gedanke zum Ausdruck, dass eine bestimmte Art der **Konstruktion** mit **elastischer Spannungsübertragung** eine stabile und zugleich **adaptionsfähige Form** erzeugt. Das Bauprinzip kam zuerst in der Architektur zur Anwendung: Elastische Elemente schaffen die Verbindungen zwischen festen Bauelementen. Zwischen den festen Bauelementen besteht kein direkter Kontakt wie z. B. bei einer gemauerten Wand.[4]

Über die Vernetzung von festen und elastischen Elementen entsteht bei Tensegrity-Strukturen ein dreidimensionales Raumpuzzle. Wirkt von außen eine Kraft auf dieses Puzzle, so reagiert das gesamte

[3] Vgl. die detaillierte Darstellung bei T. Myers, Anatomy Trains. Myofascial Meridians for Manual and Movement Therapists, Churchill Livingston, Edinburgh 2001, S. 41–50.

[4] Siehe G. Horwitz, Pneumatic and Tensile Structures: The Work of Otto Frei, Bulletin of Structural Integration Vol VII, No 2, Rolf Institute, Boulder 1981, S. 5–8.

System mit einer adaptiven Spannungsverteilung. Über die dynamische Reaktion des Systems werden damit die wirkenden Kräfte im Raum verteilt und bereits mit Vorspannung bestehende Kräfte modifiziert. Es kommt zu einer Kräfteverteilung, die mittels der Wechselwirkung von stabilen und elastischen Elementen bei Belastung eine größere Stabilität entstehen lässt.

In Anlehnung an die Entwürfe der Architektur wurde das Tensegrity-Modell schon vor zwei Jahrzehnten innerhalb der Lehre von Ida Rolfs **Struktureller Integration** auf den menschlichen Organismus übertragen. Neuerdings findet das Modell auch innerhalb der Osteopathie große Resonanz.[5] In letzter Zeit hat man damit begonnen, das Tensegrity-Modell als universales Formschema biologischer Bauprinzipien zu identifizieren. Donald E. Ingber hat sehr überzeugend dargestellt, dass das Tensegrity-Modell sich auch zur Beschreibung des Bauplans der Zelle eignet.[6]

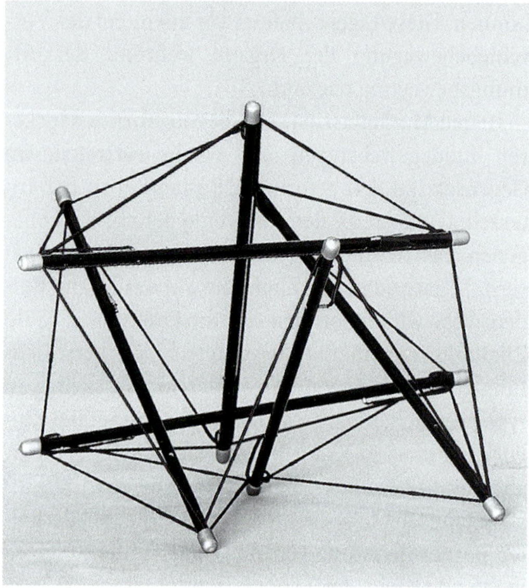

Abb. 2.1 Tensegrity-Modell aus festen und elastischen Elementen [K341]

2.2.1 Kräfteübertragung im menschlichen Organismus

Verwendet man das Tensegrity-Modell (➤ Abb. 2.1) zur Beschreibung des Körperbaus des Menschen, also im Bereich der Makrostruktur, lassen sich Berührungspunkte mit dem architektonischen Bauprinzip erkennen. Der menschliche Organismus erscheint als eine dynamische Kombination von festen Teilen, den Knochen, und elastischen Teilen, den myofaszialen Schichten und den Membranen, die zwischen die Knochen eingebaut sind.

Dieses einfache Schema beschreibt die **Bewegungsvorgänge** des **menschlichen Körpers** in mancherlei Hinsicht sehr viel stichhaltiger als die traditionelle Gelenklehre. Es verdeutlicht, dass im menschlichen Organismus die Kraftübertragung nicht von Festkörper zu Festkörper geschieht, sondern über elastische Brücken vermittelt wird. Im Vergleich zu architektonischen Tensegrity-Bauten handelt es sich jedoch beim menschlichen Organismus um eine Tensegrity-Konstruktion von sehr viel größerer Komplexität. Der Grundplan, die Kombination von festen Elementen und elastischen Elementen, ähnelt dem Grundplan architektonischer Bauweise. Innerhalb dieses Grundplans, der „Grobstruktur" oder dem „myofaszialen Skelett", der sich relativ einfach beschreiben lässt, ist beim Menschen zusätzlich eine „Binnenstruktur" eingebaut. Bei genauerer Betrachtung des Faszien- und Membransystems stoßen wir auf eine Vielfalt von elastischen und beweglichen Mikroelementen innerhalb der Grundsubstanz, die zwischen relativ festen kollagenen Fasern als Puffer wirken. Im Gegensatz zum einfachen Tensegrity-Modell besitzt der menschliche Körper mit Flüssigkeiten ausgestattete Gleitflächen. Ein weiteres Charakteristikum ist das Vorhandensein von in sich teilweise oder weitgehend abgeschlossenen hydrostatischen Kammern, wie wir sie in den großen Körperhöhlungen finden.

Die Tensegrity des menschlichen Organismus ist damit ein komplexes System von **Zugwirkungen,** dem **Gleitverhalten** einzelner Elemente in Relation zu ihrer Oberflächenbeschaffenheit und den zwi-

---

[5] G. F. Meert, Das Becken aus osteopathischer Sicht. Funktionelle Zusammenhänge nach dem Tensegrity Modell, Urban & Fischer, München 2003.

[6] D. Ingber, Architekturen des Lebens in: Spektrum der Wissenschaft 3, 1998. Christopher S. Chen, Donald E. Ingber: Tensegrity and mechanoregulation: from skeleton to Cytoskeleton. Osteoarthritis and Cartilage (1999) 7, 81–94 http://dx.doi.org/10.1053/joca.1998.0164.

schen ihnen vorhandenen **Flüssigkeitsfilmen.** Es handelt sich um ein dreidimensionales Netzwerk und Gleitflächensystem, dessen Ausformungen sehr unterschiedliche Elastizitätsgrade aufweisen.

2.2.2 Konsequenzen für die Behandlung

MERKE

Für die Behandlungspraxis hat ein derartig differenzierter Aufbau nachhaltige Konsequenzen. Das Tensegrity-Modell macht deutlich, weshalb sich mit Faszien- und Membrantechniken ein Körperabschnitt behandeln lässt, ohne dass dieser direkt berührt wird. Über das Endlossystem der Fasern des Bindegewebes lassen sich Korrekturen an einer Stelle durchführen, die sich in ganz anderen Bereichen auswirken.

Damit ergibt sich außerdem eine neue Perspektive für die Betrachtung der Funktionsweise von Gelenken. Wenn wir beachten, dass in den Gelenken des Bewegungsapparats die Druckweitergabe immer von elastischen Elementen oder Flüssigkeit abgepolstert wird, ist es naheliegend, den Schluss zu ziehen, dass wir nur einen Teil unserer Aufmerksamkeit bei der Diagnose und Behandlung auf die Knochen richten müssen.

Auch die Bauelemente, die weit entfernt vom einzelnen Gelenk liegen, lassen sich mithilfe des Tensegrity-Modells als Einflussfaktor besser verstehen. Da zwischen allen Fasern eine Vernetzung besteht, überträgt sich die am Gelenk wirksame Kraft auch auf Körperabschnitte, die keine muskuläre Verbindung zum Gelenk haben.

Für die technisch-praktische Seite zeichnen sich Konsequenzen ab: Wenn es tatsächlich so ist, dass alle Bauelemente miteinander verbunden sind und selbst stark verfestigte Relationen in einen elastischen Gesamtverbund eingebettet sind, dann muss es möglich sein, diese Verfestigungen unter dem Einsatz geringer Kraft oder relativ geringer Kraft zu behandeln. Um ein Beispiel zu geben: Ist einer der Mittelfußknochen im Verhältnis zu den angrenzenden Knochen massiv in seiner Bewegung eingeschränkt, so bedarf es zur Korrektur eines sehr schnellen Impulses mit geringer Bewegungsamplitude und eines erheblichen Krafteinsatzes. Nutzen wir die Eigenschaften des Gewebes, die „größere Landschaft“ der Faszien und Bänder, benötigen wir nur einen relativ geringen Kraftaufwand. Ein derartiges Vorgehen kombiniert die Behandlung signifikanter Details mit der Einwirkung auf einen größeren Formzusammenhang und lässt ein dauerhaftes Resultat erwarten.

2.3 Plastizität als Formbarkeit des Bindegewebes

Faszien und Membranen reagieren auf einwirkende Kraft. Sie sind also nicht das passive Füllgewebe, als das sie gelegentlich in der Anatomie beschrieben werden. Die **dynamischen Wachstumseigenschaften** des Fasziengewebes des erwachsenen Menschen reichen bis in das frühe Entwicklungsstadium des Embryos zurück. Kommt es beim Embryo zum Knorpelwachstum, so wirkt auf die an den Knorpel angrenzenden Kollagenfasern Kraft in einer ganz bestimmten Richtung. Es kommt dadurch zu einer parallelen Ausrichtung der Fasern und einer Faserverdichtung. Durch diesen Vorgang entsteht im Embryo der Ansatz von Sehnen am späteren Knochen. Durch einen ähnlichen Vorgang kommt es in späteren Entwicklungsabschnitten zur Bildung von Muskelfaszien. Sobald das Wachstum und später die Formveränderung der Muskelfasern in Bewegung einsetzen, erhält die Faszie mechanische Impulse, die zu einer bestimmten Ausrichtung der Faserrichtung führen. Die typische Gitterfaserstruktur der Muskelfaszie, die in vielen Fällen eine starke Betonung des Querverlaufs zur Richtung der Muskelfasern aufweist, kommt dadurch zustande, dass Kräfte räumlich in unterschiedlichen Richtungen zur Geltung kommen. Diese scherengitterförmige Anordnung ermöglicht das Zusammenwirken mit der zwischen Faszie und Muskelfasern vorhandenen Gleitschicht, dem Epimysium, da sich der Muskel in seiner Form verändern kann. Dabei wirkt der relativ große Anteil von faserigem Bindegewebe in der Muskelfaszie als räumliche Begrenzung, weil die Faszie dadurch nur sehr eingeschränkt dehnbar ist.

Wenn eine großflächige Volumenveränderung auf eine Faszienschicht einwirkt, werden verstärkt elastische Faserelemente und flüssige Anteile der Grundsubstanz eingebaut. Dieser Vorgang lässt sich am morphologischen Aufbau der Fascia endothoracica beispielhaft studieren.

2.3.1 Gewebeaufbau und Gewebeneubildung

Unmittelbar nach der Geburt, bei den ersten Atemzügen des Kindes, kommt es zu einem großflächigen Dehnungsimpuls auf alle Binnenschichten der Thoraxwand. Die endothorakale Faszie fungiert dabei als elastisches Gleitelement zwischen der Brustwand und der parietalen Pleura, die der viszeralen Pleura und damit der Lunge eng anliegt. Über flächig ansetzende Druckkräfte beim Atmen entwickelt sich damit die endothorakale Faszie zu einer relativ dünnen, elastischen Schicht. Eigentümlicherweise hat sie nur in einem kleinen Abschnitt eine andere Materialkonsistenz. Dieser Abschnitt befindet sich im obersten Bereich der Pleurakuppel, wo die endothorakale Faszie die Kuppelwölbungen überdacht. In diesem Bereich hat die endothorakale Faszie einen höheren Anteil an faserigen Schichten und damit Eigenschaften, die an eine Muskelfaszie erinnern. Diese Eigenschaften entstehen nicht von ungefähr: Im obersten Abschnitt der endothorakalen Faszie, in dem Bereich, der in der Literatur zuweilen als **Gibson-Faszie** bezeichnet wird, wirken ständig starke Zugkräfte. Es besteht eine direkte Verbindung zwischen Gibsons Faszie und der Halswirbelsäule, und zwar über eine bandartige Gewebeabzweigung der Skalenusfaszie. Bei der für den Atmungsvorgang essenziellen Kontraktion der Mm. scalenii, die für die Anhebung der oberen Rippen verantwortlich sind, wirken rhythmisch Zugkräfte am oberen Teil der Fascia endothoracica. Auf diese einheitlich richtungsgebundene Zugwirkung reagiert die Faszie mit Ausrichtung der Fasern und verdrängt teilweise die elastischen Faseranteile durch unelastische Kollagenfasern.

Wir können an diesem Beispiel erkennen, wie die funktionelle Kräfteeinwirkung die Morphologie innerhalb einer einzigen Faszienschicht nachhaltig strukturiert und in einzelnen Abschnitten derselben Faszie funktionsabhängig einen unterschiedlichen Gewebeaufbau hervorruft.

- Die **faserige,** weniger elastische **Schicht** im **obersten Teil** der **Faszie** korreliert mit der mit jedem Atemzug wirkenden Zugmechanik in kranialer Richtung und der dort nur geringen Volumenänderung.
- Die **dünne,** flüssigkeitsreichere und **elastische Schichtung** der Faszie im mittleren und unteren Thoraxbereich korreliert mit den dort manifesten großen Volumenänderungen, die auf die Faszie flächig einwirken, sowie den nur wenig einwirkenden Zugkräften.

Dieses Geschehen ist ein Langzeitvorgang. Als Summe der Gewebeneubildungen, Faserausrichtungen und Flüssigkeitsverteilungen des Bindegewebes befindet sich die äußerlich sichtbare Form des Körpers in einem ständigen Wandlungsprozess.

2.3.2 Konsequenzen für die Behandlung

Bei der Behandlung der Faszien und Membranen versuchen wir, diesem Wandlungsprozess eine bestimmte Richtung zu geben. Wir wirken auf das Gewebe in einer Weise ein, dass sich die Tendenz in Richtung einer funktionsgerechteren Selbstregulation verstärkt. In gewisser Weise soll die Therapie den permanent ablaufenden Langzeitprozess der funktionellen Anpassung beschleunigen. Erfahrungsgemäß treten auch unmittelbare Veränderungen der Spannungsmuster während der therapeutischen Einwirkung auf. Spannungsmuster entstehen durch die räumliche Verschachtelung von Einzelspannungen und bleiben auch bei wechselnder Muskelaktivität und veränderter Körperhaltung bestehen. Es scheint also neben den Tendenzen der Langzeitveränderung eine direkte Spannungsveränderung im Fasziennetz zu geben, die mehr oder weniger irreversibel ist.

2.3.3 Schleudertrauma

Der Vorgang der Veränderung stabiler Spannungsmuster läuft in extremer Form während des Schleudertraumas (➤ Kap. 9.1) ab. Durch Krafteinwirkung innerhalb des Bruchteils einer Sekunde werden die faserigen Anteile der Faszien und Membranen unterschiedlichster Bauelemente des Organismus überdehnt.

Verformung der Gewebe

Die Kollagenfasern, die nur in sehr geringem Ausmaß dehnungsfähig sind, werden einen Großteil der Energie abfangen. Kommt es zu Frakturen, wird ein anderer erheblicher Teil der Energie beim Vorgang des Bruches umgesetzt. Eigentümlicherweise finden sich bei diesen schweren Knochenverletzungen zumeist weniger Überzerrungen der myofaszialen Schichten, während der ähnliche Vorgang ohne Frakturen nachhaltiger und folgenschwerer auf Faszien und Membranen wirkt. Die elastinhaltigen Fasern werden in diesen Fällen in bestimmten Abschnitten um ein Mehrfaches ihrer Ausgangslänge überdehnt und können nur noch z. T. in das ursprüngliche Spannungsmuster zurückkehren. Im Anschluss daran kommt es häufig zu fatalen Langzeitfolgen, die sich symptomatisch z. B. mit Kopfschmerzen, Nackenbeschwerden, Schwindel äußern. Interessanterweise kommt es auch bei Traumen mit geringer Krafteinwirkung zu nachhaltigen Formveränderungen des Organismus. Dies lässt sich als Hinweis darauf deuten, dass es nicht unbedingt das Ausmaß, sondern die Richtung der Krafteinwirkung ist, die für die Gewebeveränderung verantwortlich ist. Mit anderen Worten: Auch eine relativ kleine Kraft kann, wenn sie aus einer bestimmten Richtung auf eine elastinhaltige Faszie trifft, die normalerweise für Stabilität zwischen verschiedenen Körperelementen sorgt, dauerhafte Verformung bewirken.

Durch das **Tensegrity-Modell** ist der Vorgang besser verständlich. Aufgrund des Ineinandergefügtseins von Festkörpern und elastischen Teilen ist der Körper beachtlich stabil gebaut. Wird ein für den Gesamtaufbau wesentliches Element in seiner elastischen Konsistenz irreversibel verändert, kommt es an allen Teilen und damit in allen Raumrelationen zu einem sehr nachhaltigen Wandlungsprozess. Häufig lässt sich beobachten, wie der Organismus daraufhin versucht, ein neues Gleichgewicht zu finden.

Um es nochmals deutlich zu sagen: Dieses Geschehen, die Überdehnung von faserigem Bindegewebe, finden wir nicht nur bei Hochgeschwindigkeitstraumen, wir finden es auch beim Aufprall mit relativ geringer Geschwindigkeit. Eine mögliche Erklärung dafür können wir in den unterschiedlichen Materialeigenschaften der Faszien und Membranen feststellen. Für jede Faszien- und Membranschicht gibt es einen **Grenzwert** der über Elastin wirkenden **Rückstellkräfte.** Dieser Grenzwert ist bei starkem Kollagenanteil einer Schicht hoch, bei starkem Elastinanteil entsprechend niedrig. Erreicht die mechanische Kraft ein Ausmaß, das über dem Grenzwert liegt, und trifft sie auf die entsprechende Schicht, so kommt es zu einer irreversiblen Verformung, das Gewebe kann sich nicht mehr in die neutrale Ausgangsposition zurückbewegen.

Formverändernde Wirkung manueller Therapien

Durch diesen modellhaften Ablauf der Krafteinwirkung beim Schleudertrauma lässt sich meiner Meinung nach die **formverändernde Wirkung** von manuellen **Therapien,** die am Bindegewebe ansetzen, bis zu einem gewissen Grad erklären. Die therapeutische Einwirkung ist in diesem Sinne ein in kleine und vorsichtig zur Anwendung gebrachte Schritte zerlegtes Schleudertrauma mit positivem Vorzeichen. Lokal wirkt sie als Dehnung. Diese Dehnung wird die Spannungsmuster aber nur dann dauerhaft verändern, wenn der Dehnungsgrenzwert der elastischen Schichten überschritten wird.

Für die Praxis bedeutet das, dass der Therapeut bei der Anwendung einer Technik die Spannungsveränderungen an den Kontaktstellen ständig beobachten muss, um das Ausmaß der Berührungsintensität an die Reaktion des Organismus anzupassen.

Das Ganze ist ein komplexer Vorgang, von dem uns die Forschung bisher nur Teilaspekte erhellen konnte. Alle manuellen Therapien setzen an der Haut an, aber wir wissen nicht wirklich, wie die Berührung auf die Haut und ihre Verbindung mit dem Unterhautbindegewebe und den winzigen wabenartigen Bindegewebsstrukturen der subkutanen Fettschicht und ihrer Brücke zur Oberflächenfaszie wirkt. Wir können sicher sein, dass der Organismus auf die Berührung reagiert. Während der Patient vermeintlich teilnahmslos auf der Behandlungsliege ruht, ist sein Nervensystem hochaktiv.

In jüngster Zeit hat man in der Forschung versucht, diese Aktivität des Nervensystems während der therapeutischen Berührung in neuem Licht zu sehen. Robert Schleip hat die Forschungsansätze zusammengefasst und gelangt damit zu einer neuen Deutung der Plastizität der Faszien.[7] Schleip verweist zu Recht auf die **Präsenz** von **Mechanorezeptoren** im Fasziensystem, auf die mögliche Bedeutung der interstitiellen Rezeptoren und Ruffini-Endungen für die myofasziale Behandlung. Er betont den Zusammenhang zwischen Faszien und Vegetativum ganz allgemein. Faszien wären in diesem Sinne „Außenstellen" des autonomen Nervensystems. Wenn wir den weitgefassten Faszienbegriff – faseriges kollagenes Bindegewebe – verwenden, lässt sich dieser Gewebetyp sogar als Sinnesorgan im Sinne der Propriozeption und Interozeption verstehen.[8]

Diesseits der wissenschaftlichen Forschung gibt es zahlreiche Hinweise auf eine derartige Verknüpfung zwischen autonomen Nervensystem sowie Faszien- und Membransystem. In der therapeutischen Praxis ist die nachhaltige Wirkung bei der Behandlung von Faszien auf das Vegetativum bekannt.

Die neuesten Forschungsergebnisse bestätigen die Beobachtungen, die aus der therapeutischen Praxis bekannt sind. Der Begriff Plastizität der Faszien und Membranen bedarf offenbar einer neuen Definition. Diese Definition berücksichtigt eine differenzierte Sicht der direkten viskoelastischen mechanischen Deformation ebenso wie biochemische Vorgänge. Und sie berücksichtigt auch die Bedeutung der Stimulation von **faszialen Mechanorezeptoren.** A. T. Stills spekulativer Ausspruch über die Faszien als „Zweigstellen des Gehirns" würde sich damit bestätigen.[9]

7 R. Schleip, Faszien und Nervensystem in: Osteopathische Medizin 1, 2003, S. 20–28.

8 Persönliche Korrespondenz von Robert Schleip am 2.1.2008.

9 Zitiert bei Schleip, siehe dort auch die Zusammenstellung der Forschungsliteratur.

KAPITEL

3 Prinzipien der Behandlungspraxis

3.1 Ausrichtung des Therapeuten

Im Gegensatz zur psychotherapeutischen Ausbildung spielt in den Unterrichtsplänen der meisten manuellen Ausbildungsstätten die Auseinandersetzung mit dem so genannten therapeutischen Setting nur eine untergeordnete Rolle. Dieser Sachverhalt entspricht nicht ganz den Erfordernissen, mit denen der Therapeut in der Berufspraxis konfrontiert wird. Aus traditioneller Sicht ist der Therapeut der Experte, das handelnde Subjekt, der den mehr oder weniger unwissenden Patienten sozusagen „objektiv" behandelt. In dieser Sicht liegt sicherlich ein Stück Wahrheit, weil durch die Hände des Therapeuten tatsächlich der Organismus des Patienten so stimuliert wird, dass vorhandene Impulse in andere Richtungen gelenkt und in gewisser Weise auch neue Objektivitäten geschafft werden. Derartig neue Objektivitäten sind z. B. die nachweisbaren Veränderungen des Bewegungsverhaltens am Gelenk, das verbesserte Gleitverhalten aneinandergrenzender Gewebeschichten und der verbesserte Flüssigkeitsaustausch zwischen den Körperhöhlungen. Aber diese Sicht berücksichtigt nicht, dass es sich bei der manuellen Behandlung um einen vielschichtigen Kommunikationsvorgang handelt, der der psychotherapeutischen Behandlungssituation ähnlich ist. In der Praxis tritt dieser wichtige Sachverhalt mehr und mehr in den Hintergrund, seit die Verwendung physikalischer Geräte den Therapiealltag bestimmt. Es ist in diesem Zusammenhang nicht das Thema, wie wirksam oder unwirksam solche Geräte sind, wie spezifisch oder unspezifisch sie auf den Körper Einfluss nehmen. Kritische Fragen dazu lassen sich nur im Kontext empirischer Untersuchungen stellen. Es ist aber legitim und für den Praxisalltag sehr bedeutend, zu hinterfragen, wie sich die Behandlungssituation dieser Behandlung ohne Einsatz der Hände von einer Behandlung durch die Hände eines Therapeuten unterscheidet. Der Einsatz medizinischer Geräte, die mechanische, elektrische oder elektromagnetische Impulse geben, kann z. B. lokal oder global den Muskeltonus verändern oder auf eine klar definierte Weise Stimuli auf das Nervensystem geben. Es ist derartigen Geräten aber nicht oder in nur sehr beschränktem Umfang möglich, die Reaktionsweise des Organismus simultan zur Impulsgabe aufzunehmen, sie im Sinne eines Feedbacks zu verarbeiten und damit die Impulsgabe permanent zu modifizieren. Die Stimuli der Geräte unterscheiden sich also grundlegend von den Stimuli, die von der menschlichen Hand ausgehen. Der Unterschied liegt darin, dass die menschliche Hand ihre Stimuli über die Rückkopplung des Gehirns in einer fast unendlichen Vielfalt variieren und damit simultan mit der Impulsgabe die Reaktionsweisen des behandelten Organismus wahrnehmen kann. Anders ausgedrückt, die Hand kann gleichzeitig emissiv und perzeptiv eingesetzt werden, indem sie einen Stimulus gibt und gleichzeitig die Wirkung dieses Stimulus im Organismus des Patienten verfolgt. Um diesen Vorgang zu ermöglichen, ist eine Reihe von Vorbedingungen der therapeutischen Situation zu beachten.

Um beide Aspekte der Berührung, Emission und Perzeption, also Impulsgabe und Wahrnehmung zu nützen, ist der Therapeut darauf angewiesen, zwischen aktiver und passiver Verwendung seiner Hände frei wechseln zu können. Wir werden sehen, dass es für bestimmte Techniken möglich und sogar nötig ist, dass sich ein Teil derselben Hand aktiv betätigt, während ein anderer Teil derselben Hand sich passiv verhält. Eine derart differenzierte Verwendung therapeutischer Berührung kann nur gelingen, wenn der Therapeuten eine „neutrale" Situation gewährleisten kann. Diese „neutrale" Situation, das therapeutische Setting, lässt sich mit den folgenden Grundregeln der Kommunikation charakterisieren.

3.1.1 Inneres Gleichgewicht als Basis der Wahrnehmung

Um möglichst unbeeinflusst den Patienten wahrnehmen zu können, ist es nötig, dass sich der Therapeut weder in einem überaktiven noch in einem zu passiven Zustand befindet. Die beiden Pole seines autonomen Nervensystems, ergotrope und trophotrope Seite, sind in diesem Zustand gleichermaßen aktiviert. Sobald der Therapeut eine Seite überakzentuiert, wird sich dieser Akzent über die Qualität der Berührung auf den Patienten übertragen. Dadurch vermischt sich der innere Zustand des Therapeuten mit der Befindlichkeit des Patienten, eine objektive Diagnosestellung ist nicht mehr möglich.

3.1.2 Präsenz

Damit das Wahrnehmungsspektrum möglichst groß ist, ist der Therapeut darauf angewiesen, mental absolut präsent zu sein. Eine Voraussetzung dafür ist gutes Koordinationsvermögen während der Anwendung diagnostischer oder therapeutischer Techniken.

Effiziente therapeutische Berührung lässt sich dadurch charakterisieren, dass sie so sensitiv ist, um kleinste Unterschiede der Oberflächenbeschaffenheit ebenso wahrzunehmen wie die Beschaffenheit von Bauelementen, die von der unmittelbaren Kontaktstelle entfernt liegen und nur über die Verflechtung des dreidimensionalen Fasziennetzes wahrnehmbar sind. Die Berührung erhält durch differenzierte Achtsamkeit eine sinnliche Qualität. Zugleich ist aber auf eine „objektive" bzw. neutrale Qualität der Berührung zu achten. Nur damit ist eine zielgerichtete, präzise Impulswirkung möglich.

In gewisser Weise hat die therapeutische Berührung **paradoxe Qualitäten:**

- Einerseits passt sie sich sehr behutsam der Körperform an und erhält damit automatisch einen Ausdruckscharakter, z. B. im Sinne von Unterstützung, von Freundlichkeit oder positiver Grundstimmung.
- Andererseits soll die therapeutische Berührung auch distanziert sein, ohne dadurch Härte zu erzeugen oder den Eindruck von emotionaler Kälte entstehen zu lassen.

Das Paradoxon taucht auch in der kommunikativen Grundeinstellung des Therapeuten auf. Er sollte gleichzeitig Nähe durch und in der Berührung ausdrücken, aber als Person freundlich distanziert bleiben. Bildlich lässt sich das folgendermaßen beschreiben: Der Therapeut ist mit seinen Händen dem Organismus sehr nahe, während er mit seiner Person der Persönlichkeit des Patienten sehr fern ist. Nur dadurch lässt sich ein therapeutisches Setting herstellen, das in gewisser Weise den Arbeitsprinzipien Sigmund Freuds entspricht. Im Rahmen dieses Settings ist es dem Patienten nicht möglich, den Therapeuten mit seinen eigenen Stimmungen und Gefühlen zu beeinflussen. Nur innerhalb eines solchen Settings ist der Therapeut in der Lage, Verlauf und Wirksamkeit der Therapie effizient zu steuern.

3.1.3 Therapeutisch effiziente Berührung und Kontakt

Es ist außerordentlich schwierig, wissenschaftlich zu dokumentieren, was bei der manuellen Behandlung des menschlichen Organismus geschieht. Zum Teil besteht die Schwierigkeit darin, dass menschliche Berührung sich im Organismus immer gleichzeitig auf völlig verschiedenen Ebenen manifestiert. Und wann immer wir eine Ebene isoliert betrachten, besteht die Gefahr, nur einen Teilaspekt der Untersuchung zu berücksichtigen oder sogar ein Scheinresultat zu „messen". Hinzu kommt, dass Berührung immer eine individuelle Qualität hat. Diese Qualität kann sich bei unterschiedlichen Menschen ähneln, ist aber letzten Endes immer verschieden, wie auch zwei Handschriften immer verschieden sind. Dennoch ist es möglich, eine Art technische Grundorientierung zu formulieren, die für unterschiedlichste Berührungsformen Geltung beanspruchen darf.

Ich habe bereits darauf verwiesen, dass jede menschliche Berührung zwei Aspekte in sich vereinigt. Ein Aspekt lässt sich als **passiv** und **nondirektiv** charakterisieren, der zweite als **aktiv, direktiv** und **impulshaft** im Sinne eines Stimulus. Manche Behandlungsformen versuchen diese beiden Aspekte weitestgehend voneinander zu trennen. Sie verwenden die nicht-direktive, die passive Seite der Berührung zur Diagnose, und die aktiv-direktive Seite für genau definierte Manipulationen. Ich denke, dass eine derartige Trennung nicht ganz realistisch ist und darüber hinaus gesteigerte Risiken bei der Behandlung in sich birgt. Jede Form menschlicher Berührung im therapeutischen Bereich sollte direktive und nicht-direktive Qualitäten in sich vereinigen. Das heißt, dass einer der Aspekte mehr in den Vordergrund treten kann, während der andere in den Hintergrund tritt und umgekehrt. Das bedeutet, dass auch während der Behandlung und nicht nur während des diagnostischen Vorgehens der passiv-nichtdirektive Aspekt präsent ist und der Therapeut während der Behandlung die Reaktionsweise des behandelten Organismus passiv-rezeptiv beobachtet. Dadurch ist es möglich, die von der Hand des Therapeuten ausgehenden direktiven Impulse so zu modifizieren, dass sie die im Organismus des Patienten bereits wirkenden Kräfte ausnutzen und damit zugleich wirkungsvoller und schonender sind.

3.2 Der Gebrauch der Hand – Technik des Kontakts

Die erste und allgemein gültige Unterscheidung für den praktischen Einsatz der Hand ist die von Gewicht und aktivem Druck. Sobald der Therapeut seine Hand auf die Körperoberfläche der Patientin legt, gibt er das Gewicht seiner Hand, seines Vorder- oder Oberarms und der Schulter ab auf den Körper der Patientin. Er kann dieses Gewicht verstärken, indem er sich z. B. etwas über die Hüftachse nach vorne neigt und zusätzlich das Gewicht seines Rumpfes einsetzt. In diesem Fall spielt das Koordinationsvermögen des Therapeuten eine große Rolle für die Qualität der Berührung. Und schließlich erhält die Berührung eine völlig neue Dimension der Wirksamkeit, sobald der Therapeut zusätzlich zum eingesetzten Gewicht aktiven, direktiven Druck verwendet.

Bei der Behandlung von Faszien- und Membranschichten ist es essenziell, die eigene Wahrnehmung dahingehend zu schulen, dass wir zwischen den unterschiedlichen Berührungsformen klar unterscheiden können.

- Wenn der Patient sich in Rückenlage befindet und der Therapeut die Hand auf die Körperoberfläche legt, gibt er das Gewicht seiner Hand und seines Vorderarmes selbst bei vorsichtigster Berührung ab auf den Körper des Patienten. Es handelt sich um einen ganz anderen Vorgang, wenn der Therapeut seine Hand unterstützend unter den Rücken des Patienten legt. In diesem Fall gibt er das Gewicht seiner Hand und seines Vorderarms an die Behandlungsliege ab, und der Patient gibt sein Gewicht in die Hand bzw. auf den Vorderarm des Therapeuten (> Abb. 3.1). Beide Be-

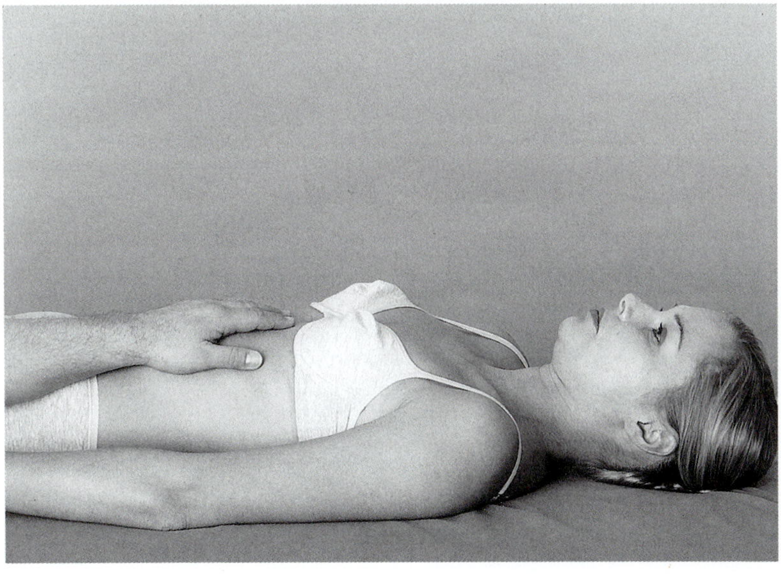

Abb. 3.1 Kontakt mit der Oberflächenfaszie unter Einsatz des Gewichts des Vorderarms und der Hand [K341]

rührungsformen haben eine unterschiedliche Qualität, erreichen damit verschiedene Schichten und bewirken in der Wahrnehmung des Patienten einen grundverschiedenen **Modus** des **Berührtwerdens.**

MERKE

Die effizienteste Behandlungstechnik des Faszien- und Membransystems macht sich beide Berührungsformen gleichzeitig zunutze (➤ Abb. 3.2). So kann der Therapeut mit einer Hand den in Rückenlage befindlichen Patienten dorsal unterstützen, also das Gewicht entgegennehmen, und mit der anderen Hand von ventral mit dem Gewicht bzw. mit aktivem Druck arbeiten (➤ Abb. 3.3). Er nimmt damit den Organismus buchstäblich in seine Hände. Daraus entsteht die Möglichkeit, anstatt punktueller, linearer oder flächiger Einwirkung von vorneherein dem dreidimensionalen Netzwerk gerecht zu werden.

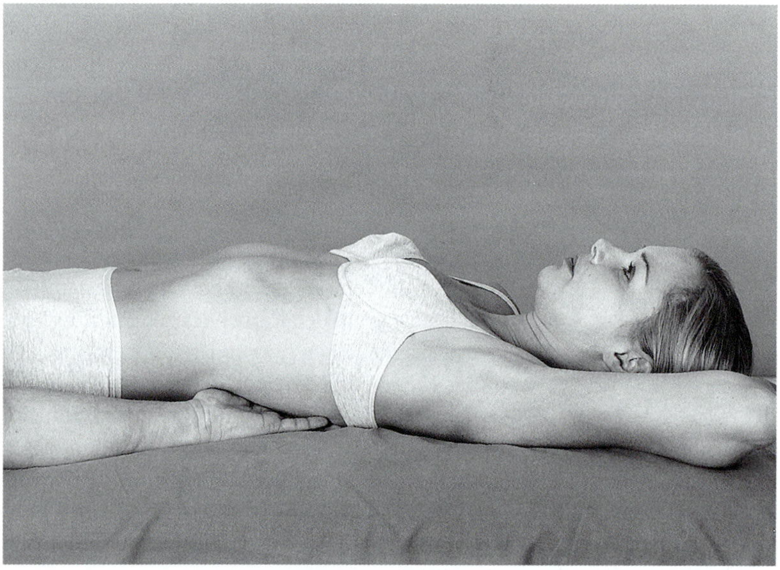

Abb. 3.2 Unterstützender Kontakt mit der Oberflächenfaszie [K341]

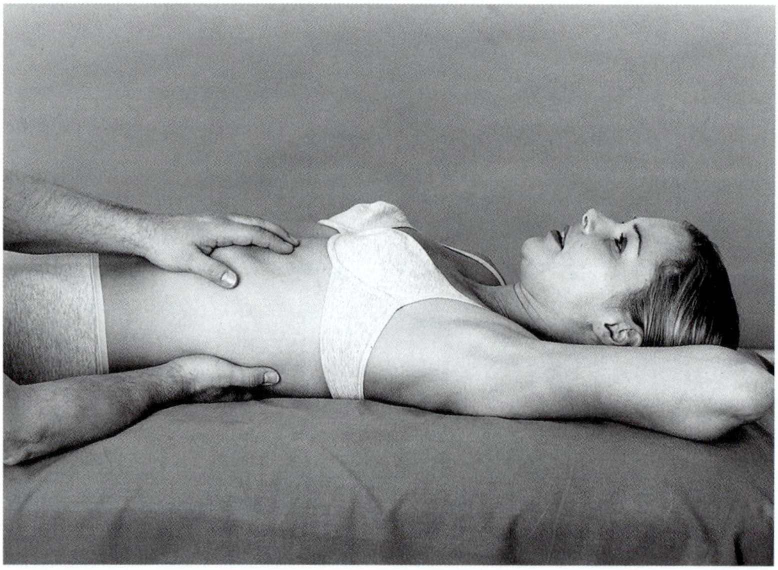

Abb. 3.3 Kombinierter Kontakt: Einsatz von Gewicht (ventral) und Unterstützung (dorsal) [K341]

- Ein weiterer Differenzierungsschritt der Berührung entsteht mithilfe der Unterscheidung von **abwartendem, lokalem Kontakt** und **gleitendem Kontakt.** Beim gleitenden Kontakt ist die Geschwindigkeit an die Gewebespannung anzugleichen: Je dichter die Fasern, desto langsamer.
- Der nächste Schritt in Richtung technischer Differenzierung der Berührung ist die Unterscheidung zwischen dem **Einsatz** der **Handfläche** und der **einzelnen Finger** bzw. des **Daumens.** In der Praxis gibt es eine ganze Reihe von Kombinationsmöglichkeiten. Entgegen eines weit verbreiteten Missverständnisses ist das Differenzierungsvermögen der Handfläche bei der Wahrnehmung wesentlich größer als das der Fingerspitzen. Deshalb ist eine kombinierte Verwendung von Hand und Fingern besonders effizient, wenn die Hand unterstützend und beobachtend eingesetzt wird, während die Finger einen aktiven Dehnungsimpuls geben (➤ Abb. 3.4).
- Eine weitere Differenzierung der Berührung ist dadurch möglich, dass die Finger jeweils mit **un-**

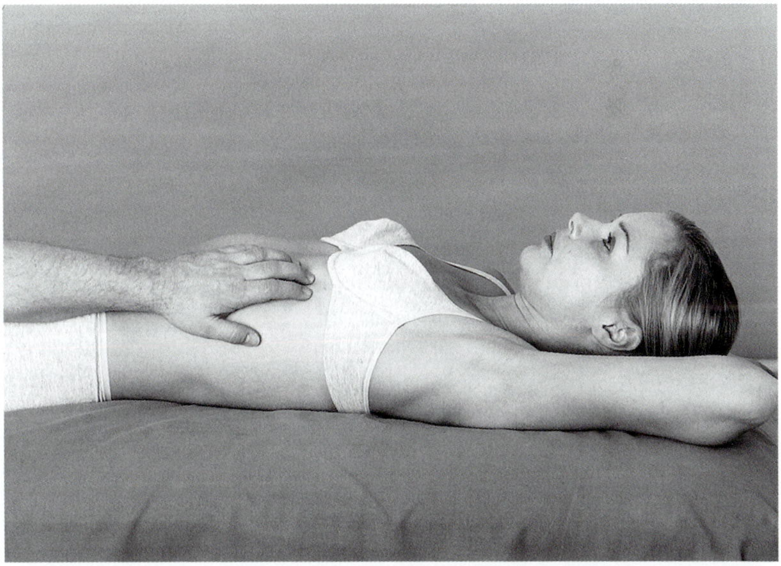

Abb. 3.4 Kombinierter Kontakt der Handflächen und der Finger [K341]

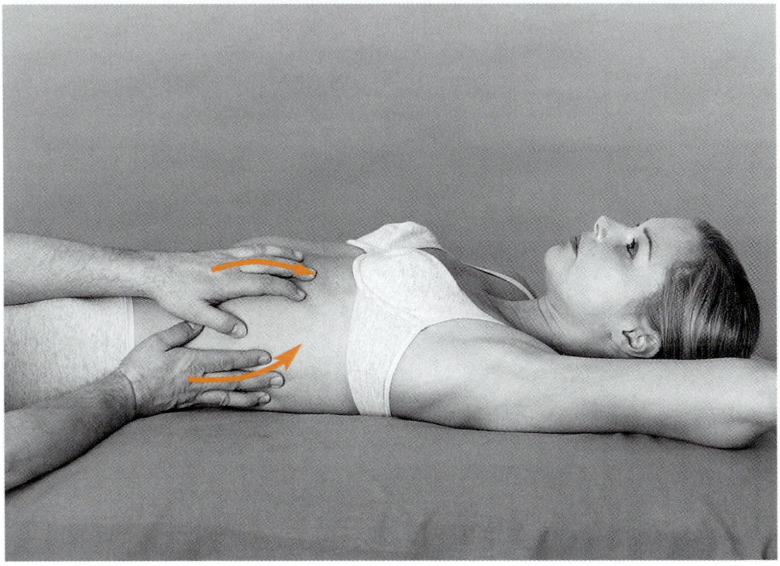

Abb. 3.5 Simultane Dehnungsimpulse in unterschiedliche Richtungen [K341]

terschiedlicher Intensität eingesetzt werden und unabhängig voneinander simultan in unterschiedliche Richtungen Dehnungsimpulse geben können (➤ Abb. 3.5).

- Die wichtigste technische Voraussetzung, um das Faszien- und Membransystem in seinem räumlichen Aufbau effizient zu behandeln, ist die **Unabhängigkeit** der beiden **Hände** voneinander, die Unabhängigkeit des Handtellers von Fingern und Daumen einer Hand sowie schließlich die Unabhängigkeit der einzelnen Finger und des Daumens voneinander.

3.2.1 Direkter Einsatz der Fingerspitzen im Bereich der Oberflächenfaszie

Diese Technik eignet sich zur Behandlung der Oberflächenfaszie des **Rumpfes** (➤ Abb. 3.6).

- Der Therapeut gibt zunächst nur so viel Gewicht in seine Fingerspitzen, dass er durch die Haut und die subkutane Fettschicht zur Oberflächenfaszie gelangt.
- Er lässt die Fingerwurzeln dann etwas sinken, damit die Fingerspitzen schräg auf die Körperoberfläche treffen. Durch Entspannung der Schultergürtel- und Oberarmmuskulatur des Therapeuten gelangt mehr Gewicht in die Fingerspitzen.
- In dem Augenblick, in dem dieses Mehr an Gewicht auf die Oberflächenfaszie wirkt, gibt der Therapeut einen aktiven, dehnenden Impuls, indem er die Fingerspitzen ein klein wenig mehr ausstreckt.

3.2.2 Direkter Einsatz der Handfläche

Die Handfläche eignet sich vor allem zur direkten dehnenden Einwirkung auf **großflächig verlaufende Schichten** (➤ Abb. 3.7). Auch bei dieser Technik kommt es darauf an, dass über die Haut und das subkutane Fett Kontakt mit der Oberflächenfaszie aufgenommen wird. Die Handfläche passt sich an die Form der unter der Oberflächenfaszienschicht verlaufenden Strukturen an. Die Technik kann sowohl unter Einsatz des Gewichts der Hand und des Vorderarms als auch mit zusätzlich aktivem Druck ausgeführt werden.

- Sobald die Handfläche die relevante Schicht der Oberflächenfaszie erreicht hat, wird ein langsam dehnender Impuls gegeben, indem die Handfläche parallel zum darunter liegenden Knochen gleitet.
- Es ist dabei wichtig, dass aktiver Druck parallel oder schräg zum Knochen zur Wirkung kommt, um das Gewebe nicht zu überzerren oder zu quetschen.

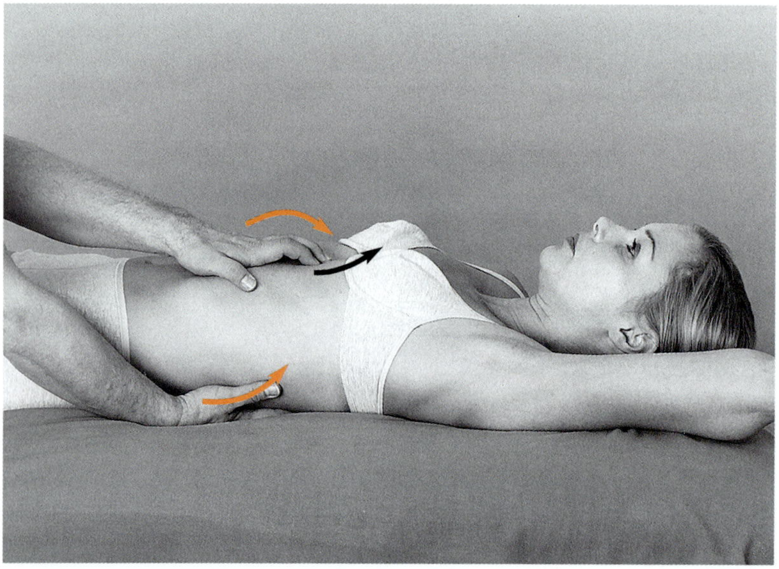

Abb. 3.6 Behandlung der Oberflächenfaszie seitlich des Sternums mit direktem Einsatz der Fingerspitzen [K341]

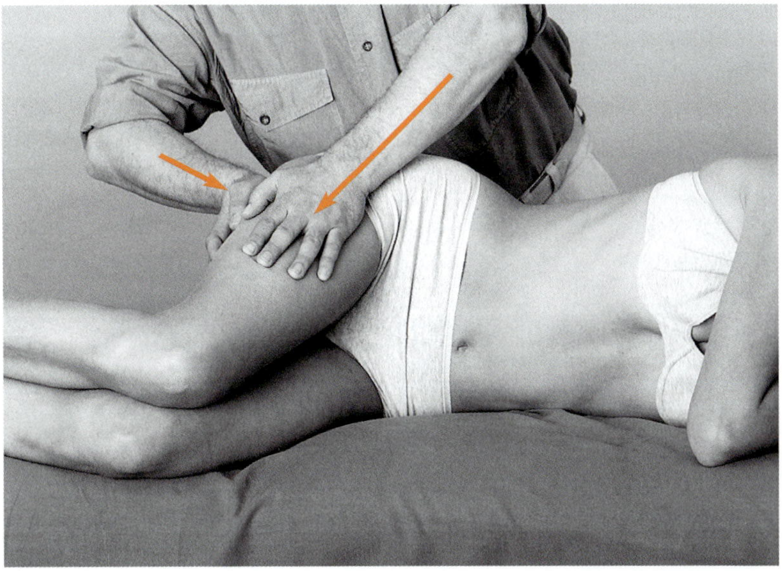

Abb. 3.7 Direkter Einsatz der Handfläche im Bereich des lateralen Abschnitts der Fascia lata [K341]

- Für die erfolgreiche Anwendung dieses Vorgehens ist es zumeist nötig, mit der anderen Hand von dorsal zu unterstützen.

3.2.3 Indirekter Einsatz der medialen Fingerkante der beiden Zeigefinger

Diese Technik der Berührung eignet sich für die Behandlung der **dorsal** gelegenen **Zwischenrippenmembranen** (> Abb. 3.8).

- Der Therapeut stellt beide Hände so auf die Behandlungsliege, dass die Außenkante der Hand und des kleinen Fingers Gewicht in den Tisch geben.
- Mit den Seitenflächen der beiden Zeigefinger nimmt er das Gewicht des zu behandelnden Körperteils entgegen. Er passt den Kontakt nach und nach an die Oberflächenform und schließlich an die innere Form an.
- Er folgt dann im Listening der dominanten Zugwirkung.

3.2.4 Indirekter Einsatz der gekrümmten Fingerrücken beider Hände

Diese Technik der Berührung eignet sich für die Behandlung der **dorsal** gelegenen **Zwischenrippenmembranen** und der myofaszialen Schichten der **subkostalen Muskulatur** (> Abb. 3.9).

- Die vorausgehende Technik lässt sich variieren, indem der Therapeut die beiden Handrücken und die Ellbogen flach auf die Behandlungsliege legt und die Finger so krümmt, dass der Patient genau auf den vordersten Fingergelenken zu ruhen kommt.
- Auch in diesem Fall passt er den Kontakt der einzelnen Fingergelenke zuerst an die Oberfläche und dann an die darunter spürbare innere Form an, bis sich klare Zugwirkungen abzeichnen.
- Diesen Zugwirkungen folgt er im Listening, während er die größere Formeinheit mit den Handballen unterstützt.

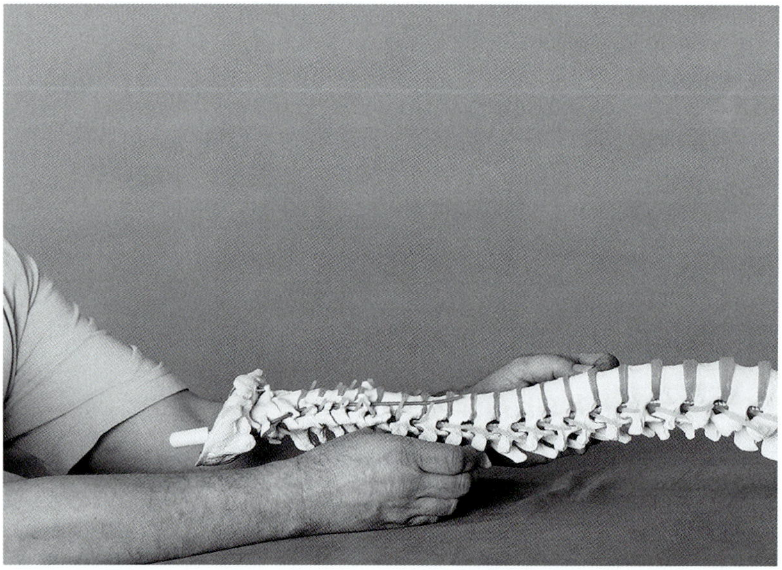

Abb. 3.8 Indirekter Einsatz der medialen Fingerkante der Zeigefinger im Bereich der posterior gelegenen Zwischenrippenmembranen [K341]

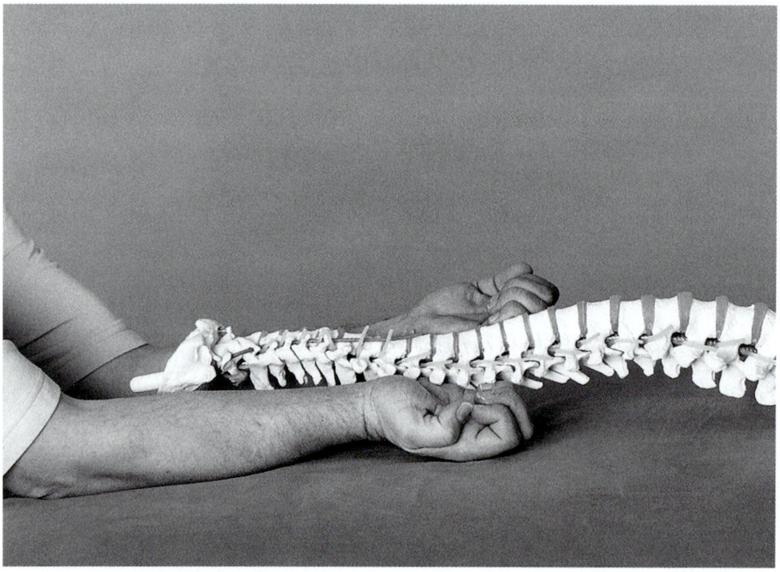

Abb. 3.9 Indirekte Behandlung der Zwischenrippenmembranen und der subkostalen myofaszialen Einheiten unter Einsatz der gekrümmten Fingerrücken [K341]

3.2.5 Direkter kleinflächiger Einsatz der zweiten Fingerglieder

Zur Behandlung **zäher Gewebeschichten** eignet sich der flache Kontakt der zweiten Fingerglieder von Zeige- und Mittelfinger (➤ Abb. 3.10).

Der Therapeut gibt Druck, um dehnend direkt auf die Muskelfaszie einzuwirken.

3.2.6 Großflächiger Einsatz der ersten Fingerglieder zur direkten Dehnung

Die Technik eignet sich vor allem zur Anwendung im Bereich großflächiger Faszienschichten, insbesondere im Bereich der **unteren Extremität** und des **Rückens** (➤ Abb. 3.11, ➤ Abb. 3.12).

- Für die Anwendung dieser Technik ballt der Therapeut die Faust entweder nur so weit, dass kein

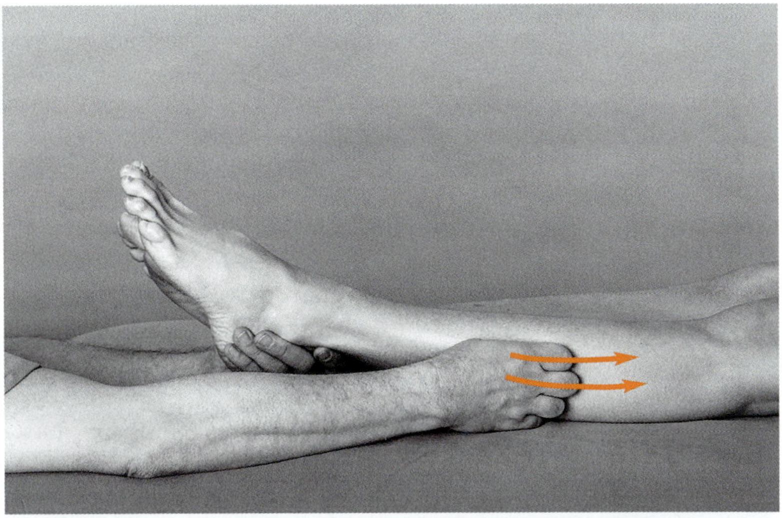

Abb. 3.10 Direkte Einwirkung auf die Faszie des M. peroneus longus durch kleinflächigen Einsatz der zweiten Fingerglieder [K341]

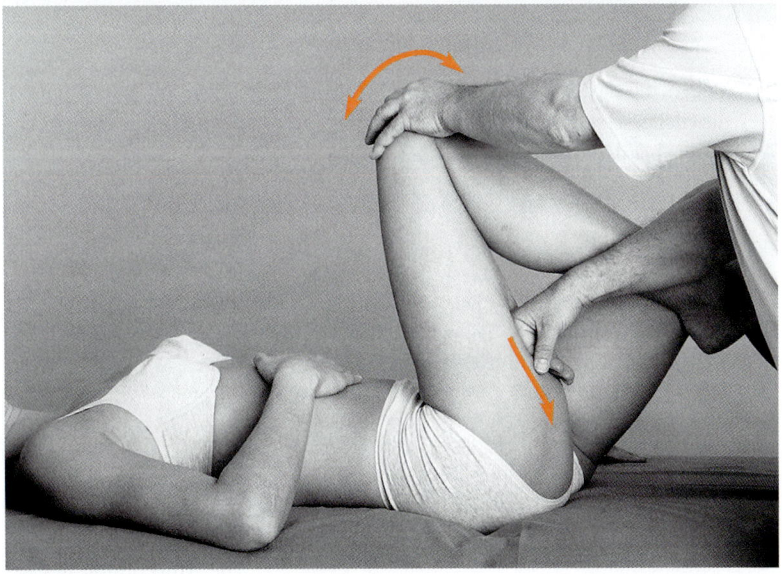

Abb. 3.11 Großflächiger Kontakt mit den ersten Fingergliedern zur direkten Dehnung des posterioren Abschnitts der Fascia lata [K341]

stumpfer Druckkontakt entsteht, sondern eine federnde Wirkung erhalten bleibt, oder er hält die Faust geöffnet.

- Der Therapeut achtet darauf, dass sein Handgelenk nicht abknickt, sobald er Gewicht oder Druck abgibt.
- Die Kraftübertragung sollte mehr oder weniger geradlinig vom Vorderarm bis zu den ersten Fingergliedern stattfinden.
- Erst wenn der Therapeut mit seiner Berührung behutsam durch die Oberflächenschichten zur Oberflächenfaszie gelangt, beginnt er mit intensiv gehaltenem Kontakt quer zur Faserrichtung der Faszie zu gleiten.
  - Sobald der Therapeut durch die Oberflächenschicht zur Faszie gelangt und den Kontakt intensiviert, sollte er achtsam sein.
  - Die Geschwindigkeit des Gleitens ist jeweils in Relation zur Reaktion der Gewebespannung zu modifizieren. Sind einzelne Gewebeabschnitte von festerer Struktur, so ist die Gleitgeschwindigkeit zu vermindern.
  - An solchen Stellen gleitet der Therapeut mit weiterhin sehr intensivem Druck langsamer. An

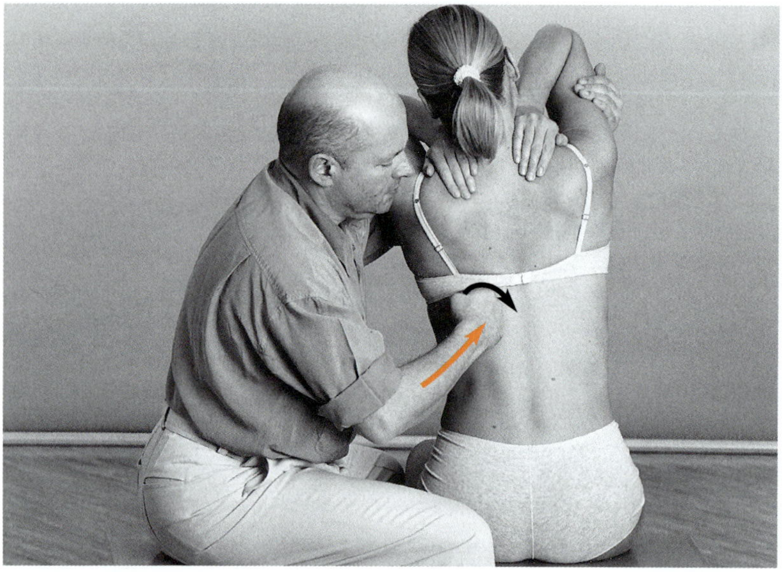

Abb. 3.12 Großflächiger Kontakt im Bereich der Faszie des M. latissimus dorsi [K341]

Stellen, die elastisch sind, kann der Therapeut die Gleitgeschwindigkeit etwas beschleunigen, bleibt aber dennoch in intensivem Kontakt.

MERKE

Bei der Anwendung der Technik mit geschlossener Faust ist darauf zu achten, dass der Therapeut die Faust nur leicht geballt hält. Hierfür ist es hilfreich, eine Vorstellungshilfe zu visualisieren: Der Therapeut stellt sich vor, dass er im Inneren seiner Faust einen kleinen Gegenstand umschlossen hält. Es geht bei dieser Technik also nicht darum, mit einer steifen Faust ins Gewebe zu drücken, sondern darum, die Hand leicht geschlossen zu halten, damit mit den ersten Fingergliedern ein flächiger Kontakt entsteht. Am besten wirkt dieser flächige Kontakt, wenn der Therapeut hauptsächlich das Gewicht seines Oberkörpers einsetzt, die Schulter lockerlässt und nur wenig zusätzlichen Druck ausübt.

3.2.7 Flächiger Einsatz beider Handflächen

Der flächige Einsatz der gesamten Hand- und Fingerflächen eignet sich vor allem zur Behandlung der oberflächlichen Schichten des **Nackens** und der Übergangsschichten zwischen **oberem Brustraum** und **unterem Halsbereich** (➤ Abb. 3.13).

- Der Kontakt ist so zu wählen, dass die längs verlaufenden Gefäße nicht komprimiert werden. Dabei sollte der Kontakt flächig gehalten werden und nicht in äußeres Gleiten an der Hautoberfläche übergehen.
- Das angewandte Gleiten ist wirklich nur eine Dehnung von wenigen Millimetern, in der sich beiden Hände des Therapeuten leicht aufeinander zu bewegen, ohne den Nacken als ganzes mechanisch in stärkere Flexion oder Extension zu zwingen.[1]

3.2.8 Punktueller Kontakt bei der Behandlung kleiner Membraneinheiten

Die Anwendung des Kontakts bei kleinen Gewebeeinheiten erfordert einen fast punktuellen, präzisen Zugriff. Dieses Vorgehen eignet sich vor allem für die Behandlung von natürlicherweise eng gebauten Passagen des Übergangs im Organismus, z. B. für die Behandlung des **Übergangs** zwischen dem posterioren Abschnitt des **Nackens** und der **Schädelbasis** (➤ Abb. 3.14).

- Entscheidend ist, dass die Fingerspitzen dabei Kontakt mit dem untersten Rand des Okziput

[1] Vgl. die Darstellung bei J. E. Upledger, J. D. Vredevoogd, Craniosacral Therapy, Eastland Press, Seattle 1983, S. 54f.

3

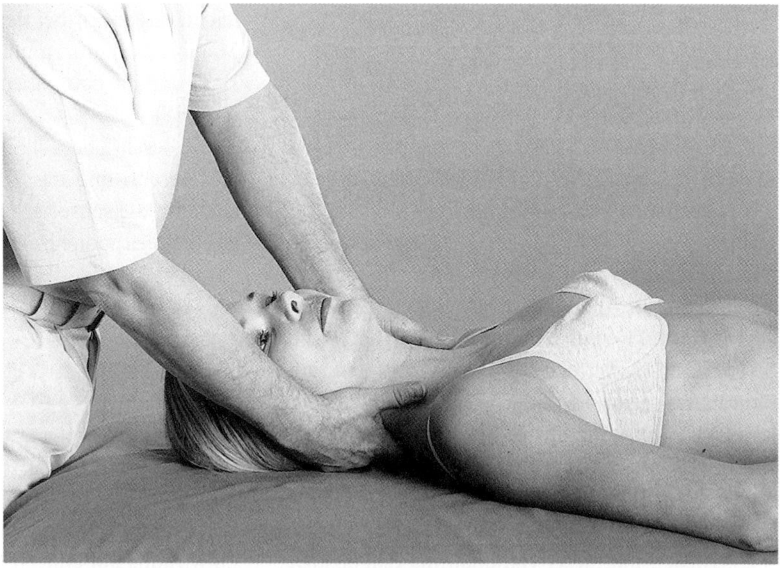

Abb. 3.13 Flächiger Einsatz beider Handflächen im Bereich der Fascia coli superficialis [K341]

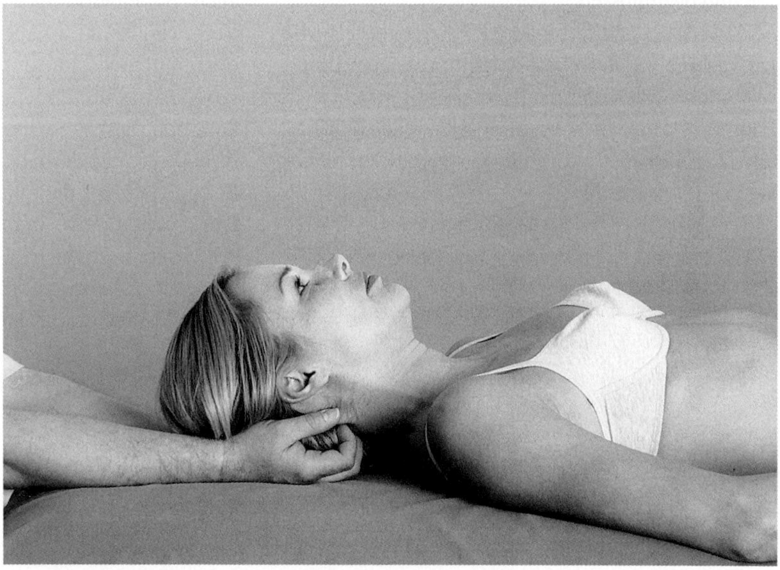

Abb. 3.14 Punktueller Kontakt zur Einwirkung auf den posterioren Abschnitt der Membrana atlantooccipitalis [K341]

halten, dass die Handflächen gleichzeitig das Hinterhaupt sehr sanft unterstützen und dass die vordersten Fingerglieder wirklich vertikal in Richtung zur Zimmerdecke zeigen.

- Sie sollten keinen aktiven Druck ausüben, sondern lediglich das Gewicht des Kopfes entgegennehmen und dadurch auf die subokzipitalen Schichten wirken.
- Bei korrekter Anwendung wirkt diese Art des Kontakts zunächst auf die muskulären Verbindungen zwischen Axis, Atlas und Okziput und, wenn der Therapeut geduldig wartet, auch auf die im Bereich des Foramen magnum befindlichen Membranschichten.[2]

[2] Upledger hat darauf verwiesen, dass diese Technik auch auf das Foramen jugulare und damit auf die Kranialnerven wirkt, die dieses Foramen passieren. Vgl. J. E. Upledger, J. D. Vredevoodg, Craniosacral Therapy, Eastland Press, Seattle 1983, S. 58.

3.2.9 Globaler Kontakt mit Membranschichten im Inneren des Kraniums bzw. des Wirbelkanals

In der traditionellen kraniosakralen Osteopathie, die mit Sutherlands Flexions-Extensions-Modell arbeitet, kommt nur sehr subtiler Druck von wenigen Gramm zur Anwendung. Ergänzend zu diesem Vorgehen lassen sich Techniken anwenden, die **intensiveren Kontakt** zum **Membransystem** herstellen (➤ Abb. 3.15). Bei der Behandlung des gesamten Zugverlaufs der Dura zwischen Kranium und Sakrum hält der Therapeut leicht federnden und gleichwohl intensiven Kontakt mit der Schädelbasis und dem Stirnbein. Das Zugverhalten der Dura mater spinalis bzw. der mit ihr verbundenen Strukturen lässt sich mit dieser Handhaltung diagnostizieren und beeinflussen.[3]

Obwohl der Schwerpunkt der Wirkungsweise dieser Technik auf das innere Membransystem im Bereich des Kopfes und der Wirbelsäule gerichtet ist, kommt es dabei auch zu einer drastischen Wirkung auf Oberflächenstrukturen. Wir vergessen nur zu leicht, dass auch bei der Behandlung tief liegender Membranstrukturen unsere Hände zunächst auf die Haut und die hautnahen Schichten des Organismus treffen.

Die beschriebene Technik wirkt nicht nur auf die Falx cerebri und das Tentorium cerebelli, sondern auch auf die sensorisch und motorisch reich innervierte Galea aponeurotica.

3.2.10 Kombinierter Kontakt mit der Oberflächenfaszie und der Membrankonstruktion des Brustkorbs

Aufgrund der dreidimensionalen Vernetzung des Faszien- und Membransystems hat die manuelle Einwirkung auf eine einzelne Faszienschicht immer auch Nebenwirkungen auf weitläufige räumliche Verzweigungen (➤ Abb. 3.16). Techniken, die nicht nur punktuell, linear oder flächig, sondern von vornherein dreidimensional räumlich ansetzen, kommen diesem Sachverhalt entgegen und sind in ihrer Wirkung deshalb auch besonders dauerhaft. Beispielhaft ist die gleichzeitige Behandlung der **Oberflächenfaszie** und **tief liegender Membranschichten** im Bereich des **Brustkorbs.**

- Der Therapeut stellt mit einer Handfläche an der Vorderseite des Brustraums Kontakt her, indem

[3] Die vor dieser Anwendung zuerst auszuführenden Tests sind ausführlich beschrieben bei J.-P. Barral, A. Corbier, Trauma. An Osteopathic Approach, Eastland Press, Seattle 1999, S. 184–190.

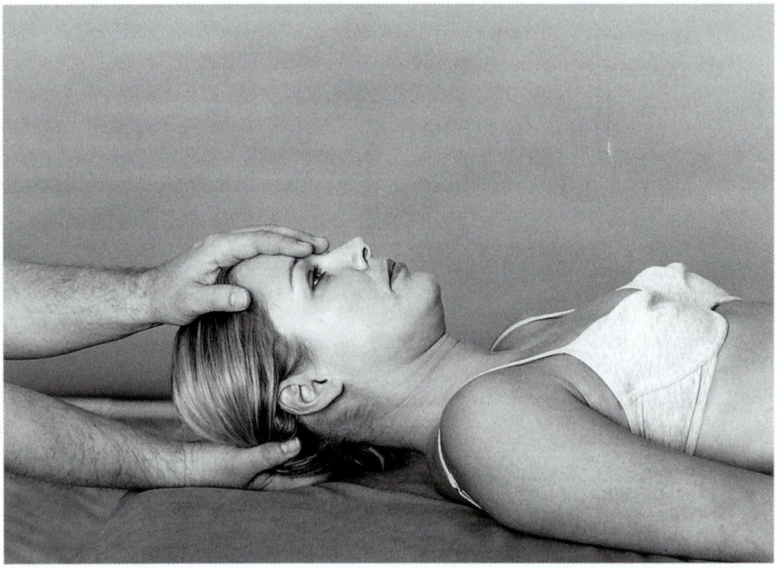

Abb. 3.15 Globaler Kontakt mit den Membranen des kraniosakralen Systems [K341]

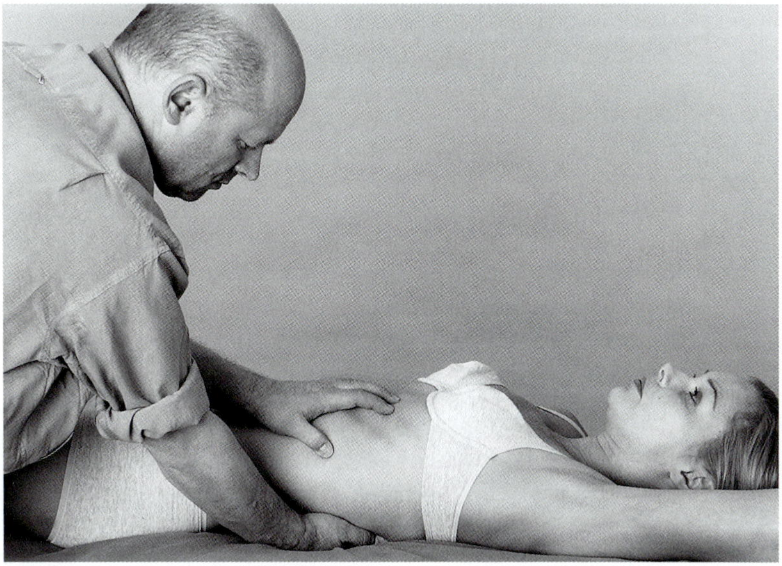

Abb. 3.16 Kombinierter Kontakt zur Behandlung von Oberflächenfaszie und tief liegenden Membranen im Bereich des Brustraums [K341]

er die Wölbung dieses Körperabschnitts buchstäblich nachmodelliert.

- Gleichzeitig verankert er seine Fingerkuppen in der Oberflächenfaszie. Indem er nun mit der Handfläche die Rippen leicht komprimiert, kann er auf das Gleitverhalten der dazwischen und darunter befindlichen Membranschichten einwirken.
- Währenddessen bleibt er in intensivem Kontakt mit der Oberflächenfaszie und gibt an den Stellen, an denen sich Faserverdichtungen bemerkbar machen, einen aktiv dehnenden Impuls. Er unterstützt dabei mit seiner anderen Hand denselben Rippenbereich von posterior. Auch hier passt er die Form der Hand an die individuell gegebene Form an und greift mit den Fingerspitzen in die thorakolumbale Faszie.
- Sowohl an der Vorder- als auch an der Rückseite des Brustraums kommt es bei korrekter Anwendung dieser Technik zu einer simultanen Behandlung der Oberflächenfaszie und tief liegender Membranstrukturen. Damit werden die der äußeren und inneren Form zugrunde liegenden Spannungsmuster gleichzeitig behandelt.

3.2.11 Indirekter Einsatz beider Hände zur Behandlung der Zwischenknochenmembran des Unterschenkels

- Um die Zwischenknochenmembran im Unterschenkel zu erreichen, legt der Therapeut seine beiden Handflächen von dorsal unter das obere und untere Drittel der Wade (➤ Abb. 3.17). Das Unterbein sollte dabei so in seinen beiden Handtellern ruhen, dass er das Gewicht voll entgegennehmen kann und seine Finger Bewegungsspielraum haben.
- Mit den Fingerspitzen einer Hand fasst er nun ebenfalls von dorsal an die mediale Kante der Fibula, mit den Fingerspitzen der anderen Hand an die mediale Kante der Tibia. Während die beiden Handflächen weiterhin das Gewicht des Unterschenkels aufnehmen, versuchen die Fingerspitzen möglichst nah an das Periost der beiden Längsknochen zu fassen.
- Die indirekte Wirksamkeit entsteht nun dadurch, dass der Therapeut mit seinem Fingerspitzenkontakt im Listening der Membranspannung folgt und seine beiden Hände dabei so entspannt hält, dass sich die Kontaktpunkte in der Richtung der membranösen Zugspannung aufeinander zu bewegen, bis eine Entspannung eintritt.

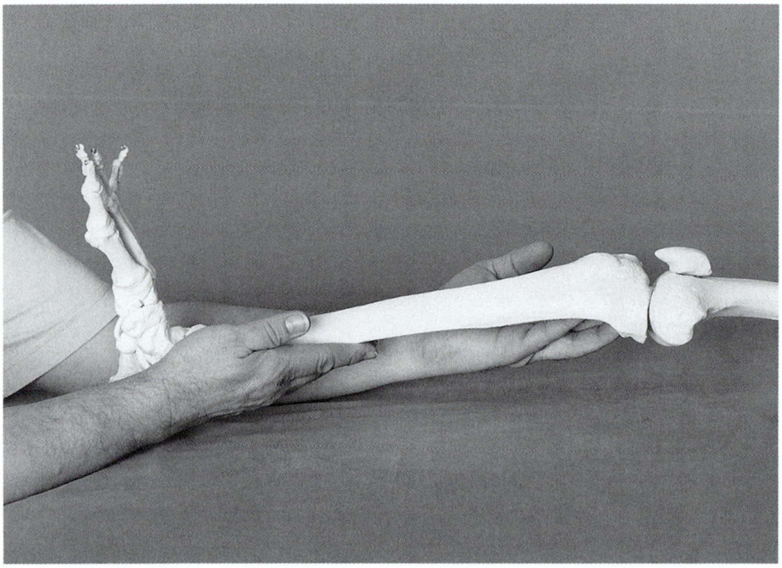

Abb. 3.17 Indirekter Einsatz beider Hände und der Fingerspitzen an der Zwischenknochenmembran des Unterbeins [K341]

3.2.12 Indirekter Einsatz der Fingerspitzen am Periost des Knochens

Nach der Verheilung einer Fraktur kommt es an der Bruchstelle zu einer Verdichtung des Knochengewebes und der umhüllenden Knochenhaut. Die Behandlung dieser Art Gewebeverdichtung erfordert einen speziellen Einsatz der Fingerspitzen und des Daumens (➤ Abb. 3.18). Die Technik, die sich bei allen Knochen der **Extremitäten,** aber auch am **Brust-** und am **Schlüsselbein** einsetzen lässt, geht indirekt vor.

- Der Therapeut umfasst mit Finger- und Daumenspitzen beider Hände den Knochen beiderseits der Bruchstelle. Er kontaktiert dabei entschieden die Knochenhaut, vermeidet aber, den Knochen starr festzuhalten.
- Dem Listening folgend übertreibt der Therapeut nun ein ganz klein wenig die dem Knochen nach der Fraktur inhärente Tendenz, sich in sich zu verwringen. Gleichzeitig intensiviert er die Berührung an den beiden Kontaktstellen, als würde er die Knochenhaut in der Verbindung zum Knochen ein klein wenig verschieben.

3.2.13 Direkter Einsatz der Ulna an den großen Bändern des Beckens

Der Einsatz der Ulna ermöglicht es, einen äußerst intensiven Kontakt mit zähen Strukturen herzustellen (➤ Abb. 3.19). Er eignet sich vor allem zur Behandlung größerer myofaszialer Einheiten und zur Behandlung der größeren **Bänder** des **unteren Beckenraums.**

- Es ist wichtig, darauf zu achten, dass die Ulna wirklich erst dann intensiven Kontakt mit dem Gewebe des Patienten hat, wenn sie an der entscheidenden Schicht angekommen ist. Um z. B. auf das Lig. sacrotuberale einzuwirken, muss sie sich erst den Weg durch die darüberliegenden Muskelschichten bahnen.
- Dies geschieht am besten dadurch, dass der Therapeut nach und nach sein Oberkörpergewicht über Schultergürtel und Oberarm auf die Ulna abgibt, ohne den Schultergürtel und den Oberarm zusätzlich anzuspannen.
- Mit etwas koordinativem Geschick lässt sich die Ulna auf diese Weise sehr intensiv einsetzen, indem der Therapeut die Muskulatur von Schultergürtel und Oberarm mehr und mehr entspannt und fast ausschließlich sein Gewicht einsetzt.

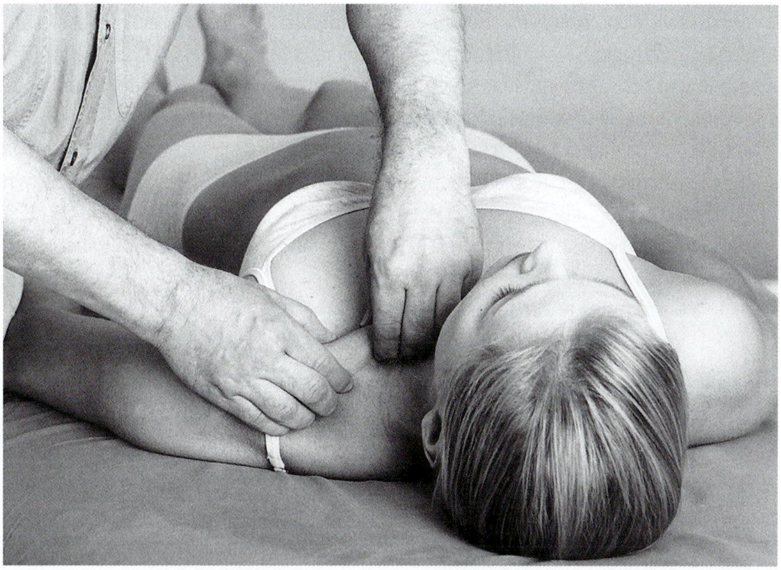

Abb. 3.18 Indirekter Einsatz der Fingerspitzen beider Hände bei verheilter Schlüsselbeinfraktur [K341]

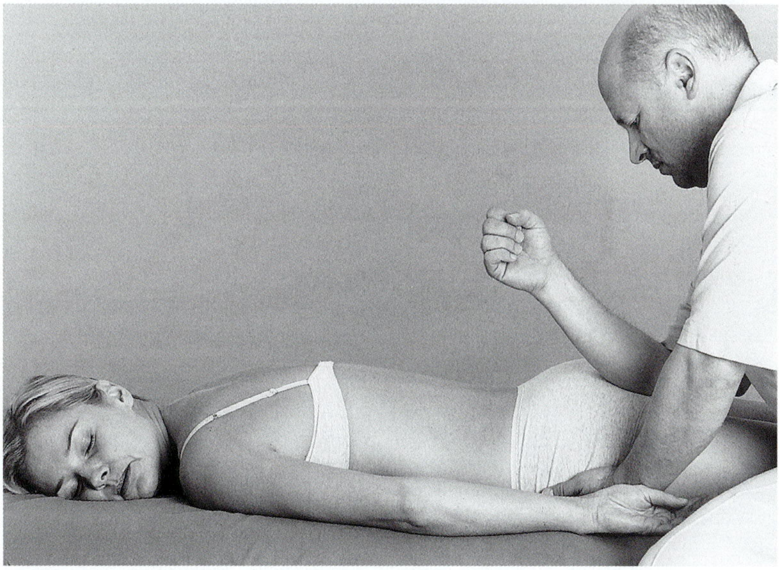

Abb. 3.19 Direkter Einsatz der Ulna im Bereich des Lig. sacrotuberale [K341]

3.2.14 Unterstützung der inneren Form im Bereich des Brustraums: Der „natürliche Tisch"

Die folgende Art des Kontakts lässt sich vielfältig variieren. Dabei ist eine Überlegung von grundlegender Bedeutung: Sehr **tief liegende Komponenten** des **myofaszialen Systems** und der Membranen lassen sich nur dann kontaktieren, wenn sich das äußere muskuläre System in einem gewissen, für diesen Menschen typischen Grundgleichgewicht befindet (➢ Abb. 3.20). Dieses Grundgleichgewicht stellt sich dann ein, wenn in der Körperform die von diesem Menschen bevorzugte Haltung sichtbar wird.

- Die Aufgabe des Therapeuten ist es, seine Hände so zu positionieren, dass der Patient darauf ruhen kann und im Liegen eine von ihm besonders bevorzugte Haltung des Rückens und des Brustkorbs zeigt. In gewisser Weise verstärkt der Therapeut mit seinen unterstützenden Händen das für diesen Menschen typische Spannungsmuster der autochthonen Muskulatur des Rückens und des Brustkorbs. Er baut sozusagen unter Einsatz seiner Hände, seiner Vorderarme und unter Umständen auch seiner Oberarme einen „Tisch“ unter die Körperrückseite des Patienten, der es dem Patienten ermöglicht, in der Position zu ruhen, die seinem Organismus als „natürlich“ erscheint.

- Entscheidend ist, dass der Therapeut möglichst viele Kontaktpunkte zur Konstruktion des „natürlichen Tischs“ zur Verfügung hat. Dies gelingt beispielhaft, wenn er das Hinterhaupt des Patienten auf der einen Seite mit seinem Unterarm unterstützt und damit die Hand frei hat, um nach unten in den Bereich des Übergangs zwischen Brust- und Lendenwirbelsäule zu greifen, während er auf der anderen Seite mit der Handfläche die Schädelbasis unterstützt und mit den Fingern Kontakt an der Atlanto-Okzipital-Verbindung sucht.

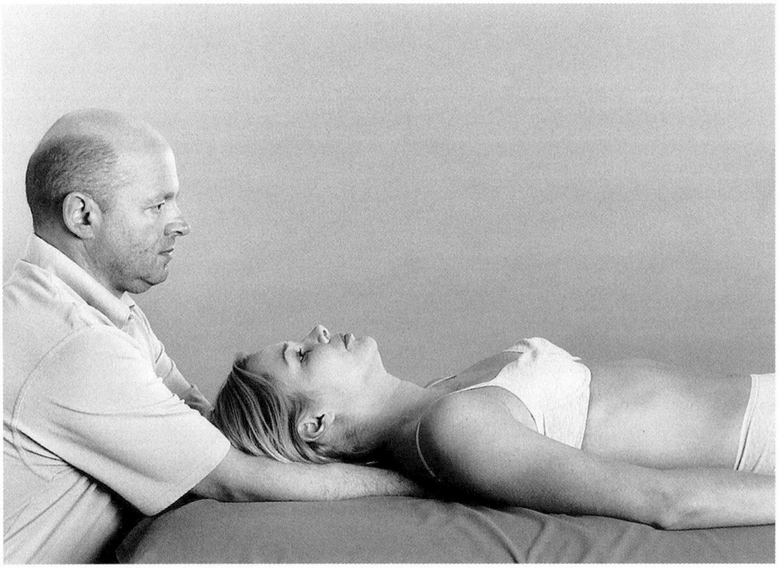

Abb. 3.20 „Natürlicher Tisch" zur Behandlung von Spannungsmustern im psychoemotionalen Kontext [K341]

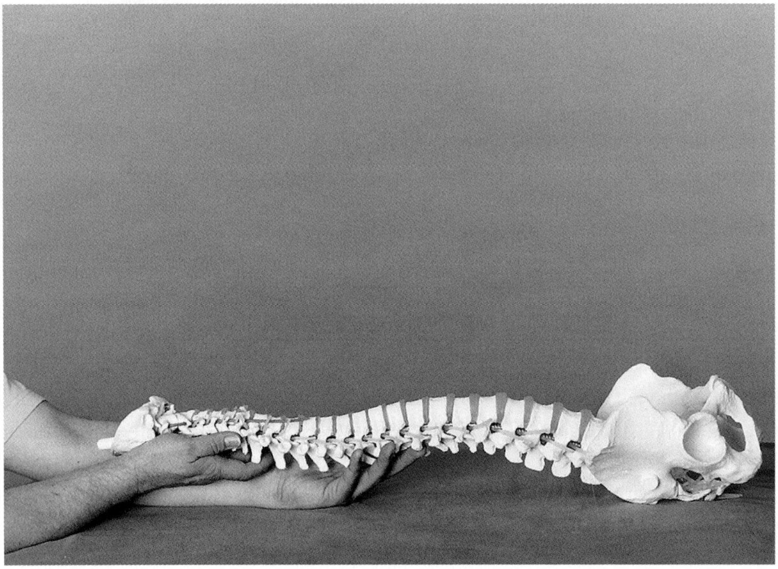

Abb. 3.21 Verdeutlichung der Handposition am Skelett [K341]

Diese Form des Kontakts und ihre Variationen eignen sich vor allem zur Behandlung von Spannungsmustern, die in einem psychoemotionalen Kontext stehen.

Eine vergleichbare Technik lässt sich im Bereich des Beckens und des Lendenwirbelbereichs anwenden. Der Therapeut unterstützt mit einer Hand die innere Wölbung des Kreuzbeins und mit der anderen Hand die Krümmung der Lendenwirbelsäule (➤ Abb. 3.21).

3.3 Grundregeln der Faszien- und Membrantechnik

Im Abschnitt über die Materialeigenschaften des Bindegewebes (➤ Kap. 2.1.2) konnten wir sehen, dass das Bindegewebe über eine ausgeprägte Kapazität der funktionellen Anpassung verfügt. Es reagiert auf Dauerbeanspruchung durch Druck- und Zugkräfte. Es kommt dabei zur funktionsgerechten Verdichtung von Kollagenfasern und einer Verschiebung des Gleichgewichts zwischen stark bzw. weniger flüssigkeitshaltigen Komponenten. Allerdings verfügt der Organismus über kein genaues Kontrollsystem, das diesen Vorgang regulieren könnte. Bei einförmiger und dauerhaft wiederholter Belastung reagiert der Körper mit Überanpassung. Die zunächst sinnvolle Faserverdichtung und Faserausrichtung entwickelt damit dysfunktionelle Eigenschaften und führt letztlich zu einer Einschränkung der Beweglichkeit und einem gestörten Flüssigkeitsaustausch im Zellverband. Dieser Vorgang kann im Einzelfall sehr unterschiedlich ablaufen. Die beschriebenen Techniken zielen darauf, in den Vorgang der Überanpassung regulierend einzugreifen.

In der Praxis erfordert die Anwendung von Faszien- und Membrantechnik ein individuell genau differenzierendes Vorgehen. Trotz der Vielzahl von individuellen Sonderformen des Faszien- und Membransystems lassen sich Grundregeln erstellen, die sich in der Praxis bewährt haben:

- **Hypertone myofasziale Schichten** des Bewegungsapparats erfordern eine direkte Dehnung; dabei wird parallel zur Muskelfaser und quer zur Hauptfaserrichtung der Faszie gedehnt.
- **Hypotone myofasziale Schichten** des Bewegungsapparats werden vorsichtig und langsam gleitend behandelt; der Kontakt ist flächig, punktueller und linearer Kontakt sind zu vermeiden.
- **Bandstrukturen,** die zwischen **Knochen** Verbindung schaffen, sprechen gut auf so genannte indirekte Techniken an: Ursprung und Ansatz des Bandes werden zusammengeführt bis sich ein Bewegungsimpuls an der Ursprungs- und Ansatzfläche der Knochen abzeichnet. Bei großen Bändern, z. B. im Bereich des Beckens, lässt sich eine alternative Strategie anwenden: Der Therapeut gibt einen langsam wirkenden Berührungsimpuls in den mittleren Abschnitt des Bandes, während er die Reaktion der Knochenstrukturen mit Listening beobachtet. Dabei ist eine zerrende Einwirkung auf die Bandfasern zu vermeiden.
- **Zwischenknochenmembranen** und tief liegende **Septen** sprechen am besten auf subtilen Kontakt an: auch hier geht der Therapeut indirekt vor, indem er den dominanten Faserzügen folgt, die Knochen stärker in ihre Fixierung gleiten lässt, im Moment der stärksten Fixierung einen behutsamen Impuls zur Fixierungsverstärkung gibt und dann die befreiende Gegenbewegung mit Listening begleitet.
- **Hüllschichten** und **Bandstrukturen** der **Organe** sind vorsichtig zu behandeln. Diese Gewebeschichten erfordern einen sensitiven Kontakt, der den so genannten Turgoreffekt, die innere Druckdynamik des Organs und seine Flüssigkeitsdynamik berücksichtigt. Innerhalb eines Behandlungstermins sind die Anwendungen auf zwei oder maximal drei Organkomplexe zu beschränken, um dem Organsystem genügend Spielraum zur Selbstregulation zu lassen.
- Elemente des **kraniosakralen Systems** lassen sich mit sehr unterschiedlicher Berührungsqualität behandeln. Dabei ist beim erwachsenen Patienten zu beachten, dass jede Technik zunächst indirekt ansetzt, dass die betroffenen Strukturen zunächst in stärkere Fixierung geführt werden und erst dann – unter ständigem Listening – mithilfe der Eigendynamik des kraniosakralen Systems ein minimal korrigierender Impuls zur Anwendung kommt. Dieses Vorgehen – zunächst indirekt, dann vorsichtig direkt – ist auch bei der Behandlung äußerer Schichten des Kraniums,

wie z. B. der Galea aponeurotica und der Fascia temporalis zu berücksichtigen.

MERKE

Die übergreifende Grundregel der Faszien- und Membrantechnik lautet: Jede Faszie, jede Membran ist so zu behandeln, dass wir mit Listening auf die dreidimensionale Vernetzung des Gesamtsystems Rücksicht nehmen.

- Für die Behandlung von Oberflächenschichten bedeutet dies, dass wir einen Impuls nur so intensiv ansetzen, wie die tiefer gelegenen Schichten der Reaktion der Oberfläche folgen können.
- Für die Behandlung von tief gelegenen Elementen innerhalb der Gliedmaßen und Körperhöhlungen bedeutet es, dass wir sie nur so weit mobilisieren, wie die äußere Umfassung Raum bietet.

Wir versuchen also, während wir möglichst präzise auf kleine anatomische Einheiten einwirken, die umfassende Form des größeren Gewebezusammenhangs zu respektieren. Damit lassen sich Widerstände des Organismus unterlaufen und Irritationen des Gewebes weitgehend vermeiden. Und somit ist es möglich die Verbesserung der inneren und äußeren Beweglichkeit mit der Förderung der inneren und äußeren Formstabilität des Organismus zu verbinden.

KAPITEL

4 Formbezogene Behandlungstechniken

4.1 Atmung und Atemraum

Eine der zentralen Arbeitshypothesen der Faszien- und Membrantechnik lautet, dass Faszien und Membrane auf gleichmäßige oder wiederholte Belastung mit Veränderung reagieren. In der Literatur wird dies als Änderung der Faserausrichtung, Faserbündelung und Verschiebung des Gleichgewichts zwischen mehr oder weniger flüssigkeitshaltigen Elementen beschrieben. Gleichförmige Belastung kommt durch Druck- und Zugkräfte zustande, die bei immer wiederkehrenden Bewegungsmuster wirken. Diese Bewegungen werden zum Motor der Formbildung des Organismus, indem sie in einzelnen Fasergruppen eine zunächst funktionell sinnvolle Verdichtung herbeiführen, die aber, sobald eine gewisse Grenze überschritten wird, zu Bewegungseinschränkungen und tendenziell zur Fibrosierung des Gewebes führt.

4.1.1 Atmung als zentrale Kraft der Formentwicklung

Die Atmungsbewegung z. B. läuft am Tag über 20 000 Mal ab. Sie ist das Bewegungsmuster, das alle wiederkehrenden Bewegungsformen dominiert. Andere Bewegungsmuster, die ebenfalls rhythmisch ablaufen, lassen sich in mancherlei Hinsicht mit der Permanenz der Atmungsbewegung vergleichen:

- die vom Herzmuskel ausgehende kardiovaskuläre Bewegung
- die peristaltische Bewegung
- der Rhythmus der lymphatischen Bewegung
- die Bewegungsformen, die unter dem Stichwort „kraniosakraler Puls“ subsumiert werden
- und die neuerdings von Jean-Pierre Barral beschriebene Motilität der Organe[1] (➤ Kap. 6.2.2)

Diese aufgeführten Bewegungsformen lassen sich ebenso wie der Atmungsvorgang in allen Körperabschnitten erspüren. Sie verfügen aber keineswegs über die massive **Schubkraft** der **Atmungsbewegung.** Diese Schubkraft entsteht durch die Aktivität des motorisch von den Nn. phrenici versorgten Zwerchfells, vor allem durch Kontraktion seiner lateral gelegenen Muskelfasern. Gleichzeitig kommt es im Bereich der oberen Rippen zu einer Gegenbewegung durch die rippenhebende Wirkung der Mm. scaleni, der Mm. intercostales externi und der Mm. intercartilaginei.

Während sich das Zwerchfell absenkt und die genannten Rippenheber aktiv werden, wird das Volumen im Inneren des Brustraums vergrößert. Im Normalfall, d. h. wenn keine drastische Bewegungseinschränkung manifest ist, wird sich diese Volumenerweiterung über den ganzen Rumpf ausbreiten und synchron zur Atembewegung zu einer Veränderung der äußeren Form des Rumpfes führen. Die Formveränderung lässt sich bis in den Rücken verfolgen, wo es beim Einatmen zu einer Abflachung der Krümmungen der Wirbelsäule kommt. Dabei ist zu beachten, dass beim **Einatmen** die Muskelkraft gegen die elastischen Kräfte von Faszien und Membranen wirken muss, während beim normalen Ausatmen die Wirkung der Muskelkraft sehr gering ist. Der Vorgang des **Ausatmens** läuft als so genannte passive Atmung ab, durch die Druckunterschiede zwischen Brust- und Bauchraum sowie die elastischen Rückstellkräfte der Faszien und Membranen des Brustkorbs in Kombination mit der rückfedernden Wirkung der Rippenkonstruktion. Lediglich die Mm. intercostales interni und der M. transversus

[1] J.-P. Barral, P. Mercier, Lehrbuch der Viszeralen Osteopathie Bd. 1, Urban & Fischer, München 2002.

thoracis sind zusätzlich aktiv. Nur bei extrem forcierter Ausatmung nimmt der Körper die Kontraktionskräfte der Bauchmuskulatur zu Hilfe.

Verändertes Raumgefüge

Neben den von außen sichtbaren Auswirkungen der Volumenerweiterung des Brustraums beim Einatmen kommt es auch im Inneren des Rumpfes zur Veränderung der räumlichen Relationen: Das Zwerchfell verlagert das Herz (➤ Abb. 4.1, ➤ Abb. 4.2a und ➤ Abb. 4.2b) und übt auf die kaudal von ihm gelegenen Organe eine Schubwirkung aus:

- intraperitoneal besonders auf Leber und Magen
- retroperitoneal auf die Nieren

Leber und Magen (➤ Abb. 4.3) bewegen sich während des Einatmens auf einer Raumkurve auf den

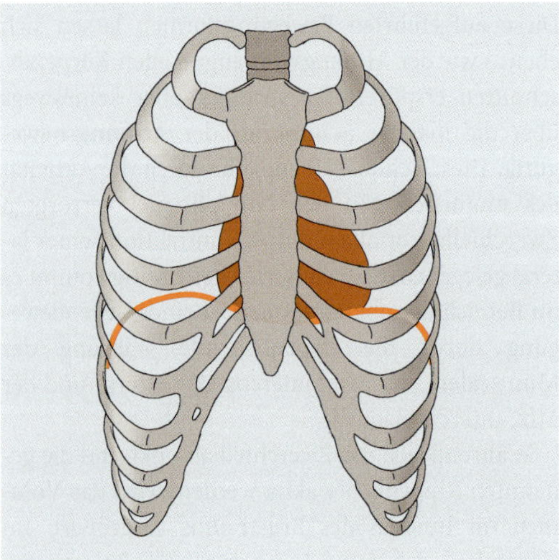

Abb. 4.1 Exspirationsstellung des Zwerchfells und des Herzens [L190]

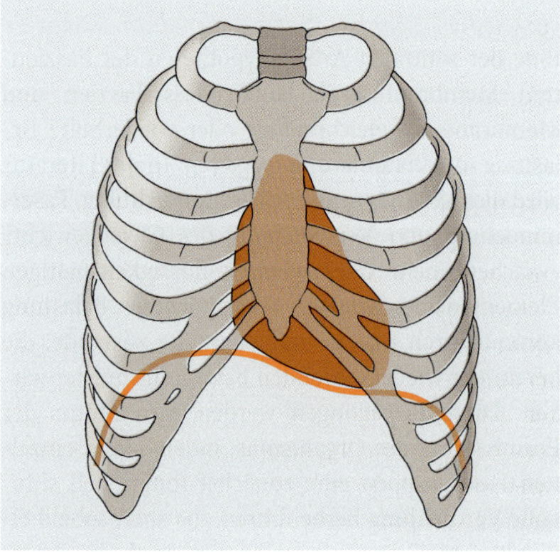

Abb. 4.2a Inspirationsstellung des Zwerchfells und des Herzens [L190]

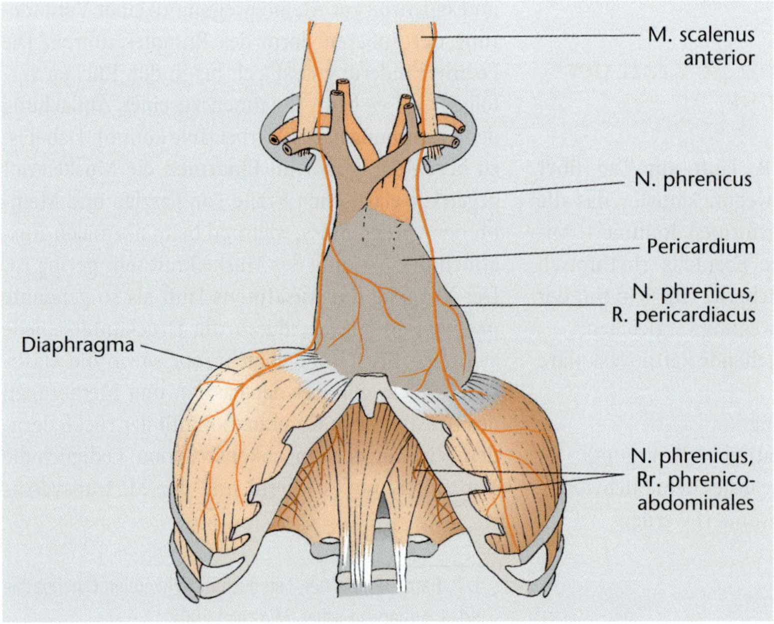

Abb. 4.2b Verbindung zwischen Herzbeutel und Zwerchfell [L190]

4

Bauchnabel zu und kehren beim Ausatmen wieder in ihre Ausgangslage zurück. Die beiden Nieren bewegen sich innerhalb der nach medial offenen Nierenfaszie beim Einatmen nach unten (➤ Abb. 4.4), wobei sich ihr oberer Pol leicht nach anterior neigt. Auch die Nieren kehren entlang der klar definierten Raumkurve beim Ausatmen in ihre Ausgangslage zurück. Wie Jean-Pierre Barral überzeugend dargelegt hat, nehmen auch die anderen Organe des Bauch- und Beckenraums an der Atmungsbewegung teil.[2]

Barral hat für die atmungsbedingte Bewegung der Organe die Bezeichnung Mobilität gewählt und ein genaues manualdiagnostisches Repertoire zur Beurteilung dieser Bewegung bzw. ihrer Einschränkungen entwickelt. Dagegen ist die so genannte Motilität eine Bewegung, die in ihrem Rhythmus unabhängig von der Atmung abläuft (➤ Kap. 6.2).

Wenn wir beachten, dass im Bauchraum intraperitoneal ein Überdruck gegenüber dem Brustraum herrscht, wird deutlich, dass der ganze Brustkorb auf dem Zwerchfell wie auf einem nach kranial gewölbtem Trampolin ruht. Dieses Trampolin, das Zwerchfell mit den darunter liegenden Organräumen, bildet den dynamischen Sockel des Brustkorbs.

[2] J.-P. Barral, P. Mercier, Lehrbuch der Viszeralen Osteopathie Bd. 1, Urban & Fischer, München 2002.

Kompensationen

Die Art und Weise, wie Bauchraum und Brustraum miteinander in Verbindung treten, spielt eine wichtige Rolle bei der Aufrichtung des gesamten Rumpfes. Kommt es bei den Organen auf einer Zwerchfellseite zu Bewegungseinschränkungen, wird der natürliche Überdruck im Bauchraum ungleich an den Brustraum weitergegeben und es kommt zwangsläufig zu Kompensationen im Bereich des Thorax und des Schultergürtels (➤ Kap. 4.3).

Diese Kompensationen können sich in den unterschiedlichsten Abschnitten des Fasziennetzes des Brustraums bemerkbar machen und Auswirkungen auf Wirbelgelenke und Rippenwirbelgelenke haben.

4

TIPP

Es lohnt sich, bei Bewegungseinschränkungen im Bereich der BWS zunächst den Übergang zwischen Bauch- und Brustraum zu untersuchen und ggf. zu behandeln. Eine Vielzahl von direkten Gelenkmanipulationen, die meist nur kurzzeitige Entlastung schaffen, lässt sich dadurch vermeiden.

Wenn der Brustraum als Ganzes auf Bewegungseinschränkungen im Zwerchfell und um die mit dem Zwerchfell verbundenen Organe reagiert, hat er aufgrund seines relativ starren Aufbaus nur einen sehr eingeschränkten Spielraum für kompen-

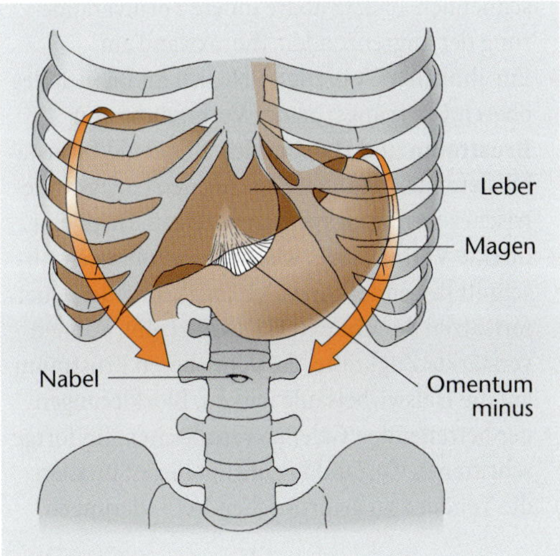

Abb. 4.3 Mobilität von Leber und Magen während des Einatmens [L190]

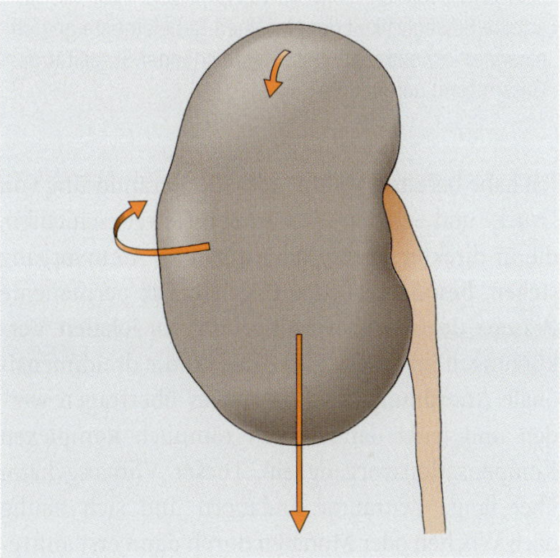

Abb. 4.4 Mobilität der rechten Niere von anterior während des Einatmens [L190]

satorischen Ausgleich. Die **Atmungsbewegung** erfordert einen **stabilen Bewegungsrahmen** des **Brustkorbs,** um die Volumenerweiterung der Lungen zu gewährleisten. Dieser Rahmen besteht aus Bauteilen unterschiedlicher Dichte und Elastizität. Rippen und Wirbelkörper bilden auf den ersten Blick mit knochigen und knorpeligen Elementen das stabile Element. Bei genauerem Hinsehen lässt sich allerdings erkennen, dass die Solidität der Knochenanordnung nur in Wechselwirkung mit dem Inhalt des Brustkorbs zustande kommen kann. Würden wir diesen entfernen, bliebe nur eine äußerst zerbrechliche Knochenkonstruktion übrig, die schon bei geringer Druckbelastung bersten würde. Dass der Brustkorb die nötige Stabilität bewahrt, kommt über die Art und Weise zustande, wie die **Faszien** der Zwischenrippenmuskulatur und die Zwischenrippenmembranen auf die innere Volumenveränderung reagieren und wie sie von außen wirkende **Kräfte abbremsen.** Es sind also nicht nur die Knochen, die den stabilen Bewegungsrahmen für Herz- und Lungenaktivität liefern, es ist vielmehr das Zusammenwirken der verschiedenen Bauelemente, das für die nötige Kombination von Stabilität und Beweglichkeit sorgt.

MERKE

Faszien und Membranen sind auch hier das formstabilisierende Bindeglied zwischen Knochen, Knorpeln, Muskeln und Organen. Und sie müssen auch hier die adäquate Beweglichkeit der einzelnen Bauelemente gegeneinander in Kombination mit hinreichender Stabilität der Gesamtform garantieren.

Ich habe bereits erwähnt, dass die Veränderung von Druck- und Schubkräften an den Gewebeschichten, die in direkter Verbindung mit dem Atemvorgang stehen, besondere Bedeutung hat. Die permanente Präsenz der Atembewegung führt zu lokalen Verkürzungen im Fasersystem, die auf die dreidimensionale Anordnung des Fasernetzes übertragen werden und leitet damit einen räumlich komplexen Kompensationsvorgang ein. Dieser Vorgang kann über lange Zeiträume andauern und sich häufig nach Wochen oder Monaten durch dann erst auftretende Beschwerden bemerkbar machen.

MERKE

Typisch für den Verlauf des Kompensationsvorgangs ist der Verlauf von Schleudertraumen: Diese bereiten unmittelbar nach dem Unfall nur wenig Beschwerden, sondern werden erst nach Tagen oder sogar Wochen problematisch.

Am nachhaltigsten wirkt dieser Kompensationsvorgang an Schichten, die in oder an den Zonen des Übergangs von Körperhöhlungen liegen. Besondere Bedeutung kommt dabei dem Übergangsbereich zwischen Bauch- und unterem Brustraum und zwischen dem oberen Brustraum und der Halsregion zu. Entstehen in diesen Bereichen Normabweichungen im Fasziennetz oder Veränderungen der Zugrichtung einzelner Membranen, kann es zu einer „Versetzung“ ganzer Körperabschnitte gegeneinander kommen.

- Tritt eine Bewegungseinschränkung im Bereich eines der **kaudal** des **Zwerchfells** gelegenen Organe auf, ist auch das Zwerchfell von dieser Bewegungseinschränkung betroffen. Der Vorgang lässt sich deutlich bei einer reduzierten Organmobilität von Magen oder Leber beobachten. Es entsteht eine Verringerung der Volumenexkursion der Zwerchfellhälfte auf der Seite des betroffenen Organs. Auch die Aktivität der Muskulatur zwischen den Rippen und die zugehörigen Faszienschichten und Membranen reagieren darauf. In der Folge stellt sich eine sichtbare äußere und schließlich auch tastbare innere Formveränderung der angrenzenden Thoraxwand ein.
- Ein ähnlicher Vorgang spielt sich im Bereich des oberen Übergangs, an der Verbindung von **Brustraum** und **Halsbereich** ab, sobald formstabilisierende Bindegewebsschichten ein asymmetrisches Spannungsverhalten zeigen. Da es eine direkte Verbindung zwischen dem obersten Abschnitt der endothorakalen Faszie und den Querfortsätzen der unteren Halswirbel gibt, können verstärkte Zugkräfte, die vom oberen Brustraum auf die Halswirbelsäule wirken, Blockierungen der betreffenden Gelenke verursachen. Im fortgeschrittenen Zustand begünstigt diese Situation die Tendenz zu arthrotischen Veränderungen.

MERKE

Die endothorakale Faszie ist weitgehend als sehr dünne Schicht entwickelt. Nur im obersten Abschnitt, in den Bereichen, in denen sie die beiden Pleurakuppeln ummantelt, ist sie verdickt und zäh ausgeprägt. Diese natürliche Gewebeverdichtung ist ein Hinweis darauf, dass die daran ansetzende Bandverbindung, die sich mit der Skalenusfaszie vereinigt und zur Halswirbelsäule führt, tatsächlich Zugkräfte übermittelt und als Aufhängung der Pleurakuppeln fungiert.

4.1.2 Räumliche Beziehungen der Rumpfsegmente

Der menschliche Rumpf ist in Kammern mit unterschiedlichem hydrostatischen Druck „gegliedert" (➤ Abb. 4.5). Diese Druckunterschiede spielen vor allem am Übergang zwischen Abdominalraum und Thorax eine wichtige Rolle für die aufrechte Haltung: Die im Vergleich zum Brustraum stärkeren Druckgegebenheiten des Bauchraums drücken die Organe des Oberbauchraums gegen das Zwerchfell und schaffen damit eine Basis für den Brustkorbs, die sich in ständiger Bewegung befindet. Ohne den Überdruck im Bauchraum würden Leber und Magen bei aufrechter Haltung absinken. Damit ginge diese Stützfunktion der abdominalen Organsäule verloren und die Aufrichtung des Rumpfes wäre nicht möglich.

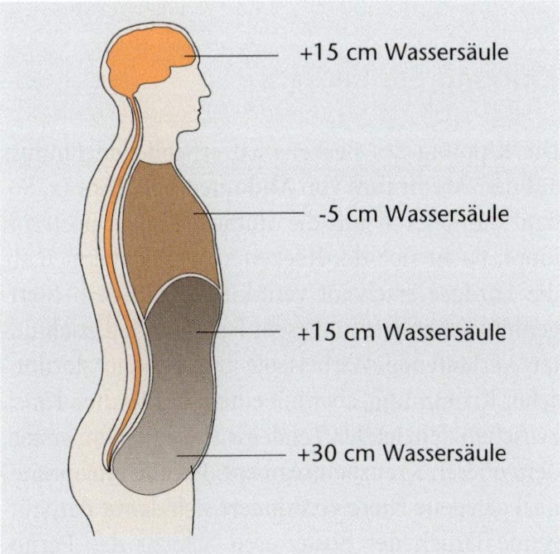

Abb. 4.5 Durchschnittliche Druckwerte der Körperhöhlungen in cm Wassersäule [L190]

Im Gegensatz zur Leber ist der Magen in seinem pylorischen Teil äußerst beweglich und kann seine Position im Raum des Abdomens ständig wechseln, sobald sich sein Gewicht durch den Mageninhalt verändert oder durch den Turgoreffekt eines anderen angrenzenden Organs Verschiebekräfte auf ihn einwirken. Zusammen mit dem Druck des absteigenden Dickdarms kann der Magen die linke Zwerchfellhälfte soweit nach oben schieben, dass das Zwerchfell fast horizontal steht und sich die beiden Zwerchfellkuppeln in Abweichung von der Norm nahezu symmetrisch wölben. Hinzu kommt, dass auf der linken Körperhälfte zwischen der 9. und 11. Rippe eine sehr dynamische Bewegungsrelation zwischen Zwerchfell, Milz, Magen, Dickdarm, Nebenniere und Niere besteht. Die Milz ruht wie in einer Schale auf dem linken Ligamentum phrenicocolicum, also auf jenem Band, das als Aufhängung des linken Teils des Mesocolon transversum an den Rippen fungiert. Ich habe den **abdomino-thorakalen** Übergang als **„umgestülptes Trampolin"** bezeichnet. Auf der linken Körperseite ist dieses „Trampolin" wesentlich beweglicher als auf der rechten, weil mit der Milz ein sehr dynamisches „Zwischenelement" vorhanden ist. Bereits eine geringfügige Änderung der Haltung des Oberkörpers führt zur räumlichen Verlagerung dieses Organs. Ebenso können Druckwirkungen, die vom vollen Magen ausgehen, die Raumposition der Milz deutlich verändern.

Wir sehen also, dass das räumliche Verhältnis zwischen Bauch- und Brustraum alles andere als statisch ist. Die rechte Zwerchfellzone ist dabei das stabilere Element, während die linke Hälfte vor allem durch die Verschiebbarkeit der Milz und das „Schachtelsystem" von Milz, Magen, Dickdarm, Nebennieren und Nieren beweglicher und instabiler ist. Das Zwerchfell passt sich an die Druckverhältnisse des Oberbauchraums an. Durch diese Anpassung gibt es Schubwirkung an die Thoraxorgane weiter. Beispielhaft sind hierfür Verlagerungen des Magens in kranialer Richtung, die auf das Perikard drücken und vom Patienten oft als Herzsymptomatik fehlgedeutet werden.

Parietale Raumkonstruktion

Die äußere parietale Raumkonstruktion des Becken-, Bauch- und Brustsegments besitzt ihrerseits eine eigene Dynamik. Es gibt bestimmt Haltungsmuster, die in verschiedensten Alltagsaktivitäten immer wieder auftauchen. Diese Muster sind das dominante Spannungsmuster der Muskulatur und die faszialmembranöse Identität. Eine derartige **Spannungsidentität** ist wesentlich von der autochthonen Muskulatur bestimmt, aber auch davon, inwieweit die allgemeine Muskelkoordination den Wechsel von Extension und Flexion des Rumpfes überhaupt zulässt. Wenn ein Mensch sich ständig überaufrecht hält oder viel zusammengesackt sitzt oder steht, ist das nicht nur Ausdruck der Raumrelationen anatomischer Einheiten. Vielmehr fungieren ganz bestimmte Vorzugsmuster der Aktivität als „Regisseur" der räumlichen Einheiten Becken, Bauch und Brust. Die Art, wie der Brustraum auf dem Bauchraum und auf dem Becken ruht, ist von bevorzugten Mustern der Wahrnehmung, der taktilen und visuellen Orientierung des Menschen im Raum beeinflusst. Über die menschliche Fortbewegung wissen wir, dass es ein Bewegungsmuster gibt, das bereits vor dem Beginn des intendierten Bewegungsablaufs vorhanden ist. Hubert Godard hat diesen Vorgang als **antizipatorische Bewegungsaktivität** bezeichnet.[3]

Dieser Prozess der antizipatorischen Bewegungsaktivität läuft auch innerhalb des Atmungsvorgangs ab. Mit anderen Worten: Es gibt eine Vielzahl von Muskelaktivitäten, die der Aktivität des Zwerchfells und der rippenhebenden Muskulatur vorausgehen, sie begleiten oder ihr im Wege stehen. Die antizipatorische Muskelaktivität gewährleistet oder schränkt den Bewegungsspielraum ein, innerhalb dessen sich die für die Atmung nötigen Volumenänderungen abspielen können. Aus dieser Sicht sind die myofaszialen Einheiten, die das Bein und den Beckenraum

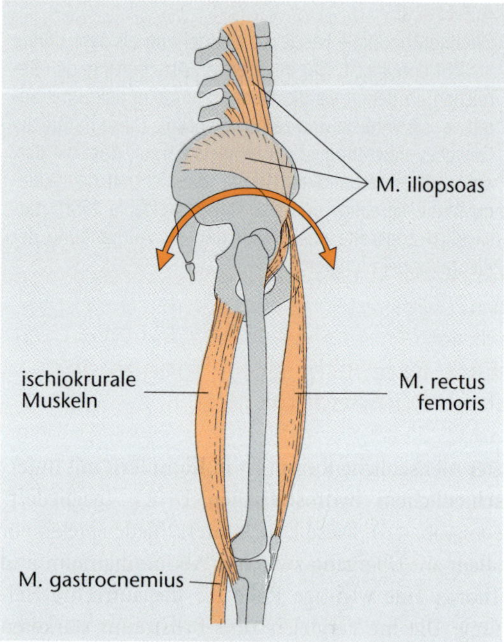

Abb. 4.6 Myofasziale Zugverhältnisse zwischen unterer Extremität und Becken [L190]

(➤ Abb. 4.6) und den Rücken verbinden, von großer Bedeutung. Es handelt sich um die Schichten, die für die Position der Hüftachse im Verhältnis zum Rumpf als Ganzes verantwortlich sind. Alle myofaszialen Einheiten, die am Ramus ischii ansetzen, haben Bedeutung für die tendenzielle Kippung des Beckens.

Kippung des Beckens

Die Kippung des Beckens hat erheblichen Einfluss auf den **Atemraum** von **Abdomen** und **Thorax.** Sobald das Becken um die Hüftachse nach posterior kippt, flacht sich der Rücken im Lendenbereich ab, die Lordose erscheint vermindert. Auf dem Röntgenbild sehen wir in diesem Fall eine steil nach unten verlaufende Wirbelsäule mit geringer lordotischer Krümmung, aber mit einem drastischen Knick zwischen dem letzten Lendenwirbel und dem ersten, dem oberen Kreuzbeinsegment. Für die retroperitoneal gelegene Niere vermindert sich damit der stützende Druck der posterioren Schicht des Peritoneums und es entsteht mit der Einwirkung der Schwerkraft die Tendenz, dass sich die Nieren nach

[3] H. Godard, Verbesserung der sensorischen Dynamik in: P. Schwind, Alles im Lot. Eine Einführung in die Rolfing-Methode, Droemer Knaur, München 2003, S. 173: „Wir sind uns allerdings dieser antizipatorischen Aktivität nicht bewusst. Und deshalb bleiben wir unwissentlich in unseren Angewohnheiten gefangen, weil diese antizipatorischen Aktivitäten in unserer Bewegung gegenwärtig sind, ohne dass uns das auch nur im Geringsten klar ist."

unten, also in eine Ptose, senken können. Die Senkbewegung kann auf alle retro- und subperitoneal gelegenen Elemente übergreifen. Dies wird sich auch an der Vorderseite der Wirbelsäule auswirken. Da es oberhalb des Psoasursprungs keine prävertebrale Muskulatur gibt, die dem Abwärtssog entgegenwirken könnte, reagiert schließlich auch die innerste Tiefenschicht des Brustraums, das große vordere Längsband, mit Verkürzung und es kommt zu einem allgemeinen Spannungsungleichgewicht zwischen prä- und postvertebralen Schichten des Organismus. Die tief liegenden Erektoren des Rückens erscheinen bei oberflächlicher Betrachtung als Ursache der Verspannungen, doch in Wirklichkeit handelt es sich bei der Tonuserhöhung der Erektorengruppe lediglich um eine kompensatorische Reaktion auf die mangelnde Aufrichtung der Eingeweidesäule im inneren Bereich des Rumpfes.

Der Spielraum, der für die Atembewegung zur Verfügung steht, wird von der beschriebenen **Dynamik** zwischen **prävertebraler Aufrichtung** und **postvertebraler Spannung** beeinflusst: Die Kippung des Beckens um die Hüftachse nach posterior bzw. nach anterior begrenzt zwangsläufig den Bewegungsspielraum des Zwerchfells beim Einatmen. Außerdem ist der Spielraum der Atembewegung von der oberen Raumbegrenzung abhängig, und zwar von der Raumbegrenzung, die der Brustkorb durch den Schultergürtel erfährt. Aufgrund dieser Abhängigkeit der Atembewegung von der allgemeinen segmentalen Aufrichtung des Körpers ist es erforderlich, das Atmungsmuster im Kontext der Gesamtstruktur zu behandeln. Dabei stellen wir vor allem die Spannungsmuster in den Mittelpunkt, die an den Stellen auftreten, an denen die Extremitäten mit dem Rumpf verbunden sind:

- im unteren Bereich die Verbindung der myofaszialen Einheiten der Extremitätenmuskulatur mit den Bandelementen des Beckenraums
- im oberen Bereich den Schultergürtel als Brücke zwischen den Spannungsmustern der Arme und des Brustkorbs

MERKE

Wenn der Patient Mühe hat, sich aufrecht zu halten, wird die Mobilisierung der an der Atmung direkt beteiligten Schichten nur wenig dauerhafte Ergebnisse erzielen. Wir müssen in diesem Fall die Behandlung des Atemmusters mit einer globalen Behandlung segmentaler Aufrichtung kombinieren. Entscheidend ist dabei, dass

- das Hüftgelenk genügend Beweglichkeit erhält,
- die Bänder des Beckenraums hinreichend Elastizität zeigen,
- der Schultergürtel den Brustraum nicht zu stark komprimiert,
- die Organe adaptiv auf die Volumenänderung des Atemraums reagieren können.

4.1.3 Anatomie der signifikanten Faszien und Membranen des Atemraums

Damit die Atmung reibungslos ablaufen kann, müssen bestimmte Gegebenheiten der Innen- und Außenkonstruktion des Rumpfes gewährleistet sein.

- Die Lungen können sich nur so weit bewegen bzw. füllen, wie die durch Adhäsionseffekt eng anliegende Thoraxwand dies zulässt.
- Die Thoraxwand selbst kann sich nur so weit bewegen, wie die allgemeine segmentale Aufrichtung des Rumpfes dafür Raum bietet.
- Die Rippen heben sich während des Einatmens nur so weit, wie es die Zwischenrippenmembranen ermöglichen.

Es gibt also **äußere Grenzen,** die im myofaszialen und membranösen Aufbau des Brustkorbs liegen (➤ Abb. 4.7). Daneben gibt es aber auch **innere Grenzen,** die dadurch entstehen, dass einzelne Organe der Zwerchfellbewegung im Wege stehen. Eine Einschränkung der Atmungsbewegung kann buchstäblich durch jede Faszien- und Membranschicht und sonstige Formen des Bindegewebes zustande kommen. Dieser Sachverhalt lässt sich beispielhaft an dem Schichtenaufbau des Brustkorbs studieren. Wenn wir uns etwa auf Höhe der 5. Rippe auf der rechten Thoraxseite auf eine Reise nach Innen begeben, werden wir alle Faszien- und Membranschichten durchlaufen, die an der aktiven Einatmungsbewegung und der passiven Ausatmungsbewegung des mittleren Brustabschnitts beteiligt sind.

Oberflächenfaszie

Die Oberflächenfaszie liegt unter der Haut und der oberflächlichen Fettschicht. Als **Fascia pectoralis** ist

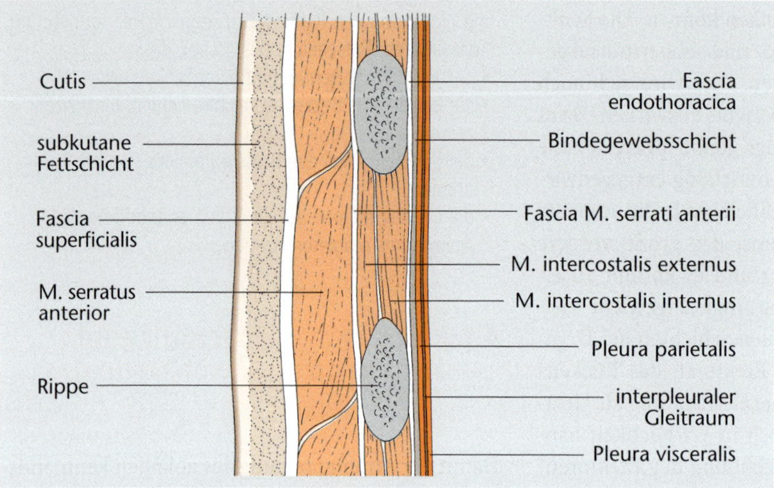

Abb. 4.7 Binnenschichten der Thoraxwand [L190]

sie eine Fortsetzung der Fascia abdominis superficialis. Unter ihr befindet sich die myofasziale Brücke von M. obliquus externus und M. serratus anterior. Darunter stoßen wir auf den Zwischenrippenbereich mit der Interkostalmuskulatur und den beiden Zwischenrippenmembranen, die unterschiedliche Richtungen im Faserverlauf aufweisen. Weiter innen finden wir an einzelnen Stellen die individuell sehr unterschiedlich verlaufenden **subkostalen Muskeln.** Sie befinden sich am Übergang der äußeren Brustkorbkonstruktion und dem inneren Schichtensystem von innerer Brustwand und äußerer Lungengrenze. Es gibt hier drei Schichten, die über einen Adhäsionseffekt miteinander verbunden sind:

- die Fascia endothoracica
- die parietale Pleura
- die viszerale Pleura der Lungen

Jede dieser Schichten kann, ganz gleich, ob sie sich an der Außenwand des Brustkorbs oder im Innenraum befindet, die normale Atmungsbewegung einengen und damit das Volumenverhalten der Lunge verändern.

Zwischenrippenmembranen

Von besonderer Bedeutung sind die Zwischenrippenmembranen. Ihre Elastizität ist essenziell für die Bewegung der Rippen während des Einatmens. Aber diese Elastizität darf nur bis zu einem bestimmten Punkt gehen, weil die Zähigkeit dieser Membranen beim Ausatmen für das Rückstellen der Rippen im Rahmen der so genannten passiven Atmung benötigt wird. Dieser Vorgang der aktiven Einatmung und der normalerweise weitgehend passiven Ausatmung wird von dorsal durch die Aktivität der **autochthonen Rückenmuskulatur,** der Erektorengruppe, unterstützt. Auch in dieser Muskelschicht treffen wir auf eine **Faszienhülle,** die die Flexion- und Extensionskapazität der Muskeln und damit auch die Atembewegung beeinflusst: Es handelt sich um die **Fascia thoracolumbalis,** die zusammen mit den Wirbelbögen, den Dornfortsätzen und den Rippenfortsätzen einen osteofibrösen Kanal bildet. Diese Faszie hat Einfluss auf alle Krümmungsabschnitte der Wirbelsäule, weil sie direkt mit den Dornfortsätzen der Brust- und Lendenwirbelsäule und auch des Kreuzbeins verbunden ist. Im Bereich des Nackens setzt sie sich als sogenannte Fascia nuchae fort. Eigentümlicherweise verläuft sie in diesem Bereich unter den Trapeziusmuskeln und der Rhomboideusgruppe. Auch in diesem Abschnitt beeinflusst sie das Krümmungsverhalten der Wirbelsäule, da sie eine direkte Verbindung mit dem Lig. nuchae eingeht, das seinerseits mit allen Dornfortsätzen der Halswirbelsäule verbunden ist.

Körperhöhlungen

Neben der äußeren Rahmenkonstruktion des Atemraums spielt die räumliche Relation der Körperhöhlungen des Rumpfes eine wichtige Rolle. Der Brustraum ruht über dem Zwerchfell und somit auf der Eingeweidesäule des Bauch- und Beckenraums. Der Teil, der **innerhalb** des **Peritoneums** liegt, ist dynamisch. Durch ständige Volumenänderungen, durch peristaltische Bewegung und räumlich relativ große Positionsveränderungen der Oberbauchorgane besteht ein äußerst bewegliches Fundament. Der **retroperitoneale Raum** ist demgegenüber relativ stabil. Auch in diesem Bereich wirkt sich die Schubkraft des Zwerchfells aus und bewegt die Nieren bei normaler Atmung etwa zwei Zentimeter. Diese Bewegung und die Muskelaktivität des M. psoas sind die dynamische Komponente des retroperitonealen Raums. Da sie ohne große Volumenänderung vonstatten gehen, gibt es in diesem Bereich größere Stabilität als im intraperitonealen Raum.

Zwerchfell

Das Zwerchfell bildet die von Organen gestützte **Basis** des **Brustraums.** Es ist beidseitig von einer elastischen Membran umhüllt. Außerdem befindet sich in den Bereichen, in denen sich die stärkste Muskelaktivität entfaltet, also in den Seiten, eine flüssigen Gleitschicht, die so genannte Serosa. Diese seröse Hüllschicht, die die Gleitfähigkeit gewährleistet, fehlt an der Verbindungsstelle mit der Leber (Area nuda) und im Bereich der Zentralsehne.

Das Zwerchfell verändert seine Form und seine Lage ständig in Abhängigkeit von der Körperhaltung: Im Sitzen tritt es etwas tiefer als im Liegen und im Stehen sinkt es nochmals etwas ab. Aber auch wenn sich ein Mensch zur Seite beugt, wenn er überaufrecht steht und geht oder zusammengesackt sitzt, verändert sich die Position des Zwerchfells. Während es also von der Organsäule von innen gestützt wird, unterliegt es ständig dem Einfluss des äußeren muskuloskelettalen Systems. Im Bereich des Zwerchfells vereinigen sich in diesem Sinne alle äußeren und inneren formbildenden Kräfte. Gerade deshalb scheint es mir sinnvoll, die an das Zwerchfell grenzenden Schichten, also die Hüllen und Bänder der Organe, und den myofaszialen und membranösen Rahmen, der das Zwerchfell äußerlich umgrenzt, gleichzeitig zu behandeln.

Peritonealraum

Ähnlich verhält es sich bei den Organen des Peritonealraums. Auch sie verfügen neben ihrer eigentlichen bindegewebigen Hüllschicht über eine Serosaschicht, die das Gleiten während der Atmungsbewegung ermöglicht. Es gibt zwischen den Organen regelrechte Nischen, innerhalb derer sich die Peritonealflüssigkeit (➤ Abb. 4.8) sammeln kann, und es

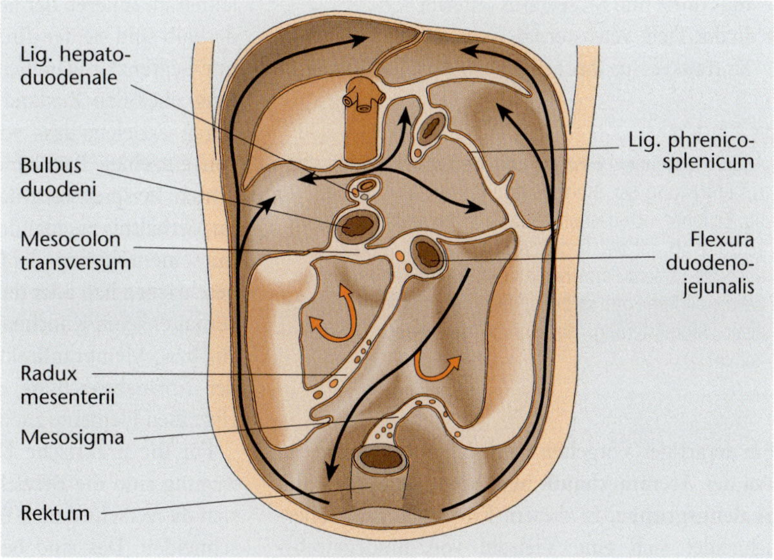

Abb. 4.8 Drainagewege der Peritonealflüssigkeit in der Bauchhöhle (nach von Lanz/Wachsmuth) [L190]

gibt Spalten, innerhalb derer die Serosa in bestimmten Richtungen verteilt wird.

TIPP

Die Mobilisierungstechniken für die Organe des Oberbauchs, für Magen, Leber, aber auch für das Duodenum und die weiter unten gelegenen Abschnitte des Kolons wirken dann besonders nachhaltig, wenn der Therapeut auch auf die Fließrichtung der Serosaflüssigkeit Rücksicht nimmt. Die Mobilisierung des Organs führt dann gleichzeitig zu einer besseren Verteilung der Gleitflüssigkeit.

Faszien- und Membranschichten

Ich habe eingangs erwähnt, dass buchstäblich alle Faszien- und Membranschichten des Organismus für den Atemvorgang Bedeutung haben. In einem gewissen Ausmaß spielen auch die Faszien eine Rolle, die am **Übergang** des **Rumpfes** zu den **Extremitäten** liegen.

Das gilt besonders für die Verbindung zwischen dem Brustraum, dem Schultergürtel und der oberen Extremität. In diesem Bereich sind es vor allem die Faszienschichten, die aus dichterem Material bestehen, die einen höheren Anteil an Kollagenfasern und relativ wenig Elastinelemente enthalten sowie im Lauf des Lebens an Beweglichkeit verlieren.

- Im äußeren Bereich sind das im lateralen Körperabschnitt die Fasziengrenze zwischen M. latissimus dorsi und M. serratus anterior.
- In der Tiefe, retrosternal, ist es vor allem der M. transversus thoracis.

MERKE

Äußere und innere Faszien- und Membranschichten sind zur Entfaltung der Atembewegung gleichermaßen wichtig. Es lohnt sich deshalb, entweder Techniken einzusetzen, die so auf tief liegende Schichten einwirken, dass auch die äußere Form beeinflusst wird, oder Techniken, die die äußere Form so behandeln, dass es gleichzeitig zu einer Mobilisierung der innen gelegenen Schichten kommt.

Ein derartiges Vorgehen wird sich auch am **oberen Pol** der **Atemmechanik** bewähren, im Bereich der **Skalenusgruppe.** In diesem Körperabschnitt überschneidet sich eine Vielzahl von Bindegewebsschichten. Wir finden dort großflächige Faszienschichten, die den oberen Rücken- und Schulterbereich überdecken, Schichten, die in ihrem Spannungsmuster den dominanten emotionalen Habitus eines Menschen widerspiegeln. Wir finden aber auch kleinste myofasziale Elemente, wie z. B. den M. subclavius und den M. scalenus minor, der zuweilen fehlt.

Diesen Elementen lässt sich keine eindeutige emotionale Bedeutung zuordnen. Sie spielen gleichwohl zur Sicherung der Atemmechanik im oberen Brustraum eine wichtige Rolle. Sie können diese Rolle in dem für die Beatmung der oberen Lunge so wichtigen Abschnitt knapp unterhalb und oberhalb des Schlüsselbeins nur dann erfüllen, wenn ihre Faszienhüllschicht über ausreichende Elastizität verfügt und sich dadurch die Lungen auch in ihrem obersten Abschnitt ausdehnen können. Diese für die Atembewegung sehr signifikanten Schichten haben noch eine weitere Aufgabe zu erfüllen: Sie gewährleisten, sofern sie unter normaler Spannung stehen, den Durchgang von Nerven und Gefäßen zwischen Brustraum und Nacken.

4.1.4 Untersuchung der Atembewegung im unteren Thoraxbereich

Die für den Atemvorgang wichtigsten Schichten verlaufen im Inneren der beiden großen Körperhöhlen, deshalb sind sie der direkt tastenden Untersuchung nur begrenzt zugänglich. Die deutlichste Beobachtung über den Zustand der Faszien lässt sich dadurch erzielen, dass wir das Bewegungsverhalten von einzelnen Bauelementen untereinander beobachten. Beispielsweise das Gleitverhalten der Organe im Verhältnis zueinander, wie es Jean-Pierre Barral mit seinem Konzept der **Organmobilität** (➤ Kap. 6) beschrieben hat, oder durch den Vergleich des Gleitverhaltens von Knochen, Organ, Muskel. Die Faszien- bzw. Membranfunktion lässt sich dann klar an der Normabweichung des Raumverhältnisses der einzelnen Elemente zueinander feststellen.

Für die **praktische Untersuchung** der Atembewegung sind die Bereiche aussagekräftig, in denen sich die verschiedenen Bauelemente räumlich überschneiden. Das sind besonders die Abschnitte, in denen die Körperhöhlungen aufeinandertreffen: Der Übergang zwischen Bauch- und Brustraum und der zwischen Brustraum und Halsregion. Es ist außerdem hilfreich, den unteren Beckenraum und das Kranium in die Untersuchung mit einfachen Tests einzubeziehen, um auch jene Körpersegmente zu berücksichtigen, die an der Zwerchfellbewegung nur in Form von indirekter Druckweitergabe über größere Entfernung teilhaben.

Übergang zwischen Abdominalraum und Thorax

Video-Clip 2

Patientin Sitzend (➤ Abb. 4.9).
Therapeut Sitzend, hinter der Patientin.
Kontakt Mit beiden Händen: Daumen, Zeige- und Mittelfinger berühren die unteren Rippen, Ringfinger und kleiner Finger befinden sich im Kontakt mit dem Gewebe unterhalb des Rippenbogens. Gleichzeitig großflächiger Kontakt mit der Handfläche einschließlich des Daumenballens.
Ausführung I Wir achten auf entspannten Kontakt auf beiden Seiten. Die Hände des Therapeuten passen sich möglichst an die Form des Rumpfes an, ohne allzu viel Druck auszuüben. Es ist wichtig, dass der Therapeut aufrecht sitzt, ohne angespannt zu sein, und mit beiden Füßen guten Bodenkontakt hat. In einem **ersten Wahrnehmungsschritt** konzentrieren wir uns auf den globalen Bewegungsschub auf beiden Seiten. Wir werden spüren, dass:

- sich die Rippen auf beiden Seiten fast gleichmäßig anheben
- sie eine Drehbewegung in Richtung der Verbindung mit den Wirbelkörpern ausführen
- sich der Rippenzwischenraum weitet, während in der Tiefe die gegenläufig nach unten und medial verlaufenden Raumkurven von Leber und Magen spürbar werden

Es fordert anfangs genaues Spüren, um innerhalb der allgemeinen Volumenveränderung die Richtungsunterschiede der verschiedenen Bauelemente zu erkennen. Zeigt sich auf einer Seite weniger Volumenausdehnung, ist dies ein Hinweis auf eine Bewegungseinschränkung zwischen den Elementen des Körpers, die sich unter der tastenden Hand befinden.

In einem **zweiten Beobachtungsschritt** konzentrieren wir uns nun auf die räumliche, dreidimensionale Manifestation der Bewegungseinschränkung:

- Erscheint die Außenkonstruktion als Einengung oder fehlt die Volumenerweiterung in der Tiefe?
- Kommt es zur charakteristischen Schubbewegung in Richtung Nabel durch die Kippbewegung von Magen bzw. Leber in Richtung des Bauchnabels?

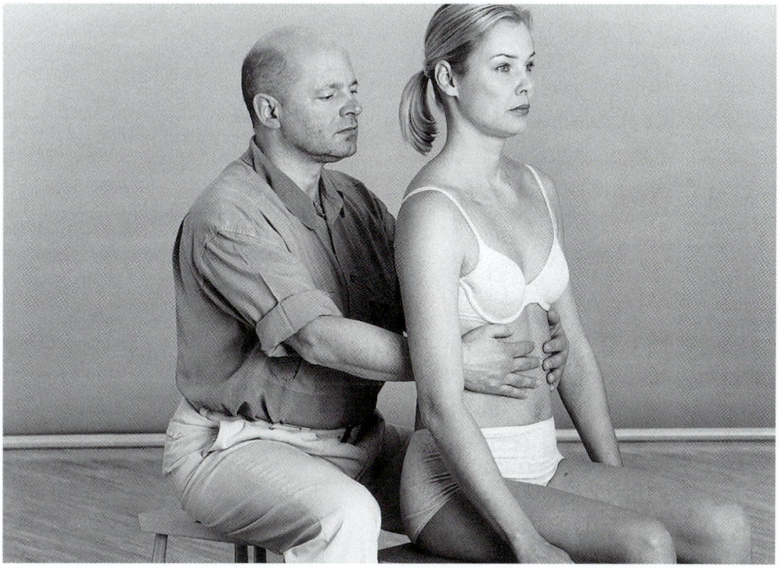

Abb. 4.9 Beurteilung des Übergangs zwischen Abdominalraum und Thorax [K341]

- Oder ist der Bewegungsspielraum der Rippen eingeschränkt?

Sobald eine Bewegungseinschränkung eines Organs über längeren Zeitraum bestanden hat, wird sich die mangelnde Bewegung auch in der umhüllenden Faszienkonstruktion des Thorax abbilden (➤ Abb. 4.10). Dies kann eine belanglose Kompensation darstellen oder aber eine zweite signifikante Fixierung, die das Faszienetzwerk deutlich beeinflussen und es damit zu einer äußeren Fixierung des Organs kommen kann. So wird das Organ seine Beweglichkeit nur z. T. bewahren, auch wenn wir es präzise mobilisiert haben, weil der Bewegungsraum von außen eingeengt ist.

Ausführung II Je nach unserem Testbefund sollten wir demzufolge zwischen unterschiedlichen Behandlungsschritten wählen:

- Mobilisierung des Organs
- Mobilisierung der Zwischenrippenmembran und Aktivierung der Faszienschichten der Interkostalmuskulatur
- kombinierte, gleichzeitige Mobilisierung des Organs mit dem globalen Faszienrahmen der Thoraxumfassung. Für die Anwendung dieser kombinierten Technik ist es hilfreich, einen zusätzlichen Test für die genaue Beurteilung der Faszienverbindung von Innen- und Außenkonstruktion des Thorax auszuführen.

Verbindung zwischen Innen- und Außenkonstruktion

Video-Clip 3

Patientin Liegend, beide Beine aufgestellt (➤ Abb. 4.11).

Therapeut Sitzend, neben der zu untersuchenden Seite.

Kontakt Eine Hand analog wie beim vorher beschriebenen Test, die andere Hand unterstützt von unten den lumbodorsalen Übergang, indem sie sich an die gegebene Form anpasst.

Ausführung Während die untere Hand leicht federnd und doch unnachgiebig die Form des Rückens hält, geben wir mit der oberen Hand etwas mehr Gewicht auf die Körpervorderseite. Beide Hände sollten nur soviel Kraft ausüben, dass die Atmungsbewegung nicht eingeschränkt wird. Es ist so, als würden wir die äußere Faszienkonstruktion des Atemraums zwischen unseren beiden Handflächen halten und alle Schichten, die zwischen der Innenseite der Rippen und dem Magen bzw. der Leber verlaufen, in ihrem Gleitverhalten beobachten. Der wesentliche Schritt ist nun, die Wahrnehmung auf die Raumveränderung zwischen unseren beiden Händen zu richten und die Tiefenschicht am inneren Thoraxrand genau zu lokalisieren.

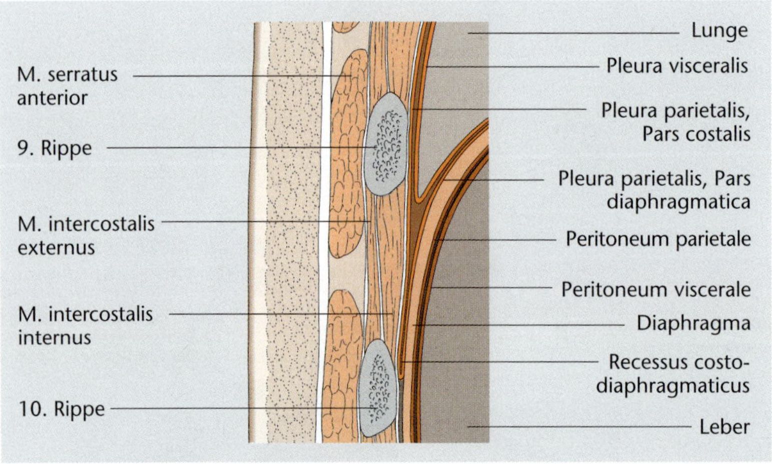

Abb. 4.10 Schichtung der Thoraxwand im Bereich der Überlappung von Pleura visceralis, Zwerchfell und Leber. [L190]

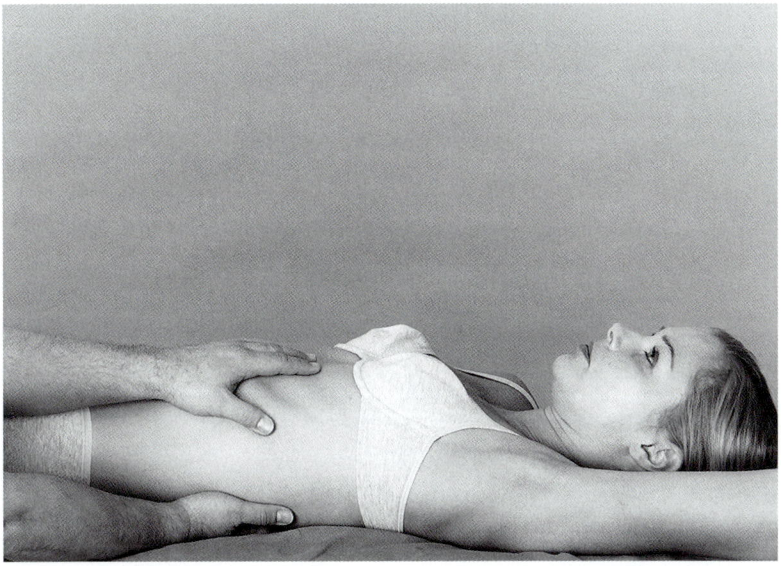

Abb. 4.11 Beurteilung der Verbindung zwischen Innen- und Außenkonstruktion [K341]

Zusatztest zur differenzierten Beurteilung des Übergangs zwischen Innen- und Außenkonstruktion

Video-Clip 4

Dieser Zusatztest verführt uns leicht zu Projektionen im Sinne vorgefasster Erwartung (➤ Abb. 4.12). Während sich die zuerst beschriebenen Testschritte auf klar greifbare Elemente richten, die sich in ihrer direkten Verbindung tasten lassen, lenken wir unsere Aufmerksamkeit beim Ergänzungstest auf Elemente, mit denen wir nur indirekt über mehrere Zwischenschichten in Berührung kommen. Es geht dabei um eine genaue **Wahrnehmung** des **Gleitverhaltens** zwischen Pleura parietalis, Pleura visceralis, Peritoneum parietale und Peritoneum viscerale. Die zu beobachtenden Schichten fügen sich auf engstem Raum aneinander und dürften sich am besten beobachten lassen, indem wir die Gesamtform des unteren Thoraxteils passiv, durch leichtes Anheben von hinten verändern, um das Gleiten an der vorderen Thoraxinnenwand gleichsam durch ein „Berührungsmikroskop" zu betrachten, während die Atmungsbewegung des Patienten ungestört weiterläuft.

Patientin Liegend, Beine aufgestellt.
Therapeut Stehend.
Kontakt Eine Hand unterstützt von hinten die Wölbung des Rückens, die andere Hand passt sich an die Wölbung der unteren Thoraxvorderseite an.
Ausführung Während die untere Hand leicht Widerstand bietet, geben wir mit der oberen Hand sukzessiv leichten Druck in Richtung der Vorderseite der Wirbelsäule, damit der Brustkorb federnd nachgibt und lassen dann allmählich, wie bei einer verlangsamten Recoil-Technik wieder los. Es ist nun möglich,

- die Elastizität der Zwischenrippenmembranen zu vergleichen,
- die mangelnde Beweglichkeit einzelner Rippen genau zu lokalisieren,
- den Volumenspielraum des unteren Brustkorbs in Relation zur inneren Bewegung der Organe zu beurteilen.

Wenn wir den Brustkorb zwischen beiden Händen während einiger Atemzüge des Patienten komprimiert halten, können wir vorhandenes oder mangelndes Gleiten an der Thoraxinnenwand genau lokalisieren.

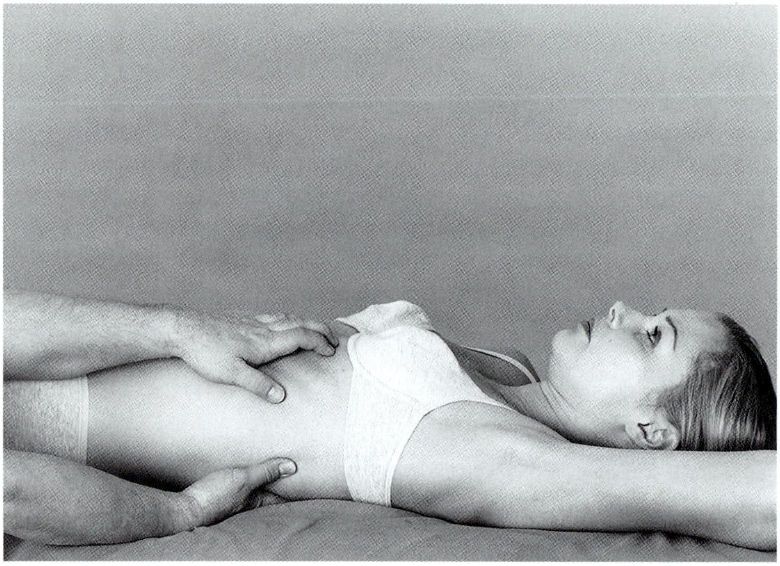

Abb. 4.12 Differenzierte Beurteilung des Übergangs zwischen Innen- und Außenkonstruktion: Federnder Druck gegen die Rippenwölbung [K341]

Übergang zwischen oberem Brustraum und Halsbereich in sagittaler Ebene

Dieser Test lässt sich mit unterschiedlicher Druckintensität und jeweils leicht verändertem Winkel ausführen (> Abb. 4.13). Grundsätzlich gilt die Regel: Je voluminöser der Thorax in der Sagittalebene ist, desto steiler kann der Druckwinkel gewählt werden.

MERKE

Der Test ist kontraindiziert oder nur mit größter Vorsicht anzuwenden, wenn ganze Rippengruppen konkav verformt sind (Skoliose) oder unvollständig verheilte Rippenfrakturen vorliegen.

Patientin Sitzend.
Therapeut Stehend, neben der Patientin.
Kontakt Mit Daumen und Zeigefinger posterior unter den zweiten Rippen, parallel zum Verlauf der Knochenform, anterior analog mit Daumen und Zeigefinger unter den beiden Schlüsselbeinen parallel zum Verlauf der Knochenform.
Ausführung Beide Untersuchungshände stellen Kontakt mit den Gewebeschichten zwischen den Knochenstrukturen her: Posterior mit den Schichten zwischen der zweiten und dritten Rippe, anterior mit den Schichten zwischen Schlüsselbein und erster Rippe, also im Bereich des M. subclavius und den damit verbundenen Schichten.

Wir beobachten und spüren nun, während die Patientin wie gewohnt atmet, wie sich der Atmungsvorgang anterior und posterior als Volumenveränderung manifestiert.

- Im Normalfall kann **posterior** der Eindruck entstehen, als würde sich das zweite Rippenpaar geringfügig senken, während sich die angrenzenden Wirbelkörper aufrichten. Diese Bewegung lässt sich aber nur erkennen, wenn eine ausgewogene Koordination zwischen der Muskulatur des Brustkorbs und des Schultergürtels besteht und der Patient die Schultern beim Einatmen nicht nach oben zieht. Die Normalbewegung im Bereich der oberen Rippen erfordert die gleichzeitige physiologische Bewegung der Schultern.
- **Anterior** werden wir im Normalfall spüren, dass die erste Rippe unsere Untersuchungshand gegen die Schlüsselbeine leicht nach oben schiebt.

Um den Zustand des Fasziensystems im oberen Brustraum umfassend einzuschätzen, sollten wir nun die Schubbewegung im anterioren Anschnitt mit der tastbaren Bewegung im posterioren Abschnitt vergleichen und gleichzeitig das Augenmerk auf eventuelle Seitenverschiedenheiten richten, bevor wir zur detaillierten Beurteilung der Tiefenschichten dieses Bereichs übergehen.

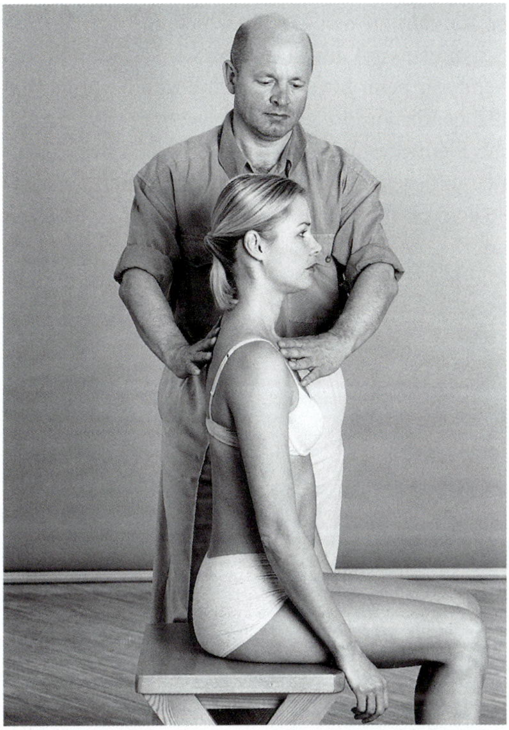

Abb. 4.13 Beurteilung des Übergangs zwischen oberem Brustraum und Halsbereich in sagittaler Ebene [K341]

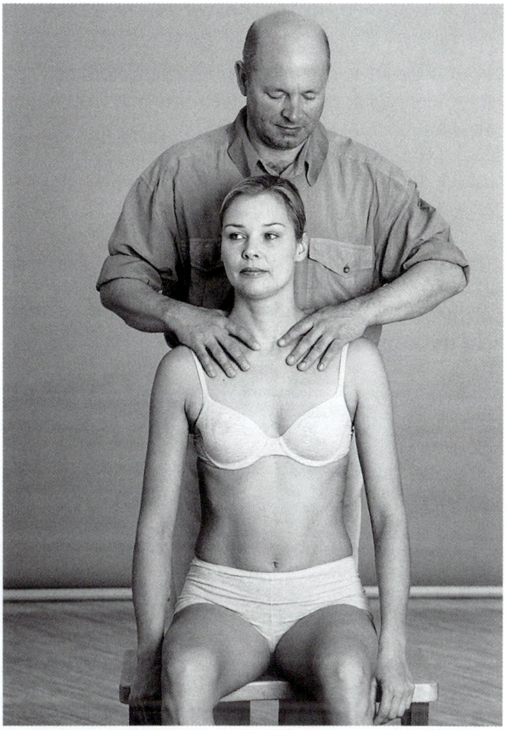

Abb. 4.14 Beurteilung der Tiefenschichten von anterior [K341]

4

Zusatztest zur Beurteilung der Tiefenschichten von anterior

Patientin Sitzend (➤ Abb. 4.14).
Therapeut Hinter der Patientin stehend.
Kontakt Mit den Daumen posterior über den ersten Rippen, mit den Zeigefingern anterior an den medialen Abschnitten der Pleurakuppeln, mit den restlichen Fingern beider Hände unter den Schlüsselbeinen.
Ausführung Während die Daumen von posterior als Fixpunkte dienen, vergleichen die Finger von anterior die Beweglichkeit der beiden Pleurakuppeln und der Verbindung der beiden Schlüsselbeine mit den ersten Rippen (M. subclavius).

4.1.5 Untersuchung der Atembewegung im unteren Beckenraum und retroperitonealen Raum

Atembewegung im unteren Beckenraum

Patientin In Rückenlage, Beine ausgestreckt, Arme neben dem Rumpf ruhend (➤ Abb. 4.15).
Therapeut Seitlich auf Hüfthöhe sitzend.
Kontakt Eine Hand unterstützt das Kreuzbein von posterior, während die zweite Hand superior der Schambeinfuge ruht.

MERKE

Bei der Frau ist zu beachten, dass die Gebärmutter bei voller Blase oder vollem Enddarm eine andere Lage hat. Beim Mann gibt eine reduzierte Atmungsbewegung in diesem Bereich Auskunft über die Druckverhältnisse, die im unteren Becken auf die Prostata wirken. Es geht bei diesem Test um die Beweglichkeit der intraperitonealen Elemente im Verhältnis zu den extraperitonealen.

Ausführung Der Therapeut umfasst das Kreuzbein mit einer Hand, mit der anderen Hand nimmt er Kontakt zu den Gewebeschichten oberhalb des Schambeins auf. Im Normalfall wird sich die Kreuzbeinbasis beim Einatmen nach dorsal bewegen und die Lendenlordose wird sich verringern, während die Elemente innerhalb und außerhalb des Peritoneums gegeneinander gleiten. Wir können nun feststellen, ob die Bewegungseinschränkung vor allem am Rücken oder im Beckenvorderraum manifest ist, und je nachdem unsere Behandlungsstrategie wählen.

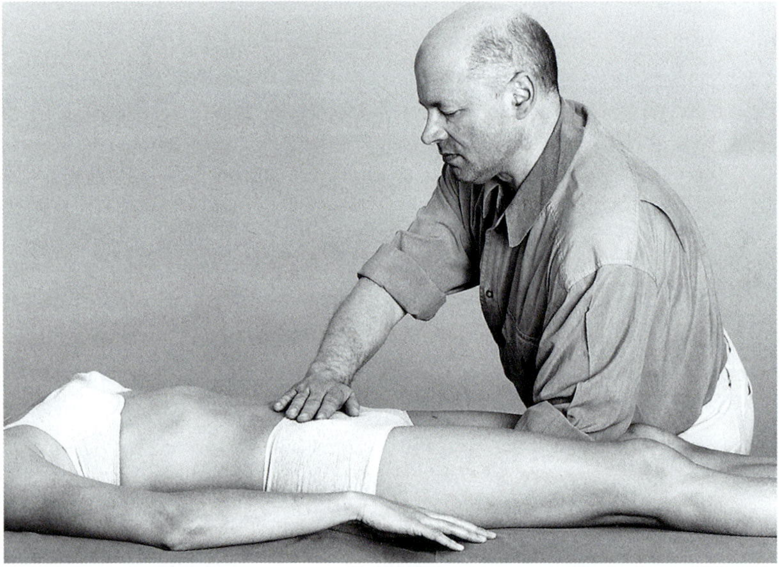

Abb. 4.15 Überprüfung der Atembewegung im unteren Beckenraum [K341]

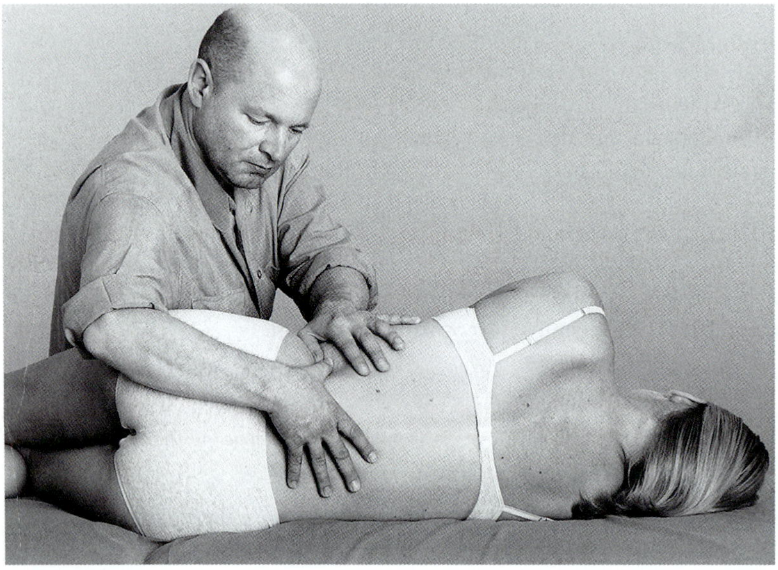

Abb. 4.16 Beurteilung der Atembewegung im retroperitonealen Raum [K341]

Atembewegung im retroperitonealen Raum

Video-Clip 5

Patientin In Seitenlage (➤ Abb. 4.16).
Therapeut Seitlich auf Hüfthöhe sitzend.
Kontakt Mit dem Daumen unterhalb der 12. Rippe.
Ausführung Der Therapeut greift mit dem Daumen parallel zur 12. Rippe soweit in Richtung der unteren Nierengrenze, dass er die Schubwirkung der Atembewegung spüren kann. Ist die Niere zu tief oder deutlich in der Bewegung eingeschränkt, ist der Schub beim Einatmen nicht gut spürbar. In jedem Fall ist ein Seitenvergleich durchzuführen.

4.1.6 Übertragung der Atembewegung in das Kranium

Patientin Rückenlage, Beine ausgestreckt, Arme seitlich neben dem Rumpf ruhend (➤ Abb. 4.17).
Therapeut Sitzend, am Kopfende.
Kontakt Mit beiden Handflächen beidseitig im Bereich des Os parietale.
Ausführung Die Atmungsbewegung kann sich nur dann im Kranium bemerkbar machen, wenn eine federnde Wirkung von den auf das Kranium einwirkenden Kräften zugelassen wird. Ist die Falx cerebri insgesamt unter starker Zugspannung zwischen Schädelbasis und Stirnbein, kann eine derartige Federwirkung nicht zustande kommen.

Für den Test ist es wesentlich, leicht federnden Druck beidseitig von lateral auszuüben, damit festgestellt werden kann, ob das Kranium zurückfedert. Anschließend richtet der Therapeut mit nur leichtem Kontakt seine Aufmerksamkeit darauf, ob die Atembewegung im Kranium spürbar wird.

4.1.7 Behandlungskonzept und Behandlungstechniken für das Fasziennetz des Atemraums

Oberflächenfaszie und Interkostalmembranen

Patientin Liegend, beide Beine aufgestellt (➤ Abb. 4.18).
Therapeut Stehend auf Höhe der Hüfte der Patientin.
Kontakt Von hinten mit flacher Hand im Bereich der mittleren thorakolumbalen Faszie, von vorne mit flacher Hand direkt am Übergang zwischen Bauch- und Brustraum, mit den Fingerspitzen zwischen dem Bereich der mittleren Rippen.

4

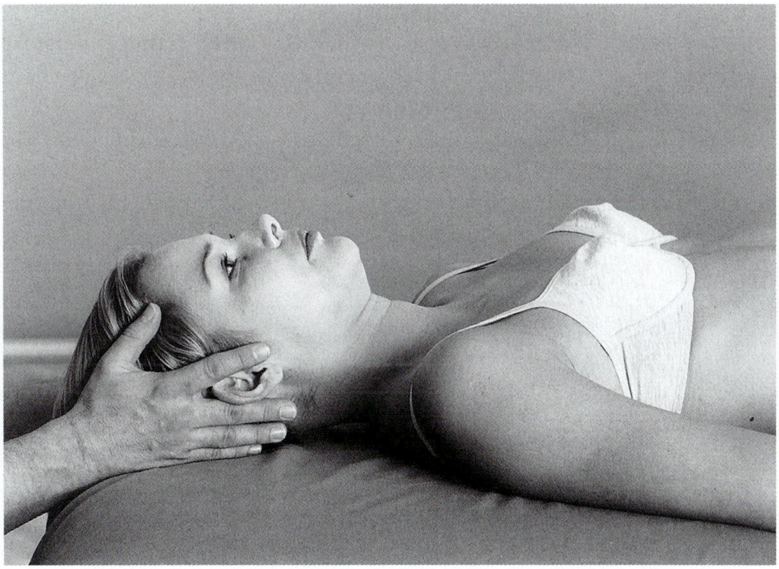

Abb. 4.17 Beurteilung der Übertragung der Atembewegung in das Kranium [K341]

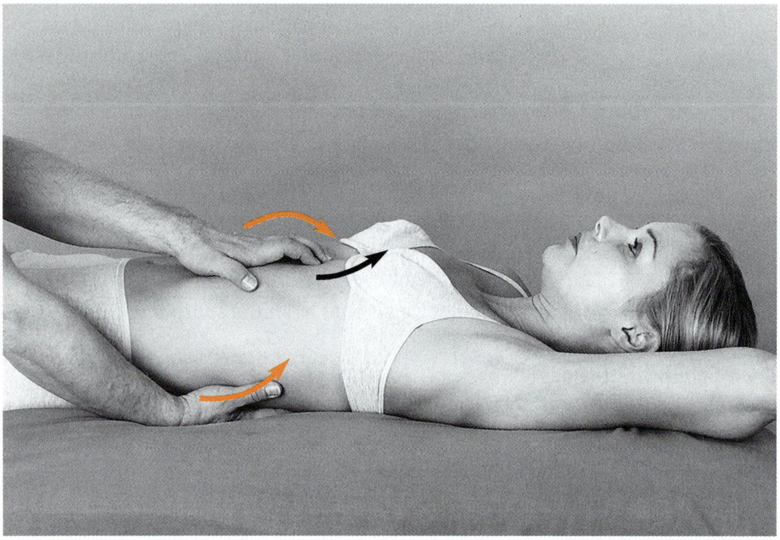

Abb. 4.18 Behandlung der Oberflächenfaszie und Interkostalmembran [K341]

Ausführung Der Therapeut unterstützt von hinten ganz leicht die Rückenkrümmung mit flacher Hand. Er hält Kontakt mit seiner Handfläche zu den Oberflächenschichten des Rückens, indem er das Gewicht seiner Hand in den Tisch gibt und seine Handfläche möglichst genau an die Wölbung des Rückens anpasst. Mit der anderen Hand hält er flächigen Kontakt zu den unteren Rippen und greift gleichzeitig mit den Fingerspitzen durch das subkutane Fett zur Oberflächenfaszie, um dort einen dehnenden Impuls in leicht kranialer und medialer Richtung auf die Oberflächenfaszie auszuüben. Falls sich bei der Untersuchung des Brustraums Bewegungseinschränkungen im tiefer gelegenen Zwischenrippenbereich feststellen ließen, sollte sich der Druck, der von den Fingerspitzen ausgeübt wird, etwas steiler nach innen richten. Je steiler dieser direkte Druck ausgeübt wird, desto tiefer reicht seine Wirkung nach innen. Damit ist es möglich, den Interkostalraum und den Subkostalraum zu erreichen.

TIPP

Es ist wichtig, dass die beiden Handteller des Therapeuten im Listening bleiben, während die Fingerspitzen aktiv sind.

- Das Listening ist deshalb von großer Wichtigkeit, weil wir die Oberflächenfaszie nur so weit dehnen sollten, wie die inneren Elemente des Brustraums folgen können.
- Für die Effizienz der Technik spielt die Unterstützung im dorsalen Bereich eine wesentliche Rolle. Je intensiver der anterior ausgeübte Druck wirkt, desto nachhaltiger sollte die Unterstützung aus dorsaler Richtung erfolgen.

Oberer Abschnitt der Faszie des M. rectus abdominis

Patientin In Rückenlage, beide Beine aufgestellt (➤ Abb. 4.19).

Therapeut Stehend neben der Behandlungsliege etwa in Hüfthöhe der Patientin.

Kontakt Mit den flachen vorderen Fingergliedern beider Hände auf Höhe der Intersectio tendinea des M. rectus abdominis.

Ausführung Auch bei dieser Technik befinden sich die Handflächen des Therapeuten im Listening. Der Therapeut greift mit den Fingergliedern durch die Oberflächenschicht, durch den abdominalen Teil des M. pectoralis major und stellt behutsamen Kontakt zu den tiefer liegenden Schichten des Rectus abdominis her.

- Mit der weiter lateral ansetzenden Hand gibt der Therapeut einen sanften Schub nach kranial und medial auf das Brustbein.
- Mit der medial ansetzenden Hand übt er eine leichte direkte dehnende Wirkung nach kranial aus.

Beide Hände bewegen sich nach anterior, gleichzeitig bewegt sich die weiter außen ansetzende Hand diagonal auf die im mittleren Bereich ansetzende Hand zu. Es kommt zu einer leichten federnden Kompression der Rippenwölbung in diesem Bereich. Unter Ausnutzung dieser Kompression lässt sich mit etwas Geschick auch der posterior gelegene Abschnitt der Rektusscheide erreichen.

Fasziengrenze zwischen M. serratus anterior und M. obliquus abdominis

Patientin In Seitenlage, Knie leicht angezogen (➤ Abb. 4.20).

Therapeut Sitzend neben der Behandlungsliege auf Höhe des Brustraums.

Kontakt Mit beiden flachen Händen im Bereich der beiden genannten Muskelschichten. Zusätzlich etwas intensiverer Kontakt mit den vorderen Fingergliedern.

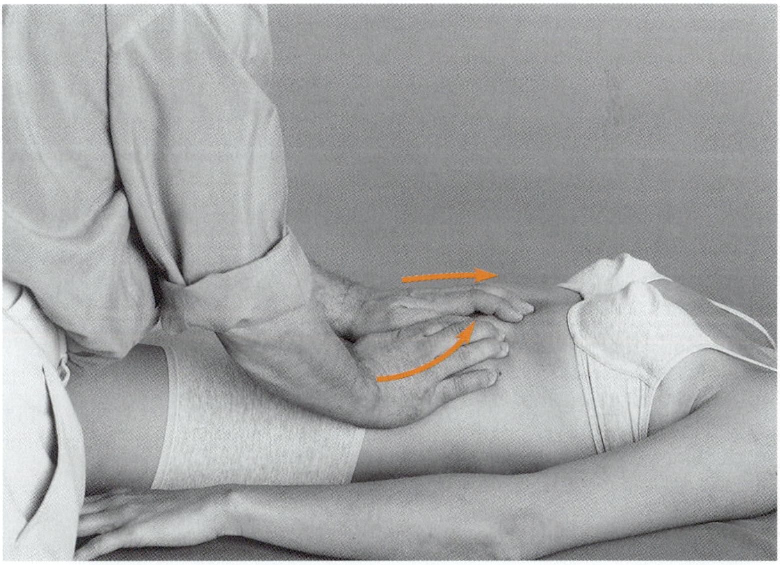

Abb. 4.19 Behandlung des oberen Abschnitts der Faszie des Rectus abdominis [K341]

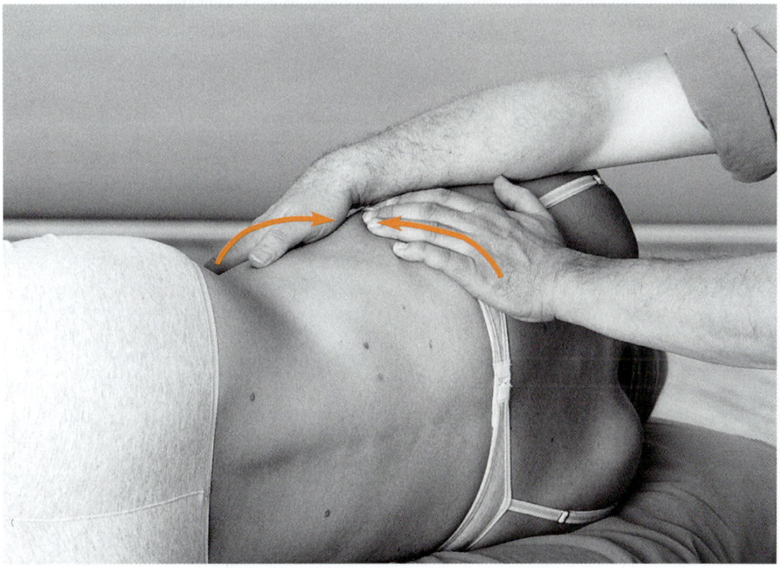

Abb. 4.20 Behandlung der Fasziengrenze zwischen M. serratus anterior und M. obliquus abdominis [K341]

Ausführung Der Therapeut passt seine beiden Hände möglichst genau an die äußere Form des Brustkorbs an.

- Während er flächigen Kontakt mit beiden Händen hält, übt er mit einer Hand Zugwirkung auf die Faszie des M. obliquus abdominis aus, und zwar in Richtung des Verlaufs der Muskelfasern.
- Gleichzeitig schiebt er mit der anderen Hand den M. serratus anterior auf den M. obliquus abdominis zu.
- Auch im Bereich des M. serratus erfolgt der Kontakt parallel zum Verlauf der Muskelfasern.

Beide Muskeln (➤ Abb. 4.21) werden also so aufeinander zugeführt, dass sie sich an ihrer Überlappungsstelle etwas übereinander schieben. Während der Therapeut nun entlang der Wölbung der Rippen den Brustraum etwas mehr komprimiert, führt er seine beiden Hände aufeinander zu und bewirkt eine direkte Dehnung der Faszienschichten der beiden genannten Muskeln.

TIPP

Wird diese Technik auf der linken Körperhälfte zur Anwendung gebracht, lässt sie sich etwas modifiziert zur Behandlung von Bewegungseinschränkungen der Milz verwenden. Hierfür ist es nötig, den Kontakt mit den Fingerspitzen an den Muskelfaszien zu verringern und mit der flachen Hand zu arbeiten. Die Bewegungseinschränkung der oberflächlicher verlaufenden Muskulatur und Faszienschicht lässt sich auch gleichzeitig mit den tief gelegenen Organstrukturen behandeln. In diesem Fall wirkt der aktive Einsatz der Fingerspitzen auf die Muskelfaszie, während der subtil ansetzende Druck der beiden Handflächen sich in die Tiefe richtet und auf die Beweglichkeit der Milz Einfluss hat.

Sternoklavikular-Verbindung

Die Technik ähnelt in gewisser Weise der im Abschnitt über den Schultergürtel (➤ Kap. 4.3) dargestellten Behandlungstechnik für die Schichten des M. subclavius. Im Gegensatz zur Subklaviustechnik wirkt sie allerdings sehr viel direkter auf die innere Gelenkverbindung des Sternoklavikulargelenks, vor allem auf die das Gelenk stabilisierenden Bänder (➤ Abb. 4.22).

Patientin In Rückenlage, Beine aufgestellt.
Therapeut Sitzend, auf Schulterhöhe der Patientin.
Kontakt Mit einer Hand von posterior zwischen erster und zweiter Rippe, mit der anderen Hand parallel zum Schlüsselbein in Richtung des Sternoklavikulargelenks.

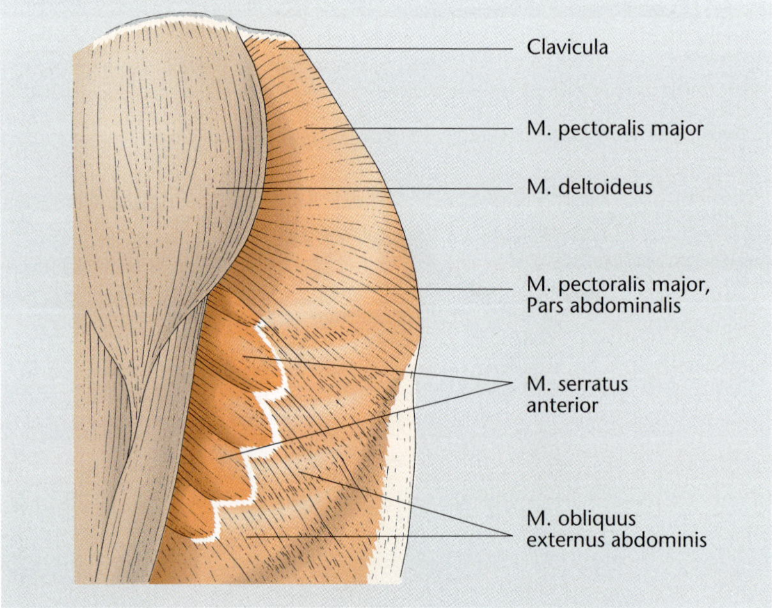

Abb. 4.21 Myofasziale Verbindung zwischen M. serratus anterior und M. externus abdominis [L190]

Ausführung

- Der Therapeut unterstützt mit einer Handfläche das Schulterblatt von posterior und greift mit den Fingern genau zwischen erste und zweite Rippe.
- Mit der anderen Hand greift er parallel zum Schlüsselbein auf das Sternoklavikulargelenk zu. Er hält dabei Kontakt mit dem Schlüsselbein selbst, damit er es leicht in die Gelenkverknüpfung schieben kann. Er intensiviert nun mit dieser Hand sukzessive den Kontakt, damit er eine Schubwirkung auf das Gelenk ausübt. Anschließend intensiviert der Therapeut den Druck von posterior und anterior, so als würde er die Kontaktflächen seiner beiden Hände einander annähern. Der Kontakt von posterior wirkt dabei wie ein Keil zwischen erster und zweiter Rippe.
- Mit der anterior ansetzenden Hand verstärkt der Therapeut nun den Druck so stark, bis sich neben dem Sternoklavikulargelenk eine deutliche Gegenspannung aufbaut, der er folgt, bis sich die Sternoklavikular-Verbindung in ein größeres Bewegungsmuster öffnet.

TIPP

Im Falle einer regelrechten Gelenkfixierung ist es empfehlenswert, mit der anterior ansetzenden Hand das Schlüsselbein zu umfassen und in die Gelenkkapsel zu führen. Mit anschließendem Listening, das den Richtungszügen der Bandspannung folgt, ist es möglich, präzise auf das Gelenk selbst einzuwirken.

Posteriorer Abschnitt der Skalenusfaszie

Patientin In Rückenlage, beide Beine aufgestellt (➤ Abb. 4.23).

Therapeut Stehend, am Kopfende der Behandlungsliege.

Kontakt Mit einer Hand den Kopf von posterior unterstützend, mit der anderen Hand von lateral kommend Richtung Faszie des posterioren Skalenusmuskels.

Ausführung Hier ist es wichtig, dass die Patientin beide Beine aufgestellt hat, weil dadurch ein Schub nach kranial entsteht und der Nacken etwas weiter aus der Verbindung zum Brustkorb geschoben wird.

- Der Therapeut hebt das Hinterhaupt leicht an und bringt gleichzeitig den gesamten Bereich des Nackens in leichte Rotation und Seitbeugung. Im selben Augenblick greift er mit der anderen Hand in Richtung M. scalenus posterior. Ziel sind die tief liegenden Abschnitte der lateral verlaufenden Anteile der Lamina des Nackens. Die Rotation und Seitneigung des Nackens ist nötig, um sämtliche muskulären Elemente an der Oberfläche völlig entspannt zu halten. Erst dadurch lässt sich der Kontakt Richtung Skalenusfaszie herstellen.
- Sobald der Therapeut die Atmungsbewegung der Skalenusgruppe an dieser Stelle wahrnehmen kann, intensiviert er seinen Kontakt in Richtung

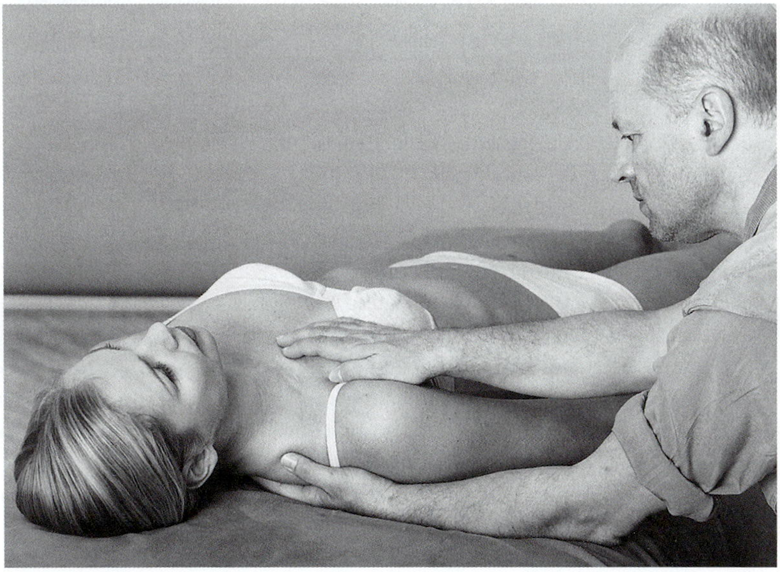

Abb. 4.22 Behandlung der Sternoklavikular-Verbindung [K341]

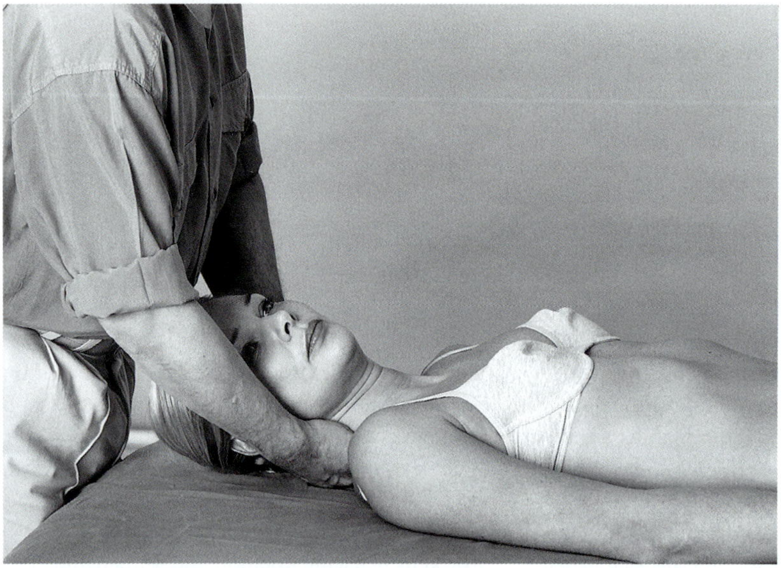

Abb. 4.23a Behandlung des posterioren Abschnitts der Skalenusfaszie [K341]

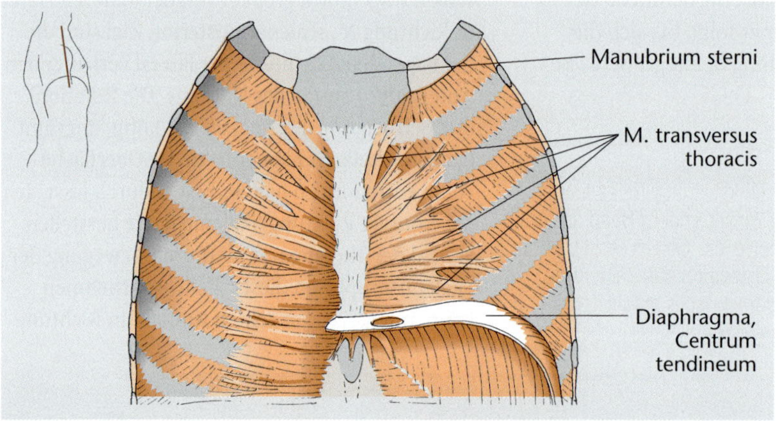

Abb. 4.23b Vorderwand des Brustkorbs von innen [L190]

der Querfortsätze der Halswirbelsäule. In diesem Augenblick sollte die Kontaktstelle nicht gleiten. Vielmehr ist es nötig, den Kontakt wie mit einem elastischen Haken zu halten.

- In einem zweiten Schritt ist es nun erforderlich, den Kopf noch etwas weiter in Seitneigung und Rotation zu bringen, während an der Kontaktstelle zum M. scalenus posterior ein intensiver Zug in mediokraniale Richtung ausgeübt wird. Der Zug sollte parallel zum Verlauf der Muskelfaser des Skalenusmuskels erfolgen und sich nur einer minimalen Gleitbewegung bedienen. Durch die Veränderung der Kopfposition ist es möglich, unterschiedliche Schichten zu erreichen.

Adhäsionen der Pleura im oberen Brustraum

MERKE

Nach der Behandlung des oberen Teils der Skalenusmuskulatur ist es wichtig, den Ansatzbereich an den oberen Rippen genauer zu untersuchen, vor allem die parietale Pleura auf eventuell vorliegende Adhäsionen. Die Behandlung der Pleuraadhäsion ist eine wesentliche Ergänzung der Skalenusbehandlung.

Patientin In Rückenlage, beide Beine aufgestellt (➤ Abb. 4.24).

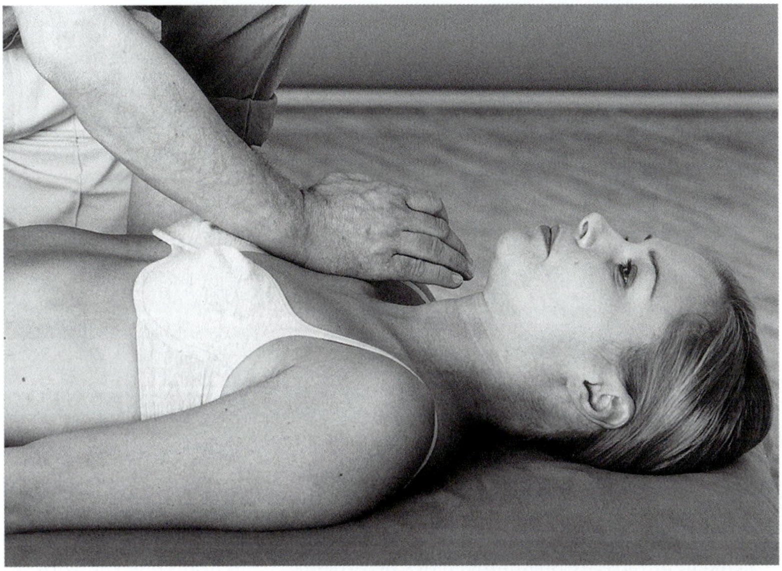

Abb. 4.24 Behandlung von Adhäsionen der Pleura im oberen Brustraum [K341]

Therapeut Stehend, auf Höhe der unteren Rippen der Patientin.
Kontakt Von posterior mit einer Hand den Rücken unterstützend, gleichzeitig von anterior subtiler Kontakt mit der Fläche der anderen Hand.
Ausführung Bei dieser Technik verwenden wir die Berührung von posterior als Fixpunkt und folgen im Listening von anterior. Wir versuchen dabei, möglichst präzise in Kontakt mit der Pleurafixierung zu bleiben.

- Der Therapeut umfasst von posterior und von lateral den Brustkorb. Es ist für diese Technik wichtig, dass der Therapeut mit seiner unterstützenden Hand von posterior und lateral kommend nicht die äußere, sondern die innere Form des Brustwandaufbaus nachbildet. Dafür ist es nötig, die gesamte Rippenkonstruktion am lateral-posterioren Übergang etwas zu komprimieren, und zwar genau auf der Höhe, auf der sich von anterior die Adhäsion der Pleura finden ließ. Wir folgen damit der Wirkung des Lungensogs nach innen und verändern so etwas das Gleitverhalten der Innenschichten des Brustraums.
- Gleichzeitig gehen wir nun mit unserer anterior ansetzenden Hand genau in der Richtung einer nach innen auftretenden Sogwirkung mit. Wir folgen der Bewegung, bis sie zum Stillstand kommt. In diesem Augenblick brechen wir den Kontakt ab.

TIPP

Die Technik lässt sich sehr wirkungsvoll variieren, indem wir den Fixpunkt direkt von vorne wählen. In diesem Fall fällt der subtile Druck unserer Hand genau auf die Stelle der Bewegungseinschränkung. Während wir nun die Bewegungseinschränkung von vorne halten, rotieren wir den oberen Brustraum um die vertikal verlaufende Achse der oberen Lunge. Die Rotation sollte nur in minimalen Schritten ausgeführt werden. Bei vorsichtiger Anwendung gelingt es, die größeren Binnenschichten des oberen Brustraums in ihrem Gleichverhalten zueinander zu beeinflussen und damit das Ausmaß der Pleuraadhäsion zu verringern.

Sternum und M. transversus thoracis

Diese Technik zeigt, dass im thorakalen Bereich parietale und viszerale Strukturen in engem Zusammenhang stehen, und dass es sinnvoll ist, sie simultan zu behandeln (➤ Abb. 4.25).

Patientin In Bauchlage.
Therapeut Sitzend, am Kopfende.
Kontakt Mit den Fingern beider Hände genau auf dem Sternum.
Ausführung Um die Wirksamkeit dieser Technik zu gewährleisten, ist es nötig, dass der Patient bei möglichst weitgehender Entspannung das volle Gewicht des Thorax auf die Behandlungsliege abgibt.

- Der Therapeut spürt mit seinen Fingerspitzen durch die in der Regel sehr dünn ausgeprägte subkutane Schicht im Bereich des Sternums in Richtung der Knochenhaut des Sternums. Er fordert den Patienten auf, das Gewicht des Oberkörpers etwas mehr gegen den Kontakt seiner Finger sinken zu lassen. Das Sternum bewegt sich dadurch nach anterior.
- Mit den Fingern beider Hände intensiviert der Therapeut nun den Kontakt. Dabei achtet er darauf, ob Teile des Knochens in Einzelbereichen dichter bzw. unelastischer zu sein scheinen. Genau an diesen Stellen intensiviert er den Druck, als würde er durch das Brustbein nach innen in den retrosternalen Raum gelangen wollen. Falls sich seine beiden Hände voneinander entfernen, folgt er dieser Bewegung und hat damit die Möglichkeit, intraossäre Spannungen des Brustbeins zu beeinflussen.
- In einem weiteren Schritt richtet er seine ganze Aufmerksamkeit darauf, ob seine Hände an einzelnen Abschnitten des Sternums nach innen gezogen werden. Er folgt der Sogwirkung nach innen und führt das Sternum damit in Richtung der retrosternal gelagerten Organe. Es kommt so zu einer Veränderung des Tonusmusters des weitgehend autochthon gesteuerten M. transversus thoracis. Sobald der Therapeut spürt, wie sich hinter dem Brustbein ein starker Gegendruck aufzubauen beginnt, sollte er die Qualität seiner Berührung nochmals intensivieren und erst dann loslassen, sobald sich eine Reaktion des autonomen Nervensystems mit einem tiefen spannungslösenden Atemzug der Patientin zeigt.

TIPP

Auch diese Technik wirkt v. a. bei Organfixierungen. Die myofaszialen Schichten, die direkt hinter dem Sternum gelagert sind, stehen in unmittelbarer Verbindung mit dem Mediastinum und der Bandbefestigung des Herzens.

Mediastinum

Liegt eine seit langer Zeit bestehende Bewegungseinschränkung vor, wird sich während dieses Zeitraums die innere Form des Brustkorbs verändert haben (➤ Abb. 4.26). Die Bewegungseinschränkung ist damit nicht nur in den unmittelbar auf Organe bezogenen Membranschichten präsent, sondern auch in der muskulären und membranösen Konstruktion des Zwischenrippenbereichs. In diesem Fall ist es sinnvoll, die globaler ansetzende Behandlung des Sternums und des M. transversus thoracis zuerst auszuführen und dann die subtile Korrektur der auf die Organe bezogenen Strukturen anzuschließen.

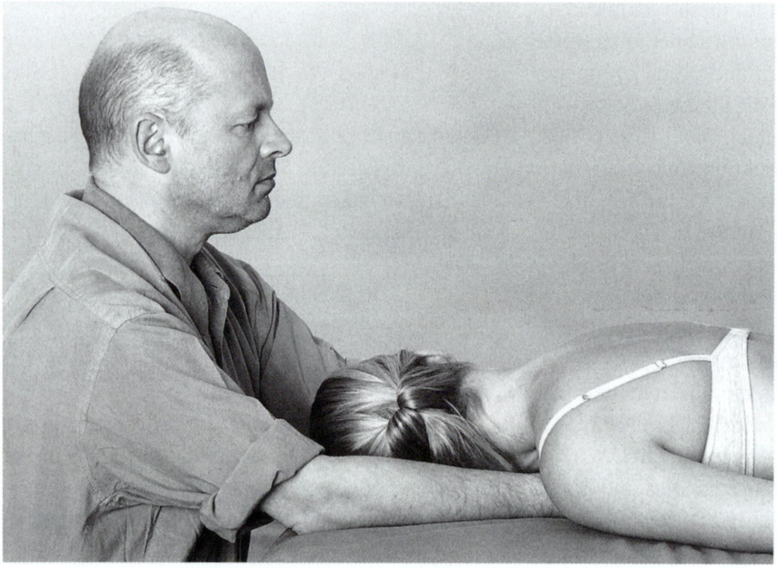

Abb. 4.25 Behandlung des Sternums und des M. transversus thoracis [K341]

Patientin In Rückenlage, Beine ausgestreckt.
Therapeut Auf Höhe des Bauchraums stehend.
Kontakt Von posterior etwa auf Höhe des 10. Brustwirbels mit der Handfläche, von anterior mit der Handfläche etwa in der Mitte des Sternums.
Ausführung

- Der Therapeut unterstützt von posterior mit flacher Handfläche auf Höhe des 10. Brustwirbels, wobei sein Kontakt nicht gegen die Dornfortsätze ausgeübt wird, sondern beidseitig auf die Muskelstränge neben der Wirbelsäule.
- Die andere Hand kontaktiert von anterior zunächst nur unter Einsatz von etwas Gewicht des Vorderarms und der Hand die Vorderseite des Sternums. Damit lässt sich die innere Elastizität des Sternums sowie die Art und Weise beurteilen, wie es mit den Rippen verbunden ist.
- Sobald der Therapeut seine taktile Aufmerksamkeit etwas weiter nach innen richtet, erhält er Aufschluss über die Beweglichkeit des Mediastinums und des Perikards. Es ist dabei wichtig, dass der Kontakt hoch genug über der Zwerchfellkuppel ansetzt, um die Zugwirkung der Zentralsehne des Zwerchfells zu umgehen.
- Der Therapeut intensiviert den Kontakt nun, damit seine Berührung indirekt hinter dem Brustbein wirkt. Die Qualität seiner Berührung bleibt auch bei der leicht gesteigerten Druckanwendung äußerst subtil. Nur damit wird sich mangelndes Gleitverhalten der in diesem Bereich vorhandenen Serosaschichten spüren lassen.

Der Übergang zwischen Diagnose und Therapie in diesem Bereich ist fließend. Technisch ist es von Wichtigkeit, dass die Unterstützung von posterior nicht steif erfolgt, aber trotzdem so nachhaltig wirkt, dass die von anterior geführte Hand den Organraum als Ganzes nicht zu sehr nach posterior drücken kann. Falls eine Fixierung im Bereich des Mediastinums bzw. des Perikards existiert, wird die Hand während des Listenings minimale Kipp- oder Drehbewegungen ausführen. Der Therapeut folgt mit seiner anterioren Hand diesen Bewegungen, bis der retrosternale Raum mit einer leichten Ausdehnung reagiert. In diesem Moment zieht er die anteriore Hand zurück und lässt erst dann die von posterior unterstützende Hand folgen.

TIPP

Falls die Bewegungseinschränkungen im Inneren des Brustraums in Wechselwirkung mit einem globalen Haltungsmuster entstanden sind, ist es hilfreich, den thorakozervikalen Übergang sowie die myofaszialen Strukturen in diesem Bereich vorzubehandeln.

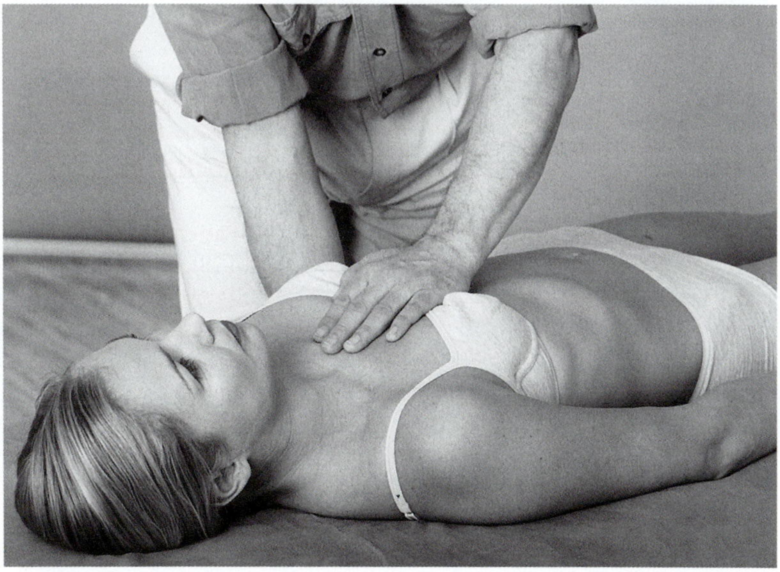

Abb. 4.26 Spezifische Einwirkung auf das Mediastinum [K341]

Thorakozervikaler Übergang

Video-Clip 6

Patientin Auf einem Hocker aufrecht sitzend (➤ Abb. 4.27).
Therapeut Auf einem Schemel vor der Patientin sitzend.
Kontakt Mit Daumenwurzel und Daumenfläche unterhalb der beiden Schlüsselbeine.
Ausführung Für diese Behandlungstechnik ist es wichtig, dass die Patientin guten Bodenkontakt mit ihren Füßen hat und dass die Bauchwand völlig entspannt ist. Sie sollte sich vorstellen, dass die Schambeinfuge ganz leicht sinkt und sich die Sitzknochen weiten, sodass das Becken um die Hüftachse leicht nach anterior kippt.

- Die Patientin hält das Brustbein relativ hoch und lehnt sich gegen die beiden Hände des Therapeuten, der vor allem Kontakt mit den Daumenwurzeln und den Daumen unterhalb der Schlüsselbeine hält.

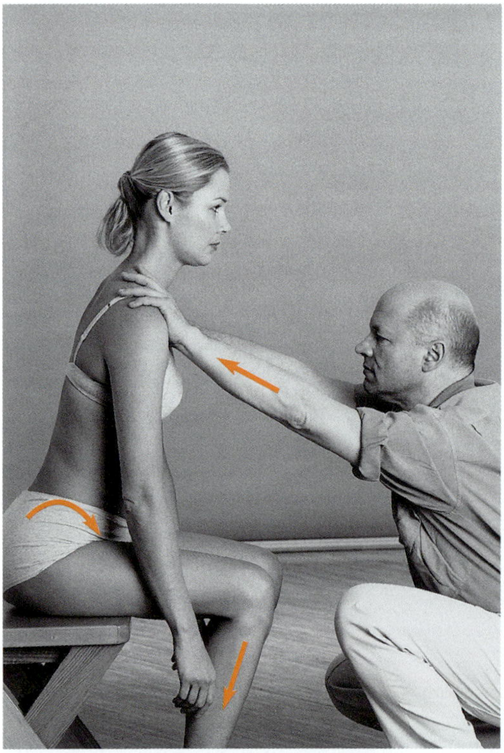

Abb. 4.27 Behandlung des thorakozervikalen Übergangs [K341]

- Der Therapeut gestaltet den Kontakt derart, dass die Wirkung seiner Berührung in den Bereich des oberen Brustraums vordringt. Die endothorakale Faszie ist im Großen und Ganzen nur sehr dünn ausgeprägt, aber in diesem oberen Bereich verdichtet sie sich und fungiert in Verbindung mit Abzweigungen der Skalenusfaszie als Aufhängevorrichtung der oberen Pleurakuppel. Das Ziel unserer Technik ist, diese Aufhängevorrichtung nach kranial, auf ihren Ursprung zu, zu bewegen, während das Sternum buchstäblich vertikal zwischen unseren Kontaktstellen unterhalb des Schlüsselbeins hängt.
- In einem zusätzlichen Behandlungsschritt fordert der Therapeut die Patientin auf, den Nacken aufzurichten, während der Schultergürtel entspannt bleibt. So wird eine direkte Einwirkung auf den für die Beatmung der oberen Lungen so wichtigen kurzen Abschnitt zwischen unterer Halswirbelsäule, Schultergürtel und oberen Brustraum erzielt.

TIPP

Es wird immer ein normaler geringfügiger Unterschied im Verhältnis der beiden Seiten des oberen Brustraums spürbar sein. Wenn sich jedoch deutliche Bewegungsunterschiede abzeichnen, lohnt es sich auf jeden Fall zu überprüfen, ob es eine traumatische Vorgeschichte gibt. In diesem Fall ist es besser, die betroffene Seite zunächst im Liegen zu behandeln und die Behandlung im Sitzen als „integrative Nachbehandlung" anzuschließen.

Myofasziale Strukturen zwischen oberem Brustraum und oberem Rückenabschnitt

Patientin Auf einem Hocker sitzend (➤ Abb. 4.28).
Therapeut Neben der Patientin stehend.
Kontakt Eine Handfläche ruht posterior auf Höhe des dritten Brustwirbels, die andere Hand von anterior beidseitig unter dem Schlüsselbein.
Ausführung Die Patientin kippt zunächst ihr Becken ganz leicht nach anterior und neigt dann den gesamten Rumpf etwas nach vorne, während der Kopf aufrecht bleibt.

- Der Therapeut nimmt ihr Körpergewicht mit der anterior ansetzenden Hand entgegen und gibt gleichzeitig von posterior Druck beidseitig zur Wirbelsäule in die myofaszialen Schichten. Der Druck beider Hände wird so gehalten, als würden sie aufeinander zugeführt.
- Der Therapeut fordert die Patientin auf, den Bodenkontakt mit ihren Füßen zu intensivieren, sodass sich der ganze Rumpf durch einen inneren Schub etwas mehr aufrichtet.
- Währenddessen hält der Therapeut unnachgiebig den Kontakt mit seinen beiden Händen, sodass die tief innen verlaufenden Schichten des thorakozervikalen Übergangs zwischen seinen Händen in kranialer Richtung geschoben werden. Damit wird eine direkte dehnende Wirkung durch die Aktivität der Patientin erzielt, da die relevanten Schichten von den Händen des Therapeuten nicht erreichbar sind.

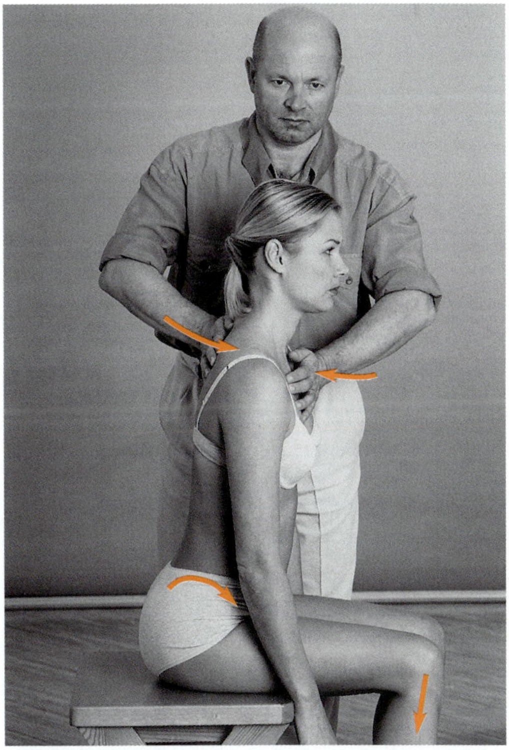

Abb. 4.28a Behandlung der myofaszialen Strukturen zwischen oberem Brustraum und oberem Rückenabschnitt [K341]

Myofaszialer Komplex am lateralen Thorax

Patientin In Seitenlage, mit angezogenen Knien (➤ Abb. 4.29).
Therapeut Sitzend, dem Rücken der Patientin zugewandt.
Kontakt Die Patientin liegt mit der zu behandelnden Seite auf beiden Händen des Therapeuten.
Ausführung

- Der Therapeut lässt seine Vorderarme auf der Behandlungsliege ruhen und umfasst mit beiden Handflächen einen möglichst großen Abschnitt des seitlichen Bereichs der Rippen. Hierbei ist es von Wichtigkeit, dass er seine Hände so an die Form des Körpers anpasst, dass er die Wölbung der Rippen mit seinen Handflächen genau nachbildet. Entscheidend ist, dass er das Gewicht des Oberkörpers der Patientin so unterstützend entgegennimmt, dass sich die außen gelagerten myofaszialen Schichten etwas entspannen und

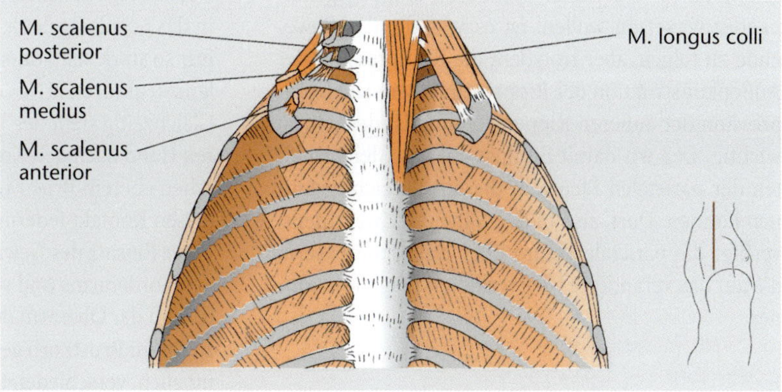

Abb. 4.28b Brustkorb – Hinterwand [L190]

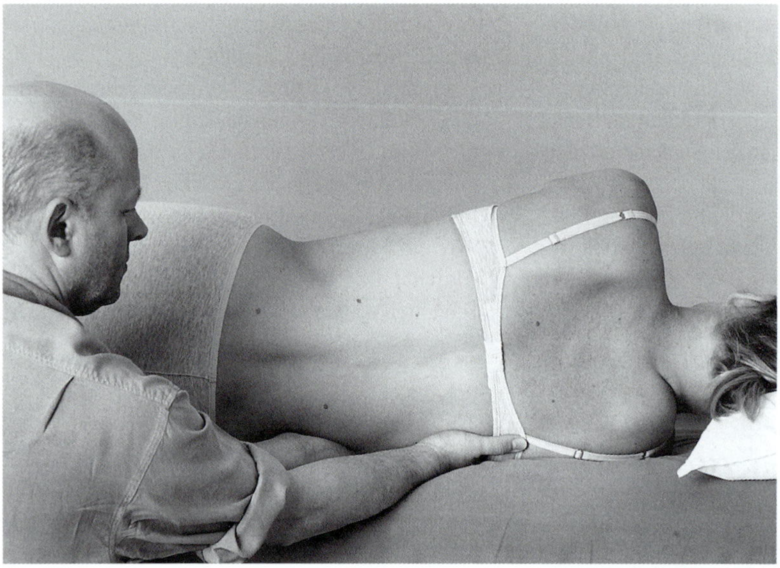

Abb. 4.29 Behandlung des myofaszialen Komplexes am lateralen Thorax [K341]

der Druck seiner Hände weiter nach innen in den Zwischenrippenbereich, an die Innenwand des Thorax und die subkostalen Schichten weitergegeben wird.

- Sobald spürbar wird, dass die Patientin ihr Gewicht mehr und mehr in die Hände des Therapeuten gibt, verstärkt er mit beiden Händen sukzessive den Druck, als möchte er die sagittale Ausdehnung des Brustraums etwas vermindern. Der von innen auf die Thoraxwand wirkende Zug wird damit spürbar.
- Es ist nun wichtig, diesem Zug zu folgen, während die Rippenkonstruktion weiterhin mit federndem Druck komprimiert bleibt.

Falls sich die beiden Hände des Therapeuten aufgrund eines von innen spürbaren Zugs gegeneinander versetzen wollen, ist es wichtig, der Bewegung zu folgen, aber trotzdem die Kompression der Außenkonstruktion der Rippen zu halten. Die Kompression der äußeren Rippenwölbung ist deshalb so wichtig, weil wir damit Einfluss auf das Gleitverhalten der parietalen Pleura in diesem Bereich gewinnen können. Dort, also in der Nähe des Zwerchfells, verfügt die parietale Pleura über elastische Fasern, die auf das veränderte Gleitverhalten reagieren können.

Fasziale Verbindung zwischen Brustraum und Schultergürtel

Patientin In Seitenlage, der Kopf mit einem Kissen unterstützt (➤ Abb. 4.30).
Therapeut Seitlich am Kopfende stehend.
Kontakt Die Patientin legt ihren Oberarm möglichst entspannt auf den Vorderarm des Therapeuten, der mit seinen Fingern Kontakt zur Achselfaszie herstellt, während er mit der anderen Hand flächigen Kontakt genau am Übergang zwischen Brustraum und Oberarm hält.
Ausführung Durch die Lagerung des Arms des Patienten sollte kein Zug auf die Gelenkkapsel entstehen.

- Der Therapeut schiebt den Oberarm der Patientin in das Schultergelenk. Die Schubwirkung sollte nur so stark sein, dass sich die tief liegenden Gelenkstrukturen etwas entspannen.
- Gleichzeitig stellt der Therapeut mit seiner anderen Hand flächigen Kontakt zum Übergang zwischen oberem Brustraum und Arm her. Er hält diesen Kontakt federnd, aber doch sehr nachhaltig unter Einsatz des Gewichts seiner Hand und seines Vorderarms und verändert nun den Winkel, in dem der Oberarm der Patientin im Verhältnis zu ihrem Brustkorb gelagert ist. Dadurch ist es möglich, verschieden tief gelegene Schichten des

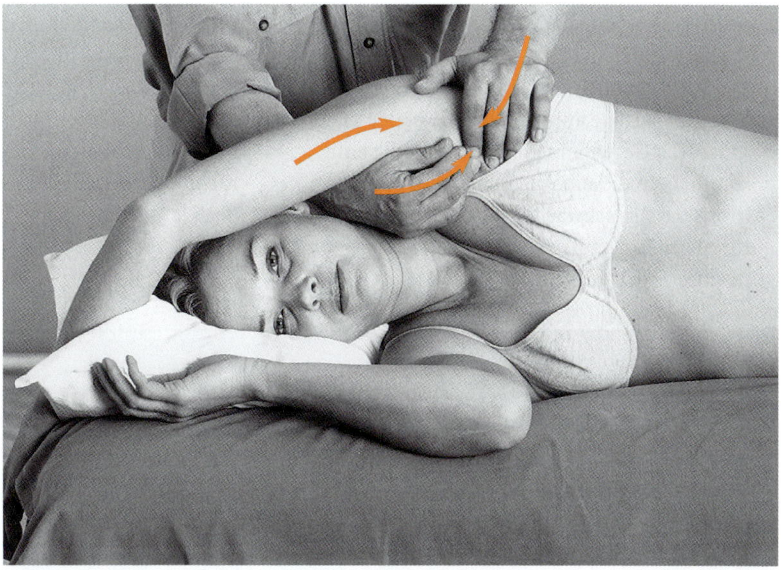

Abb. 4.30 Behandlung der faszialen Verbindung zwischen Brustraum und Schultergürtel [K341]

faszialen Systems, des faszialen Netzwerks, in seiner dreidimensionalen Auffächerung zu erreichen. Voraussetzung für eine nachhaltige Wirkung ist, dass der Therapeut den Kontakt am Übergang zwischen Brustraum und Arm unnachgiebig hält und die Patientin ihren Oberarm passiv bewegen lässt.

4.1.8 Behandlungskonzept und Behandlungstechniken für das Zwerchfell und angrenzende Membranen

Da wir das Zwerchfell nicht direkt berühren können, sind wir bei seiner Behandlung auf ein **indirektes Vorgehen** angewiesen. Die Behandlung des Zwerchfells ist deshalb die Behandlung des Rahmens, der das Zwerchfell umgibt bzw. es ist die Behandlung von Membranhüllen und Bändern, die zwischen dem Zwerchfell und angrenzenden Organen verlaufen. Der äußere Bewegungsspielraum des Zwerchfells ist durch die Knochen-, Muskel- und Membrankonstruktion des Brustkorbs begrenzt. Der innere Bewegungsspielraum ist durch die relative Verschieblichkeit der unter dem Zwerchfell gelegenen Organe, vor allem durch die Leber und den Magen, begrenzt. Dabei ist es wichtig zu beachten, dass die Leber im Bereich der so genannten Area nuda fest mit dem Zwerchfell verbunden ist.

Obere Zwerchfellgrenze

Vor Anwendung dieser Technik ist mit den beschriebenen Testverfahren festzustellen, welche Zwerchfellkuppel (➤ Abb. 4.31a, Abb. 4.31b) stärker in der Bewegung eingeschränkt ist. Auf der betreffenden Seite sollte die Technik zuerst zur Anwendung kommen.

Patientin Liegend, beide Beine aufgestellt.
Therapeut Stehend, etwas unterhalb der Zwerchfellgrenze.
Kontakt Mit der Handfläche der einen und mit dem Handrücken der anderen Hand im Bereich der oberen Zwerchfellkuppel.
Ausführung

- Der Therapeut stellt so Kontakt mit der Thoraxwand her, dass er seine Handfläche und die Finger an die Wölbung des Brustkorbs anpasst.
- Mit der Handfläche und dem Handrücken der anderen Hand übt er sukzessive Druck in Richtung des Brustbeins aus und zwar so, als würde der Therapeut eine Thoraxhälfte in das Brustbein bzw. in die Verbindung mit dem Brustbein hineindrehen.
- Mit etwas Aufmerksamkeit kann der Therapeut verfolgen, wie an der Innenwand des Brustkorbs eine Gegenbewegung einsetzt, als würden inein-

ander gesteckte Zylinder beginnen, sich gegeneinander zu drehen.

- Der Therapeut hält den Druck Richtung Brustbein nun solange aufrecht, bis die in der Tiefe spürbaren Gegenbewegungen zum Stillstand kommen. In diesem Augenblick lässt er den Druckkontakt schwächer werden und folgt der zurückfedernden Bewegung der Brustkorbkonstruktion nach lateral.

Im Prinzip handelt es sich dabei um eine sehr verlangsamte Anwendung des Recoil-Prinzips. Für die gewünschte Wirkung ist es allerdings unerlässlich, dass wir auf die zurückschnappende Recoil-Wirkung verzichten und dem Brustkorb in all seinen Richtungsänderungen in eine größere Expansion nach lateral folgen.

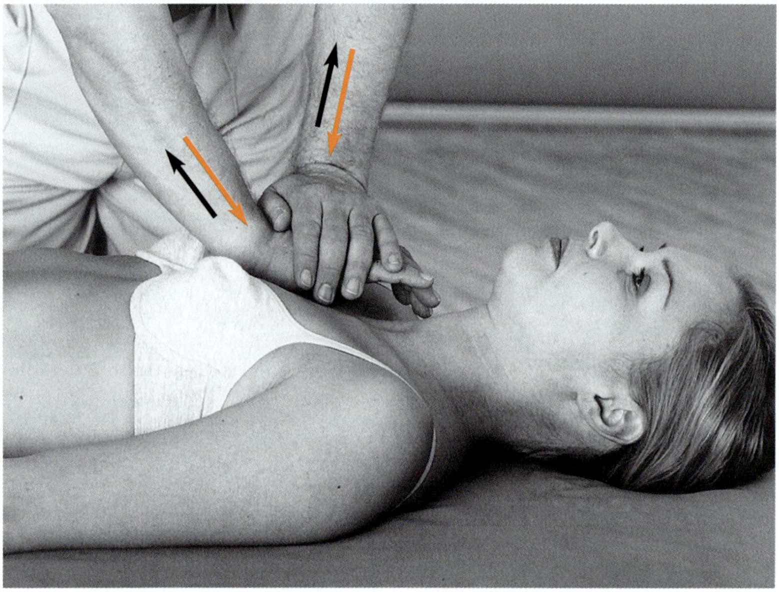

Abb. 4.31a Behandlung der oberen Zwerchfellgrenze [K341]

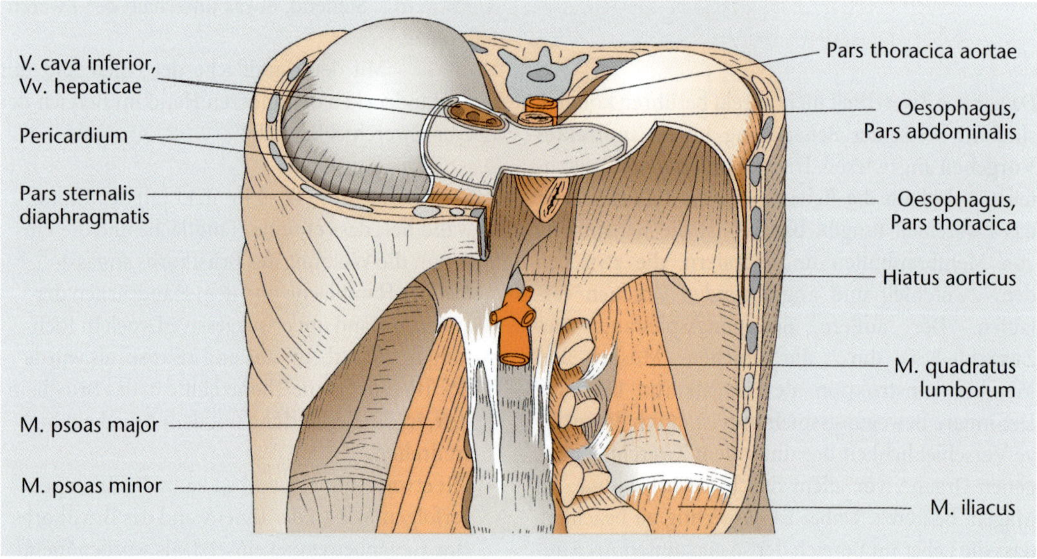

Abb. 4.31b Zwerchfell mit Durchtrittspforten und hintere Bauchwandmuskeln [L190]

Untere Zwerchfellgrenze

Patientin Liegend, mit ausgestreckten Beinen (➤ Abb. 4.32).
Therapeut Sitzend, auf Hüfthöhe der Patientin.
Kontakt Eine Hand unterstützt den untersten Bereich des Brustkorbs von posterior, während die andere Hand flächigen Kontakt auf derselben Höhe etwa am Übergang zwischen dem lateralen Abschnitt und der Vorderseite des Brustkorbs herstellt.
Ausführung

- Der Therapeut hebt den unteren Thoraxbereich leicht an, sodass sich die lordotische Wölbung der Lendenwirbelsäule minimal in den unteren Bereich der thorakalen Wirbelsäule fortsetzt.
- Gleichzeitig übt der Therapeut mit der anderen Hand von lateral Kompression aus. Er gibt Druck diagonal durch den unteren Brustraum in Richtung des 12. Brustwirbels, genauer gesagt in Richtung der Vorderseite der anterioren Seite dieses Wirbels.

Wir nutzen dabei die Tatsache aus, dass die Bauchorgane in der liegenden Position etwas höher im Verhältnis zum Zwerchfell stehen und auch das Zwerchfell selbst etwas nach kranial verlagert erscheint. Wir verstärken also über die Rahmenkonstruktion des unteren Brustraums die Tendenz, der das Zwerchfell im Liegen folgt. Dieser Vorgang kann mehrere Atemzüge dauern. Wir verstärken den fordernden Druck, bis sich eine starke Bewegung beim Einatmen abzeichnet. In diesem Augenblick verringern wir den Kontakt zunächst an der Vorderseite und dann auch an der Rückseite. Auch hier verzichten wir auf die Recoil-Wirkung, um während des Loslassens Schritt für Schritt den unterschiedlichen Bewegungsrichtungen, die sich an der Thoraxwand abzeichnen, folgen zu können.

TIPP

- Die Hand, die von posterior unterstützt, wirkt als leicht federnder Fixpunkt, während die vorne ansetzende Hand die Druckrichtung während des Vorgangs mehrmals verändern kann.
- Vorsicht ist bei schlecht verheilten Rippenfrakturen sowie bei Skoliosen geboten, und zwar besonders dann, wenn auf der zu behandelnden Seite die Rippen im anterioren Bereich nach innen gekrümmt sind. Die Technik lässt sich auf beiden Seiten des Thorax zur Anwendung bringen. Auf der rechten Seite eignet sich die Technik auch zur Behandlung der Bewegungseinschränkungen im Bereich des Lig. coronare bzw. des Lig. triangulare dextrum.

Zwerchfellkuppeln

Sorgfältig ausgeführt wirkt diese Technik sowohl auf die Außenkonstruktion des Brustkorbs als auch auf die inneren Organverbindungen im Verhältnis zum

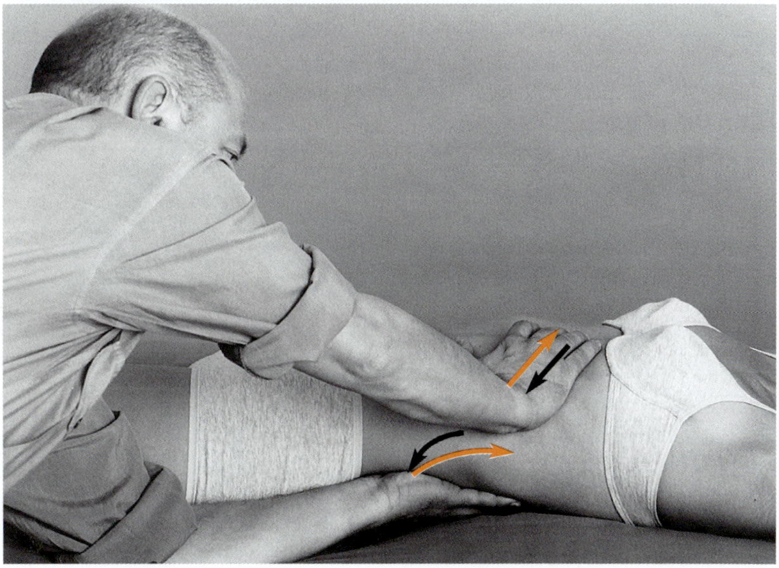

Abb. 4.32 Behandlung der unteren Zwerchfellgrenze [K341]

Zwerchfell (➤ Abb. 4.33a) (➤ Abb. 4.33b). Um beide Bereiche zu erreichen, ist es erforderlich, dass der Therapeut an den Kontaktflächen nicht gleitet, sondern konsistenten Kontakt mit dem subkutanen Gewebe und der Oberflächenfaszie hält.

Patientin In Rückenlage, Beine ausgestreckt.
Therapeut Stehend, auf Höhe des Hüftgelenks.
Kontakt Mit beiden Händen flächig in dem Bereich, in dem sich der untere Teil der Pleura, das Zwerchfell und die Hüllschichten der Leber bzw. des Peritoneums räumlich überschneiden.

Ausführung

- Der Therapeut gibt nun sukzessive etwas mehr Gewicht in seine beiden Hände und übt, von beiden Seiten kommend, diagonal Druck in Richtung des Brustbeins aus.
- Er komprimiert die beiden Thoraxhälften in diesem Bereich mehr und mehr, achtet aber darauf, dass die Druckintensivierung nur durch eine Gewichtsverlagerung seines Oberkörpers in die

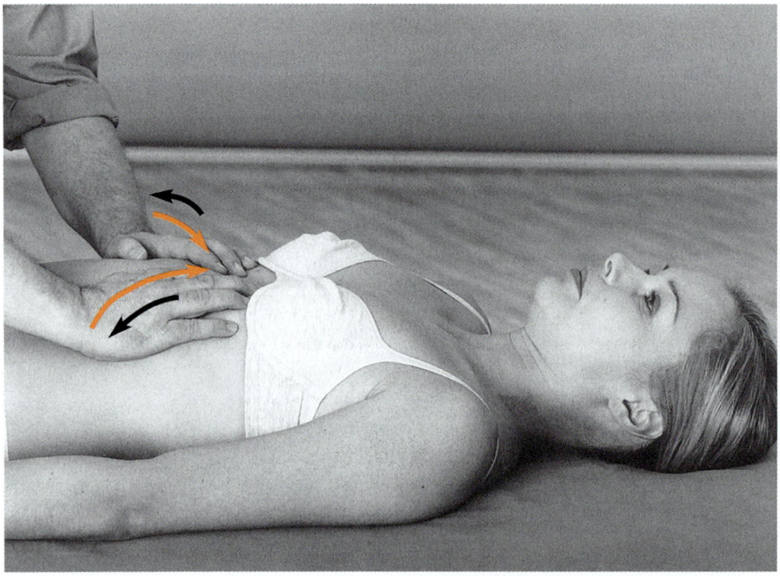

Abb. 4.33a Simultane Behandlung der Zwerchfellkuppeln [K341]

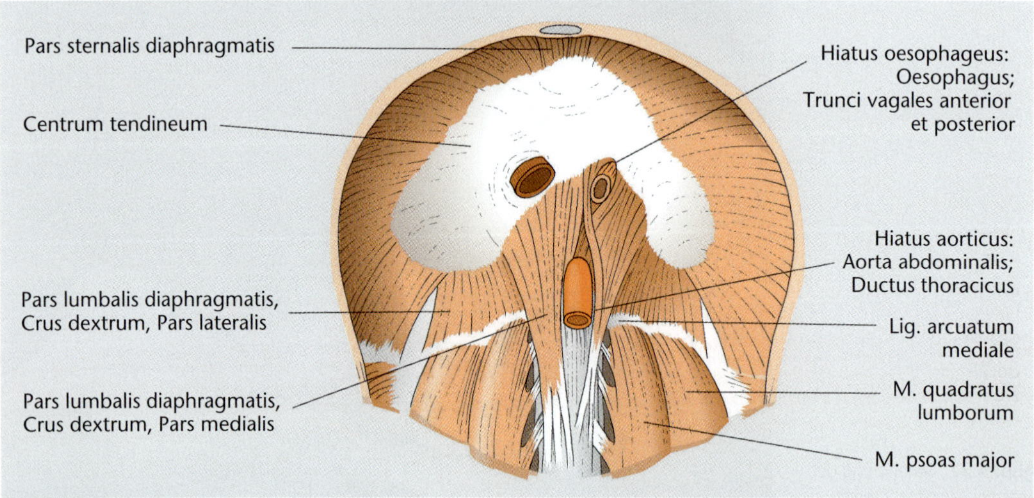

Abb. 4.33b Zwerchfell [L190]

Hände zustande kommt und steifer Druck über Schultern und Ellbogen vermieden wird. Der Druck sollte nur soweit gehen, bis der Thorax leicht federnd nachgibt. Wenn eine Thoraxhälfte Widerstand entgegensetzt, ist es wichtig, diesen Widerstand zunächst zu respektieren und von der anderen Seite kommend die andere Thoraxhälfte gegen diesen Widerstand zu schieben, bis er etwas nachlässt.

Bei dieser Technik kommt es darauf an, dass der Therapeut mit seinen Händen Widerstände durch Richtungsänderungen seines Drucks umgeht. Sobald schließlich ein starker Gegendruck spürbar wird, lässt der Kontakt der beiden Hände langsam nach. Dieses Loslassen sollte flüssig und zugleich stufenweise erfolgen, indem der Therapeut zunächst auf der Seite den Kontakt vermindert, auf der sich der stärkere Druck aufbaut.

TIPP

Zuweilen ist es hilfreich, die Fingerspitzen regelrecht in der Oberflächenfaszie zu verankern, während die Handflächen ihre Wahrnehmung auf das Körperinnere konzentrieren und eine indirekte Einwirkung auf den Organbereich (➤ Abb. 4.34, ➤ Abb. 4.35) mit der aktiven Einwirkung an der Oberfläche des Brustraums kombinieren.

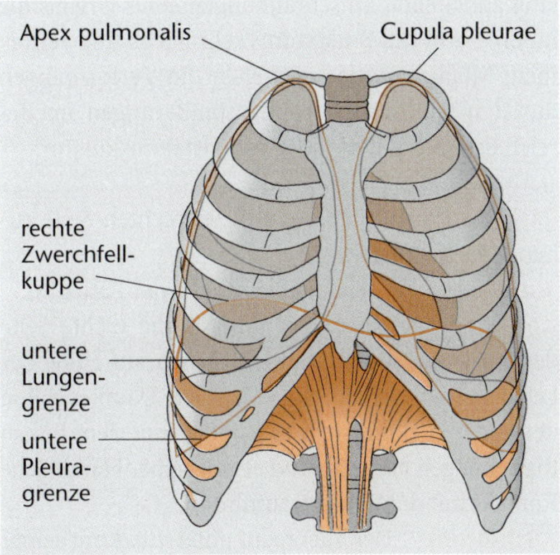

Abb. 4.34 Raumgefüge zwischen Lunge, Pleura und Zwerchfell von anterior [L190]

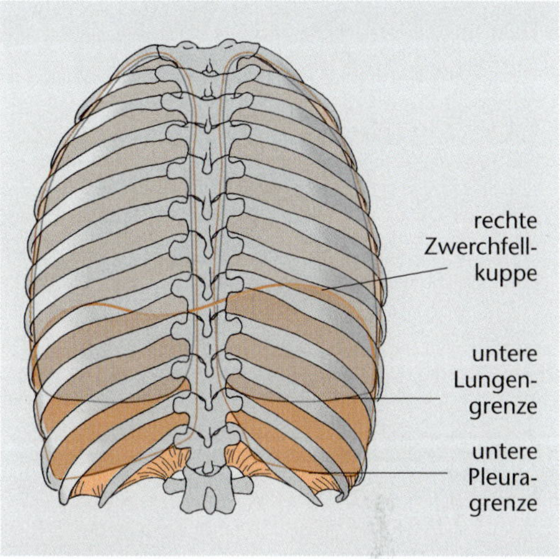

Abb. 4.35 Raumgefüge zwischen Lunge, Pleura und Zwerchfell von posterior [L190]

Raumgefüge zwischen Leber und rechter Zwerchfellkuppel I

Patientin Auf der linken Seite ruhend, mit leicht angezogenen Knien (➤ Abb. 4.36).

Therapeut Stehend, auf Höhe des Beckens.

Kontakt Mit der entspannten Handkante unterhalb des rechten Rippenbogens und mit der flachen anderen Hand im Seitenbereich der mittleren und unteren Rippen.

Ausführung

- Der Therapeut berührt zunächst mit der entspannten Handkante seiner rechten Hand leicht die Region unterhalb des rechten Rippenbogens der Patientin. Die Qualität dieser Berührung sollte völlig frei sein von jedem eindringenden Charakter.
- Dann stellt der Therapeut mit seiner Handfläche der anderen Hand im seitlichen Bereich der mittleren und unteren Rippen einen federnden Kontakt mit dem Brustkorb her.
- In einem nächsten Behandlungsschritt komprimiert er diesen Rippenabschnitt, und zwar genau in Richtung des Bauchnabels der Patientin. Er schiebt damit den rechten Rippenbogen etwas über die Handkante seiner rechten Hand, die dadurch weiter nach innen gleitet und behutsamen Kontakt mit der Leber herstellt.

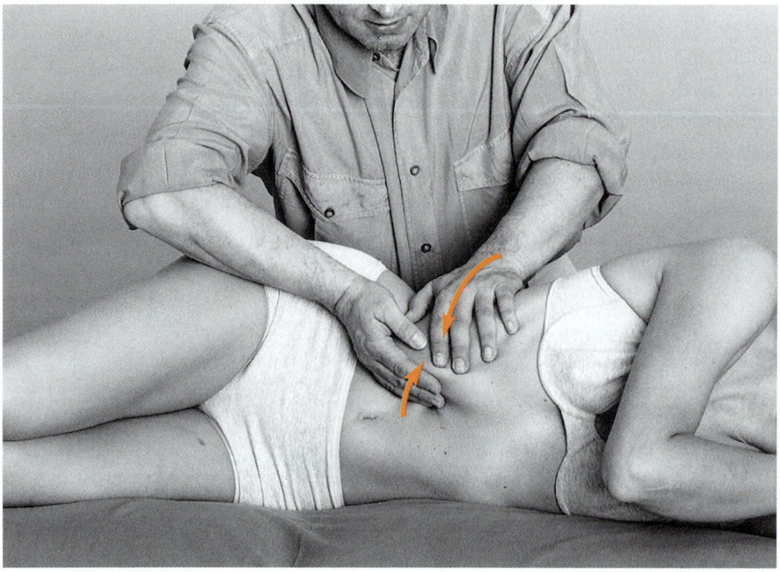

Abb. 4.36 Behandlung des Raumgefüges zwischen der Leber und der rechten Zwerchfellkuppel [K341]

Dadurch, dass der Therapeut die äußere Konstruktion des Brustraums aus sagittaler Richtung komprimiert, kann die Leber im Inneren deutlicher ihrer Bandaufhängung am Lig. coronare und am rechten Lig. triangulare folgen. Es ist so, als ob der Therapeut mit der Kompression des Brustraums für einige Augenblicke die Spannungsmomente, die von diesem Brustraum kommen, in den Hintergrund drückt, und damit seiner taktilen Beobachtung der Relation zwischen Leber und Zwerchfell größere Genauigkeit ermöglicht. Die Lage auf der linken Seite fördert die natürliche Bewegung der Leber beim Einatmen in Richtung des Bauchnabels. Lässt sich diese Bewegung trotz des seitlich komprimierten Brustraums nicht spüren, ist das ein klarer Hinweis auf eine Restriktion. Diese Restriktion lässt sich am besten dadurch behandeln, dass der Therapeut den Brustraum seitlich weiter komprimiert hält und mit seiner Hand unterhalb des Rippenbogens die Leber genau in Richtung der spürbaren Einschränkung anhebt und anschließend langsam wieder loslässt. Unter Umständen lässt sich die Fixierung der Leber exakt im Bereich des rechten Lig. triangulare wahrnehmen. In diesem Fall kann die Effizienz dieser Technik dadurch gesteigert werden, dass der Therapeut seine Hände genau in der Richtung des Faserverlaufs des Lig. triangulare aufeinander zu bewegt.

Behandlungsvariante: Raumgefüge zwischen Leber und rechter Zwerchfellkuppel II

Diese Technik eignet sich besonders für Restriktionen zwischen Leber und Zwerchfell, die seit längerer Zeit bestehen (➤ Abb. 4.37). Beispielsweise für Restriktionen, die aufgrund einer Hepatitis entstanden sind und das Organ in seiner Beweglichkeit als Ganzes beeinflusst haben. Ich bin der Auffassung, dass lang anhaltende Einschränkungen eines Organs die innere Form des Brustraums sehr nachhaltig verformen. Möglicherweise entstehen die Verformungen durch spasmusartige Tonusveränderungen im Bereich der Interkostal- oder Subkostalmuskulatur.

Patientin In Seitenlage auf der rechten Seite ruhend, die Knie leicht angezogen.

Therapeut Stehend, auf Hüfthöhe der Patientin.

Kontakt Der Therapeut umfasst die rechte Seite der Patientin, die ihr Gewicht genau auf Höhe der Leber in seine Hand gibt. Mit dem Daumenballen der anderen Hand stellt er Kontakt mit dem linken Rippenbogen her, während er mit seiner Handfläche Kontakt mit dem Magen aufnimmt.

Ausführung Der Therapeut unterstützt mit seiner rechten Hand die Seite der Patientin, auf der sie liegt. Er achtet darauf, dass er auf weniger elastische

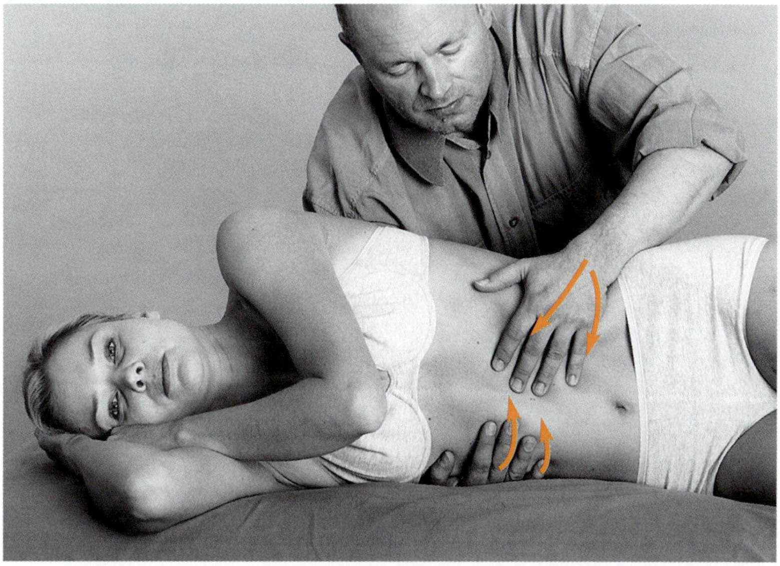

Abb. 4.37a Behandlungsvariante für das Raumgefüge zwischen Leber und Zwerchfell [K341]

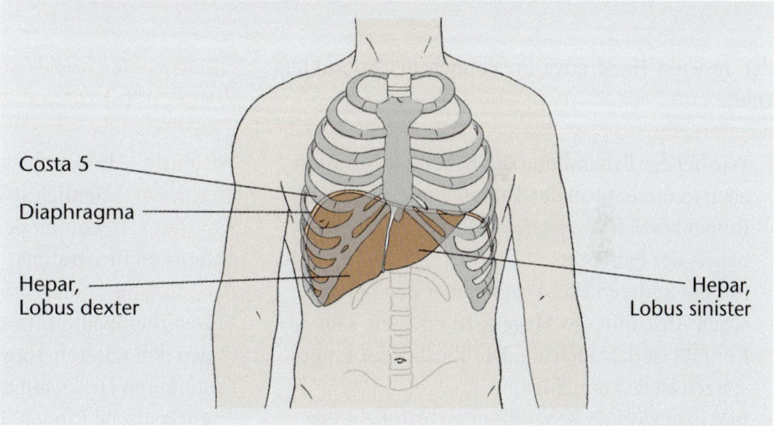

Abb. 4.37b Leberprojektion auf die vordere Bauchwand in Atemmittelstellung [L190]

Rippen keinen starken Druck ausübt, um eine Entspannung der äußeren Schichten des Brustkorbs zu ermöglichen. Dabei soll die Qualität seiner Berührung so sein, dass er die Dichte des Gewebeaufbaus der Leber wahrnehmen kann. Mit der anderen Hand komprimiert er nun den Rippenbogen, damit sich die Verbindung des Magens mit seiner Bandaufhängung etwas entspannt. Mit der Handfläche spürt der Therapeut währenddessen, wie sich der Magen mit seinem pylorischen Teil etwas Richtung rechter Körperseite der Patientin bewegt. Sobald diese Bewegung spürbar wird, hebt der Therapeut die Leber leicht gegen den Magen an und folgt mit Listening sowohl dem Magen als auch der Leber bis die Bewegung zum Stillstand kommt.

MERKE

Der Vorzug der beschriebenen Technik besteht darin, dass sie nicht nur auf Detailfixierungen wirkt, sondern den globalen Formzusammenhang des unteren Brustraums mitbehandelt.

Raumgefüge zwischen Magen und linker Zwerchfellkuppel

Patientin Auf der rechten Seite ruhend, die Knie leicht angezogen (➤ Abb. 4.38).

Therapeut Stehend, auf Höhe des Rippenbogens der Patientin.

Kontakt Mit der flachen linken Hand seitlich am Rippenbogen und mit der entspannten Handkante

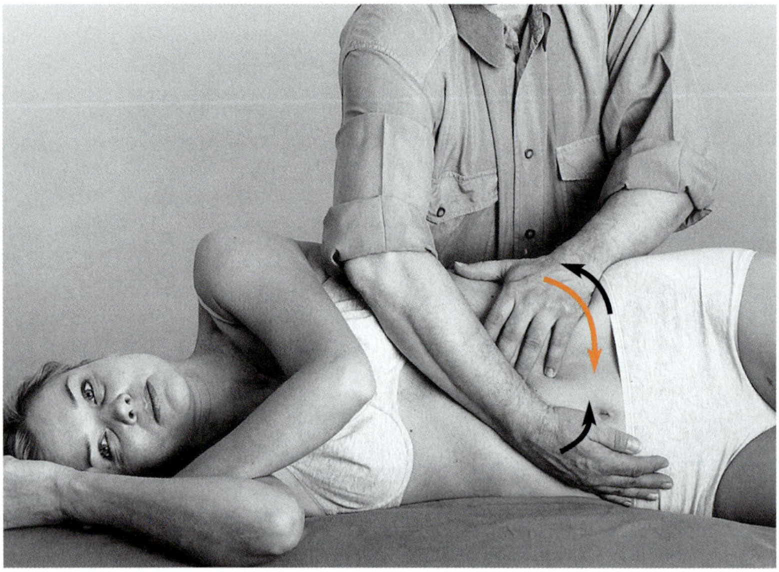

Abb. 4.38 Behandlung des Magens in seiner Beziehung zur linken Zwerchfellkuppel [K341]

der anderen Hand etwa im Bereich des Sphinkters Oddi.

Ausführung

- Wie bei der Behandlung der Leber komprimiert auch in diesem Fall der Therapeut den unteren Rippenbereich von lateral in Richtung des Bauchnabels der Patientin.
- Mit der anderen Hand versucht er den pylorischen Abschnitt des Magens zu ertasten, sein Kontakt ist dabei flächig. Der Einsatz der Fingerspitzen ist zu vermeiden.
- In einem zweiten Behandlungsschritt hebt der Therapeut den pylorischen Teil des Magens wie in einem kleinen Halbkreis in Richtung der Magenkrümmung an und bewegt damit seine beiden Hände aufeinander zu. Er vermindert dadurch die Wirkung des Gewichts des pylorischen Abschnitts auf den oberen Teil des Magens und seine Bandverbindung zum Zwerchfell.
- In diesem Augenblick reduziert der Therapeut etwas die Kompression, die er mit seiner Hand auf den Brustkorb ausübt und folgt im Listening dem oberen Magenabschnitt bis zum Ende der Bewegung.

Raumgefüge zwischen Leber, Magen, Zwerchfell und Pleura

Patientin In Bauchlage (➤ Abb. 4.39).
Therapeut Seitlich stehend, auf Höhe der Hüften.
Kontakt Genau an der unteren Rippengrenze des anterioren Brustraums.

Ausführung

- Der Therapeut umfasst mit seinen beiden Händen den unteren Thoraxraum. Er vermeidet dabei stärkeren Druck auf eventuell prominente oder unelastische Rippen. Beide Hände formen genau die Wölbung der einzelnen Rippen nach, ohne auf eine einzelne Rippe mehr Druck auszuüben als auf die anderen. Die Fingerspitzen beider Hände zeigen in Richtung des Processus xiphoideus.
- Mit beiden Handflächen vergleicht der Therapeut nun zunächst die Atmungsbewegung auf beiden Seiten. Lässt sich ein Unterschied wahrnehmen, so versucht er, mit seinem Handteller zu erspüren, wie weit die Bewegungseinschränkung manifest ist. Hierzu ist es erforderlich, dass der Therapeut den Kontakt an den beiden Rippenbögen geringfügig modifiziert, um festzustellen, ob die Bewegungseinschränkung im Zwischenrippenbereich, im Bereich der Organverbindung Richtung Zwerchfell oder im Bereich der darüber

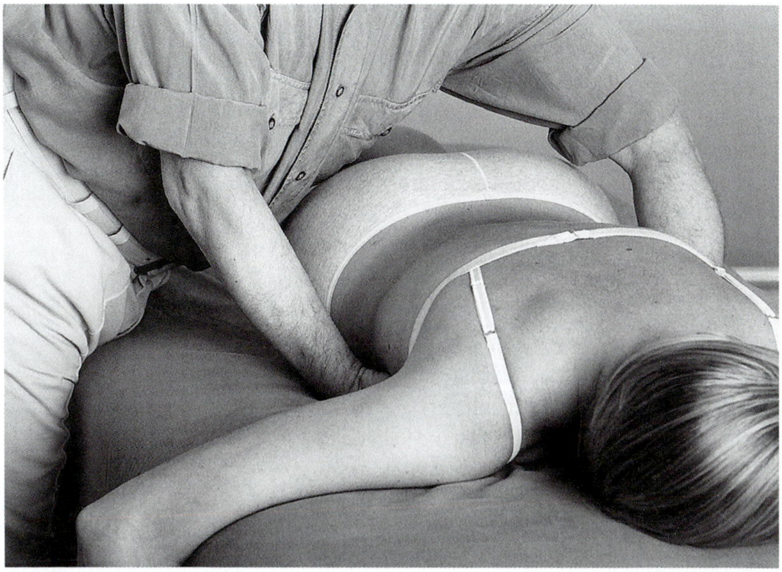

Abb. 4.39 Behandlung des Raumgefüges von Leber, Magen, Zwerchfell und Pleura [K341]

gelegenen Verbindung zwischen dem Zwerchfell, der Pleura oder dem Zwerchfell und dem Perikard liegen.

- Er vergleicht nun die Beweglichkeit der verschiedenen Elemente im Verhältnis zueinander und versucht die deutlichste Bewegungseinschränkung räumlich genau zuzuordnen. Auf der Seite der deutlichsten Bewegungseinschränkung komprimiert er nun behutsam den Brustkorb auf die Bewegungseinschränkung zu, bis sich ein Gegendruck abzeichnet. In diesem Augenblick vermindert er den Druck auf den Brustkorb, damit sich die Gegenbewegung entfalten kann.

TIPP

- Während der Therapeut auf der Seite der Einschränkung den Druck auf den Brustraum erhöht, hält er auch auf der anderen Seite mit etwas weniger Druckaufwand den Brustkorb komprimiert. Dies ist nötig, um zu verhindern, dass die Fixierung im Inneren des Thorax auf die andere Seite ausweicht.
- Auch diese Technik orientiert sich an der Zielvorstellung, dass es möglich ist, Restriktionen im Inneren einer Körperhöhlung kombiniert mit der angrenzenden myofaszialen Außenkonstruktion zu behandeln.

4.1.9 Behandlungskonzept und Behandlungstechniken für das Atmungsmuster mithilfe von Wirbelsäulentechniken

Ich habe bereits mehrmals darauf hingewiesen, dass für eine nicht eingeschränkte Atembewegung vor allem die **Körperabschnitte** Bedeutung haben, innerhalb derer die einzelnen **Körperhöhlungen** aufeinander treffen.

- In den vorausgehenden Kapiteln wurden Techniken dargestellt, mit denen diese Bereiche von der **Vorderseite** und der **lateralen Seite** des Körpers her behandeln werden können. Mit diesen Techniken soll eine bessere Aufrichtung der Eingeweidesäule im Inneren des Organismus erreicht werden. Sie sollen dem Körper aber auch eine mühelosere Aufrichtung entlang der Schwerkraftlinie ermöglichen, sodass weniger Muskelarbeit geleistet werden muss, um die Alltagsaktivitäten zu bewältigen. In diesem Sinne beeinflussen die beschriebenen Techniken immer zugleich die Bewegung der einzelnen Elemente des Organismus im Verhältnis zueinander sowie die Formkonstellation, die sich durch diese verbesserte Beweglichkeit ergibt. Sie sind im günstigsten Falle zugleich Mobilisierungs- und Formstabilisierungstechniken. Sobald wir eine günstigere

Aufrichtung der Eingeweidesäule erreichen, kommt es auch zu einer Reaktion im Bereich der autochthonen Muskulatur des Rückens und des Brustkorbs.

- Die in diesem Kapitel beschriebenen Techniken konzentrieren sich auf die **Faszienhüllschichten** der **Rückenmuskulatur.** Allerdings nicht auf die anatomischen Einzelstrukturen, sondern es soll versucht werden, mit den Techniken global auf einen größeren Faszienverband einzuwirken. Hierfür ist es technisch nötig, dass wir das Krümmungsverhalten der Wirbelsäule in ihrem größeren myofaszialen Zusammenhang beurteilen. Bildlich gesprochen, lassen sich die folgenden Techniken ähnlich beschreiben, wie wir das für den Verlauf der Nerven im Bein getan haben (s. ➤ Kap. 4.1.3): Stellen wir uns die Gesamtheit der Rückenwirbel in ihrer beweglichen Verbindung als Fluss vor und stellen wir uns die Gesamtheit des diesen Fluss umgrenzenden Rahmens aller myofaszialen und Bandeinheiten als Flussbett vor, so ist das Ziel, das Flussbett so zu beeinflussen, dass ein besseres Fließverhalten des Flusses erreicht wird.

TIPP

Entscheidend ist, dass der Therapeut seine Hände so verwendet, dass er an allen Kontaktpunkten jeweils links und rechts von der Wirbelsäule den Gewebeverband berührt. Es geht nicht darum, die Wirbelsäule festzuhalten, weil damit eine Korrektur mit Listening nicht möglich wäre. Es geht vielmehr darum, das Gewebebett der Wirbelsäule über die Berührung der größeren myofaszialen Einheiten so zu entspannen, dass sich die Spannungsmuster der dominanten kleineren myofaszialen und ligamentären Einheiten deutlicher abzeichnen.

Krümmungen von Hals- und Brustwirbelsäule

Patientin In Rückenlage, Beine ausgestreckt (➤ Abb. 4.40, ➤ Abb. 4.41).
Therapeut Sitzend, am Kopfende.
Kontakt Mit der Handfläche einer Hand beidseitig der Wirbelsäule auf Höhe von Th 9, während die Finger dieser Hand, ebenfalls beidseitig, neben der Wirbelsäule das Gewebe im Bereich unterhalb von Th 9 berühren. Die andere Hand unterstützt sehr nachgiebig mit der Handfläche das Hinterhaupt, die Krümmung des Nackens und erfasst mit den Fingerspitzen die Gewebeschicht beidseitig neben dem obersten Brustwirbel.
Ausführung

- Der Therapeut passt im Bereich der Brustwirbelsäule die Form seiner Hand an die Krümmung des Rückens an. Er achtet dabei darauf, dass sich die gegebene Krümmungsform der Brustwirbel-

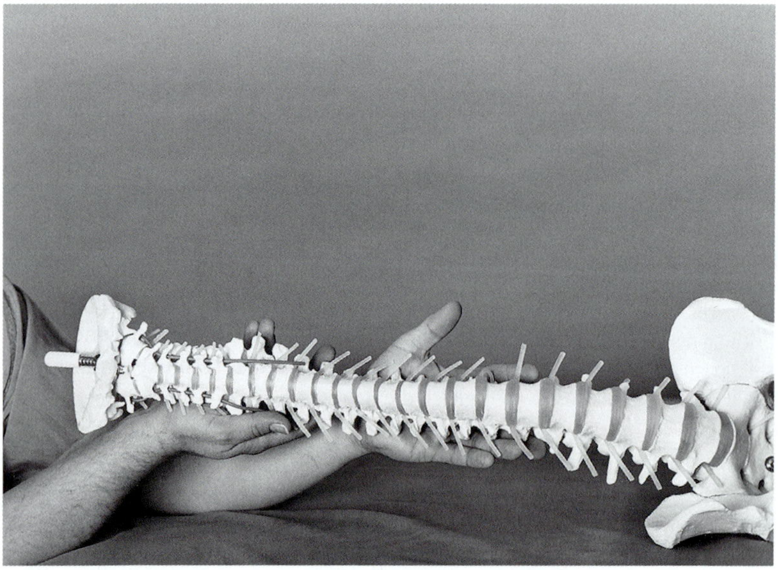

Abb. 4.40 Behandlung der Krümmungen von Hals- und Brustwirbelsäule. Handposition von frontal [K341]

4

säule deutlicher abzeichnet. Im Falle einer starken Kyphose folgt er der Kyphosierung in eine etwas stärkere Krümmung. Im Falle einer ausgeprägten Steilstellung folgt er in eine etwas stärker sich abzeichnende Steilstellung.

- Im Anschluss daran bringt er dieselbe Behandlungsstrategie in Bezug auf den Nacken zur Anwendung. Im Falle eines kurzen, unter Kompression stehenden Nackens mit starker lordotischer Krümmung verstärkt der Therapeut diese Krümmung etwas. Im Falle einer Tendenz zur Hyperextension folgt der Therapeut mit seinen Händen in die Hyperextension.
- Der Therapeut verstärkt also an beiden Krümmungsabschnitten der Wirbelsäule, im Bereich der Brustwirbelsäule und im Bereich der Halswirbelsäule, das jeweils dominante Krümmungsmuster. Entscheidend ist nun, dass die Verstärkung beider Krümmungen simultan erfolgt.

Meine Annahme ist, dass es uns damit gelingt, ein passives Gleiten der Dura innerhalb des Wirbelkanals zu induzieren und vielleicht sogar ein passives Gleiten der in diesen Abschnitten nach außen, aus der Wirbelsäule tretenden Perineuralhüllen zu erreichen.

Übergang zwischen Brust- und Halswirbelsäule sowie zwischen Halswirbelsäule und Kranium

Die meisten Bänder und muskulären Einheiten im Bereich der Halswirbelsäule verfügen nur über eine geringe Grundspannung. Deshalb ist die gesamte Halswirbelsäule wesentlich beweglicher als die anderen Abschnitte der Wirbelsäule (➤ Abb. 4.42). Die beschriebene Technik setzt nicht an den kleinen Einheiten an, sondern am großflächig verlaufenden Lig. nuchae (➤ Abb. 4.43). Dieses Band bildet die Brücke zwischen dem Hinterhaupt und dem oberen Rücken, wo es sich mit der Faszie des M. trapezius vereinigt. Das Lig. nuchae fungiert aber auch als Regulativ der Beweglichkeit der einzelnen Halswirbel, weil es direkt mit allen Dornfortsätzen der Halswirbelsäule verbunden ist. Das Gewebe dieses Bandes weist einen außerordentlich hohen Anteil an Elastin auf. Ich gehe davon aus, dass es deshalb auf subtil dehnende Einwirkung nachhaltig reagiert.

Patientin In Rückenlage, beide Beine aufgestellt.
Therapeut Sitzend, am Kopfende.
Kontakt Mit den Fingerspitzen einer Hand beidseitig der Wirbelsäule zwischen der ersten und zweiten Rippe. Die Handfläche der anderen Hand unterstützt das Hinterhaupt, die Finger die Atlanto-Okzipital-Verbindung.

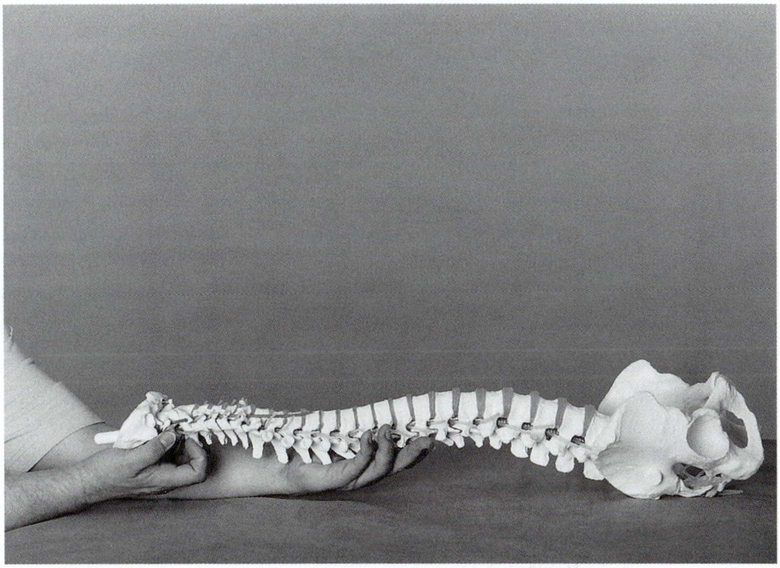

Abb. 4.41 Variation der Handposition von lateral [K341]

4

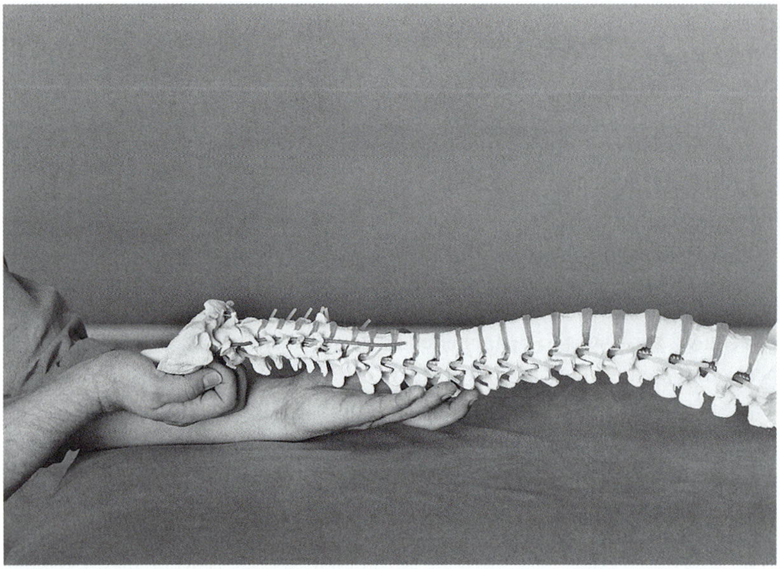

Abb. 4.42 Behandlung des Übergangs zwischen Brustwirbelsäule und Halswirbelsäule sowie zwischen Halswirbelsäule und Kranium [K341]

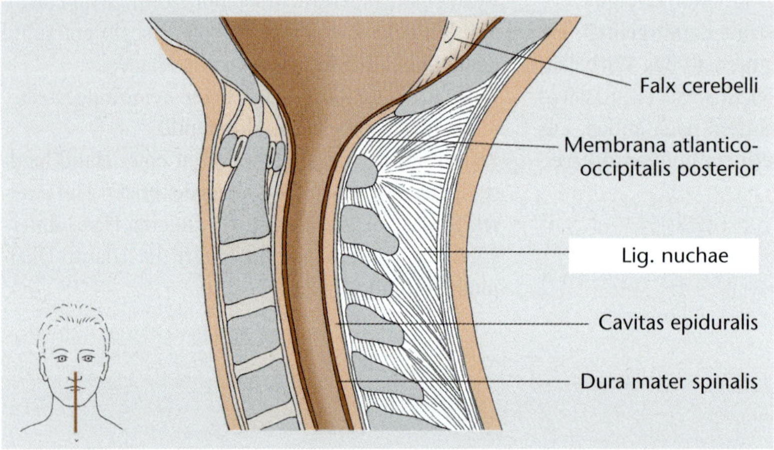

Abb. 4.43 Faserverlauf des Lig. nuchae [L190]

4

Ausführung

- Der Therapeut hebt das Hinterhaupt leicht an, bis sich das dominante Krümmungsverhalten der Halswirbelsäule deutlicher abzeichnet. Auch bei dieser Technik wird die dominante Gesamtform des Nackens unterstützt und ganz leicht übertrieben.
- Der Therapeut stellt nun mit den Fingerspitzen seiner anderen Hand intensiven Kontakt genau im Zwischenraum zwischen der ersten und zweiten Rippe her. Der Kontakt erfolgt beidseitig an den Kostovertebral-Verbindungen.
- Der Therapeut hält diesen Kontakt sehr nachhaltig und vermeidet jedes Gleiten in kranialer Richtung. Die Patientin ruht auf den Fingerspitzen des Therapeuten, als würde sie sich über die Spitzen eines Gartenzauns nach hinten beugen. Auf faszialer Ebene wird dadurch eine Dehnung der tiefen Halsfaszie induziert, auf muskulärer Ebene kommt es zu einer Aktivierung des M. longus colli.

Bei korrekter Anwendung der Technik kann der Therapeut nun wahrnehmen, wie sich eine Schubwirkung an der Übergangsstelle zwischen oberem Brustraum und im anterioren Bereich entwickelt. Für die Patientin entsteht der Eindruck, dass der Nacken von innen aus dem Brustkorb wächst.

Lendenlordose am Übergang zum Beckenraum

Diese Technik zur Behandlung der Hyperlordose der Lendenwirbelsäule lässt sich in zwei Schritte zerlegen (➤ Abb. 4.44):

- In einem ersten Schritt verstärkt der Therapeut die Krümmung der Lendenwirbelsäule und die anteriore Kippung des Beckens um die Hüftachse.
- In einem zweiten Schritt führt er Rücken und Becken der Patientin aus der gesteigerten Lordose bzw. aus der gesteigerten Beckenkippung wieder zurück in die gewohnte Position und darüber hinaus.

Patientin Liegend, beide Beine ausgestreckt.
Therapeut Stehend, auf Höhe der Oberschenkel.
Kontakt Im Falle einer stark ausgeprägten Lordose mit einer Hand auf beiden Seiten der Lendenwirbelsäule. Die andere Hand unterstützt das Kreuzbein. Auch bei einer steil verlaufenden Lendenwirbelsäule mit dem typischen Knick zwischen dem letzten Lendenwirbel und dem oberen Kreuzbeinabschnitt unterstützt der Therapeut mit einer Hand das Kreuzbein, greift aber mit den Fingerspitzen der anderen Hand beiderseits der Wirbelsäule in den engen Raum zwischen den Querfortsätzen des vierten Lendenwirbels, des Kreuzbeins und der beiden Ilia.

Ausführung

- Im Falle einer Hyperlordose der Lendenwirbelsäule verstärkt der Therapeut von posterior die Wirbelsäulenkrümmung mehr und mehr. Gleichzeitig lässt er über die Unterstützung des Sakrums das Becken um die Hüftachse stärker nach anterior kippen. Entscheidend ist, dass beide Hände in intensiven Kontakt mit den Gewebeschichten gelangen. Das bedeutet, dass die Hand auf Höhe der Lendenwirbelsäule neben den Querfortsätzen kräftig ins Gewebe fasst und die Wirbelsäulenkrümmung solange verstärkt, bis sich eine Gegenbewegung abzeichnet.
- Der Therapeut lässt nun die Lendenwirbelsäule noch nicht aus der übertriebenen Lordose zurückkehren, sondern erlaubt zunächst dem Kreuzbein bzw. dem ganzen Beckenabschnitt aus der übertriebenen anterioren Kippung etwas zurückzusinken, während er intensiven Zug auf die Lendenfaszie ausübt.
- Anschließend lässt er auch die mittlere Lendenwirbelsäule weiter nach posterior zurückkehren, das heißt, die übertriebene lordotische Krümmung vermindert sich wieder. Der Therapeut bleibt mit den neben der Lendenwirbelsäule verlaufenden Gewebeschichten so in Kontakt, dass ein Zug oder besser eine Schubwirkung in kranialer Richtung ausgeübt wird.

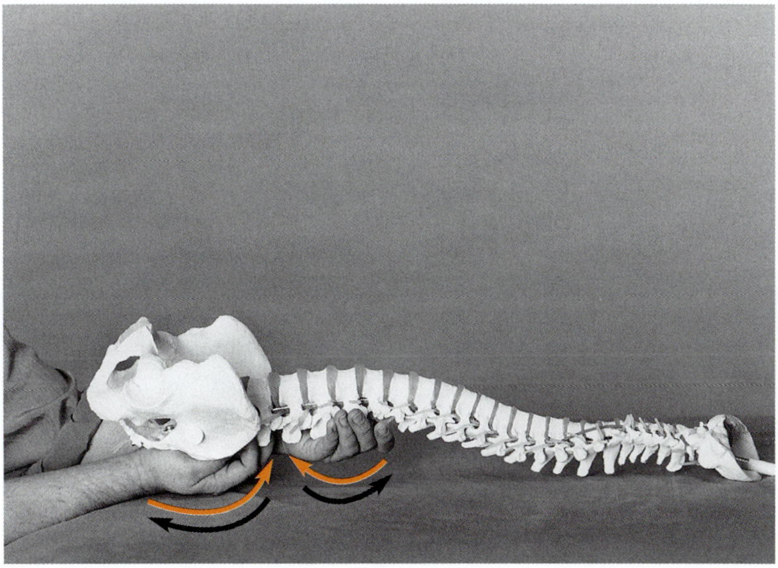

Abb. 4.44 Behandlung der Lendenlordose am Übergang zum Beckenraum [K341]

TIPP

Entscheidend ist, dass in dem Moment, in dem der Rücken seine gewohnte lordotische Krümmung verringert, eine intensive Dehnung des unteren Teils der Lendenfaszie nach distal ausgeführt wird. Unter Einsatz der Fingerspitzen sollte so gedehnt werden, dass nur eine minimale Gleitbewegung von wenigen Millimetern zwischen der Hand des Therapeuten und der Oberflächenfaszie ausgeführt wird. Gleichzeitig erfolgt mit der Hand, die an der Lendenwirbelsäule ansetzt, eine subtile Dehnung der thorakolumbalen Faszie in der Gegenrichtung, also nach kranial.

Kontakt Mit einer Hand flächiger Kontakt am Sakrum, mit Finger- und Daumenspitzen punktueller Kontakt im Bereich zwischen vierten, fünften Lendenwirbel und dem oberen Rand des Beckens.

Ausführung

- Dieses Mal gibt der Therapeut nur einen leichten Impuls in Richtung stärkerer anteriorer Kippung des Kreuzbeins, während er mit der anderen Hand durch die wirbelsäulennahen Muskelschichten beidseitig in Richtung der iliolumbalen Bänder nach anterior greift.

Steilstellung der Lendenwirbelsäule

Beim Flachrücken ist im Lendenbereich in der sagittalen Ebene kaum eine Krümmung wahrnehmbar (➤ Abb. 4.45). Auf dem Röntgenbild finden wir allerdings in der Regel einen Knick zwischen der ohne Krümmung steil nach vorne unten verlaufenden Lendenwirbelsäule und dem zwischen den beiden Darmbeinschaufeln liegenden Kreuzbein (➤ Abb. 4.46). Die folgende Technik verstärkt den Knick zwischen Kreuzbein und 5. Lendenwirbel, um ihn dann allmählich so zu verringern, dass sich das hyperton ausgeprägte Spannungsmuster dieses sehr kleinen Areals auf größere Abschnitte der Lendenwirbelsäule verteilt.

Patientin In Rückenlage, beide Beine ausgestreckt.

Therapeut Stehend.

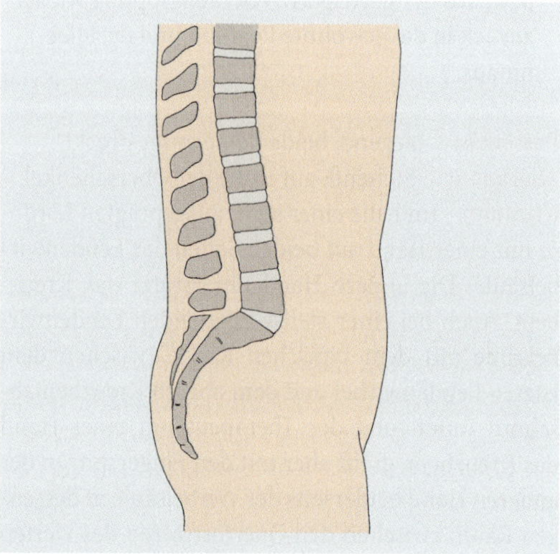

Abb. 4.46 Steilstellung der Lendenwirbelsäule [L190]

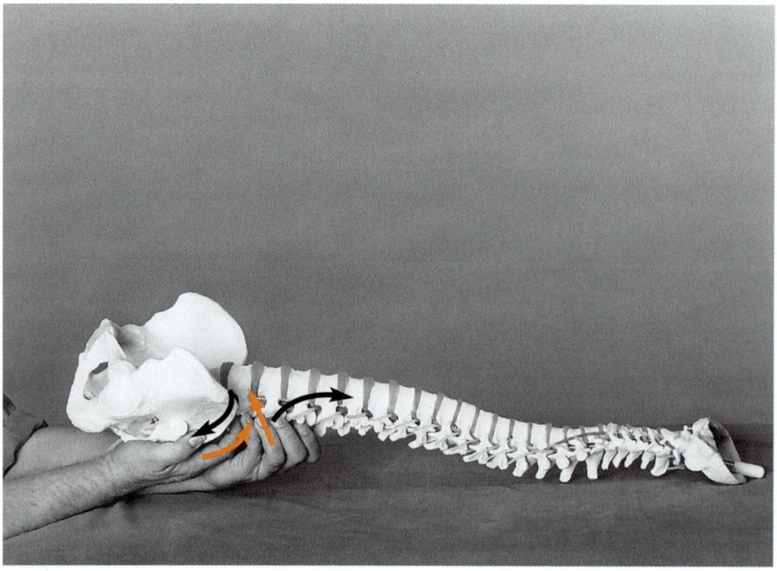

Abb. 4.45 Behandlung der Steilstellung der Lendenwirbelsäule [K341]

- In einem zweiten Behandlungsschritt verändert er nun mehrmals minimal über den Kontakt am Kreuzbein die Kippung des Beckens um die Hüftachse, während der Kontakt mit der anderen Hand in Richtung der iliolumbalen Bänder, also in Richtung der Verbindung zwischen 4. Lendenwirbel und den beiden Darmbeinschaufeln beibehalten wird. Bei korrekter Ausführung wird nun der 5. Lendenwirbel wie in einen „Schwebezustand" zwischen den beiden Händen des Therapeuten geraten.
- Diesen „Schwebezustand" versucht der Therapeut auszunutzen, indem er eine Art passive Traktion zwischen 5. Lendenwirbel und Kreuzbein, also genau an der kritischen Knickstelle, zulässt.
- Allmählich versucht er, die Kräfte dieser passiven Traktion in die großflächiger verlaufenden Schichten entlang der gesamten Lendenwirbelsäule zu übertragen.

Posteriore Beckenkippung I – über myofaszialen Spannungszüge

Die Art und Weise, wie das Becken um die Hüftachse nach posterior oder anterior kippt, ist weitgehend davon abhängig, wie die myofaszialen Schichten der unteren Extremitäten auf den unteren Beckenrand wirken (➤ Abb. 4.47). Am Tuber ischiadicum vereinigen sich die Spannungskräfte des M. biceps femoris mit den zähen Schichten des Lig. sacrotuberale (➤ Abb. 4.48). Die daraus entstehende myofaszial-ligamentäre Einheit dieser Schichten ist ein wesentlicher Faktor bei der Kippung des Beckens nach posterior um die Hüftachse. Verstärkte Spannung der genannten Bänder verhindert das natürliche Auseinanderweichen der beiden Tuber beim Sitzen und fördert tendenziell eine Öffnung der beiden Ilia in so genanntes Out-Flare. Das ist eine Bewegung des Iliums in der frontalen Ebene, bei der die Crista iliaca nach lateral und das Tuber ischiadicum nach medial wandert. Gleichzeitig lassen myofasziale Spannungsmuster des M. biceps femoris die beiden Tuber im Sitzen nicht hinreichend nach posterior gleiten. Dadurch, dass die genannten myofaszialen Einheiten und die Bandstruktur eine untrennbare Zugeinheit bilden, entsteht tendenziell eine Verengung des unteren Beckenraums. Wir können nur darüber spekulieren, ob sich diese Raumverminderung nachteilig auf den Flüssigkeitsaustausch bzw. auf die Stoffwechselvorgänge der in diesem Bereich gelagerten Organe auswirkt. Eine nachteilige Auswirkung erwarte ich vor allem für die Prostata und für das Bewegungsverhältnis dieses Organs bezüglich der Blase.

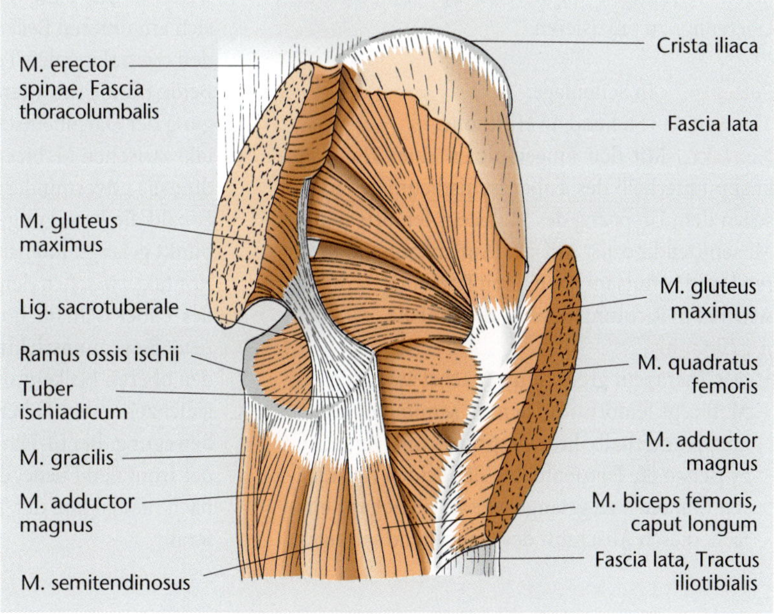

Abb. 4.47 Verbindung zwischen M. biceps femoris und Lig. sacrotuberale am Tuber ischiadicum [L190]

4

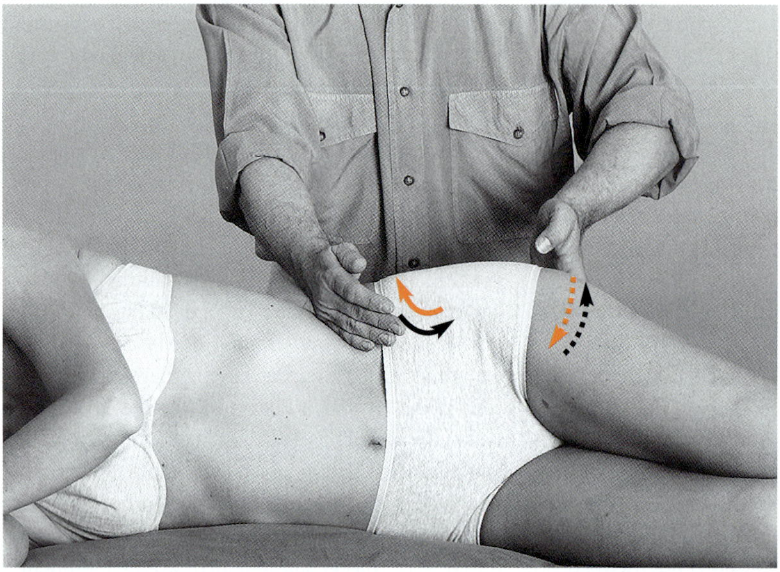

Abb. 4.48 Behandlung der posterioren Beckenkippung über die myofaszialen Spannungszüge an der Rückseite der Oberschenkel [K341]

Meines Erachtens sollte jede Behandlung der posterioren Beckenkippung zunächst mit einer Behandlung der Spannungsmuster der unteren Extremität begonnen werden (vgl. hierzu die im Abschnitt über die untere Extremität beschriebene Technik zur Behandlung der Fascia lata und besonders die Techniken zur Behandlung der Faszien der Adduktorengruppe ➤ Kap. 4.6.3). Diese Technik baut auf den genannten Extremitätentechniken auf und versucht deren Wirkungen im Bereich des lumbosakralen Übergangs zu präzisieren.

Patientin In Seitenlage.
Therapeut Stehend, in Hüfthöhe.
Kontakt Mit den Fingerspitzen einer Hand sehr knapp unterhalb des Tuber ischiadicum genau zwischen dem Ursprung des M. biceps femoris und des M. semitendinosus. Mit der Außenkante der anderen Hand behutsam am oberen Rand der Darmbeinschaufel in Richtung des Lig. iliolumbale.
Ausführung

- Der Therapeut greift nun zunächst zwischen den M. biceps femoris und den M. semimembranosus knapp unterhalb ihres Ursprungs und versucht zwischen die Faszienhüllen der beiden muskulären Einheiten zu gelangen. Es ist nicht ganz einfach, diesen Abschnitt des weitgehend sehnigen Ursprungs der beiden muskulären Einheiten zu unterscheiden. Es ist allerdings nicht erforderlich, genau in den Zwischenraum zwischen den beiden Faszienhüllen zu fassen, denn erfahrungsgemäß ist der richtungsgebende Kontakt ausreichend, um eine Reaktion des Gewebes hervorzurufen.
- Mit der anderen Hand führt der Therapeut nun den oberen Teil des Ilium ein ganz klein wenig weiter in Out-Flare. Erfahrungsgemäß bewegt sich am unteren Beckenrand der Tuber etwas auf den contralateralen Tuber zu.
- Beide Hände des Therapeuten folgen der Bewegung der Darmbeinschaufel, während der Kontakt zwischen M. biceps femoris und M. semitendinosus unvermindert weiter besteht.
- Sobald die Bewegung in Out-Flare an ihren Endpunkt gelangt, intensiviert der Therapeut den Kontakt zwischen den beiden Muskeln unterhalb des Tuber ischiadicum erheblich, bis sich eine neue Bewegungsrichtung abzeichnet: er begleitet den oberen Beckenrand in Richtung In-Flare und gleichzeitig den Tuber in eine ganz leichte Spreizbewegung. Bei In-Flare bewegt sich das Ilium in der frontalen Ebene, die Crista iliaca wandert nach medial und der Tuber ischiadicum nach lateral.

4

Posteriore Beckenkippung II – beidseitiges Out-Flare des Iliums

Patientin In Bauchlage, die Sprunggelenke ragen über den unteren Rand der Behandlungsliege (➤ Abb. 4.49, ➤ Abb. 4.50).

Therapeut Stehend, auf Höhe der Oberschenkel.

Kontakt Mit aufgestellten vordersten Fingerspitzen beider Hände von posterior auf dem vierten Kreuzbeinsegment.

Ausführung Der Therapeut achtet darauf, dass die Beine der Patientin parallel liegen und sich nicht in Außenrotation befinden.

- Er stellt nun mit seinen Fingerspitzen bilateral von der Mittellinie des Kreuzbeins Kontakt auf der Höhe des 4. Kreuzbeinsegments her. Dabei ist wesentlich, dass die Berührung nachhaltig durch die subkutane Fettschicht dringt, um das an dieser Stelle beidseitig verlaufende Lig. sacroiliaca interossea zu erreichen. Diese Bandstruktur befindet sich unter dem dichten Fasernetz der mit dem Kreuzbein verwachsenen Lendenfaszie. Der Kontakt sollte so gewählt werden, als würde er die Verbindung der Lendenfaszie mit der darunter liegenden Bandstruktur lösen.
- In einem zweiten Behandlungsschritt beginnt nun der Therapeut mit den Fingerspitzen seiner beiden Hände, Druck in kranialer Richtung auszuüben. Er vermeidet dabei, das Kreuzbein nach anterior zu drücken. Er zeichnet die Wölbung des Knochens genau nach, bleibt aber in äußerst intensivem Kontakt mit den unteren Faserschichten, die das Kreuzbein von posterior umhüllen und in den Gesamtverband des Rückens einbetten.
- Allmählich ist die Qualität des Kontaktes so zu intensivieren, als würde die Knochenhaut, also die Schicht, die sich unter dem Lig. sacroiliaca interossea befindet, nach kranial auf dem Knochen verschoben. Erfahrungsgemäß wird sich bei der Patientin ein leichter brennender Schmerz einstellen. Diese äußerst intensive Einwirkung sollte bis knapp unter den oberen Rand des Kreuzbeins geführt werden, aber dabei, wie bereits gesagt, die Kippung der Kreuzbeinbasis nach vorne vermeiden.
- Während der Schubbewegung nach kranial modifiziert der Therapeut seine sehr langsame Bewegungsgeschwindigkeit, sodass er mit Listening wahrnehmen kann, wie die beiden Ilia sich etwas von der Dauerspannung des Lig. sacroiliaca interossea lösen und aus der fixierten Out-Flare-Position in Richtung In-Flare wandern.

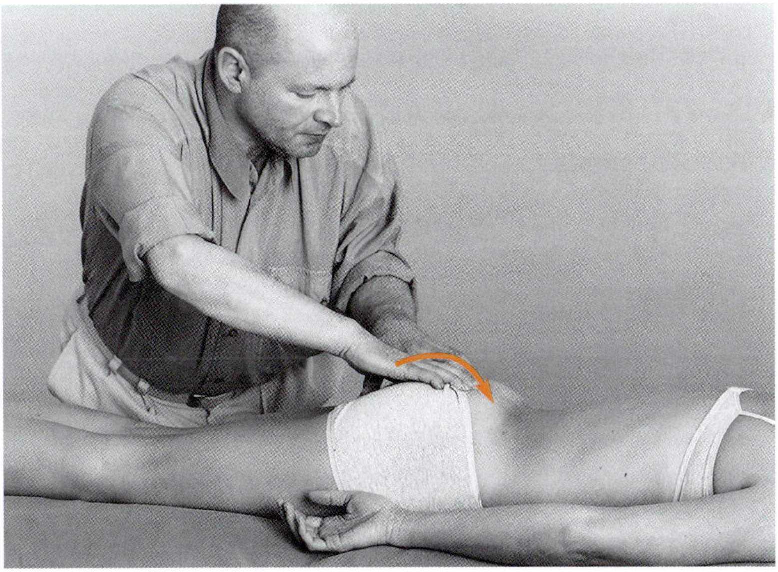

Abb. 4.49 Kombinierte Behandlung der posterioren Beckenkippung und des beidseitigen Out-Flare des Iliums [K341]

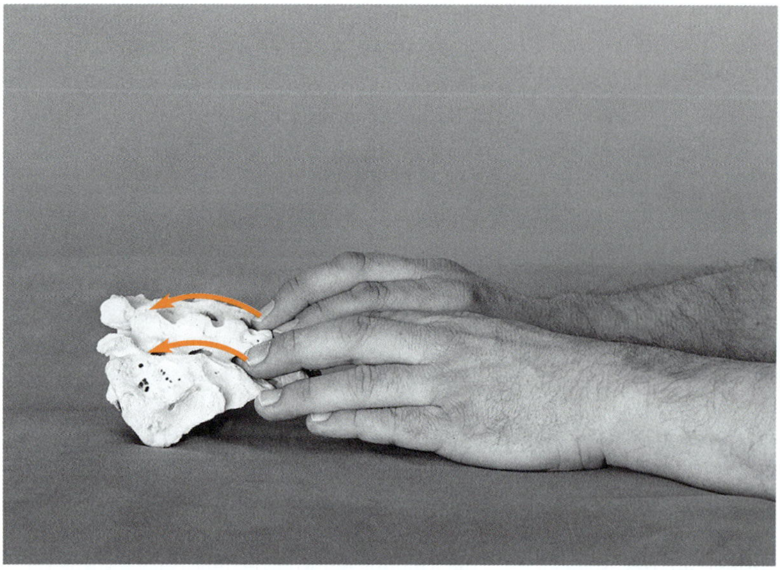

Abb. 4.50 Positionen der Finger am Kreuzbeinknochen [K341]

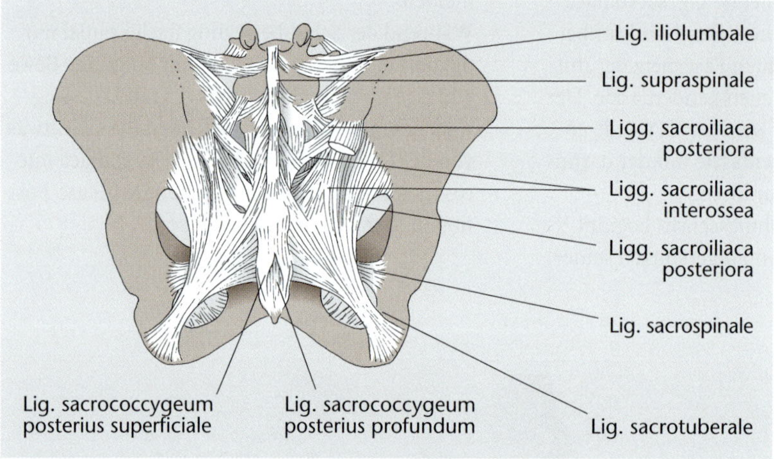

Abb. 4.51 Beckenknochen und deren Bandverbindungen bei der Frau von posterior [L190]

TIPP

Wenn der Therapeut den Kontakt mit sehr flachem Winkel, also fast parallel zur Knochenwölbung des Kreuzbeins ansetzt, entsteht eine Zugwirkung nach kaudal an die posteriore Seite des Steißbeins, die sich bis zum Lig. sacrococcygeum posterius superficiale fortsetzt. Verfolgt der Therapeut diese Zugwirkung mit Listening weiter in die Tiefe, gelingt es, die Spannungsmuster in ihrer Verbindung zur Dura mater zu beeinflussen.

Bei sehr nachhaltiger Wirkung auf die Bandverbindungen (➤ Abb. 4.51) zwischen Kreuzbein und den beiden Ilia eignet sich die beschriebene Technik auch zur Korrektur des stark ausgeprägten Genu valgum.

Steilstellung der Brustwirbelsäule

Patientin In Rückenlage, Beine ausgestreckt (➤ Abb. 4.52).

Therapeut Sitzend, am Kopfende.

Kontakt Mit einer Hand beidseitig der Wirbelsäule auf der Höhe des 6. Brustwirbels, während die andere Handfläche das Hinterhaupt unterstützt und die Fingerspitzen Kontakt am Übergang zwischen Atlas und Os occipitale herstellen.

Ausführung Voraussetzung für die Wirksamkeit dieser Technik ist, dass es dem Therapeuten gelingt, eine Hand so unterstützend unter den Rücken zu le-

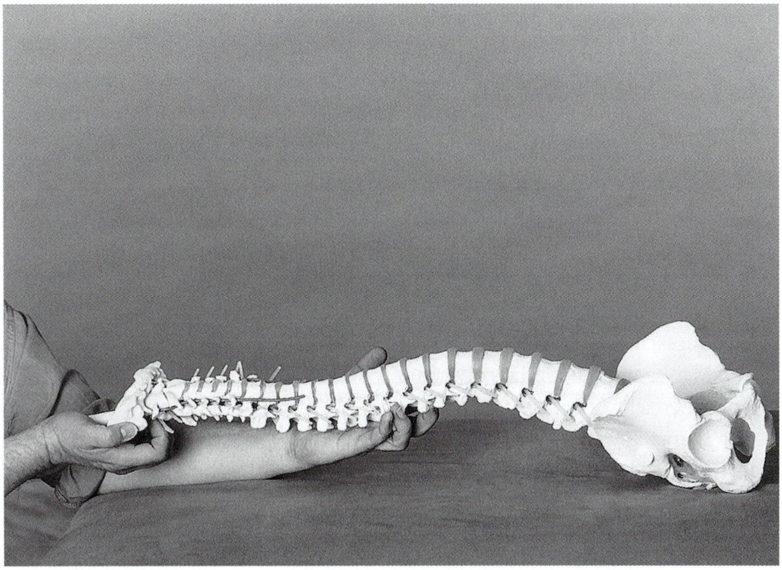

Abb. 4.52 Behandlung der Steilstellung der Brustwirbelsäule [K341]

gen, dass sich die habituelle Steilstellung der Brustwirbelsäule nicht verändert.

- Der Kontakt ist flächig mit dem Handteller zu halten, das heißt, die Wirbelsäule der Patientin ruht in der Hand des Therapeuten, der zusätzlich Kontakt über die Finger spitzen mit den wirbelsäulennahen Gewebeschichten herstellt.
- Mit der anderen Hand hält der Therapeut nun das Hinterhaupt so, dass die räumliche Relation zwischen Kopf, Nacken und Brustraum in etwa der entspricht, die die Patientin im Stehen einnimmt.
- Der Therapeut lässt nun den Kopf der Patientin minimal nach posterior, also in Richtung der Behandlungsliege, sinken, vermeidet dabei aber Zug auf die Halswirbelsäule. Es sollten unter keinen Umständen starke traktive Kräfte auf den Nacken wirken. Gleichzeitig unterstützt der Therapeut mit seiner anderen Handfläche die Wirbelsäule im thorakalen Bereich etwas mehr, sodass sich die Steilstellung in diesem Bereich stärker ausprägt. Zusätzlich setzt der Therapeut seine Fingerspitzen intensiv in das Gewebe links und rechts der Brustwirbelsäule.
- Sobald der Therapeut spüren kann, dass sich die Brustwirbelsäule auch nur um eine winzige Einheit aus der Steilstellung in Richtung einer natürlichen kyphotischen Krümmung bewegen will, folgt er dieser Bewegung und verstärkt sie. Es ist wichtig, dass er die dreidimensionale Auffächerung dieser Bewegung der Wirbelkörper, also Rotationen und Seitneigungen, selbst in ihrer kleinsten Ausprägung registriert und verstärkt.

TIPP

Es lohnt sich, vor und nach der Anwendung dieser Technik den betreffenden Wirbelsäulenabschnitt mit Gelenktests zu untersuchen, um die Wirksamkeit zu überprüfen.[4]

Verstärkte Kyphose der Brustwirbelsäule

Patientin In Seitenlage, mit angezogenen Knien (➤ Abb. 4.53).
Therapeut Stehend, in Hüfthöhe.
Kontakt Je nach Gewebetonus mit den flachen vorderen Fingergliedern beider Hände, den weich eingesetzten Handkanten oder den Handflächen.
Ausführung Um eine Wirksamkeit dieser Technik zu gewährleisten, sind wir auf die aktive Mitarbeit der Patientin angewiesen.

- Während der Therapeut mit beiden Händen im lateralen Abschnitt des Brustkorbs etwa auf Höhe

[4] J.-P. Barral, J.-P. Mathieu, P. Mercier: Die Untersuchung der Wirbelsäule, Gent 1993, S. 79f.

der 6. Rippe Kontakt herstellt, lässt die Patientin den mit dieser Seite verbundenen Arm über den Rand der Behandlungsliege hängen.

- Der Therapeut untersucht die Dichte der verschiedenen Faszienschichten in diesem Bereich. Möglicherweise wird er eine große Faserdichte schon an der Oberfläche feststellen, eventuell an der lateralen Grenze der Faszie des M. latissimus dorsi und ihrer Verbindung zum Oberarm, möglicherweise aber auch erst an der faszialen Verbindungsschicht zwischen M. serratus anterior und M. obliquus abdominis oder im Zwischenrippenbereich.
- Der Therapeut setzt seine beiden Hände ein und intensiviert den Kontakt gleichzeitig posterior und anterior der lateralen Mittellinie des Rumpfes. Es ist darauf zu achten, dass die Schubwirkung in kranialer Richtung an der Oberfläche nur soweit wirkt, als die darunter liegenden Schichten der Dehnwirkung folgen können. Ziel ist nicht eine mechanisch lokale Einwirkung auf die Brustkorbseite, sondern mehr eine Lösung der dreidimensionalen Verbindung zwischen Schulter und Brustraum. Deshalb ist es nötig, dass während der manuellen Einwirkung des Therapeuten die Patientin ihren Arm mit mehr und mehr Gewicht von der Behandlungsliege hängen lässt, so als würde sie mit ihrer Hand nach einem am Boden liegenden Gegenstand greifen.

Stark ausgeprägte Kyphose der Brustwirbelsäule

Patientin Auf einem Hocker sitzend, Oberschenkel sind parallel (➤ Abb. 4.53, ➤ Abb. 4.54).
Therapeut Seitlich neben der Patientin stehend.
Kontakt Mit einer flachen Handfläche das Brustbein von anterior unterstützend, gleichzeitig Kontakt der anderen Hand beidseitig an der Brustwirbelsäule etwa auf Höhe von Th 6.
Ausführung Der Therapeut fordert die Patientin auf, guten Bodenkontakt mit ihren Füßen zu halten.

- Während der Therapeut nun den Brustraum von anterior und posterior hält, gibt er einen ganz leichten Impuls in kranialer Richtung, so als würde er den Brustkorb vom Bauch- und Beckenraum abheben.
- Gleichzeitig fordert er die Patientin auf, ihre Bauchdecke völlig zu entspannen, damit das Becken leicht nach vorne kippt. Anschließend sollte die Patientin den Bodenkontakt etwas intensivieren, damit das Becken in seine Ausgangsposition zurücksinkt und leicht in posteriore Stellung kippt.
- Dieser Bewegungsablauf sollte mehrmals wiederholt werden.
- Der Therapeut registriert die durch die Beckenbewegung entstehende Schubwirkung im Bereich des Brustraums und wirkt von posterior genau

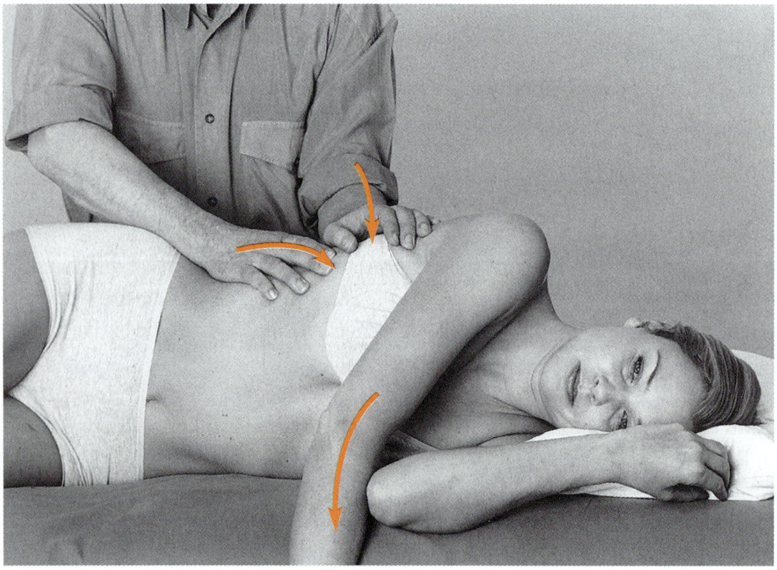

Abb. 4.53 Behandlung der verstärkten Kyphose der Brustwirbelsäule [K341]

unterhalb der deutlichsten bilateralen Facettenfixierungen auf das Gewebe ein.

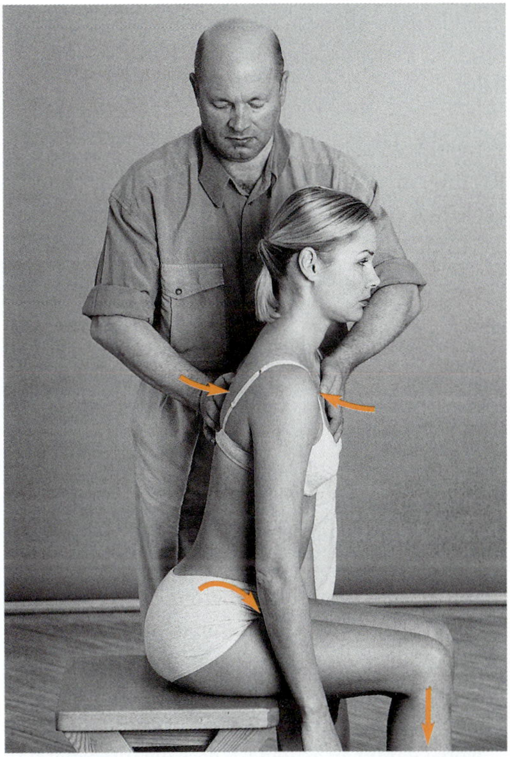

Abb. 4.54 Koordinative Behandlung der stark ausgeprägten Brustwirbelsäulenkyphose [K341]

Chronisch überstreckter Nacken

Patientin In Rückenlage, beide Beine ausgestreckt (➤ Abb. 4.55).

Therapeut Sitzend, am Kopfende.

Kontakt Mit den Fingern einer Hand beidseitig der oberen Brustwirbelsäule, auf der Höhe von Th 3, während die zweite Hand das Hinterhaupt unterstützt.

Ausführung

- Der Therapeut hebt zunächst das Hinterhaupt ein klein wenig von der Behandlungsliege, aber nur so weit, dass die vorliegende Überstreckung der Halswirbelsäule erhalten bleibt.
- Dann nimmt er beidseitig der Wirbelsäule im Bereich des 3. Brustwirbels Kontakt mit dem Gewebe auf. Der Therapeut vermeidet eine Zugwirkung in kranialer Richtung.
- Er gestaltet die Qualität seiner Berührung so, dass bei der Patientin der Eindruck entsteht, als würde sie ganz leicht passiv auf der Höhe von Th 3 nach hinten gebeugt werden. Im selben Augenblick übertreibt der Therapeut die Überstreckung der Halswirbelsäule minimal und richtet seine ganze Aufmerksamkeit auf den Augenblick, in dem sich der gesamte Nacken aus der Überstreckung in eine leichte Beugung bewegen will.
- Der Therapeut unterstützt diese Bewegung mit beidhändigem subtilem Kontakt. Dabei visuali-

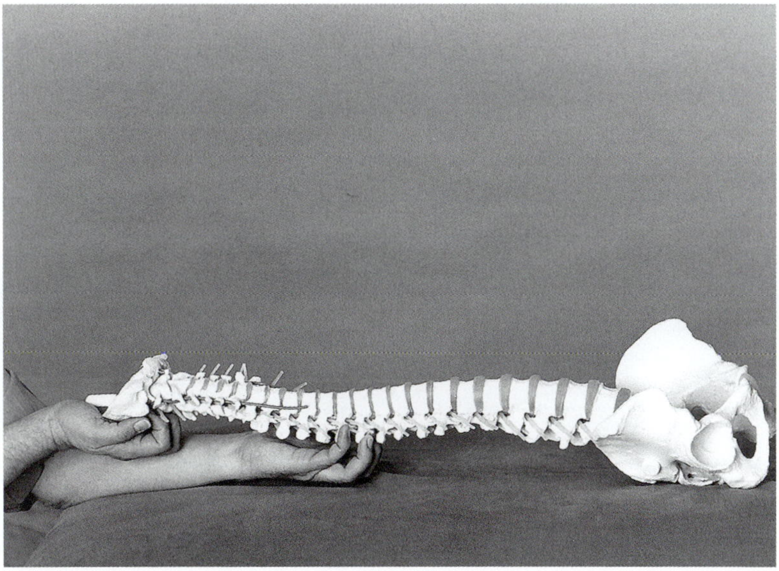

Abb. 4.55 Behandlung des chronisch überstreckten Nackens [K341]

siert er die Verbindung des Lig. nuchae zum Hinterhaupt und den einzelnen Dornfortsätzen der Halswirbelsäule in dem Ansatz des Lig. nuchae in der Faszie des M. trapezius.

TIPP

- Der Therapeut muss unter allen Umständen vermeiden, dass zerrende Kräfte auf den Nacken wirken, da er sonst die feine Zugwirkung des hochelastischen Lig. nuchae nicht von grober Muskelkraft unterscheiden kann. Bildlich gesprochen behandelt er das Lig. nuchae so wie ein flächiges Seil, an das die Wirbelkörper mit ihren Dornfortsätzen geknüpft sind.
- Die Aufmerksamkeit des Therapeuten ist dabei auf die zwei Ebenen des Listenings gerichtet: einerseits auf das Gesamtspannungsmuster zwischen oberen Brustraum, Nacken und Schädelbasis, andererseits auf die Gelenkverbindungen, also die Detailstruktur des Nackens.

4

Chronisch verkürzte myofasziale Schichten des Nackens

Patientin In Rückenlage, beide Beine aufgestellt (➤ Abb. 4.56).

Therapeut Am Kopfende stehend, ein angewinkeltes Knie stützt sich auf die abgesenkte Behandlungsliege.

Kontakt Während eine Hand den Hinterkopf anhebt, stellt die andere Hand flächigen Kontakt mit den posterior zum M. sternocleidomastoideus gelegenen Schichten her. Der Therapeut stützt dabei seinen Ellbogen auf sein angewinkeltes Knie, um den Kopf der Patientin in einer relativ hohen Position zu halten.

Ausführung Es ist wichtig, dass der Nacken der Patientin sich auf der Behandlungsseite in leichter Rotation und Seitbeugung befindet, um die äußeren Schichten hinreichend zu entspannen. Entscheidend ist dabei, dass es dem Therapeuten gelingt, zwischen M. trapezius und M. sternocleidomastoideus zum M. scalenus medius vorzudringen.

- Sobald der Therapeut mit dem M. scalenus medius Kontakt herstellt, intensiviert er die Berührungsqualität etwas und beginnt mit seiner Hand in Richtung des Muskelursprungs seitlich der Halswirbelsäule zu gleiten.
- Damit führt die Hand des Therapeuten eine Bewegung in diagonaler Richtung, also nach mediokranial, aus.
- Durch leichte Positionsänderung des Kopfes, durch Steigerung oder Verminderung der Rotation bzw. der Seitneigung des Nackens lassen sich verschieden tief gelegene Schichten erreichen. Die Technik ist auf beiden Seiten anzuwenden, wobei darauf zu achten ist, dass die Intensität der

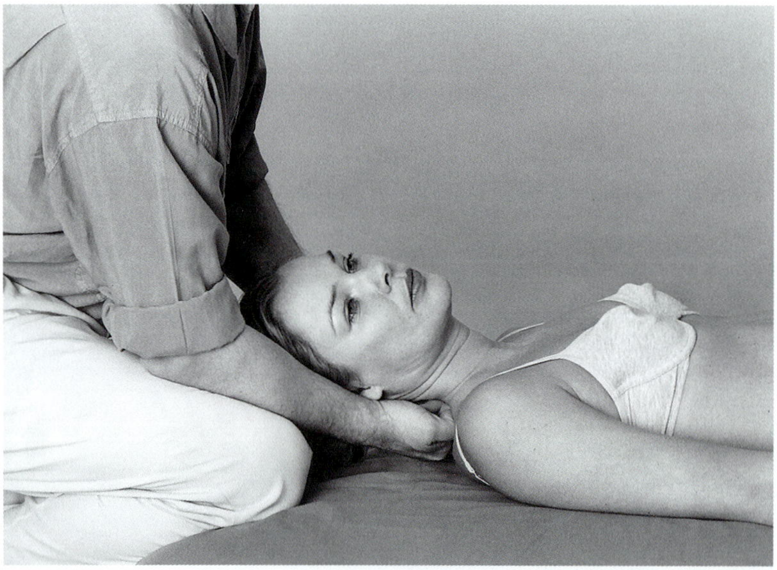

Abb. 4.56 Behandlung chronisch verkürzter myofaszialer Schichten des Nackens [K341]

Berührung in Relation zur vorliegenden Spannung modifiziert wird.

TIPP

Diese Technik lässt sich in Relation zur Form des Nackens variieren. Wenn der Nacken in all seinen Schichten, in der äußeren, mittleren und tiefen Schicht verkürzt erscheint, ist es empfehlenswert, den Kontakt am M. scalenus medius nicht mit der flachen Hand, sondern punktuell herzustellen.

Das Herstellen des punktuellen Kontakts gelingt vor allem bei männlichen Patienten mit stark ausgeprägtem Muskeltonus am besten, indem der Therapeut Zeige- und Mittelfinger einer Hand krümmt und mit der Oberfläche der zweiten Fingerglieder sehr spezifisch auf die Skalenusfaszie einwirkt. Wichtig ist, dass der Therapeut Druck auf Gefäße vermeidet. Dabei sollte auch der über dem Schlüsselbein verlaufende Teil des Plexus brachialis mit Vorsicht behandelt und unter keinen Umständen gegen die Querfortsätze der Halswirbelsäule gepresst werden. Solange nur eine kurzzeitige, behutsame Dehnungswirkung auf die Bindegewebshülle des Plexus fällt, stellt sich eine positive Wirkung ein, weil der Nerv damit seine natürliche Grundspannung im Verhältnis zu seinen Grenzschichten findet.

4.2 Myofasziale Behandlung der Skoliose

In der Orthopädie wird das Erscheinungsbild der Skoliose vor allem anhand der radiologischen Bilddarstellung untersucht. Diagnose und Prognose konzentrieren sich auf die Registrierung des Neigungswinkels einzelner Abschnitte der Wirbelsäule. Bis zu einem gewissen Grad liefert dieses diagnostische Vorgehen Aufschluss über die vorhandene Normabweichung der Wirbelsäulenkrümmungen. Allerdings ist die Zuverlässigkeit des angewandten Messverfahrens nicht sehr hoch, weil die Radiologie ein dreidimensionales Krümmungsverhalten nur flächig abbilden kann. Hinzu kommt, dass die radiologische Aufnahme lediglich eine Momentaufnahme liefert, aus der sich Schwankungen der relevanten Krümmung, die durch die Atmung und Haltungsveränderungen bedingt sein können, nicht ablesen lassen.

Ich bezweifle deshalb, dass sich eine Langzeitprognose über die Stabilität des Rückens bzw. über die Gewährleistung des Atemvolumens und des Raums für eine funktionell sinnvolle Herzaktivität alleine mit dem traditionellen bildgebenden Verfahren stellen lässt.

4.2.1 Skoliose als Veränderung des Raumgefüges und der Organhöhlen

Aus dem Blickwinkel des myofaszialen Konzepts erscheint die Skoliose nicht nur als eine dreidimensional manifeste irreguläre Krümmung der Wirbelsäule, sondern vielmehr als ein verändertes Raumgefüge der Körperhöhlungen und einer sehr stabilen räumlichen Verschiebung einzelner Organachsen. Eine derartige Sicht lässt sich dadurch stützen, dass sich manualdiagnostisch die Tendenzen zur Skolioseentwicklung bereits in frühen Lebensjahren, bevor sich die skoliotische Krümmung in der Wirbelsäule zeigt, diagnostizieren lassen. Die manuelle Diagnose liefert Einblick in veränderte Zugverhältnisse an den Membranen, die die Körperhöhlungen auskleiden. Diese **veränderten Zugverhältnisse** lassen sich sowohl innerhalb des **kraniosakralen Membransystems** als auch in den Bindegewebslagern des **Abdominal**- und **Beckenraums** feststellen.

Ich hatte während der vergangenen zwei Jahrzehnte immer wieder Gelegenheit, in Zusammenarbeit mit Kinderärzten und Orthopäden Skolioseentwicklungen langfristig, beginnend mit dem Säuglingsalter, zu beobachten. Unsere Beobachtungen beanspruchen nicht die Validität einer wissenschaftlichen Studie, sie legen aber nahe, die traditionelle, auf die Wirbelsäulen- bzw. Rückendiagnostik fixierte Betrachtungsweise der Skoliose zu relativieren. Besonders aufschlussreich waren die Beobachtungen, die wir bei so genannten idiopathischen Skoliosen bereits im Säuglingsalter machen konnten. Man brachte die Kinder zu uns, weil die Mütter eine ausgeprägte Skoliose hatten, in einzelnen Fällen lagen Skoliosen in drei Generationen vor. Obwohl sich nun bei der orthopädischen Untersuchung der Säuglinge keinerlei irreguläre Wirbelsäulenkrümmung feststellen ließ, konnten wir bei der manuellen Untersuchung veränderte Zugkräfte der Dura mater auf das Kranium und das Sakrum erkennen. Wir fanden sozusagen bereits in den ersten Lebenswochen des Säuglings die skoliotische Tendenz in den tiefen Membranen verankert. In den folgenden Jahren bestätigte sich unsere Diagnose: Alle untersuchten Kinder entwickelten schließlich Wirbelsäulenkrümmungen, die sich auch röntgenologisch als Skoliose diagnostizieren ließen.

Aufgrund unserer Beobachtungen folgerten wir, dass das Skoliosemuster zu einem Zeitpunkt, zu dem die Tonuskräfte der Muskulatur nur schwach entwickelt sind, manifest sein können, also wesentlich früher vorhanden ist als im zehnten oder elften Lebensjahr, wenn es im Rahmen des großen Längenwachstums besonders deutlich sichtbar wird. Somit wäre die Skoliose zumindest in manchen Fällen nicht den irregulär wirkenden Muskelkräften des Rückens zuzuordnen. Sie wäre vielmehr als **Folge** eines **ungewöhnlichen Wachstumsverhaltens** des **myofaszialen Systems** zu verstehen, eines Wachstumsverhaltens, das dann sekundär eine Desorientierung des Muskeltonus hervorruft. Diese Annahme lässt sich damit stützen, dass das Bindegewebe und nicht das Zentralnervensystem die Wachstumsvorgänge des Organismus vorrangig steuert.

4.2.2 Ätiologische Faktoren

Es ist nicht einfach, allgemeine Aussagen über die Ätiologie der Skoliose nur auf der Basis einzelner Fälle zu treffen. Aber unsere diagnostischen Beobachtungen liefern zusammen mit den praktischen Ergebnissen bei von uns angewandten Behandlungstechniken zumindest Anhaltspunkte, um die traditionelle Diagnostik und Behandlungsweise der Skoliose zu überdenken.

Wir haben zu beachten, dass die als Skoliose diagnostizierten Formen der Wirbelsäule offensichtlich grundverschiedene Ursachen haben. In vielen Fällen liegt offenbar eine **genetische Disposition** vor. In anderen Fällen spielen diese genetischen Faktoren aber keine Rolle, in wieder anderen Fällen kam es offenbar durch eine außergewöhnliche Position während der fetalen Entwicklung zu einer Veränderung in der Membrankonstruktion im Inneren der Körperhöhlungen, vor allem im Bereich des Brustraums und innerhalb des kraniosakralen Systems. Schließlich begegnen wir noch den Fällen, die für die von uns beschriebene Behandlungstechnik relevant sind, die Fälle nämlich, die schon im frühen Säuglingsalter eine drastische **Achsenverschiebung** der **Mobilitätsachsen** der unter dem Zwerchfell gelegenen Organe aufweisen.

In den meisten von uns untersuchten Fällen der Organachsenverschiebung spielt der **Magen** eine wichtige Rolle. Im Abschnitt über die Bedeutung des Atemmusters (➤ Kap. 4.1) konnten wir bereits sehen, dass die Dynamik des Atmungsvorgangs den Brustraum formt und stabilisiert. Jede deutlich ausgeprägte Veränderung der Mobilität eines Organs auf einer Zwerchfellseite wird eine Veränderung der Basis des Brustraums hervorrufen.

Wie wir sehen konnten, kommt es so zu einer veränderten **Raumexkursion** des **Zwerchfells** und der **Lunge** auf dieser Seite. Damit wirken veränderte Rotationskräfte von anterior auf ganze Gruppen von Brustwirbeln: Sobald eine Zwerchfellkuppel sich tendenziell in permanenter Senkung befindet, müssen der Rücken und die darin eingefügten Wirbel und Rippen dieses Absinken mit entsprechender Seitkrümmung ausgleichen. In geringerem Ausmaß sind ähnliche Einflüsse denkbar, wenn es aufgrund einer Infektion im Brustraum zu einseitigen Adhäsionen an den Binnenschichten der Thoraxwand gekommen ist. Es entsteht damit eine Achsenverschiebung im Bereich der Lungen, die der Veränderung der Brustwand folgt. So kann sich schließlich die Form beider Brusthälften drastisch verändern.

Allerdings scheint im Verhältnis dazu die Bedeutung der subdiaphragmal gelegenen Organe für die Krümmungen der Wirbelsäule größer zu sein. Es ist auf jeden Fall lohnend, beide Zwerchfellhälften in ihrer räumlichen Relation und Beweglichkeit im Verhältnis zu den Organen genau zu untersuchen. Dabei sollten wir unser Augenmerk auch auf die elastische Kapazität der Zwischenrippenmembranen und der subkostalen myofaszialen Schichten richten.

4.2.3 Embryologische Aspekte

Alle Organe machen während der Embryonalentwicklung eine charakteristische Positionsveränderung, eine Art Raumreise durch, bis sie ihren regulären Platz im Inneren der Körperhöhlungen finden. In der Praxis konnten wir sehen, dass es zumindest einen häufig auftretenden Skoliosetyp gibt, der sich einer **unvollständigen Raumkurve** des **Magens** zuordnen lässt. In diesem Fall erscheint der Rücken im linken oberen Lendenwirbelbereich eingesunken und die darüber liegenden Wirbel zeigen die typisch skoliotische Drehung, sodass der ganze Oberkörper im Verhältnis zum Becken nach rechts versetzt erscheint.

Auf den ersten Blick scheint es sich um ein **Tonusungleichgewicht** der **Erektoren** zu handeln. Meist ist auch der M. latissimus dorsi auf der linken Seite nur sehr schwach ausgeprägt. Die muskuläre Stütze des M. quadratus lumborum zwischen dem Oberrand des Beckens und dem unteren Rand der 12. Rippe scheint kaum vorhanden zu sein.

4.2.4 Diagnostische Aspekte

Richten wir unser Augenmerk auf die Untersuchung des prävertebralen Bereichs, so treffen wir auf eine drastisch veränderte Raumposition des **Magens** in Beziehung zur Zentralmittelachse des Körpers. Offenbar hat der Magen in diesen Fällen während der embryologischen Entwicklung die für ihn entsprechende Raumkurve nur unvollständig durchlaufen. Er befindet sich deshalb im Vergleich zur Normalposition weiter **medial** und kann damit nur wenig Unterstützung für die linke Zwerchfellkuppel bieten. Nach **kranial** ist auch die Beziehung zur **Milz,** nach **kaudal** zur **linken Niere** verändert. Damit liegt auf der rechten Thoraxseite eine nachhaltige Unterstützung durch die im Vergleich zum Magen ohnehin wesentlich „dichtere" Leber vor. Die linke Zwerchfellkuppel sinkt ab und es kommt, wie ich annehme, zur Ausbildung der typischen skoliotischen Krümmung in den darüber liegenden Abschnitten der Wirbelsäule.

4.2.5 Behandlungskonzept und Behandlungstechniken

Leider konnte ich mit am Rücken ansetzenden Behandlungstechniken in einer derartigen Situation nur sehr wenige Resultate erzielen. Es besteht sogar die Gefahr, dass durch manuelle Einwirkung auf die myofaszialen Schichten des skoliotisch gekrümmten Rückens eine Destabilisierung einzelner Gelenkabschnitte eintritt. Im Gegensatz dazu zeigten sich bei einem subdiaphragmalen, also einem viszeralen Vorgehen immer wieder sehr zufriedenstellende Ergebnisse. Und zwar vor allem dann, wenn wir eine Behandlungsstrategie wählten, die den Wachstumsprozess des Kindes über einen längeren Zeitraum mit minimalen Interventionen begleitet.

Skoliosebehandlung bei Säuglingen und Kleinkindern

Diese Behandlung kann bei Säuglingen und Kindern bis zum 3. Lebensjahr durchgeführt werden (➤ Abb. 4.57).

Kleinkind Ruht mit dem Hinterhaupt und mit dem Becken jeweils auf einer Hand des Therapeuten.
Therapeut Stehend, ein Bein angewinkelt auf einem Schemel oder der abgesenkten Behandlungsliege.
Kontakt Der Therapeut stützt seinen Vorderarm mit dem angewinkelten Oberschenkel, während er das Becken des Kindes so hält, dass die Beine seitlich neben seinen Oberarm fallen. Gleichzeitig unterstützt er das Hinterhaupt.
Ausführung

- Der Therapeut folgt am Becken und am Kranium bimanuell in Listening, zunächst ohne Zug auf die Dura auszuüben.
- Im Fall einer vorliegenden Skoliosetendenz werden sich am Becken und am Kranium die beiden Hände des Therapeuten ganz leicht räumlich gegeneinander verdrehen. Es kommt nun darauf an, diese Verdrehung zunächst zu verstärken und an ihrem Endpunkt mit beiden Händen Traktion auf die Dura und die daran angrenzenden Schichten auszuüben. Der Zug sollte zunächst verstärkt und dann langsam so vermindert werden, dass

4

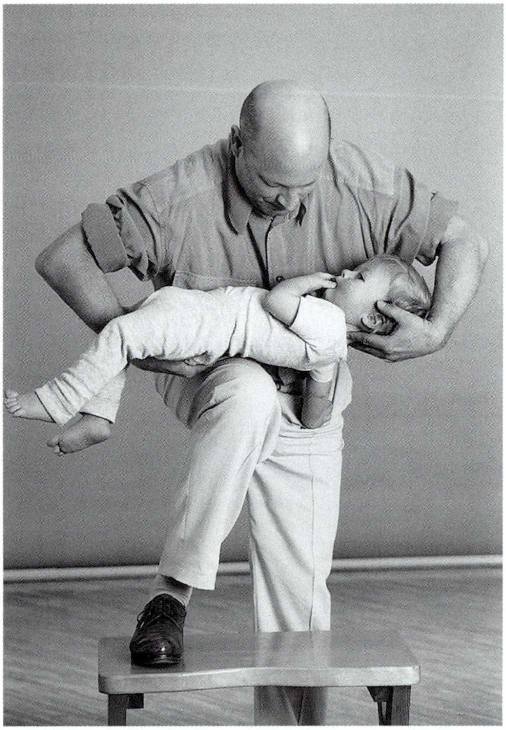

Abb. 4.57 Skoliosebehandlung im Säuglingsalter und bis zum 3. Lebensjahr [K341]

sich Becken und Hinterhaupt aus ihrer Verdrehung zurückbewegen.
- Der gesamte Behandlungsablauf sollte drei bis viermal wiederholt werden, wobei darauf zu achten ist, dass der von den Händen des Therapeuten ausgeübte Zug auf wirbelsäulennahe Schichten und die Schichten im Inneren des Wirbelkanals wirkt und eine äußere Dehnung des Rückens vermieden wird.

Die Wirksamkeit der Technik steigert sich, wenn wir das Kind zunächst mit kraniosakralen Techniken am Übergang zwischen der oberen Halswirbelsäule und der Schädelbasis und am Übergang zwischen Lendenwirbelsäule und Kreuzbein vorbehandeln. Damit wird gewährleistet, dass sich das Längenwachstum an beiden Enden der Wirbelsäule räumlich entfalten kann, indem die myofaszialen und ligamentären Sperren in diesen Bereichen vermindert werden.[5]

[5] Vgl. die Darstellung bei J.E. Upledger, J.D. Vredevoogd, Craniosacral Therapy, Eastland Press, Seattle 1983, S. 268 f.

Skoliosebehandlung beim Erwachsenen

Diese Technik setzt gleichzeitig am linken subdiaphragmalen Raum und an den Binnenschichten der rechten Thoraxhälfte auf Höhe der 6. Rippe an (➤ Abb. 4.58). Sie wirkt damit einerseits auf die Unterstützung der linken Zwerchfellkuppel durch den Magen, andererseits gleichzeitig auf die Verbindungsschicht vom M. serratus anterior und M. obliquus abdominis an der Außenseite des Brustkorbs, die Zwischenrippenmembranen und die myofaszialen subkostal gelegenen Schichten sowie auf die Verbindung der parietalen Pleura im Innenraum.

Patientin Auf einem Hocker sitzend.
Therapeut Hinter der Patientin stehend, das rechte Bein angewinkelt auf dem Hocker, während die Patientin den Oberarm darüberlegt und sich mit der Achsel abstützt.
Kontakt Mit der linken Hand mit dem Magen und mit der rechten Hand am Rippenbogen.
Ausführung
- Der Therapeut führt den Oberkörper der Patientin etwas stärker in die Verkrümmung. Gleichzeitig umfasst er mit seiner linken Hand den Magen von unten und hebt ihn in kranialer Richtung an, und zwar genau in Richtung der Bandbefestigung nahe der Mittellinie des Körpers.
- Dabei umfasst der Therapeut den linken Rippenbogen so, dass seine Finger Kontakt mit dem Magen halten und seine Handfläche den Rippenbogen diagonal in Richtung des Processus xiphoideus komprimiert. Es entsteht dabei eine leichte Verstärkung der ohnehin vorhandenen skoliotischen Krümmung, die rechte Thoraxhälfte rotiert um die Zentralachse der rechten Lunge nach anterior.
- In diesem Augenblick komprimiert der Therapeut mit seiner rechten Hand die rechte Thoraxhälfte auf Höhe der 6. Rippe ebenfalls, und zwar so, dass der Druck in kraniale Richtung weitergegeben wird.
- Diese Bewegung sollte so vonstatten gehen, dass der Magen weiterhin in Richtung seiner Bandfixierung angehoben bleibt, die rechte Thoraxhälfte während der Rotation von vorne wie eine Trommel komprimiert wird und so der Thorax als

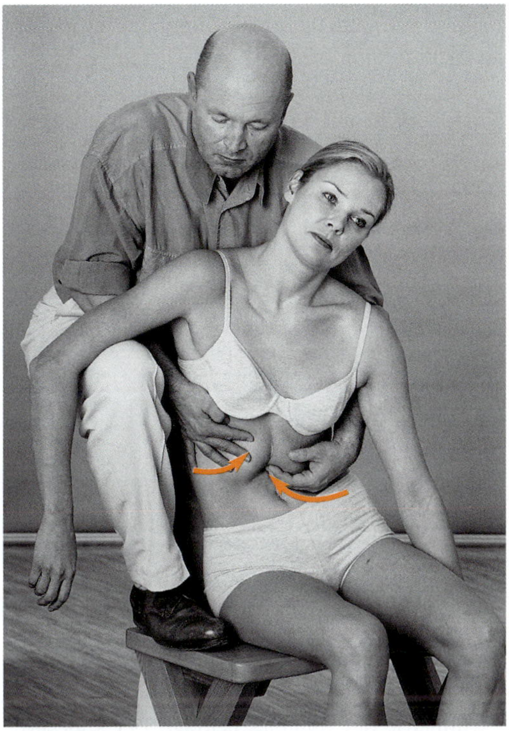

Abb. 4.58 Skoliosebehandlung beim Erwachsenen [K341]

Ganzes nach kranial bewegt wird, als würde er vom Beckenraum abgehoben.

- Anschließend lässt der Therapeut den Oberkörper der Patientin wieder Richtung Becken sinken und führt ihn zurück in die Normalposition.

TIPP

- Entscheidend ist, dass die direkte Dehnung myofaszialer Schichten der Außenkonstruktion des Brustkorbs mit der präzisen indirekten Behandlung zwischen Organ und Zwerchfell angewendet wird.
- Auch bei dieser Technik ist es empfehlenswert, den Atlanto-Okzipital-Übergang (➤ Kap. 5.1.3) und den Übergang zwischen Lendenwirbelsäule und Kreuzbein (➤ Kap. 5.1.4) vorzubehandeln und ggf. nach der beschriebenen Technik noch einmal nachzubehandeln.

Falls sich die skoliotische Krümmung der Brustwirbelsäule vor allem im linken Thoraxraum manifestiert, lässt sich die für die Magen-Zwerchfell-Relation beschriebene Technik (➤ Kap. 4.1.8) entsprechend für den Übergang von Leber und rechter Zwerchfellkuppel modifizieren.

Ziel der hier vorgestellten Skoliosebehandlung ist nicht eine Begradigung der Wirbelsäule, sondern eine Beweglichkeitsverbesserung tief liegender Membranen, in die die Krümmungen der Wirbelsäule eingebettet sind. Selbstverständlich wird sich bei korrekter Anwendung der beschriebenen Techniken die extreme skoliotische Krümmung vermindern. Dabei ist aber wesentlich, dass sich der Rücken nur soweit in Richtung Symmetrie entwickelt, wie es der Unterstützung der Wirbelsäule durch Position und Mobilität der Organe entspricht. Jede einseitige Behandlung, die nur am Rücken ansetzt, wird meines Erachtens eine Diskrepanz zwischen prä- und postvertebralen Komponenten des Rückens verstärken.

4.2.6 Neue Sicht der Skoliose aus dem Blickwinkel der Forschung

In den vorhergehenden Abschnitten sind wir bereits auf den möglichen Zusammenhang von skoliotischer Wirbelsäulenkrümmung und Organposition bzw. Organbewegung eingegangen. Seit 2016 gibt es nun erstmals eine wissenschaftliche Studie, die sich umfassend mit dem Zusammenhang der Skoliose mit der Anatomie der Organe beschäftigt. Eine Gruppe von Forschern am University Medical Center Utrecht hat eine bahnbrechende Studie vorgelegt. Diese Studie untersucht die Zusammenhänge einer ganzen Reihe von Eigentümlichkeiten der anatomischen Topographie der Organe.[6] Die Forscher richten ihren Blick vor allem auf die signifikanten Abweichungen von der Norm der Organposition. Die Studie untersucht unter anderem die Organtopografie in den Fällen von Situs inversus und Dextrocardia. Die Forscher kommen zu einem Ergebnis, das die Hypothese stützt, dass die Raumverteilung der Organe einen bestimmenden Einfluss auf die Entwicklung der Skoliose hat, und zwar auf die typische konvexe Krümmung.[7]

[6] Tom P.C. Schlösser, Tom Semple, Siobhan B. Carr, Simon Padley, Michael Loebinger, Claire Hogg, Rene M. Castelein, Scoliosis convexity is Related to Organ Anatomy, UMC Utrecht, ICEOS 2016.

[7] Tom P. C. Schlösser: Conclusions: Data support the hypothesis that: Distribution of Organ mass appears to determine curve convexity in scoliosis.

Beobachtungen in der klinischen Praxis bestätigen offenbar die Hypothese der Wissenschaftler. Besonders klar zeigt sich der Zusammenhang zwischen Dextrocardia, der Rechtsverlagerung des Herzens und konvexer Wirbelsäulenkrümmung. Diese Gegebenheit ist mit Bild darstellenden Verfahren dokumentierbar. Hinzu kommt ein weiterer, dynamischer Aspekt, der auf der Momentaufnahme eines statischen Bildes nicht sichtbar ist: Die Raumexkursion des Herzens ist während des Atmungsvorgangs sehr groß. Diese Raumexkursion wiederholt sich mit der Anzahl der Atemzüge. Wenn wir von einer Anzahl von 20 000 Atmungsbewegungen pro Tag ausgehen bedeutet das, dass ebenso viele Male atypische Formkräfte im Inneren des Brustraums zur Wirkung kommen. Auch diese Gegebenheit scheint die Hypothese zu stützen, dass Topographie, Volumen und Bewegung der Organe bestimmende Faktoren bei der Entwicklung von Wirbelsäulenkrümmungen sind.

In der genannten Studie aus Utrecht wird in überzeugender Weise auf den möglichen Zusammenhang von Organanatomie und dem Erscheinungsbild der Skoliose eingegangen. Allerdings bleibt die Frage im Raum, welche Kräfte letztlich hinter der irregulären Formveränderung stehen. Welche biomechanischen Vorgänge oder welche biochemischen Reaktionen führen zur Ausprägung der veränderten Topographie der Organe und der Krümmung der Wirbelsäule?

Auch auf diese Fragen haben jüngste Forschungsansätze Antworten gefunden. Die seit langem diskutierte Hypothese, dass zahlreiche idiopathische Skoliosen auf der Grundlage genetischer Faktoren entstehen, hat eine erste Bestätigung in den Forschungsergebnissen einer Gruppe von Wissenschaftlern gefunden. Die Wissenschaftler sind mit ihren Studien zu dem Ergebnis gekommen, dass die Aktivität eines ganz bestimmten Gens für die Entwicklung von Skoliosen verantwortlich sein könnte. In der fast uferlosen Vielzahl von Untersuchungen erscheinen die Studien zu diesem Thema wie ein Meilenstein, der für die Entstehungsgeschichte einer Vielzahl von ganz unterschiedlichen Formvarianten der Skoliose eine solide Erklärung liefert.[8]

Und doch könnte auch diese empirisch gestützte Einsicht nicht alle Erscheinungsformen, die unter ein und demselben Stichwort – „Skoliose“ – subsummiert werden, hinreichend erklären. Es gibt seit geraumer Zeit Forschungen, die sich mit dem Zusammenhang von endokrinen Substanzen und der Ausprägung von Skoliose beschäftigen. Das letzte Wort über die Ätiologie der „vielgestaltigen“ Ausprägungen der Skoliose ist also nicht gesprochen, obwohl sich das sogenannte Skoliose-Gen 19p13.3 hat finden lassen

4.2.7 Folgerungen für die Praxis

Die oben erwähnten Forschungen von Schlösser et al. bestätigen, dass es sich bei der idiopathischen Skoliose nicht nur um ein verändertes Wachstumsverhalten der Wirbelsäule handelt, dass vielmehr die Anatomie der Organe wesentlich zur verstärkten Asymmetrie des Rumpfes beiträgt. Der knöcherne Teil der Wirbelsäule lässt sich in vielen Fällen eher als „die Spitze des Eisbergs“ sehen. Die oft wichtigere, für die manuelle Behandlung relevante Dimension liegt häufig im veränderten Raumgefüge des Rumpfes oder in einer seitlichen Fixierung der Dura mater im Inneren des Wirbelkanals. Das veränderte Raumgefüge kann zunächst ohne Bild darstellende Verfahren mit dem nach Adam benannten Test, der noch aus dem 19. Jahrhundert stammt, beurteilt werden. Bei diesem einfachen Untersuchungsschritt beugt sich die Patientin im Sitzen nach vorne, während der Therapeut das Volumenverhalten des Rumpfes und die Krümmung der Wirbelsäule beobachtet. Zusätzlich lassen sich die veränderten Raumkurven, die einzelne Organe während des Atmens beschreiben, am Bildschirm des Ultraschallgeräts verfolgen. Und schließlich kann auch die „chronische“ Positionsveränderung einzelner Orga-

[8] Vivian Chan, Gardian C. Y. Fong, Keith D. K. Luk, Ben Yip, Miu-Kuem Lee, Man-Sim Wong, Dabid D. S. Lu, Tai-Kwong Chan: A Genetic Locus for Adolescent Idiopathic Scoliosis Linked to Chromosome 19p13.3, AJHG, Vol. 71, Issue 2, August 2002, p. 401–406.

ne mit Kernspin-Aufnahmen eindeutig festgestellt werden.

Wenn eine manuelle Behandlung der Skoliose ausgeführt wird, ist es erforderlich im Einzelfall das Krümmungsverhalten der Wirbelsäule im Kontext der Organbewegungen zu beurteilen. Für das praktische Vorgehen ist ausschlaggebend festzustellen welcher Rumpfabschnitt rechts oder links eine Volumendifferenz aufweist. Eine Verlagerung des Herzens oder einer Lungenhälfte trägt auf ganz bestimmte Art und Weise dazu bei, wie sich eine Wirbelsäulenkrümmung manifestiert. Bei den Organen unterhalb des Zwerchfells treffen wir auf ganz andere Gegebenheiten. Besonders häufig findet sich die Verlagerung des Magens zur Mittelinie hin. Auch diese Verlagerung geht mit einer ganz typischen Seitkrümmung der Wirbelsäule einher. Meist zeigt sie spiegelverkehrt die Krümmung, die für eine Verlagerung der Leber typisch ist (➤ Abb. 4.59, ➤ Abb. 4.60).

In jedem Fall sollten die Bandaufhängungen und die Hüllschichten der Organe sorgfältig und vorsichtig behandelt werden. Bei der Leber und beim Herzen ist es hilfreich auch die Viskoelastizität des Organs zu behandeln[9] (➤ Abb. 4.61, ➤ Abb. 4.62).

MERKE

In der Praxis treffen wir auf sehr unterschiedliche Formen der Skoliose. Die Behandlung wird nur dann dauerhafte Ergebnisse erzielen, wenn alle inneren Raumkomponenten bei der manuellen Diagnose und Behandlung berücksichtigt werden. Neben der Behandlung der Organbewegung spielt die Behandlung der Dura mater spinalis und der Membranen im Inneren des Kraniums eine wichtige Rolle.

[9] Das Konzept der manuellen Beurteilung und Behandlung der Viskoelastizität einzelner Organe wurde von Jean-Pierre Barral als Ergänzung zu den traditionellen Techniken der Viszeralen Manipulation entwickelt. Die Viskoelastizität eines Organs ist abhängig von der Dichte des Organgewebes, von der vaskulären Versorgung und – beispielsweise bei der Leber – von Fetteinlagerungen.

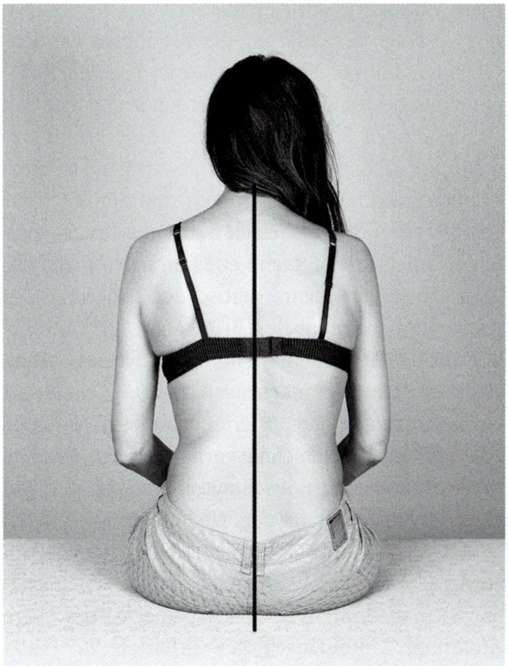

Abb. 4.59 Beim aufrechten Sitzen ist eine Skoliose lediglich als leichte Seitneigung zu erkennen. Auf dem Bild auf der linken Seite des Rückens sichtbar. [J803]

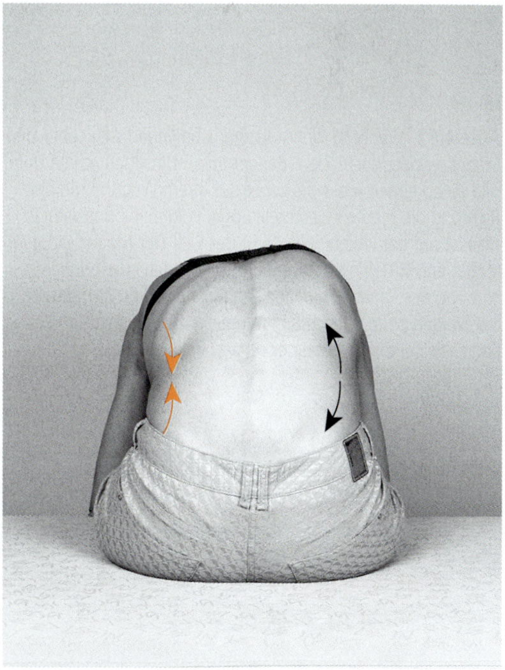

Abb. 4.60 Sobald sich die Patientin nach vorne beugt, wird sichtbar, dass das Raumvolumen zwischen 12. Rippe und dem oberen Rand der Beckenschaufel geringer ist als auf der rechten Seite. [J803]

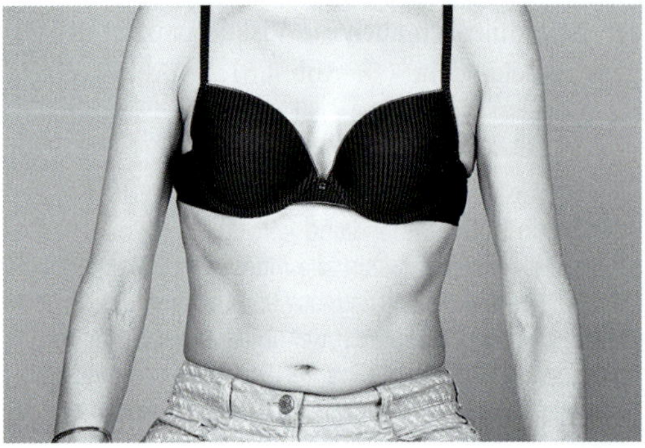

Abb. 4.61 Während des Einatmens bewegen sich Leber und Magen nach vorne, nach unten und zur Mittellinie des Rumpfes, in Richtung Bauchnabel. Bei genauem Hinsehen ist auf dem Bild zu erkennen, dass die Volumen-Veränderung auf beiden Seiten unterschiedlich ist. [J803]

4

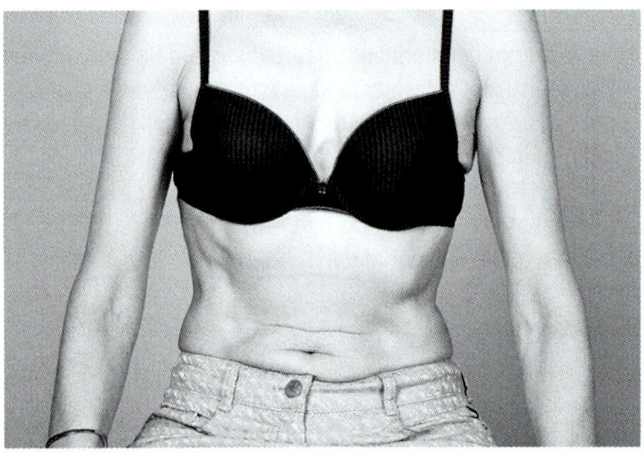

Abb. 4.62 Während des Ausatmens bewegen sich Leber und Magen wieder nach oben. Bei genauem Hinsehen ist auf dem Bild zu erkennen, dass die Leber auf ihrem Weg in kranialer Richtung die rechte Zwerchfellkuppel voluminös unterstützt. Dies ist auf der linken Seite nicht der Fall. Der Magen ist offenbar zur Mittellinie hin verlagert und durch eine enge Verbindung des Omentum minor eng mit der Leber verbunden. Der Magen befindet sich damit in einer Bewegungseinschränkung, die seine volle Raumexkursion während des Atmens verhindert. [J803]

4.3 Der Schultergürtel – die Brücke zur oberen Extremität

4.3.1 Aspekte der Form

In der anatomischen Literatur wird das Schultergelenk als beweglichstes Gelenk des menschlichen Körpers bezeichnet. Aufgrund seiner Beweglichkeit eignet es sich zur **Kompensation** statisch bedingter **Schub- und Zugkräfte,** die aus anderen Körperabschnitten auf den Oberkörper wirken. Diese Kräfte entstehen aufgrund von Seitenverschiedenheiten, die infolge des asymmetrischen Innenaufbaus des Körpers normal sind und erst beim Überschreiten eines kritischen Schwellenwerts zu Funktionsstörungen führen.

Es gibt eine große Vielfalt von Seitenverschiedenheiten, die auf den Schultergürtel wirken. Ihre Wurzeln lassen sich bis in das Becken und hinunter in die unteren Extremitäten verfolgen. Am häufigsten werden wir allerdings mit Unterschieden der Atemdynamik konfrontiert. Hierbei liegt die Basis der Seitenverschiedenheit entweder im Inneren des Brustkorbs oder im Bereich des Übergangs zwischen Bauch- und Brustraum. Wenn die Bewegungsmuster der Atmung um das Zwerchfell einseitig eingeschränkt sind, verändert sich das dynamische Fundament einer Thoraxhälfte (➤ Kap. 4.1.5).

Um das Gleichgewicht im Schwerkraftfeld zu halten, wird sich auch das **Tonusmuster** der **Muskeln** um ein Schultergelenk kompensatorisch verändern. Diese Veränderung wird schließlich als Langzeitprozess zu einer Veränderung der beteiligten Faszienschichten führen. Flüssigkeitsarme, faserige Komponenten des Bindegewebes werden gegenüber den elastinhaltigen Schichten in den Vordergrund treten. Schreitet dieser Prozess fort, kommt es zu einem Konflikt zwischen Beweglichkeit und Stabilität des Schultergelenks. Das Gelenk bildet die Brücke zwischen äußerst vielfältigen Bewegungsrichtungen des Arms und der relativ statischen Sicherung des Atemvolumens im oberen Brustraum. Zur Gewährleistung des Atemraums benötigt das Fasziensystem einerseits zähe Verankerungen, die das Gelenk als Ganzes umfassen und posterior verankern. Andererseits müssen Gleitschichten vorhanden sein, die eine zur Armbewegung notwendige räumliche Verlagerung des Schulterblatts ermöglichen.

Der Einsatz unserer Arme spielt sich meist im vorderen und seitlichen Bereich ab, nur selten greifen wir nach hinten. Beim Vierbeiner ist der obere Atemraum automatisch gewährleistet: Er hängt praktisch vom dorsalen Abschnitt des Schultergürtels. Durch das aufrechte Stehen geht dieser Automatismus verloren. Unter dem Einfluss der Schwerkraft komprimiert der Schultergürtel den oberen Atemraum. Die beiden Funktionen der Schulter, Sicherung eines stabilen Atemraums und Ermöglichung eines großen Bewegungsradius des Arms lassen sich jetzt nur dann erfüllen, wenn ein Gleichgewicht zwischen zähen und gleitfähigen Faszienschichten gegeben ist.

Um die Nahtstellen dieses Gleichgewichts zu lokalisieren, ist es nötig, einen Blick auf die Faszienkonstruktion der Schulter zu werfen.

4.3.2 Anatomie der Faszien

Anteriore Verbindung

Betrachten wir die anteriore Verbindung von Brustkorb, Schultergürtel und Oberarm, so ist die Dominanz des **M. pectoralis** major auffällig (➤ Abb. 4.63, ➤ Abb. 4.64). Funktionell hat der Muskel eine vielfältige Aufgabe zu erfüllen: er ist an allen Innenrotationen und Adduktionen des Arms beteiligt und er ist zuständig für einen erheblichen Teil der Kraftübertragung beim Anheben des Arms. Außerdem kann er mit in drei verschiedenen Richtungen weisenden Fasern den Schultergürtel anheben, absenken und anterior medial verschieben.

Seine Faszie, die **Fascia pectoralis,** ist an knochigen und bindegewebigen Ansatzpunkten verankert. Kranial ist sie mit dem Schlüsselbein, medial mit dem Brustbein und dorsal mit der Faszie der Achselhöhle verbunden. Die Faszie ist im Verhältnis zum v. a. beim Mann oft kräftig erscheinenden Muskel relativ dünn ausgeprägt, vom Gewebecharakter her eher fein und sowohl nach außen, zur Haut, als auch zur darunter liegenden Tiefenschicht gut verschiebbar. Im Gegensatz zur Faszie des M. pectoralis major ist die Faszie des M. pectoralis minor meist viel kräftiger und zäher.

Der Unterschied im Aufbau beider Faszien spielt eine wesentliche Rolle für die Behandlung des Schultergelenks: Es ist nämlich nicht die Faszie des großen Brustmuskels, die bei Bewegungseinschränkungen des Schultergelenks die bestimmende Rolle spielt, sondern die des kleinen Muskels. Grund dafür ist, dass sie als Fascia clavipectoralis den M. pectoralis minor in Verbindung mit dem M. subclavius und dem M. coracobrachialis umhüllt. So regelt die Fascia clavipectoralis gleichzeitig den Aktionsradius der muskulären Verbindungen zwischen Schultergürtel und Brustkorb sowie zwischen Schultergürtel und Arm.

In der Tiefe ist die **Faszie** des **M. pectoralis minor** mit der Gelenkkapsel verbunden. Außerdem berührt sie die Hüllschicht des Plexus brachialis. Diese Faszie ist also mit einigen Fasern für die Verbindung des Brustkorbs mit dem Innenaufbau des Schultergelenks verantwortlich, während sie mit anderen Fasern in der Mittelschicht zwischen Brustkorb und Schultergürtel die segmentale Verbindung gewährleistet.

Die Fascia des M. pectoralis minor erfüllt in Verbindung mit der Faszie des M. subclavius und des M. coracobrachialis als Fascia clavipectoralis folgende Funktion: Als fasziale Brücke zwischen Schultergürtel und Brustkorb, die zwischen der dritten, vierten und fünften Rippe zum Processus coracoideus des Schulterblatts (Verlauf des M. pectoralis minor) und von der ersten Rippe zum Schlüsselbein (Verlauf des M. subclavius) verläuft sowie als fasziale Brücke, die zwischen Schulter und Oberarm vom Processus coracoideus und zur Crista tuberculi minoris (Verlauf des M. coracobrachialis) verläuft.

Dorsale Verbindung

Betrachten wir nun die Rückseite des Schultergürtels, so finden wir ebenfalls eine besonders kräftig ausgeprägte Faszie, die den Gegenpol zur Fascia clavipectoralis bildet: die **Fascia infraspinata.** Sie setzt an der Spina und am Margo lateralis des Schulterblatts an und umschließt den M. infraspinatus mit seinen unterschiedlichen Faserrichtungen zusammen mit dem M. teres minor. Die Fascia infraspinata dient nicht nur als Muskelhülle, sondern fungiert in Teilen, besonders im Bereich des Margo medialis der Scapula, als Ansatz der Muskelfasern.

Ähnliche Verhältnisse liegen übrigens auch beim oberhalb des M. infraspinatus gelegenen M. supraspinatus vor. Als Muskel ist der Supraspinatus (➤ Abb. 4.63) weniger kräftig ausgebildet als der Infraspinatus, im Gegensatz zu seiner Faszie. Der M. supraspinatus hat als Kapselspanner des Schultergelenks eine wichtige Aufgabe zu erfüllen. Deshalb spielt auch seine Faszie für unsere Behandlungstechnik eine wesentliche Rolle.

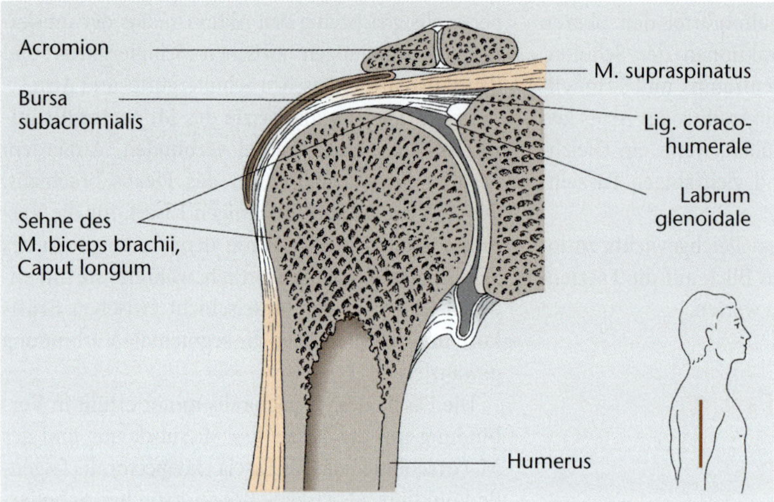

Abb. 4.63 M. supraspinatus in Wechselwirkung mit dem M. biceps brachii [L190]

Für das praktische Vorgehen ist es wichtig zu beachten, dass nur der M. teres minor innerhalb des Fascia infraspinata liegt. Der M. teres major liegt außerhalb, in einer gemeinsamen Faszienscheide mit dem M. latissimus dorsi.

Wenn wir nun auch die dorsale Seite des Schulterblatts in unsere Betrachtung miteinbeziehen, treffen wir auf die Faszienhülle des M. subscapularis. Seine Faszienhülle ist ebenfalls kräftig ausgebildet und verfügt zusätzlich über eine lockere Verschiebeschicht. Mittels dieser Schicht kann das Schulterblatt Gleitbewegungen auf dem Rumpf ausführen.

In der Literatur wird das Zusammenwirken der skapulo-humeralen Faszien als Bindegewebsplatte der **Fascia subdeltoidea** (> Abb. 4.64) bezeichnet. Man misst dieser Bindegewebsplatte vorrangige Bedeutung zu, weil sie die gesamte Muskelmanschette des Schultergürtels mit dem oberen Ende des Oberarmknochens umhüllt. Diese Bedeutung ist vor allem im Kontext der Kreislauf- und Nervenversorgung am Übergang von Schulter und Oberarm gegeben. Im Horizontalschnitt zeigt diese Bindegewebsplatte eine leicht gewölbte Dreiecksform. Wenn wir den Verlauf der Nerven und Gefäße innerhalb dieser Dreiecksform lokalisieren, ist unschwer zuerkennen, wie einschränkend die Kontraktionskraft auf die Passage der Nerven und Gefäße und damit auf Blutversorgung und nervöse Versorgung wirkt.

Neben den genannten Schichten gibt es noch zahlreiche andere Elemente des Fasziennetzes, die

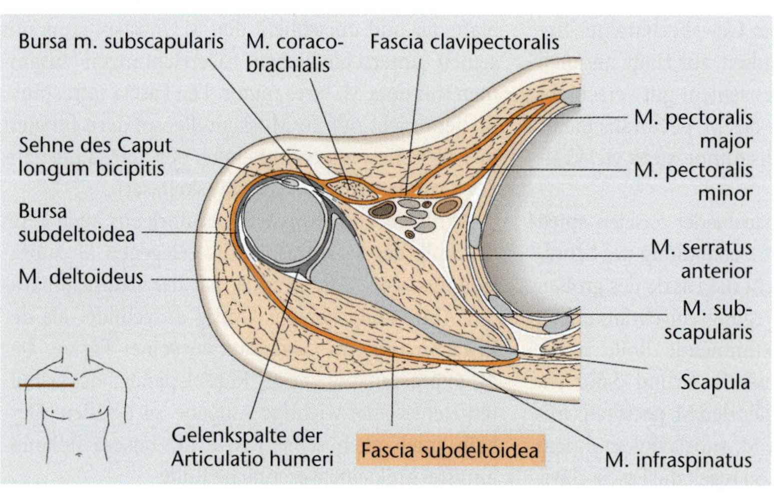

Abb. 4.64 Verlauf der Fascia subdeltoidea (horizontaler Schnitt durch das Schultergelenk) [L190]

auf das Schultergelenk und seine Bewegungsfunktion Einfluss haben. Wegen ihrer besonderen Bedeutung möchte ich den M. serratus anterior, den M. levator scapulae und deren Faszien hervorheben. Aber auch großflächige Schichten, wie die des M. trapezius und des M. latissimus dorsi können bei einer Dysfunktion des Schultergelenks eine Rolle spielen.

MERKE

Es ist ein Charakteristikum des Fasziennetzes, dass es sich nicht ganz in ein klares Schema pressen lässt, es gibt immer wieder individuelle Sonderformen. Aber trotzdem bewahrheitet sich meines Erachtens immer wieder eine Grundregel: Die Teile des Fasziennetzes, die mit kleinen Muskeleinheiten verbunden sind, mit Muskeln, die nur einen geringen Flexions- und Extensionsspielraum haben, sind für die Formstabilität des Körpers von größerer Bedeutung als die Teile des Fasziennetzes, die sehr großflächig Muskeln umhüllen.

Die in der Folge dargestellten Techniken folgen dieser Grundregel und gewährleisten mit einem Minimum an Behandlungsaufwand ein maximal stabiles Behandlungsresultat.

4.3.3 Untersuchung der Schulterregion

Um eine Dysfunktion des Schultergelenks im Kontext der Gesamtstruktur zu beurteilen, ist es hilfreich, den Patienten zunächst in seinem gewohnten Bewegungsablauf zu beobachten. Diese Beobachtung liefert uns Einblick in die alltägliche Haltung, innerhalb derer eine Dysfunktion des Gelenks einzuordnen ist.

Beobachten Sie zunächst ihre Patienten von der Seite, im Sitzen und im Stehen.

- **Verhältnis der Hüftachse und der Schulter:** Achten Sie auf das räumliche Verhältnis der Hüftachse und der Schulter. Erscheint die Schulter im Verhältnis zur Hüftachse nach vorne gesackt, d. h. sinkt sie stark über den Brustkorb nach vorne, ist das ein Hinweis auf mangelnde Bewegungskoordination im Bereich der sagittal gelegenen Muskeln. Es lohnt sich in diesem Fall, die Patienten in Seitenlage zu untersuchen und das Augenmerk besonders auf die Verbindungsstelle zwischen M. obliquus und M. serratus anterior zu richten (➤ Abb. 4.65). Häufig ist eine mangelnde Aktivität des M. serratus anterior für ein Zusammensinken des Thorax nach posterior entlang der sagittalen Linie verantwortlich. Dann fühlt sich die Verbindung zwischen M. obliquus und M. serratus anterior starr an. Die sägezahnförmig verlaufende Grenze zwischen den beiden Muskeln ist druckempfindlich, lässt sich nur wenig im Verhältnis zu den darunter liegenden Rippen verschieben und die zugehörigen Faszien erscheinen faserig.

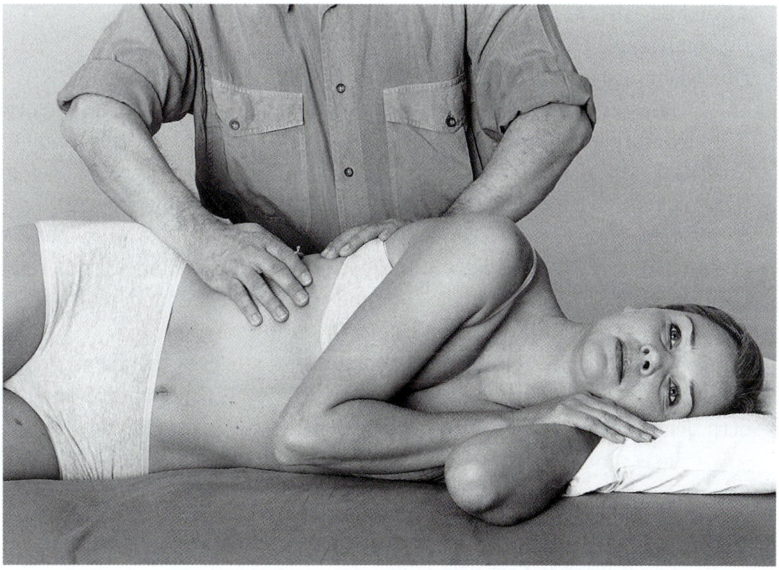

Abb. 4.65 Untersuchung der Verbindung zwischen M. obliquus und M. serratus anterior [K341]

- **Schultern von vorne und von hinten:** In einem zweiten Beobachtungsschritt vergleichen Sie nun die Normalposition der beiden Schultern von vorne und von hinten auf ihre Verbindung mit dem Brustkorb und dem Arm. Fordern Sie die Patienten auf, beide Arme nach oben zu bewegen, und beobachten Sie diese Bewegung von der Seite. Ergänzen Sie die Untersuchung mit passiver Bewegungsführung jeweils eines Arms, um Einschränkungen im Zusammenhang mit der koordinativen Bewegungsebene zu lokalisieren.
- **Sternoklavikulargelenk:** Um in diesem Kontext beteiligte ligamentäre Spannungsmuster in unsere Beobachtung mit einzubeziehen, sollte auch das Sternoklavikulargelenk untersucht werden. Da Patienten im Bereich dieses Gelenks praktisch nie unter Symptomschmerz leiden und den Therapeuten erfahrungsgemäß veranlassen wollen, direkt an der schmerzhaften Schulter zu behandeln, übersehen wir leicht die Bedeutung dieses Gelenks.[10] Neben der ligamentären Komponente ist für die Fixierung des Sternoklavikulargelenks vor allem der M. subclavius mit seiner stark ausgeprägten Faszie verantwortlich. Dieser Muskel verbindet das Schlüsselbein mit der ersten Rippe. Für den venösen Rückfluss aus der Halsregion spielt er insofern eine entscheidende Rolle, da die V. subclavius zwischen M. scalenus anterior und M. subclavius verläuft. Wie so häufig in Passagen des Übergangs bedeutet eine Bewegungseinschränkung also nicht nur Reduktion der Motorik, sondern zugleich auch Veränderung des Flüssigkeitsaustauschs, in diesem Fall des venösen Rückflusses. Ähnlich verhält es sich mit der Nervenversorgung. Der Verlauf des Plexus brachialis auf Höhe des Schlüsselbeins ist mit Fettgewebe und umhüllendem Bindegewebe als gleitfähige Passage ausgeformt, die ähnlich der Venenpassage nur ein eingeschränktes Maß an Stabilisierungsdruck verträgt. Erhält die Fett- und Bindegewebsumhüllung des Nervs zu viel Druck, kann der Nerv sich nicht mehr der Abduktionsbewegung des Oberarms anpassen. Somit verändern sich die Zug- und Druckverhältnisse in den Hüllschichten der einzelnen Nervenfasern. Auswirkungen hat dieser Vorgang nicht nur an der Übergangspassage zwischen Schulter und Oberarm, sondern vor allem auch an den weiter unten gelegenen potenziellen Engpässen des Nervs im Ellbogengelenk und im Karpaltunnel bzw. in der Loge von Guyon. Wegen der umfassenden Bedeutung des M. subclavius und seiner Faszie ist eine genaue Untersuchung bei jeder Dysfunktion im Schulterbereich anzuraten.

[10] Der Test für das Sternoklavikulargelenk ist detailliert beschrieben bei J.-P. Barral, J.-P. Mathieu, P. Mercier: Die Untersuchung der Wirbelsäule, Gent 1993, S. 70.

Schultertest in Rückenlage

Patientin In Rückenlage, beide Beine ausgestreckt, Arme neben dem Rumpf liegend (➤ Abb. 4.66).

Therapeut Sitzend, am Kopfende.

Kontakt Mit den Handflächen über den Schultergelenken.

Ausführung

- Der Therapeut schiebt die Schulter federnd nach kaudal. Lässt sich die Schulter nicht federnd gegen den Brustkorb schieben, ist dies ein Hinweis, dass stark kontrahierende Kräfte zwischen der ersten Rippe und dem Schlüsselbein wirken.
- Um festzustellen, ob der M. subclavius mit seiner Faszie dafür verantwortlich ist, empfiehlt sich der ergänzende Test nach Barral.

Schultertest in Seitenlage nach Barral

Patientin In Seitenlage, Beine leicht angezogen, Arme vor dem Rumpf (➤ Abb. 4.67).

Therapeut Stehend, an der Rückenseite auf Höhe des Rippenbogens.

Kontakt Mit einer Hand im lateralen Bereich des M. deltoideus, mit Daumen-, Zeige- und Mittelfinger der anderen Hand das Schlüsselbein umfassend.

Ausführung

- Der Therapeut greift unter dem Oberarm des Patienten durch und umfasst das Schlüsselbein von unten mit dem Daumen und von oben mit Zeige- und Mittelfinger. Am besten lässt sich der Kontakt etwas medial von der A. subclavia herstellen, als würden wir das Schlüsselbein umfassen. Es ist natürlich nicht möglich, den Knochen ganz zu

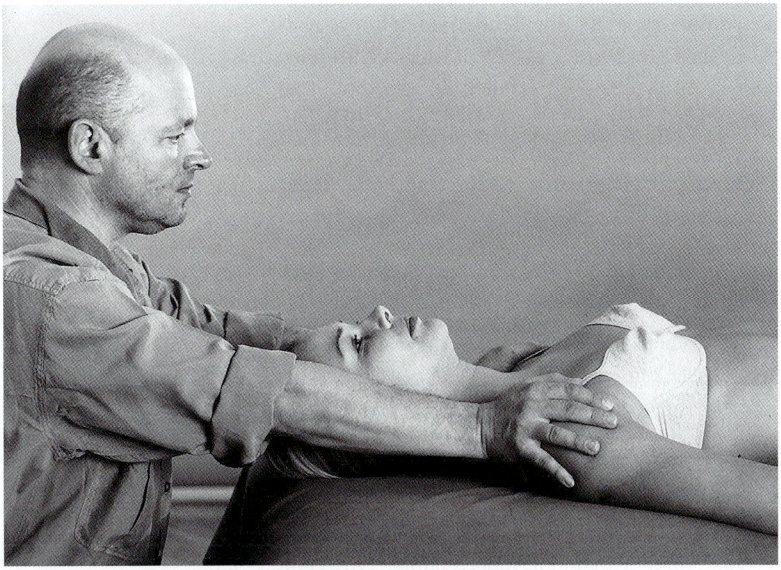

Abb. 4.66 Schultertest in Rückenlage [K341]

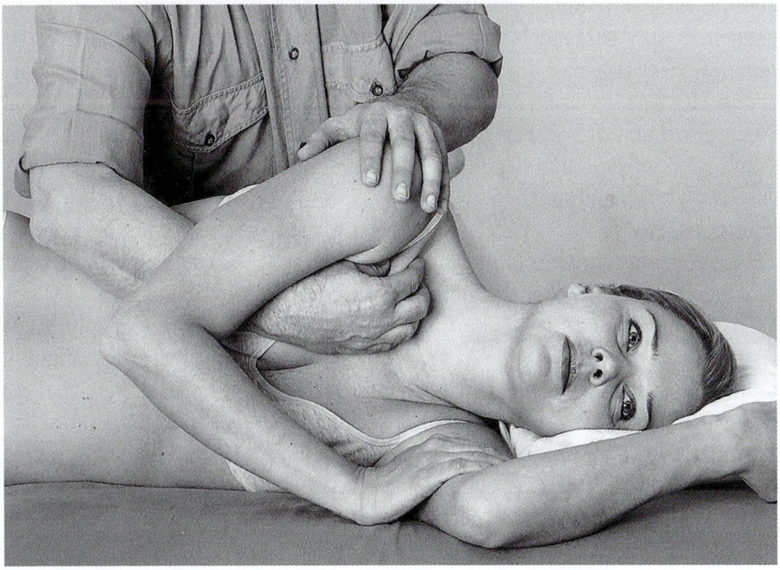

Abb. 4.67 Schultertest in Seitenlage nach Barral [K341]

umfassen, unser Daumen und die beiden Finger berühren sich nur in der Vorstellung. Der Kontakt ist entschlossen und dennoch leicht federnd.

- Mit seiner zweiten Hand umfasst der Therapeut nun die Schulter von hinten und überprüft, ob sie sich nach oben und nach vorne schieben lässt.
- Normalerweise muss dafür der M. subclavius nachgeben. Eine Dauerspannung um den M. subclavius und seine Faszie wird der Bewegung starken Widerstand entgegensetzen.

Allgemeines Vorgehen

Bevor wir uns für eine Behandlungstechnik an der Schulter entscheiden, ist es unbedingt erforderlich, den größeren faszialen Kontext nochmals ins Auge zu fassen. Ist die Bewegungseinschränkung des Gelenks auf der Basis eines mechanischen Sturzes auf die Schulter entstanden, hat die lokale Technik gute Aussicht auf Erfolg. In diesem Fall kommt es zu einer Überzerrung einzelner Fasergruppen des gelenknahen Bandapparats. Die Bänder können ihre Aufgabe, als Orientierung für die Muskelaktivität zu dienen, nicht mehr klar erfüllen und es kommt zu den typischen Bewegungssperren beim Anheben oder Rückführen des Oberarms.

Zuweilen treffen wir aber auf eine Periarthritis des Gelenks, ohne dass ein mechanisches Trauma vorausgegangen ist. In diesen Fällen lohnt es sich, den Übergang zwischen Bauchraum und Brustkorb genau zu untersuchen. Barral hat darauf verwiesen, dass zwischen den Restriktionen der Rippen- und Wirbelgelenken einerseits und den Bewegungseinschränkungen der Leber andererseits eine signifikante Wechselwirkung besteht. Er nimmt an, dass sich Spannungen im Bereich der Hüllschicht der Leber über das Fasziensystem ausbreiten und zumeist auf die rechte Schulter übertragen.[11]

Wie diese Spannungsübertragung zustande kommt, lässt sich nur vermuten. Möglicherweise handelt es sich tatsächlich um eine fasziale Spannungsübertragung, da zwischen den Restriktionen einiger Rippenwirbelgelenke und der Leber eine Wechselwirkung zu bestehen scheint. Es könnte dadurch zu einer Irritation des Plexus cervicalis und des Plexus brachialis kommen.[12]

Interessanterweise lässt sich ein vergleichbarer Zusammenhang im Bereich der linken Schulter beobachten: hier sind es Dysfunktionen des Magens, in deren Kontext sich die Periarthritis einordnen lässt.[13]

Aus meiner praktischen Erfahrung kann ich Barrals Annahme bestätigen. Es scheint tatsächlich so zu sein, dass die im Kontext der Organdysfunktion entstehende Periarthritis der Schultergelenke häufiger anzutreffen ist als die in der Folge eines Traumas am Gelenk. Es ist deshalb sinnvoll, bei Funktionsstörungen der Schulter die Untersuchung des Gelenks mit einer Untersuchung der Oberbauchorgane mittels des Inhibitionstests nach Barral zu ergänzen.[14]

4.3.4 Behandlungskonzept und Behandlungstechniken

Faszie des M. pectoralis

Video-Clip 7

Die Faszie des M. pectoralis minor wird im Verhältnis der faszialen Umscheidung des M. latissimus dorsi behandelt (➤ Abb. 4.68). Das Behandlungskonzept zielt darauf, die Schulter passiv auf dem Brustkorb reiten zu lassen, dem Listening zu folgen und jeweils am Ende des Listenings einen deutlich korrigierenden Impuls in das Fasziensystem zu geben. Dieser Impuls kann stark sein, sollte aber vorsichtig durch die weiter außen gelegene Faszienschicht der Achselhöhle greifen, ohne sie zu verletzen.

Patientin Sitzend, Hüftachse im Verhältnis zu den Knien leicht erhöht.
Therapeut Sitzend, neben der Patientin.
Kontakt Mit einem Daumen im vorderen Bereich, mit dem zweiten Daumen im hinteren Bereich der Achselhöhle, während die Handfläche vorne unterstützend auf dem oberen Brustbereich und von hinten auf dem Schulterblatt ruht.
Ausführung

- Der Therapeut hebt die Schulter der Patientin zunächst etwas an und führt seinen Daumen im hinteren Bereich der Achselhöhle um die gemeinsame Faszienumscheidung des M. latissimus dorsi und des M. teres major herum, um dort einen festen Kontaktpunkt herzustellen. Mit der Handfläche führt er die Schulter leicht nach vorne und stellt nun auf analoge Weise im vorderen Teil der Achselhöhle Kontakt mit der Faszie des M. pectoralis minor und des M. teres minor her. Die

[11] J.-P. Barral, P. Mercier, Lehrbuch der Viszeralen Osteopathie Bd. 1, Urban & Fischer, München 2002, S. 100 f.

[12] J.-P. Barral, P. Mercier, Lehrbuch der Viszeralen Osteopathie Bd. 1, Urban & Fischer, München 2002, S. 101 f.

[13] J.-P. Barral, Lehrbuch der Viszeralen Osteopathie Bd. 2, Urban & Fischer, München 2002, S. 74.

[14] J.-P. Barral, Lehrbuch der Viszeralen Osteopathie Bd. 2, Urban & Fischer, München 2002, S. 14: „Dabei wird mit einer Hand der Arm in eine Abduktions-Außenrotationsstellung gebracht und mit der anderen Hand ein viszeraler Inhibitionspunkt gesetzt. Nehmen wir z. B. an, Sie vermuten bei einer rechtsseitigen Periarthritis eine mögliche Leberbeteiligung. Nachdem Sie den rechten Arm abduziert haben und nach außen rotiert haben, heben Sie die Leber leicht an (...). Wenn sich dadurch eine Mobilitätssteigerung von mindestens 20 % erreichen lässt, können Sie davon ausgehen, dass die Ursache der Schulterprobleme entweder in der Leber oder der mit ihr verbundenen rechten Niere zu suchen ist."

Schulter reitet nun gewissermaßen auf den beiden Daumen des Therapeuten. In einem zweiten Schritt folgen die beiden Daumen nun mit Listening der Schulter.

- Bewegt sich die Schulter nach vorne, folgt der Therapeut dieser Bewegung mit beiden Händen und verstärkt diese Bewegung etwas, bis sie zum Stillstand kommt. Im selben Moment intensiviert er den Kontakt mit der Faszie des M. pectoralis minor und teres minor und übt eine aktive Dehnung aus, um dann wieder mit Listening der Schulter zu folgen.
- Die Schulter wird nun etwas nach hinten gehen. Der Therapeut folgt der Bewegung, bis sich der Kontakt im hinteren Bereich der Achselhöhle verstärkt. Er übt leichten Druck auf die Faszie des M. latissimus dorsi und M. teres major aus. Der gesamte Bewegungsablauf lässt sich drei bis vier Mal wiederholen.
- Falls zu Beginn im Listening die Schulter nach hinten ausweicht, folgen wir zunächst dieser Bewegung, üben am Endpunkt der Bewegung Dehnung in der hinteren Achselhöhle aus, um dann nach vorne zu folgen und auch dort eine leichtere Korrektur durchzuführen.

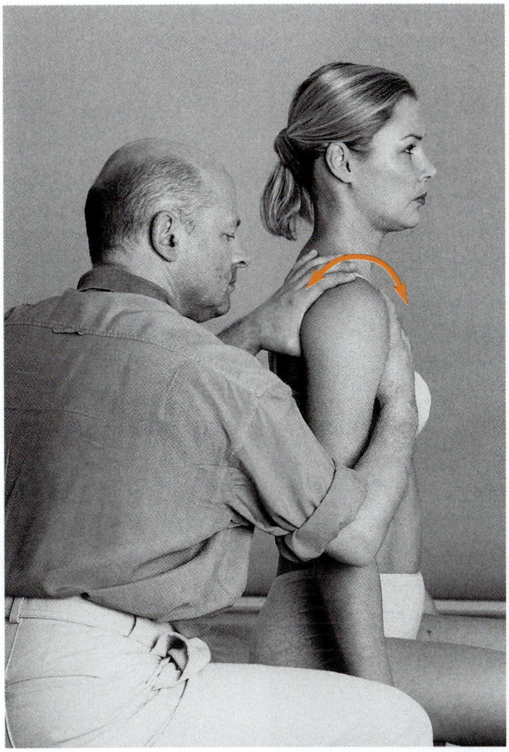

Abb. 4.68 Behandlung der Faszie des M. pectoralis minor im Verhältnis der faszialen Umscheidung des M. latissimus dorsi [K341]

TIPP

Der Patient sollte während der gesamten Anwendung den Schulterbereich möglichst entspannt lassen, der Therapeut sollte die Berührungsqualität so wählen, dass er die Bewegung der Schulter führt, ohne erhöhten Muskeltonus zu induzieren.
Sobald der Patient die Schulter selbst aktiv bewegt, ist es nicht mehr möglich, tief genug in die Achselhöhle zu fassen.

Faszie des M. infraspinatus

Patientin Liegend, beide Knie aufgestellt (➤ Abb. 4.69).
Therapeut Sitzend, neben der Behandlungsliege.
Kontakt Mit den Fingerspitzen einer Hand direkt an der Fascia infraspinata (➤ Abb. 4.70), während die andere Hand die Schulter unterstützend umfasst.
Ausführung

- Der Therapeut nimmt das Gewicht der Schulter entgegen, indem er die Schulter unmerklich etwas anhebt. Er greift nun mit den Fingerspitzen vorsichtig durch Haut und Oberflächenfaszie, um dann intensiven Kontakt mit der Fascia infraspinata herzustellen. Für die Art des Kontakts ist es wichtig, zu beachten, dass die Fascia infraspinata aponeurotische Elemente enthält.
- Die Berührung der Faszie soll so erfolgen, als würden wir durch das Gewebe bis an die Anheftung am Knochen greifen. Besonders effektiv wird die Berührung in den Grenzschichten zwischen aponeurotischen Elementen und weniger faserig ausgeprägten Faszienschichten sein. Diese Grenzschichten können individuell sehr unterschiedlich verlaufen. Es ist erforderlich, sie genau zu lokalisieren, bevor wir direkten Einfluss auf die Faszie nehmen. Anders als bei der Behandlung der Faszie des kleinen Brustmuskels handelt es sich hierbei um eine rein direkte Technik. Wir wirken unmittelbar auf die Verbindung der aponeurotischen Schicht mit den angrenzenden Bereichen, indem wir den intensiven Kontakt mit

den Fingerspitzen während einer minimalen Gleitbewegung beibehalten.

- Besondere Aufmerksamkeit richten wir auf die Stellen, die sich mit anderen Faszien überlappen:
  - nach medial zur Faszie des M. rhomboideus
  - nach lateral zu der des M. deltoideus
  - nach inferior zu Faszienscheide des M. latissimus dorsi und M. teres major

Faszie des M. subclavius

Video-Clip 8

Patientin In Bauchlage, die zu behandelnde Schulter ruht am Rand der Behandlungsliege, während der Arm seitlich herab hängt (➤ Abb. 4.71).

Therapeut Sitzend, auf Schulterhöhe der Patientin.

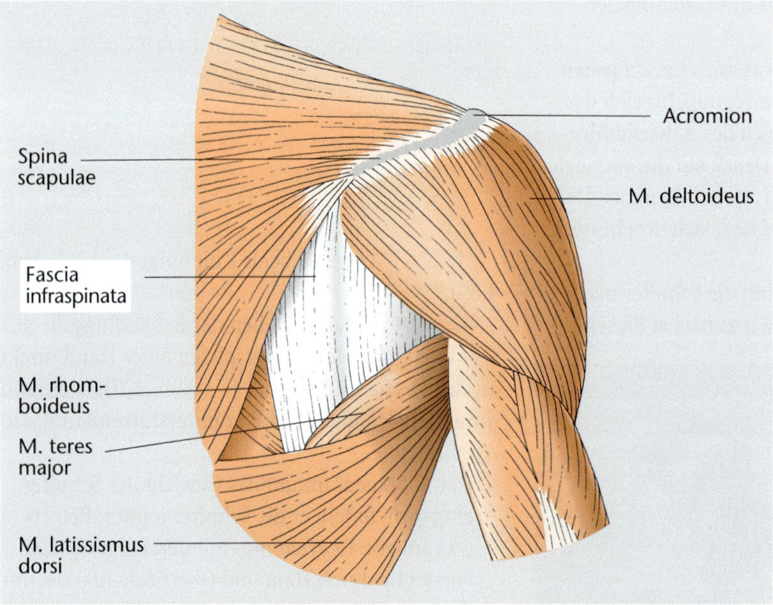

Abb. 4.69 Verlauf der Fascia infraspinata in Relation zu angrenzenden Muskeln. [L190]

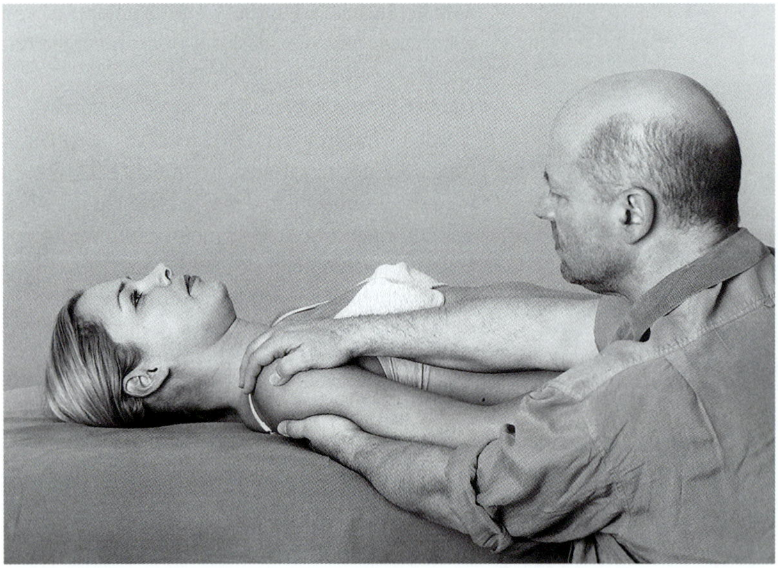

Abb. 4.70 Behandlung der Fascia infraspinata [K341]

Kontakt Mit aufgestellten Fingerspitzen im Faszienraum unterhalb des Schlüsselbeins, während mit der anderen Hand der hängende Arm der Patientin geführt wird.

Ausführung

- Der Therapeut umfasst den M. subclavius von unten an der Stelle, an der seine Faszie mit den Ausläufern des M. serratus anterior und den Mm. intercostales externi in Beziehung tritt (> Abb. 4.72).
- Die Fingerkuppen nehmen nach und nach intensiveren Kontakt mit der Faszienhülle des Muskels auf, ohne die nahe gelegenen Gefäße zu berühren. Am besten wird dieser Kontakt dadurch hergestellt, dass die Patientin schrittweise das Gewicht des oberen Brustraums in die Hand des Therapeuten sinken lässt.
- Gleichzeitig führt der Therapeut mit seiner anderen Hand den Oberarm der Patientin behutsam nach oben, fast bis auf Höhe der Behandlungslie-

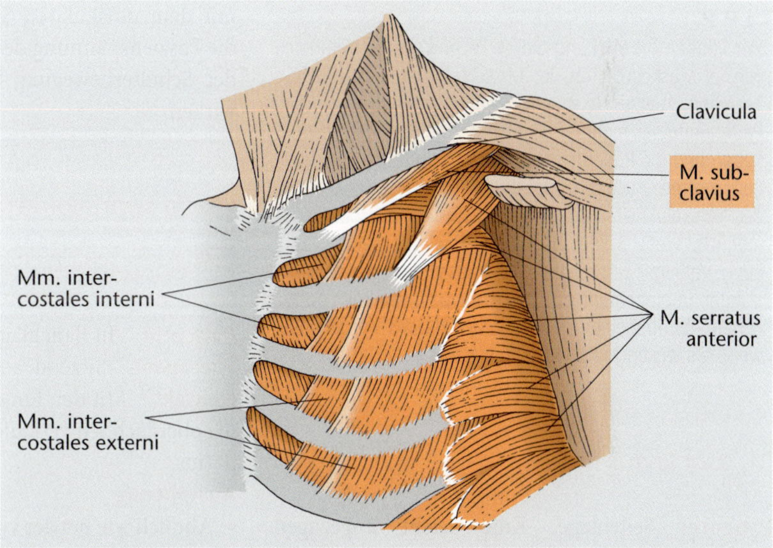

Abb. 4.71 Verbindung von M. subclavius, M. serratus anterior und Mm. intercostales ext. [L190]

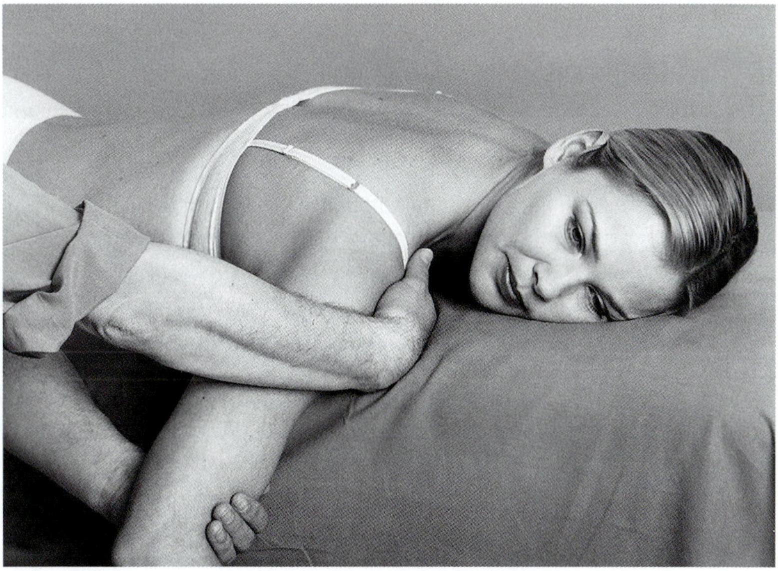

Abb. 4.72 Behandlung der Faszie des M. subclavius [K341]

ge. Diese Bewegung darf nur soweit gehen, als sich kein Widerstand einstellt.

- Im Anschluss daran schiebt der Therapeut den Oberarm mit leicht federndem Druck in das Gelenk. Es entsteht dadurch eine Schubkraft entlang der Muskelfasern des M. subclavius, die sich durch das Schlüsselbein bis in das Sternoklavikulargelenk fortsetzt. Durch leichte Drehung des Oberarms und die Veränderung des Winkels von Oberarm und Schultergürtel lassen sich nun unterschiedliche Faszienschichten erreichen.

TIPP

Wir können die Wirkung dieser Technik steigern, indem wir die Muskelaktivität des M. serratus anterior miteinbeziehen. Hierzu ist es erforderlich, den Oberarm der Patientin etwas mehr im Verhältnis zum Brustkorb anzuheben und die Patientin aufzufordern, mit dem Arm gegen unseren Druck zu schieben. Allerdings ist der Einsatz der Muskelaktivität der Patientin nur dann problemlos möglich, wenn keine drastische Bewegungseinschränkung vorliegt. Erfahrungsgemäß lässt sich ein ausgeprägtes Impingement effektiver mit passiver Bewegung behandeln. In meiner Praxis hat sich Barrals Vorgehensweise als leistungsfähig erwiesen (s. u.).

M. subclavius nach Barral

Patientin Seitenlage, Knie leicht angezogen (➤ Abb. 4.73).
Therapeut Stehend, hinter der Patientin.
Kontakt Mit dem Zeige- und Mittelfinger einer Hand oberhalb und mit dem Daumen unterhalb des Schlüsselbeins, während die andere Hand die Schulter von hinten umfasst.
Ausführung

- Der Therapeut greift mit Zeige- und Mittelfinger von oben und mit dem Daumen von unten das Schlüsselbein etwas medial vom Verlauf der A. subclavia, so als würde er fast um das Schlüsselbein herumfassen.
- Während er diesen Kontakt hält, schiebt er die Schulter kreisförmig nach oben, nach vorne, und dann nach unten und beschreibt schließlich einen vollständigen Kreis zurück zur Ausgangslage. Dabei achtet er auf eventuell spürbaren Widerstand.

Die Effektivität dieser Technik steht und fällt mit der Sensitivität unserer Berührung: Während das Schlüsselbein fest umfasst bleibt, kommt es darauf an, Widerstände mit minimalen Ausweichmanövern zu umgehen, d. h. die Kreisbewegungen an der Schulter werden variiert. Das Schlüsselbein kommt dabei auf dem Brustbein wie ein kleiner Fahnenmast zum Stehen, es vollführt eine winzige Kreisbewegung in der Verbindung zum Brustbein, während wir einen größeren Kreis mit der Schulter ausführen. Wir haben dadurch die Möglichkeit, gleichzeitig auf die Bandspannungen am Sternoklavikulargelenk mit dem muskulären Spannungsmuster sowie auf die Faszienspannung des M. subclavius und aller an der Schulterbewegung beteiligten Muskeln einzuwirken.

Fascia supraspinata

Video-Clip 9

Patientin In Bauchlage (➤ Abb. 4.74).
Therapeut Sitzend, auf Höhe des Schultergürtels.
Kontakt Mit den Fingerspitzen einer Hand durch die oberflächlich verlaufenden Schichten des M. trapezius.
Ausführung

- Ähnlich wie bei der vorhergehenden Behandlung der Hüllschicht des M. subclavius, der Fascia clavipectoralis, abduziert der Therapeut den Arm der Patientin und hebt ihn an.
- Kommt es zu einer Bewegungssperre, ist es wichtig, die Einschränkung mit minimalen Bewegungen zu unterlaufen.
- Gleichzeitig tasten wir mit den Fingern der anderen Hand durch die oberflächlichen Schichten, bis wir die Spannung des M. supraspinatus spüren.
- Es ist nun entscheidend, dass wir unsere Wahrnehmung auf die Auffälligkeit einzelner Fasergruppen richten. Sobald wir eine Fasergruppe von größerer Dichte beobachten, intensivieren wir den Kontakt nach und nach an dieser Stelle.
- Gleichzeitig schieben wir den Oberarm in die Gelenkverbindung mit der Schulter, damit sich die Gelenkkapsel etwas entspannen kann. Sobald diese Entspannung eintritt, modifizieren wir den

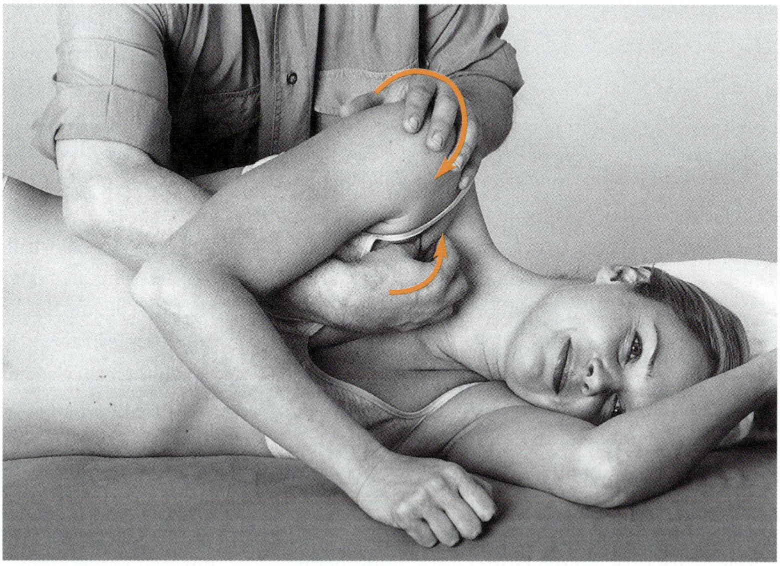

Abb. 4.73 Behandlung des M. subclavius nach Barral [K341]

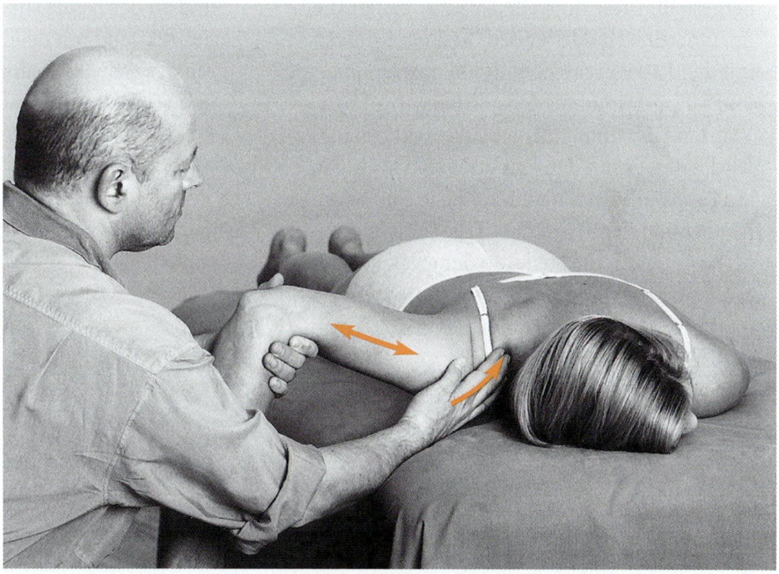

Abb. 4.74 Behandlung der Fascia supraspinata [K341]

Winkel zwischen Oberarm und Thorax minimal in verschiedene Richtungen, bis sich eine Tonusveränderung an der kritischen Stelle des M. supraspinatus abzeichnet. In diesem Augenblick reduzieren wir die Schubkraft zwischen Oberarm und Schultergelenk, indem wir den Arm der Schwerkraft folgend geringfügig aus der Gelenkverbindung gleiten lassen.

MERKE

Da die Fascia supraspinata mit dem Lig. coracoacromiale eng verbunden ist, sollten wir bei der Behandlung der Faszie stets darauf achten, dass auch eine möglichst ordnende Wirkung auf das Band eintritt. Von einem mechanischen Auseinanderziehen der Faszie sollten wir bei einem Gelenk, das so viel Bewegungsspielraum wie das Schultergelenk bietet, Abstand nehmen. Ziel ist, einen nachhaltigen Impuls an das kritische Faszienbündel zu geben und gleichzeitig die Wirkung auf die gelenknahen Bänder zu beobachten.

Fascia infraspinata und Fascia supraspinata

Video-Clip 10

Patientin Liegend, in Rückenlage, beide Knie aufgestellt, damit beide Fußsohlen vollen Kontakt mit der Behandlungsliege haben (➤ Abb. 4.75).
Therapeut Sitzend, unterhalb des Schultergürtels.
Kontakt Mit beiden Handflächen und den Fingerspitzen beider Hände.
Ausführung

- Der Therapeut abduziert zunächst den Arm der Patientin und führt ihn in Elevation. In dieser Ausgangsposition unterstützt er mit seinem Vorderarm den Oberarm der Patientin.
- Die zweite Unterstützungsfläche wird mit der Handfläche am oberen Drittel des Schulterblatts hergestellt. Diese doppelte Unterstützung ist nötig, um beide Hände für den direkten Kontakt mit den Faszienschichten des M. infraspinatus und M. supraspinatus freizuhaben.
- Während der unterstützende Kontakt gehalten wird, greift er mit den Fingerkuppen kräftig in die Fascia infraspinata und mit den Fingerkuppen der anderen Hand durch die Schicht des M. trapezius an die Stelle, an der das Lig. coracoacromiale in die Fascia supraspinata eingebettet ist. Auf diese Weise ruhen das Schulterblatt und das Schlüsselbein so in ihrem Faszienbett, dass sie sich im dreidimensionalen Raum gegeneinander kippen lassen.
- Während wir, bildlich gesprochen, die beiden Knochen in ihrer Faszienaufhängung zum Schweben bringen, geben wir nun mit beiden Unterstützungsflächen leichten Schub auf die Gelenkkapsel, d. h. wir führen unseren Unterarm, der den Oberarm der Patientin stützt, und die Handfläche, die das Schulterblatt hält, ganz leicht aufeinander zu.
- Sobald sich ein Gegendruck einstellt, folgen wir ihm und führen den Arm minimal aus dem Gelenk.
- Mit etwas Geschicklichkeit gelingt uns, eine indirekte Entspannung der Fasern, die direkte Verbindung zur Gelenkkapsel haben. Während dieses Vorgangs intensivieren wir den Kontakt mit unseren Fingerkuppen an der Fascia infraspinata und an der Fascia supraspinata. Wir arbeiten also indirekt und mit detailliertem Listening im Inneren des Gelenks, während wir gleichzeitig direkt und sehr drastisch auf die beiden bestimmenden Faszien Einfluss nehmen.

MERKE
Die Effizienz dieser Methode liegt darin, den subtilen indirekten Zugang zur Gelenkkapsel mit einer sehr direkten Behandlung der beiden Faszien (infraspinata und supraspinata) zu kombinieren.

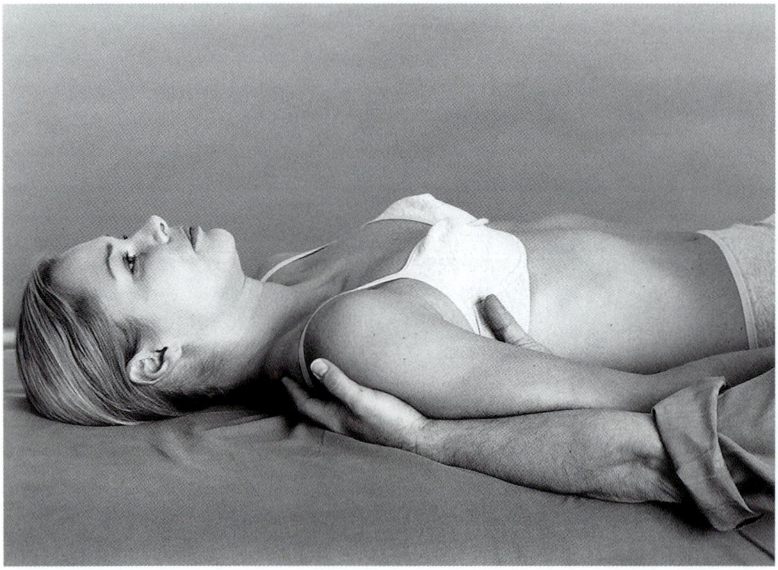

Abb. 4.75 Behandlung der Fascia infraspinata und der Fascia supraspinata [K341]

- Der Arm der Patientin sollte nur so weit eleviert werden, wie es schmerzfrei möglich ist. Bei einer drastischen Bewegungshemmung ist es ratsam, den Arm nur geringfügig zu abduzieren und während der Behandlung in minimalen passiven Bewegungsschritten nur sehr wenig nach oben zu führen.
- Für den Therapeuten ist es eine große technische Herausforderung, mit einer Hand bzw. einem Arm zwei grundverschiedene Behandlungsmodi auszuführen.

4.3.5 Ergänzende Bemerkungen

Zu Beginn dieses Kapitels habe ich erwähnt, dass das Schultergelenk in der anatomischen Literatur als das beweglichste Gelenk bezeichnet wird. Die Beweglichkeit erfordert bei der lokalen Behandlung ein erhebliches Maß an Präzision. Ungenaue Einwirkung auf die Faszienumhüllung des Gelenks mag momentane Spannungsveränderungen fördern, kann das Gelenk aber unter Umständen destabilisieren. Deshalb ist die Genauigkeit der manuellen Einwirkung auf Faszien in unmittelbarer Nähe des Gelenks von essenzieller Bedeutung für ein dauerhaftes Behandlungsresultat.

Es gibt aber neben der präzisen Detailkorrektur auch einen **globalen Formkontext,** innerhalb dessen sich das Gelenk einordnet. Die Art und Weise wie der Thorax als Ganzes auf der Eingeweidesäule des Bauchraums ruht, die räumliche Beziehung von Hüftachse und Schultergürtel, aber auch die bevorzugten Bewegungsmuster der Arme und Hände werden im Fasziennetz reflektiert. Die Qualität der Bewegungen lässt sich daran ablesen, wie die einzelnen Segmente des Rumpfes verbunden sind. Unter Umständen ist die Problemzone Schulter lediglich eine Antwort auf Strukturschwächen in einer tiefer gelegenen Zone des Übergangs. In erster Linie gilt dies für den Übergang zwischen Bauch- und Brustraum.

Ich habe Barrals Hypothese über die Relation zwischen dem Schultergelenk und Bewegungseinschränkungen der unterhalb des Zwerchfells gelegenen Organe bereits erwähnt. Die dabei angesprochene Beziehung ist sicherlich von großer Bedeutung. Darüber hinaus gibt es noch eine ganze Reihe anderer kritischer Zonen des Fasziensystems, deren Spannungsmuster bis in die Schulter Einfluss haben. Da der Schultergürtel zwischen dem wenig beweglichen Brustkorb und dem beweglichen Nackenbereich steht, muss er sich dynamischen Drehkräften, die von kranial wirken, ebenso anpassen können wie den Schubkräften, die von der darunter liegenden Basis kommen.

Meines Erachtens ist deshalb die Behandlung von Bewegungseinschränkungen am Übergang zwischen Bauch- und Brustraum zuweilen nicht ganz ausreichend, um ein stabiles Resultat zu gewährleisten. Es ist sinnvoll, auch die **Übergänge** zwischen den einzelnen **Krümmungsabschnitten** des **Rückens** in die Untersuchung und die Behandlung mit einzubeziehen. Wir müssen unser Augenmerk darauf richten, wie die Wölbung des Kreuzbeins auf den Lendenbereich trifft, wie die obere Lendenwirbelsäule mit dem Brustraum in Verbindung tritt und wie der oberste Abschnitt des Rückens in den Nacken mündet. Dementsprechend treffen wir eine kleine Auswahl an Techniken zur Behandlung des Schultergürtels, bevor wir mit der Detailkorrektur am Schultergelenk selbst beginnen. In der Praxis hat sich bewährt, die Übergänge zwischen den Rückenkrümmungen und die Übergänge zwischen den Körperhöhlungen zuerst zu behandeln und dann die präzise Behandlung des Schultergelenks anzuschließen.

4.4 Obere Extremität: Oberarm und Unterarm

4.4.1 Aspekte der Form

Die Faszien des Arms sind anderen funktionellen Beanspruchungen ausgesetzt als die Faszien des Schultergürtels. Die Einwirkung der Schwerkraft auf den Schultergürtel wird von einer dynamischen Körperhöhlung und den Krümmungen des Rückens abgefedert. Innerhalb des Arms fehlt eine derartige Dynamik: Es gibt innerhalb der Extremität keinen Puffer in Form einer Körperhöhlung und die Atmungsbewegung wirkt nur als minimale Drehkraft auf die Gewebe, ohne eine deutliche Positionsveränderung des Arms zu bewirken.

Betrachten wir diese Gegebenheit in Beziehung zu unserer zentralen Arbeitshypothese. Sie lautet: Faszien und Membranen verändern ihr Erscheinungsbild im funktionellen Kontext. Sobald es zu repetiti-

4

ven Bewegungsabläufen kommt, richten sich Fasern entsprechend aus, bündeln sich neu und regeln die Verteilung von flüssigkeitsarmen und flüssigkeitsreichen Komponenten.

Die dominanten Funktionen des Arms sind **Flexion** und **Extension** bzw. das Wechselspiel zwischen beiden Funktionen. Dies spiegelt sich deutlich in der Schichtung der Oberarm- und Unterarmfaszien. Es fehlen hier die flächigen Gleitschichten des Schultergürtels. Stattdessen sind tief liegende Membranen vorhanden, die jeweils für Beuger und Strecker eine eigene osteofibröse Loge ausbilden.

In den meisten Alltagsaktivitäten dominieren die Flexionsbewegung des Vorderarms und die Extensionsbewegung der Hand (➤ Kap. 4.5). So finden wir bei Menschen, die eine manuelle Tätigkeit ausüben, an den Armgelenken meist ein Ungleichgewicht zwischen dem vorherrschenden Tonus der Beuger und dem Tonus der Strecker. Die Ruhespannung der Flexoren ist im Verhältnis zu der Ruhespannung der Extensoren erhöht. Die Faszien der Beugemuskulatur sind quantitativ anderen Kräften ausgesetzt als die der Streckmuskulatur. Da diese Faszien eine direkte Verbindung zu den intermuskulären Septen und Zwischenknochenmembranen haben, wirkt sich das Ungleichgewicht zwischen Beugern und Streckern auch innerhalb der Membrankonstruktion der osteofibrösen Logen aus. Die Grenzen, auf die wir bei der muskulär-funktionellen Behandlung der Arme stoßen, liegen meines Erachtens in diesem Sachverhalt begründet. Das Ungleichgewicht zwischen dem Tonus der Beuge- und Streckmuskulatur ist irgendwann nicht nur in der oberflächlichen Faszienschicht des Arms, sondern auch in den tief liegenden Membranen präsent. Im fortgeschrittenen Stadium weisen die tief liegenden Membranen eine größere Faserdichte und weniger elastische Komponenten als die oberflächlichen Schichten auf, was sich nicht mehr durch muskulären Aufbau und Ausgleichsaktivität auflösen lässt. Wir sind angesichts dieser Situation auf eine detaillierte Behandlungsstrategie angewiesen, die der Muskulatur mit der Behandlung der tief liegenden Membranschichten einen neuen Aktionsspielraum ermöglicht.

4.4.2 Anatomie der Faszien und Membranen

Oberarm

Die Faszienhülle des Oberarms, die **Fascia brachii,** umhüllt den gesamten Oberarm (➤ Abb. 4.76). Ihre Schichten sind an der lateralen und dorsalen des Armes stärker ausgeprägt. Eigentümlicherweise ist diese Faszienschicht am kräftigen Oberarmbeuger, dem M. biceps brachii, nur als zarte, dünne Schicht vorhanden. Die Fasern der Fascia brachii verlaufen zum überwiegenden Teil senkrecht zum Faserverlauf der von ihr umschlossenen Muskulatur. Die Faszie geht nahtlos in die angrenzenden Faszien über: distal in die **Fascia antebrachii** sowie proximal an die **Fascia axillaris** und die oberflächlichen Faszien des Schultergürtels.

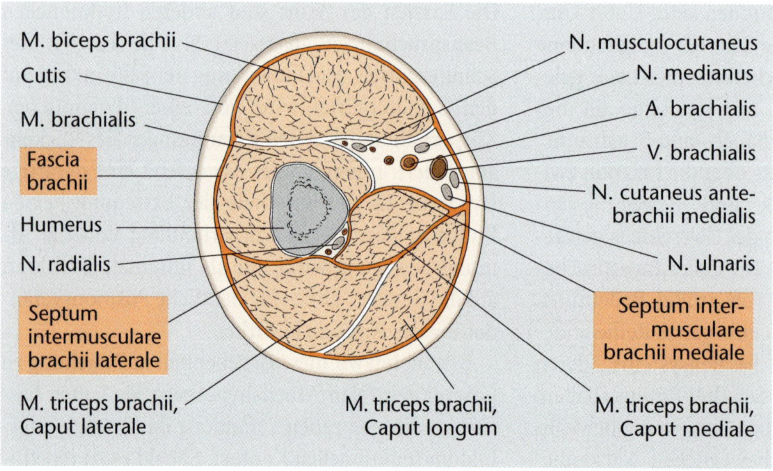

Abb. 4.76 Querschnitt auf Höhe der Oberarmmitte [L190]

Es ist ein Charakteristikum der Faszien im Bereich der Extremitäten, dass sie einerseits als Oberflächenhülle dienen und andererseits zugleich im Inneren der Gliedmaßen die antagonistischen Muskelgruppen gliedern. So erstrecken sich von der Fascia antebrachii zähe Gliederungsschichten bis zum Periost des Oberarmknochens. Diese Gliederungsschichten, das Septum mediale und das Septum laterale, unterteilen den Oberarm in zwei abgeschlossene Kammern, in denen ventral die Beugemuskulatur und dorsal die Streckmuskulatur verläuft.

Das **Septum intermusculare mediale** verläuft zwischen dem Ansatz des M. coracobrachialis und dem Epicondylus medialis. Das weniger stark ausgeprägte **Septum intermusculare laterale** erstreckt sich zwischen dem Ansatz des M. deltoideus und dem Epicondylus lateralis.

Beide intermuskulären Septen dienen als Muskelansatz, das Septum mediale als Ursprung für Fasern des M. brachialis und des Caput mediale des M. triceps brachii, das Septum laterale für Fasern des M. triceps brachii, des M. brachialis, des M. brachioradialis und des M. extensor carpi radialis longus.

MERKE

Für die manuelle Behandlungstechnik ist es wichtig, zu beachten, dass die Fascia brachii die Oberfläche des Armes umhüllt, aber auch für die Tiefenstruktur verantwortlich ist. Es ist nach meiner Beobachtung nicht möglich, eine Schicht ohne Wirkung auf die andere zu behandeln.

Unterarm und Hand

Ich habe bereits erwähnt, dass die **Fascia brachii** des Oberarms nahtlos in die **Fascia antebrachii** des Unterarms übergeht. Am Beispiel dieser Faszie lässt sich deutlich erkennen, inwieweit einseitige Druck- und Zugbeanspruchung die Textur des Bindegewebes verändert. Nicht von ungefähr sind der Vorderarm und der Übergang zur Hand besonders anfällig für ein Phänomen, das in der letzten Zeit als **repetitive stress syndrome** gesteigerte Aufmerksamkeit gefunden hat.

Die Belastungen, denen die Vorderarme und die Hand ausgesetzt sind, sind so unterschiedlich, dass man die individuelle Ausformung des Bindegewebes stets berücksichtigen sollte. Bei entsprechend großer Belastung kann sich die Fascia antebrachii in ihren proximal gelegenen Schichten stark, geradezu aponeurotisch verdichten. Die Faserdichte ist besonders im Übergang zum Handgelenk tastbar, und zwar in dem Bereich, in dem sich die Faszien ringförmig als Retinaculum flexorum parallel ausrichten und verdichten. Für die Behandlungspraxis ist es wichtig, zu beachten, dass dieses Band seine Spannungsmuster nicht unabhängig von der globalen Faszienspannung des Unterarms aufrechterhält. Die Behandlungschancen sind gerade dann sehr günstig, wenn die Faserverdichtung des Lig. retinaculum flexorum in eine allgemein gesteigerte Tonizität der Fascia antebrachii eingebettet ist.

Übergang zwischen Unterarm und Hand

Der Übergang zwischen Unterarm und Hand spielt als kritische Zone vor allem für die Nervenversorgung eine wichtige Rolle. Ähnlich verhält es sich mit dem Übergang zwischen Oberarm und Unterarm. Auch dort begegnen wir bei repetitiver Muskelaktivität zähen Schichten, die die Nervenpassage unter Druck bringen können. Dabei spielt die **Aponeurosis bicipitis brachii** als raumverändernde Brücke eine wesentliche Rolle, da sie als faserige Fortsetzung der an sich weich ausgeprägten Bizepsfaszien anhaltende Beugetendenzen am Ellbogengelenk fixiert.

Die **Unterarmfaszie** ist mit dem Periost der Ellenkante und mit dem im distal gelegenen Drittel des Radius eng verbunden und reicht mit Trennschichten bis in die Tiefe des Vorderarms. Die enge Verbindung mit den Vorderarmknochen ermöglicht uns in der Behandlungspraxis einen indirekten Zugang zu der inneren Membranverbindung der beiden Knochen. Meines Erachtens eröffnet uns die Befestigung der Unterarmfaszie an der hinteren Kante der Ulna einen hocheffizienten Zugang zum gesamten Spannungskomplex des Ellbogengelenks. Ähnlich wie beim Oberarm finden wir auch am Unterarm das Erscheinungsbild von funktionsgebündelten Kammern: Fasziale Trennwände gliedern und bündeln antagonistisch wirkende Muskelgruppen.

Die am tiefsten liegende Trennschicht zwischen Beugern und Streckern des Vorderarms ist die **Membrana interossea antebrachii.** Wie die Zwischenknochenmembran des Unterbeins spielt sie die bestimmende Rolle bei der Sicherung der Knochen gegen Längsverschiebung. Meines Erachtens spielt die Behandlung dieser Membranschicht eine herausragende Rolle unter den Techniken für die obere Extremität (siehe Behandlungstechniken).

Verfolgen wir den weiteren Verlauf der Unterarmfaszie nach distal, so treffen wir im Bereich der Hand auf einen deutlichen Unterschied zwischen der Beuger- und Streckerseite: Die **Faszien** des **Handrückens,** der **Streckerseite,** sind relativ zart ausgebildet und spielen bei der Behandlung nur eine untergeordnete Rolle. Die **Faszien** der **Beugerseite** sind dagegen komplex und in einigen Schichten sehr faserig. Schon dicht unter der Handoberfläche treffen wir auf die flächig ausgebildete Aponeurosis palmaris, die eine direkte Verlängerung der Unterarmfaszie ist und auf muskulärer Ebene eine Verlängerung des M. palmaris longus darstellt. Sie verbindet die Unterarmfaszie mit den vier Fingern. Kurz vor der Einmündung in die Fingerwurzel ist sie mit quer verlaufenden Faserbündeln verstärkt, den Fasciculi transversi.

In den tiefer gelegenen Schichten der Hand bilden die Faszien einzelne Kammern (➤ Abb. 4.77) für die Sehnen. Die **faszialen Trennwände** stehen hier mehr oder weniger senkrecht zur darüber liegenden Palmarfaszie der Handfläche, in Richtung der tiefsten Beugerschicht stehen sie ebenfalls senkrecht auf einer dünn ausgeprägten Faszienschicht.

4.4.3 Behandlungskonzept und Behandlungstechniken

Oberflächliche Faszienschicht nach Ida Rolf

Ida Rolfs Technik der Behandlung der Oberflächenfaszie im Bereich der oberen Extremität wirkt weitgehend parallel zum Verlauf der Muskelfasern und quer zum Verlauf der Faserrichtung der Faszie (➤ Abb. 4.78). Charakteristisch für diese Technik ist, dass der Therapeut die aktive Gelenkbewegung der Patientin zur Hilfe nimmt und damit eine Tiefenwirkung der oberflächlich ansetzenden Technik fördert.

Patientin In Rückenlage, beide Beine aufgestellt, Arme neben dem Rumpf.

Therapeut Stehend, auf Höhe des Schultergürtels der Patientin.

Kontakt Mit der Fläche der ersten Fingerglieder der leicht geschlossenen Faust auf Höhe des M. deltoideus und mit den Fingerkuppen der anderen Hand direkt an der Fascia antebrachii.

Ausführung

- Wir wirken an beiden Kontaktstellen so auf die Faszie ein, dass wir die Fasern mit kräftigem

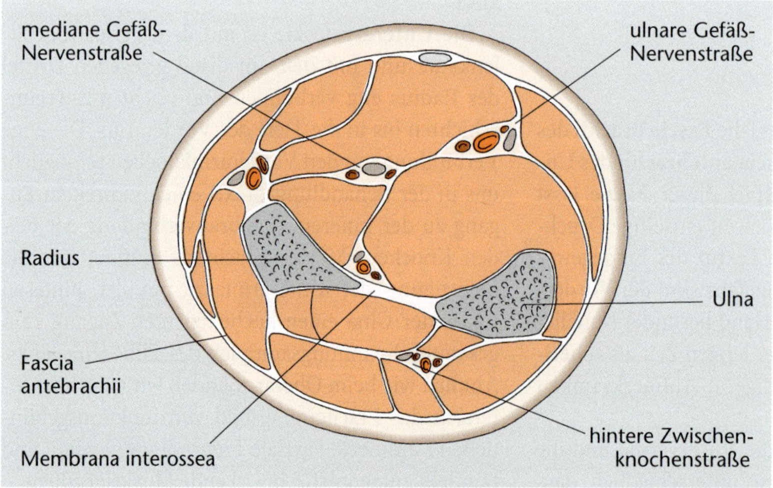

Abb. 4.77 Faszienkammern auf Höhe der Unterarmmitte im Querschnitt [L190]

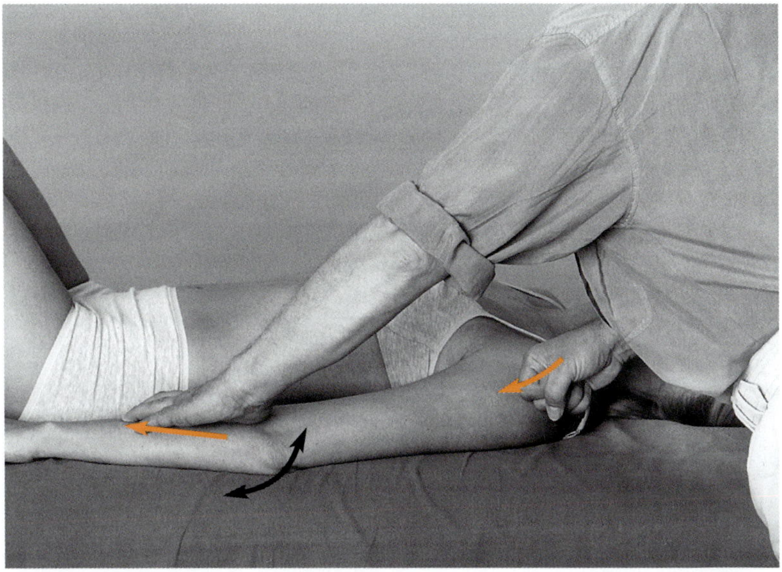

Abb. 4.78 Behandlung der oberflächlichen Faszienschicht nach Ida Rolf [K341]

4

Druck überkreuzen. Dabei gleiten wir in Zeitlupe über die äußere Hüllschicht und achten darauf, dass der Druck in der Tiefe nicht direkt, sondern diagonal auf den Knochen ausgeübt wird.

- Während wir den langsam gleitenden Kontakt halten, fordern wir die Patientin auf, das Ellbogengelenk einige Male etwa zwei Zentimeter nach außen und nach innen zu bewegen.

TIPP

Das Ausmaß des eingesetzten Drucks steht in Relation zum Faszientonus der behandelten Schichten. Vom Schultergelenk aus sollten wir keinen Druck ausüben, sondern sukzessive unser Gewicht in beide Hände verlagern. Mit der Ellbogenbewegung der Patientin wird eine erste Einwirkung auf die intermuskulären Septen erreicht.

Intermuskuläre Septen des Oberarms

Patientin In Rückenlage, beide Beine aufgestellt, Arme ruhend neben dem Rumpf (➤ Abb. 4.79).
Therapeut Seitlich auf Höhe des Oberbauchraums sitzend.
Kontakt Mit den Fingerspitzen einer Hand an der Verbindung zwischen Septum intermusculare brachii mediale und der Knochenhaut des Oberarms, mit den Fingerspitzen der anderen Hand an der Verbindung des lateralen Septums mit der Knochenhaut des Oberarms.

Ausführung

- Wir tasten uns mit den Fingerkuppen beider Hände vorsichtig bis zu der Stelle vor, an der das Septum intermusculare brachii mediale in die Knochenhaut des Oberarms einmündet.
- Gleichzeitig stellen wir mit den Fingerspitzen unserer anderen Hand Kontakt mit der Einmündungsstelle des lateralen Septums am Knochen her. Wir sollten dabei das Fett- bzw. Bindegewebslager der Nerven und Gefäße behutsam umgehen, einen sehr energischen Kontakt herstellen und direkt auf die Verbindung der Septen mit der Knochenhaut einwirken.

TIPP

Die direkte Einwirkung auf die Trennschichten zwischen Beugern und Streckern des Oberarms geht so vonstatten, als würden wir das Gewebe des M. triceps vom Knochen lösen. Diese aktive Dehnung sollte mit Listening kombiniert sein, da die Septen auf allzu direkte Einwirkung mit Widerstand reagieren. Achtsamkeit ist auch für den N. radialis geboten. Es ist nachteilig für unser Behandlungsergebnis, wenn wir den N. radialis und seine benachbarten Gefäße von hinten gegen den Oberarmknochen drücken.

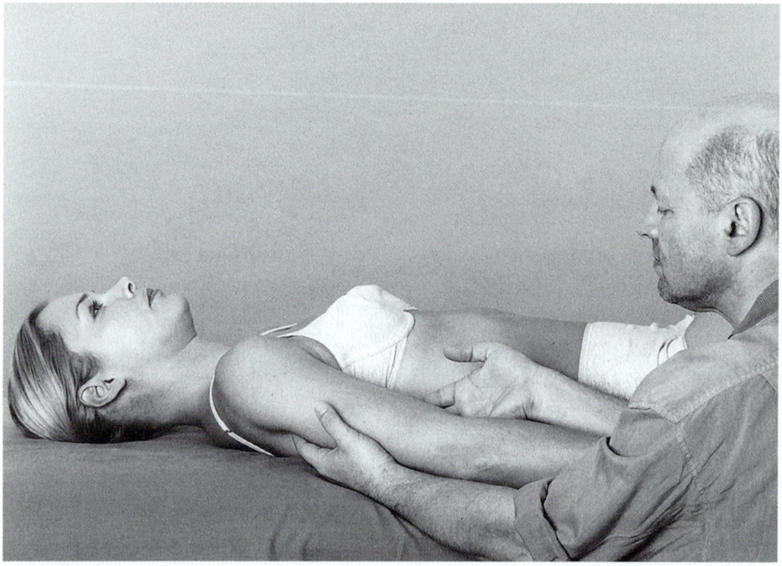

Abb. 4.79 Behandlung der intermuskulären Septen des Oberarms [K341]

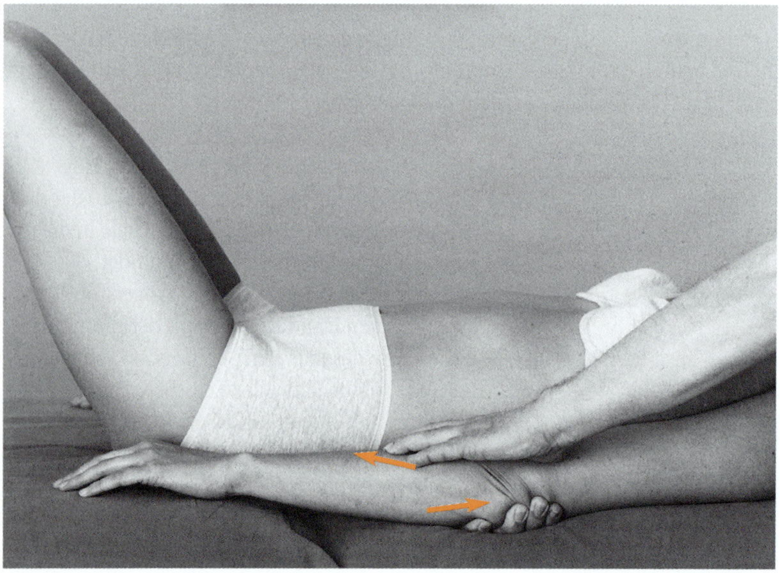

Abb. 4.80 Behandlung der Fascia antebrachii nach Ida Rolf [K341]

Fascia antebrachii nach Ida Rolf

Patientin Liegend in Rückenlage, beide Beine aufgestellt, Arme neben dem Rumpf ruhend (> Abb. 4.80).

Therapeut Stehend.

Kontakt Mit den Fingerkuppen einer Hand unterhalb des Epicondylus medialis, indem wir die mediale Kante der Ulna umfassen. Gleichzeitig mit den Fingerkuppen der anderen Hand wechselnd an der Faszienhüllschicht von unterschiedlichen Streckern.

Ausführung

- Wir umfassen die Ulna von medial, indem wir durch die Unterarmfaszie und die Aponeurosis M. bicipitis brachii in den M. flexor carpi ulnaris greifen. Bildlich gesprochen verankern wir unsere Fingerspitzen wie einen flexiblen Haltehaken tief im Gewebe.

- Mit der anderen Hand nehmen wir ebenfalls mit den Fingerspitzen Kontakt mit der Faszienhüllschicht auf Höhe des Mittelstücks des M. brachioradialis auf.
- Während wir nun an der Ulna das Gewebe kräftig nach kranial schieben, also die Beuger in das Ellbogengelenk, dehnen wir die Faszienschicht der Strecker weiter in Extension.
- Während der Kontakt im Bereich der Beuger gleich bleibt, wechselt im Bereich der Strecker der intensive Kontakt vom M. brachioradialis zum M. extensor carpi radialis longus und brevis.

Um eine wirklich dreidimensionale Tiefenwirkung auf das Fasziennetz im gesamten Bereich des Unterarms zu erzielen, ist es hilfreich, die Flexions- und Extensionsbewegung zu Hilfe zu nehmen. Während wir den Haltepunkt in den Beugern beibehalten und die Schichten der Strecker aktiv dehnen, bitten wir die Patientin, die Hand zunächst flach entlang der Behandlungsfläche zu strecken, dann die Finger Richtung Zimmerdecke zu strecken und schließlich auch die Hand den Fingern in Streckung folgen zu lassen. In der Gegenbewegung kehrt zunächst die Handfläche aus der Streckung zurück, es folgen die Finger. Dann bitten wir die Patientin, langsam eine Faust zu machen und die Faust wieder zu öffnen.

TIPP

- Die aktive Bewegung der Patientin eröffnet uns Zugang zu sehr unterschiedlichen Bereichen des Fasziennetzes. Wir berücksichtigen damit, dass es im Unterarm drei fasziale Kammern gibt: eine für die ventrale Muskelgruppe der Strecker, eine für die dorsale Gruppe der Beuger und schließlich eine für die nach ventral verlagerte und vom N. radialis innervierte Gruppe, die eine Zwischenstellung zwischen Beugern und Streckern einnimmt.
- Der beidhändige Kontakt des Therapeuten wird während des gesamten Bewegungsablaufs intensiv an der Beugerseite beibehalten, während seine Fingerspitzen sehr langsam in der Faszie der Strecker gleiten.

Zwischenknochenmembran des Vorderarms

Patientin Liegend in Rückenlage, Beine aufgestellt, Arme neben dem Rumpf ruhend (➤ Abb. 4.81).

Therapeut Stehend, auf Höhe des Schultergürtels der Patientin.

Kontakt Mit der Fläche des zweiten Gliedes von Zeige- und Mittelfinger einer Hand, während die andere Hand von hinten den Unterarm unterstützt.

Ausführung Ähnlich wie bei der vorausgehend beschriebenen Behandlungstechnik ist es hier auch wichtig, den Unterarm von unten zu umfassen und gegen den Oberarm zu schieben, um eine Entspannung der Gelenkkapsel während der Druckeinwirkung zu sichern. Mit der anderen Hand geben wir sukzessive Druck in Richtung der Zwischenknochenmembran (entweder Einsatz von Fingerkuppen

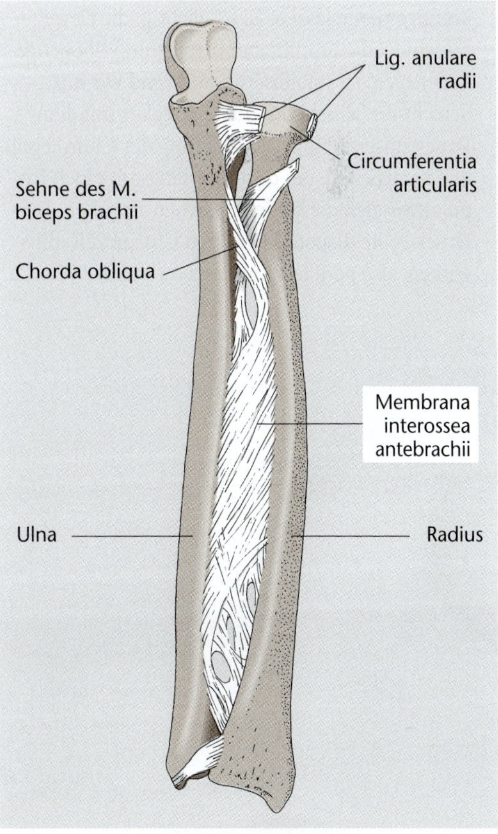

Abb. 4.81 Behandlung der Zwischenknochenmembran des Vorderarms [L190]

oder, bei stark ausgeprägter Muskulatur, des zweiten Gliedes von Zeige- und Mittelfinger).

- Für die Wirksamkeit der Technik ist es essenziell, dass wir genau auf die Richtung des ausgeübten Drucks achten. Die Membran weist im oberen Teil eine Lücke für die Tuberositas radii und die dort ansetzende Bizepssehne auf. Die beiden Unterarmknochen werden neben dieser Lücke durch die kräftigen Faserzüge der Chorda obliqua gegen Längsverschiebungen stabilisiert. Wir müssen nun darauf achten, dass die Faserrichtung dieser Chorda obliqua und die des wesentlich flächiger angelegten Hauptteils der Membran verschieden ist (➤ Abb. 4.82). Nur im letzten Fünftel der Membran, also kurz über dem Handgelenk, richten sich die Fasern nochmals parallel zu denen der Chorda obliqua aus.
- Gesteigerte Spannung im Bereich der Chorda obliqua lässt sich daran erkennen, dass sich Ulna und Radius an dieser Stelle nicht mehr federnd komprimieren lassen. Es ist wichtig, die Gewebeschichten, die unmittelbar distal zum Ellbogengelenk liegen, zu stabilisieren, während wir uns Schicht für Schicht durch die Strecker mit dem Druck unserer Finger in Richtung der Chorda obliqua vorarbeiten, um dort sehr langsam einen Impuls zwischen die beiden Knochen zu geben. Der Druck sollte diagonal zwischen Ulna und Radius wirken, also parallel zum Faserverlauf der Chorda.
- Im weiteren Verlauf des Unterarms behalten wir die diagonale Druckrichtung bei, als würden wir die Ulna Richtung Radius rotieren. Mit etwas Übung lässt sich selbst während dieser äußerst intensiven Einwirkung auf die Membran das Listening anwenden. Wir haben damit die Möglichkeit, unsere direkte Einwirkung mit der Selbstregulation der Membran zu verbinden.

Faszien und tiefe Faszienräume an der Beugeseite der Hand

Patientin Liegend, beide Beine aufgestellt, Arme neben dem Körper, die zu behandelnde Hand ruht in den Händen des Therapeuten (➤ Abb. 4.83a).

Therapeut Auf der Behandlungsliege neben der Patientin sitzend.

Kontakt Mit gekrümmten Fingern beider Hände an der medialen und lateralen Grenze der Aponeurosis palmaris.

Ausführung

- Die Patientin stellt den Vorderarm senkrecht, während der Oberarm im Schulterbereich auf der Liege ruht. Der Therapeut umfasst nun distal vom Lig. flexorum die Schichten knapp lateral und medial von der Aponeurois palmaris, gibt Druck ins Gewebe und verfolgt die Wirkung dieses Drucks mit Listening.

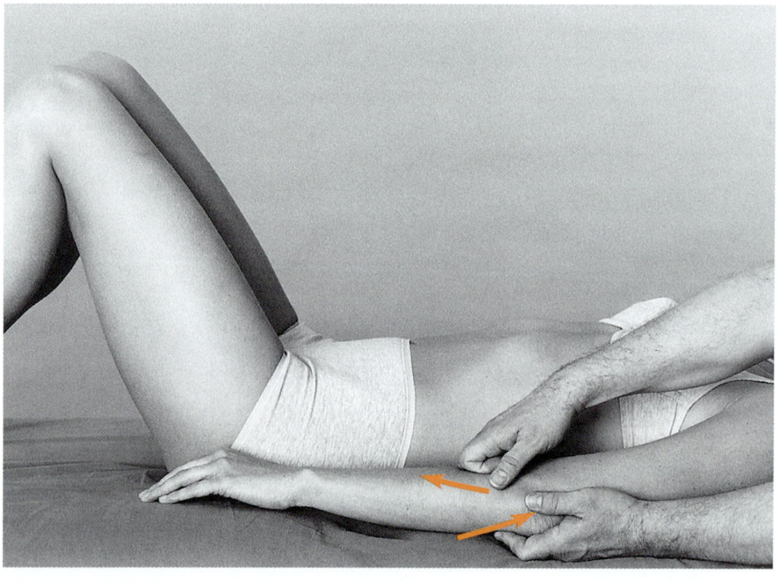

Abb. 4.82 Zwischenknochenmembran des Unterarms, Lig. anulare durchtrennt [K341]

4

- Die Hand der Patientin bleibt zunächst in Beugehaltung. Der Therapeut verändert nun nach und nach die Stellung des Handgelenks im Raum und kombiniert währenddessen die subtile Dehnung der Faszie mit passiver Pronation und Supination.
- Durch veränderte Zugverhältnisse liefert das Listening nun Aufschluss über die tiefen Faszienräume der Hand (➤ Abb. 4.83b). Es ist wichtig, nur an der deutlichsten Gewebeverdichtung einen nachhaltigen Impuls zu geben.

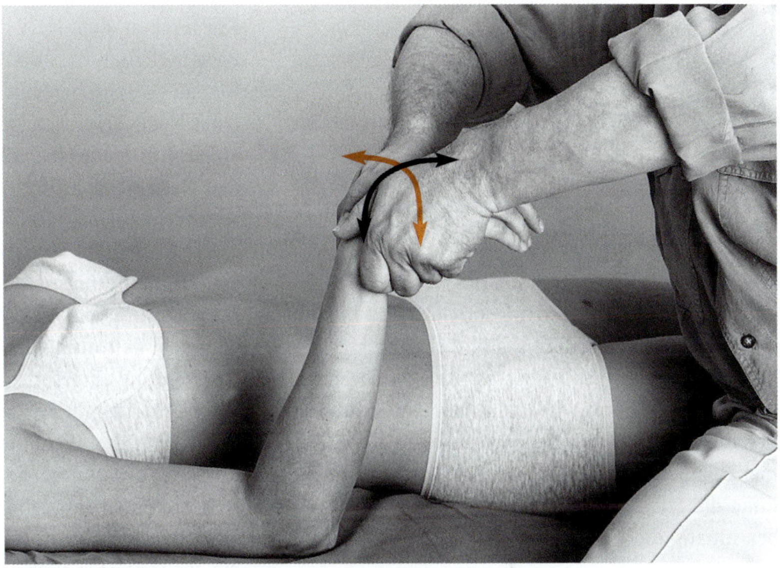

Abb. 4.83a Behandlung der Faszien und der tiefen Faszienräume an der Beugeseite der Hand [K341]

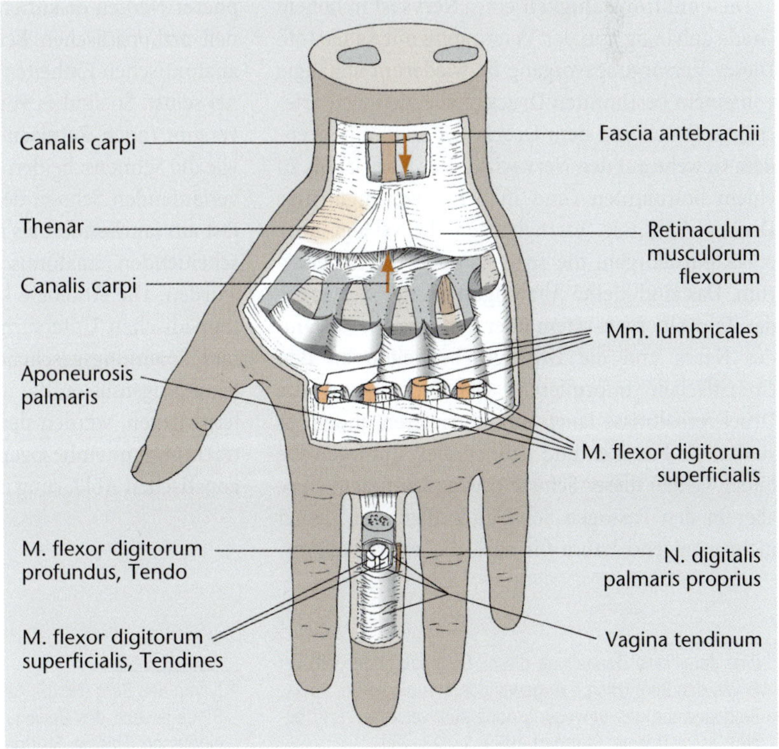

Abb. 4.83b Faszienlogen der Hand [L190]

MERKE
Die manuelle Behandlung der Hand erfordert genaues Detailwissen und ein hohes Maß an Kraft und Sensibilität. Man sollte den nötigen intensiven Kontakt nicht mit steifem Druck verwechseln, da die tief liegenden Kammern des Fasziensystems negativ auf „zerrende" Dehnversuche reagieren.

4.5 Obere Extremität: Hand und Karpaltunnel

Für die ungestörte Funktion eines Nervs gibt es zwei grundlegende Voraussetzungen: Der Nerv benötigt eine positive Grundspannung und ein gewisses Maß an Beweglichkeit gegenüber angrenzenden Schichten, den so genannten Grenzflächen. Nur dann können die chemischen Lebensprozesse des Nervs optimal ablaufen. Die Basis dieser Prozesse ist in erster Linie die arterielle Sauerstoffversorgung und darüber hinaus die Versorgung mit Transmittern und Enzymen.[15].

Die **Funktionsfähigkeit** eines **Nervs** ist in hohem Grade abhängig von der Versorgung mit Sauerstoff. Dieser Versorgungsvorgang ist wiederum abhängig von einem bestimmten Druckgefälle zwischen arteriellem Druck und dem Druck, der von angrenzendem Gewebe auf den Nerv wirkt. Der Nerv ist bis zu einem bestimmten Grad in der Lage, ungünstige Druckverhältnisse auszugleichen. Er verfügt über ein Kontrollorgan, die so genannten Nervi nervorum. Das sind kleine Abzweigungen des Nervs, die das Zentralnervensystem über den inneren Zustand des Nervs und die Druckgegebenheiten an den Grenzflächen informieren. Der Nerv kann die Druckverhältnisse langfristig korrigieren, indem er zusätzlich Faszikel und epineurales Bindegewebe bildet. Genau dieser Schutzvorgang kann dem Nerv aber in den Passagen Schaden zufügen, an denen nicht genügend Raum für zusätzliche Druckdämpfung mit Bindegewebe vorhanden ist. Beim Karpaltunnel handelt es sich um eine derartige Passage. Die den Tunnel umgebenden Handwurzelknochen und das Retinaculum flexorum bilden einen Engpass, in dem bereits eine geringfügige Anlagerung von schützenden Faszikeln oder von den Renaut-Körperchen den Nerv überlasten kann. Van den Berg berichtet, dass die Volumenerweiterung durch Renaut-Körperchen bis zu 30 % des Durchmessers eines Nervs erreichen kann.[16]

Die **Bindegewebsveränderung** im Nerv und um den Nerv ist allerdings nicht die einzige Quelle der veränderten Druckverhältnisse. In der Regel gibt es entweder bereits einen ödematösen Stau aufgrund eines Entzündungsprozesses oder eine Querschnittsvergrößerung nahe gelegener Sehnen über einen längeren Zeitraum, bevor die verstärkte Bindegewebsbildung eingesetzt hat.

Außerdem gibt es, wie wir sehen werden, eine ganze Reihe von Einflussfaktoren, die sich nicht direkt am Karpaltunnel befinden.

Seit einigen Jahrzehnten wird in der orthopädischen Fachliteratur das Karpaltunnelsyndrom als die am weitesten verbreitete Form der Läsion peripherer Nerven diskutiert. Im Zentrum der traditionell orthopädischen Betrachtungsweise stehen die anatomischen Einheiten im und um den Karpaltunnel selbst. So sind es vor allem das Lig. carpi transversum (auch Retinaculum flexorum genannt) sowie die Sehnenscheiden der durch den Karpaltunnel verlaufenden Sehnen der Beugemuskulatur, die für fast ein Jahrhundert als die für die Problematik entscheidenden anatomischen Einheiten dargestellt wurden. Die Ätiologie konzentriert sich in der orthopädischen Untersuchung auf das lokale Druck- und Spannungsgeschehen im Karpaltunnel selbst. Spannungsmuster, die weiter vom Handgelenk entfernt liegen, werden deshalb nur soweit in die Betrachtung miteinbezogen, als sie zur differenzialdiagnostischen Abklärung nötig sind.

---

[15] Eine detaillierte Darstellung dieser Thematik findet sich bei F. van den Berg (Hrsg.), Angewandte Physiologie Bd. 1, Das Bindegewebe des Bewegungsapparates verstehen und beeinflussen, Thieme, Stuttgart 1999, S. 223–231.

[16] F. van den Berg (Hrsg.), Angewandte Physiologie Bd. 1, Das Bindegewebe des Bewegungsapparates verstehen und beeinflussen, Thieme, Stuttgart 1999, S. 226.

4.5.1 Anatomie der Hand und des Karpaltunnels

Der Karpaltunnel besteht aus einer zwei bis drei Zentimeter langen Passage zwischen den Handwurzelknochen und dem Retinaculum flexorum. Im Querschnitt (➤ Abb. 4.84) betrachtet erscheinen die Handwurzelknochen konkav angeordnet. Das Retinaculum flexorum besteht aus zähen Fasern, die mit den Eminentiae carpi ulnaris und radialis verbunden sind. Radial ist das Retinaculum flexorum ist an den Tuberkeln von Os scaphoideum und Os trapezium aufgehängt, ulnar an den Tuberkeln von Os pisiforme und Hamulus ossis hamati.

Der Karpaltunnel gewährleistet unter normalen Bedingungen, dass die von Scheiden umhüllten Sehnen von acht Beugemuskeln und der N. medianus durch die enge Passage gleiten können. Dabei fungiert das Retinaculum flexorum als „Führungsband" der durch den Karpaltunnel tretenden Sehnen.[17]

Es ist aus der Konstruktion des Karpaltunnels ersichtlich, dass die **Nervenfunktion** des **N. medianus** durch Raumveränderungen des Tunnels gestört werden kann. Dieser Fall tritt dann ein, wenn von außen andauernd Druck auf die enge Passage zwischen Unterarm und Hand fällt, oder wenn die Gewebeschichten, die den Tunnel passieren, also die acht Beugesehnen mit ihren umhüllenden Scheiden, oder der N. medianus mehr Raum beanspruchen, als der Tunnel Durchmesser hat. In einer derartigen Situation mit anhaltender Drucksteigerung im Karpaltunnel wird der N. medianus das Opfer der Verengung sein, da Nervengewebe weniger drucktolerant ist als die Hüllschicht der Sehnen.

Für die Beurteilung der Symptomatik und auch für die Behandlungstechnik ist von Bedeutung, dass der N. medianus ein „gemischter" Nerv ist, d.h. er enthält motorische, sensible und vegetative Fasern. Räumlich nehmen die sensiblen Fasern den größten Anteil ein.[18]

Der Nerv setzt sich aus vielen Faszikeln zusammen, die eine plexusartige Verbindung eingehen. Er ist äußerlich vom bindegewebigen Epineurium überzogen, das einen erheblichen Anteil von Fett aufweist. Auch die Faszikel selbst sind von einem dünnschichtigen Perineurium ummantelt, wodurch eine septenartige Untergliederung der Faszikel entsteht. Innerhalb der Faszikel sind die einzelnen Nervenfasern in kapillarhaltiges, feinfaseriges Endoneurium eingebettet, das elastisch ist.[19]

Um die Problematik des Karpaltunnels aus struktureller Sicht zu verstehen, ist es wichtig zu beachten, dass es auch Elemente außerhalb des Tunnels gibt, die auf nervlicher oder muskulärer Ebene störungsanfällig sein können: Besondere Bedeutung kommt der **Sehne** des **M. palmaris longus** zu, weil sie in die Palmaraponeurose einmündet und damit in Verbindung mit dem Retinaculum flexorum tritt. Wichtig für die Behandlungstechnik ist auch der Beugemuskel **M. carpi ulnaris,** der mit seiner Sehne außerhalb des Karpaltunnels verläuft, sowie der in unmittelbarer Nähe dieses Muskels **verlaufende N. ulnaris.**

Aus der anatomischen Topografie des Karpaltunnels lässt sich ableiten, dass es einzelne Bauelemente gibt, die den gesteigerten Druck bei einer Verengung mehr oder weniger direkt auf den N. medianus weitergeben, auf knochiger Ebene vor allem das Os hamatum und das Os capitatum. Aber auch jede Form von drastischen Bewegungseinschränkungen anderer Handwurzelknochen oder signifikante Subluxationen können eine Rolle spielen. Auf muskulärer Ebene sind für die Druckweiterleitung vor allem die an den N. medianus angrenzenden Sehnenscheiden innerhalb des Karpaltunnels, insbesondere die Sehne, die zum Zeigefinger führt und meistens direkt unter dem N. medianus verläuft, von Bedeutung.

Im fortgeschrittenen Zustand des Syndroms sind für das Beschwerdebild die Gewebeveränderungen bestimmend, die sich drastisch innerhalb der nur wenige Zentimeter langen Passage des Tunnels manifestieren,

- die chronische Fibrosierung der Sehnenscheiden der Beugemuskulatur,

[17] A. Rauber, F. Kopsch, Anatomie des Menschen Bd. 1, 20. Aufl., Thieme, Stuttgart 1968, S. 411.
[18] K. Wilhelm, Kompressionssyndrome des Nervus ulnaris und Nervus medianus im Handbereich, Orthopäde 16, 1987.
[19] A. Kleinau, Lang- und mittelfristige Ergebnisse nach Operationen wegen eines Karpaltunnelsyndroms. Unveröffentlichtes Manuskript und Forschungsbericht, S. 17.

- unterschiedliche Formen der ödematösen Stauung,
- die Demyelinisierung des N. medianus.

Aber diese Veränderungen entstehen nicht nur durch physische Kräfte und chemische Stoffwechselvorgänge innerhalb des Tunnels: Die strukturelle Grundlage ist in Veränderungen der Faszien- und Membranschichten zu suchen, welche die „zähe Rahmenkonstruktion" des Tunnels bilden.

Das Bindegewebssystem ist ein Endlossystem. Die Schichten einzelner Gewebetypen gehen ineinander über. Deshalb sind meines Erachtens rein lokale Gewebeveränderungen und Veränderungen des Flüssigkeitsgehalts oder der Scherengittergleitfähigkeit der Kollagenfasern außerordentlich selten.

4.5.2 Untersuchung

Um die Beteiligung der Fascia antebrachii und der Zwischenknochenmembran zu beurteilen, ist ein einfacher Test hilfreich: Wir drücken den Vorderarm federnd zusammen und beurteilen, ob es einzelne Abschnitte gibt, an denen sich keine federnde Wirkung einstellt.

Entsprechend testen wir am Tunnel selbst: Lassen sich die Knochen, an denen das Retinaculum flexorum ansetzt, so zusammenführen, dass sich das Retinaculum stärker konkav wölbt? Das Os scaphoideum muss dafür eine leichte Kippbewegung im Verhältnis zum angrenzenden Os capitatum machen. Dieser einfache Test untersucht das Retinaculum in seiner „Trampolinfunktion". Stellt sich überhaupt keine federnde Bewegung mehr ein, ist das ein Hinweis darauf, dass die innere Kompression des Karpaltunnels weit fortgeschritten ist.

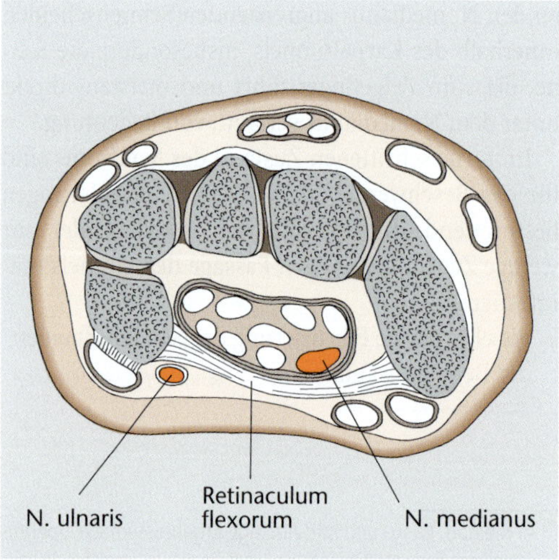

Abb. 4.84 Querschnitt durch den Karpaltunnel [L190]

MERKE

Die Oberflächenfaszie und die Muskelfaszien der Extremitäten sind in ihrer Struktur von tief liegenden Membranen zu unterscheiden. Entsprechend ist die Behandlungsstrategie zu wählen. Oberflächen- und Muskelfaszie können wir mit intensivem Kontakt erfolgreich behandeln. Wenn es nötig ist, den Kontakt zu verstärken, sollte der Therapeut das Gewicht seines Körpers einsetzen und jede Anspannung des eigenen Schultergürtels vermeiden. Es kommt es auf eine federnde Qualität der Berührung an, um permanent zu beobachten, wie sich die angrenzenden Faszienschichten während der Behandlung verhalten.

Tief liegende Membranen sprechen auf „indirekte Manöver" sehr gut an, d. h. die Berührung sollte den inneren Zugkräften der Membranfasern bis zu einem bestimmten Punkt folgen, bevor ein korrigierender Impuls gegeben wird.

Behandlungsziel

Das Ziel der manuellen Behandlung des Karpaltunnelsyndroms ist eine positive **Veränderung** des **Druckgefälles** zwischen **Nerv** und anliegenden **Grenzflächen.** Diese Behandlung richtet sich ausschließlich auf ein Symptombild, das aufgrund von Überlastung entsteht. Die dargestellten Behandlungsschritte konzentrieren sich auf das fasziale Gewebebett des N. medianus zwischen Schulterregion und Hand. Die Aussichten auf einen Behandlungserfolg sind gut, solange die Kompression im Tunnel hauptsächlich die sensorischen Fasern betrifft, also die Fasern, die räumlich den größten Teil des N. medianus ausmachen. Sobald motorische Funktionen betroffen sind, besteht die Gefahr einer dauerhaften Schädigung.

MERKE

Ein Karpaltunnelsyndrom nach mechanisch-traumatischer Einwirkung ist sofort an einen Chirurgen zu überweisen. Dies gilt vor allem für Fälle, in denen gleichzeitig

eine Schädigung des N. ulnaris in der Loge von Guyon vorliegt.
In jedem Fall ist eine neurologische Untersuchung begleitend zur Behandlung anzuraten, um objektiven Aufschluss über den Behandlungsverlauf zu gewährleisten.

4.5.3 Behandlungskonzept und Behandlungstechniken

Das hier vorgestellte Behandlungskonzept basiert auf der methodischen Annahme, dass gestörte Spannungsmuster des Bindegewebssystems in einem übergreifenden Kontext entstehen. In diesem Sinne ist schlüssig, das lokale Spannungs- und Druckgeschehen im und um den Karpaltunnel in den Zusammenhang übergreifender Muster einzuordnen. Damit ergibt sich eine Technik, die einerseits großflächige Bindegewebsschichten, die Muskelfaszien, die Septen und Zwischenknochenmembranen, aber auch Details wie die Hüll- und Gliederungsschichten der betroffenen Nervenstränge behandelt.

Im Zentrum der Erörterung stehen also nicht nur die Gewebe, die durch den Tunnel führen, sondern auch Gewebeschichten im Bereich der Schulter, des Oberarms, des Unterarms und auch der Vorderhand jenseits des Tunnels. Entsprechend wird der für die Symptomatik entscheidende Nerv, der N. medianus, in seinem gesamten Verlauf betrachtet, von der kranial gelegenen Abzweigung am Plexus brachialis bis in seine sehr unterschiedlich verlaufenden Verzweigungen nach der Tunnelpassage. Entsprechend zielen die praktischen Behandlungsvorschläge nicht nur auf das lokale Geschehen am Karpaltunnel selbst, sondern auch auf die größere „Gewebeland schaft“, innerhalb derer sich die ungünstigen Druckverhältnisse des Karpaltunnels entwickeln.

Behandlungstechniken – Schritt 1: Fasziennetz der Schulter-Armverbindung

Der Behandlung des Fasziennetzes der Schulter-Armverbindung sollte eine Überprüfung der Sternoklavikulargelenke und der oberen Rippenwirbelgelenke und ggf. eine Behandlung der dort lokalisierbaren Bewegungseinschränkungen vorausgehen (➤ Abb. 4.85).[20]

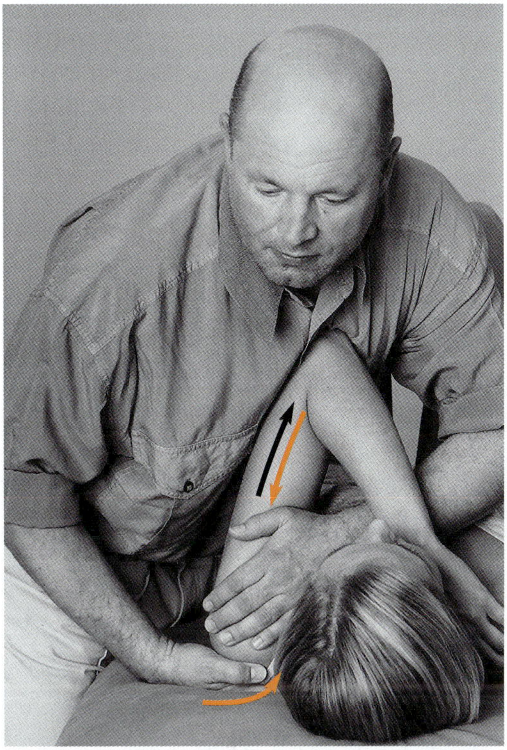

Abb. 4.85 Allgemeine Behandlung des Fasziennetzes der Schulter-Armverbindung [K341]

Patientin In Rückenlage, beide Beine aufgestellt, beide Arme zunächst neben dem Rumpf ruhend.
Therapeut Stehend, auf Höhe der 5. Rippe der Patientin.
Kontakt Eine Handfläche unterstützt das zu behandelnde Schulterblatt (hier das linke), die andere Hand umfasst das linke Schultergelenk im Bereich des M. deltoideus. Mit seinem Brustbein hält der Therapeut gleichzeitig Kontakt mit der Ellbogenspitze des aufgestellten Oberarms der Patientin.
Ausführung
- Während die Patientin in Rückenlage ruht, unterstützt der Therapeut mit der Handfläche seiner

[20] Tests zur Überprüfung des Sternoklavikulargelenks finden sich bei J.-P. Barral, J.-P. Mathieu, P. Mercier: Die Untersuchung der Wirbelsäule, Gent 1993, S. 69–75. Zur Behandlungstechnik Kap. 4, Behandlung der Faszie des M. subclavius.

4

rechten Hand das zu behandelnde linke Schulterblatt und verankert die Fingerspitzen derselben Hand wie einen „Haken“ an der Verbindung zwischen M. levator scapulae und Schulterblatt.
- Die linke Hand des Therapeuten umfasst gleichzeitig das zu behandelnde Schultergelenk von oben, und zwar so, dass die Articulatio acromioclaviculare in der Richtung des Faserverlaufs des Lig. coracoacromiale federnd komprimiert wird. Gleichzeitig lehnt sich der Therapeut von vorne-oben kommend mit seinem Brustbein leicht gegen den zur Decke zeigenden linken Ellbogen der Patientin, sodass ein federnder Schub des Oberarmknochens in die Schulter entsteht. Es ist dabei wichtig, dass die Hand, die das Schultergelenk umfasst, Schulterblatt und Schlüsselbein gegen den in das Gelenk sinkenden Humeruskopf stabilisiert.
- Während nun die zwischen den beiden Händen gelagerten Gelenkteile federnd unter Druck gehalten werden, wird eine indirekte Korrektur relevanter Gewebestrukturen möglich: Die Kapsel ist komprimiert, die Hände des Therapeuten führen die knochigen Gelenkteile enger zusammen, folgen der dominanten Spannungsrichtung und lassen die komprimierten Gelenkteile in dem Augenblick los, in dem sich ein spürbarer Gegendruck aufbaut. Es kommt damit im ventralen Teil des Gelenks zu einer verlangsamten Recoil-Wirkung.

MERKE

Für Liebhaber anatomischer Details: Die Recoil-Wirkung manifestiert sich an folgenden Bändern: Ventral am Lig. coracoacromiale, Ligg. conoideum und trapezoideum und am Lig. transversum scapulae superius; dorsal am Lig. acromioclaviculare und am hinteren Anteil des Lig. conoideum und am Lig. transversum scapulae superius.

Behandlungstechniken – Schritt 2: Gewebebett des N. medianus

Behandelt wird das Gewebebett an der Abzweigung des N. medianus vom Hauptnervenstrang (➤ Abb. 4.86).

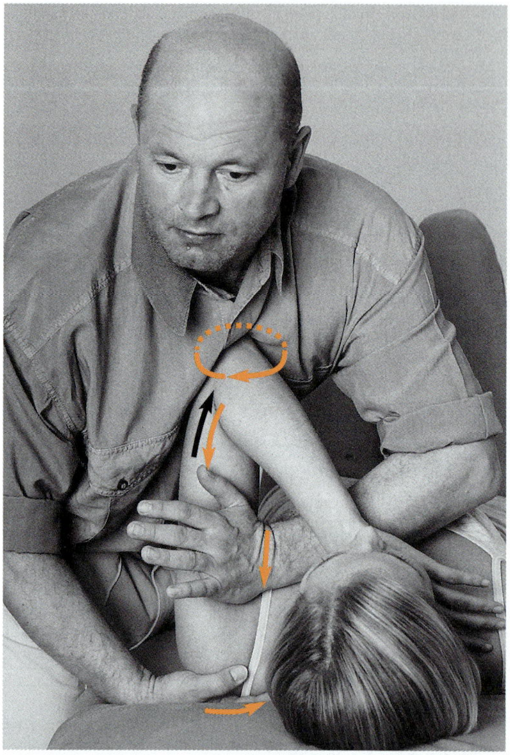

Abb. 4.86 Spezifische Behandlung des Gewebebetts der Abzweigung des N. medianus vom Hauptnervenstrang [K341]

Patientin Ausgangsstellung wie bei Schritt 1 beschrieben.

Therapeut Ausgangsstellung wie bei Schritt 1 beschrieben.

Kontakt Mit der Handfläche der rechten Hand das zu behandelnde (hier linke) Schulterblatt von posterior unterstützend, während das Os pisiforme der linken Hand von anterior Druck an der Abzweigung von N. medianus und N. ulnaris vom Plexus brachialis ausübt.

Ausführung
- Der Therapeut vollzieht mit seinem Brustbein (und damit mit dem linken Ellbogengelenk der Patientin) eine Kreisbewegung von 3 cm im Uhrzeigersinn.
- Um nun auf den N. medianus einwirken zu können, gleitet die linke Hand des Therapeuten ganz leicht nach unten, um medial vom Oberarmknochen direkten Druck auf die Abzweigung zwischen N. medianus und N. ulnaris am Plexus bra-

chialis zu geben (auf Höhe der Radices des N. medianus).

- Während die Kreisbewegung des Ellbogens weitergeführt wird (nun auch vorsichtig gegen den Uhrzeigersinn), kommt es zu einer passiven Mobilisierung der zähen Gewebeschichten um den Nerv.

Behandlungstechniken – Schritt 3: Übergang zwischen Oberarm und Unterarm

Schbei der Behandlung des Übergangs zwischen Oberarm und Unterarm wird gleichzeitig auf die Radices des N. medianus eingewirkt (➤ Abb. 4.87).

Patientin In Rückenlage, beide Beine aufgestellt; beide Arme neben dem Rumpf ruhend.
Therapeut Seitlich, am Kopfende stehend.
Ausführung

- Der Therapeut verankert seinen rechten Ellbogen nun direkt auf Höhe der Radices des N. medianus und umfasst gleichzeitig von hinten das zu behandelnde (hier: linke) Ellbogengelenk.
- Mit dem Ringfinger und Mittelfinger seiner rechten Hand versucht er möglichst präzise Kontakt in Richtung der Stelle herzustellen, an der der N. medianus das Ellbogengelenk passiert: Diese Stelle liegt genau zwischen der Aponeurosis musculi biceps brachii und dem Septum intermusculare brachii mediale.
- Mit seiner linken Hand stellt der Therapeut nun intensiven Kontakt in Richtung der Zwischenknochenmembran her. Der Druck sollte diagonal zwischen Ulna und Radius wirken und mit langsamem Gleiten Zentimeter für Zentimeter in Richtung des unteren Radiuskopfes weitergegeben werden.

Behandlungstechniken – Schritt 4: N. medianus im Ellbogengelenk und Karpaltunnel

Die Behandlung sieht zum einen vor, auf die Passage des N. medianus im Ellbogengelenk einzuwirken und zum anderen am Karpaltunnel eine Dehnung zu erzielen (➤ Abb. 4.88a).

Patientin in Rückenlage, beide Beine aufgestellt, Arme neben dem Rumpf ruhend.
Therapeut seitlich, auf Höhe des Zwerchfells stehend.
Kontakt Mit Zeige- und Mittelfinger einer Hand an der Stelle, an der der N. medianus das zu behandelnde (hier: linke) Ellbogengelenk passiert, mit der Handfläche der anderen Hand an der Ellbogenspit-

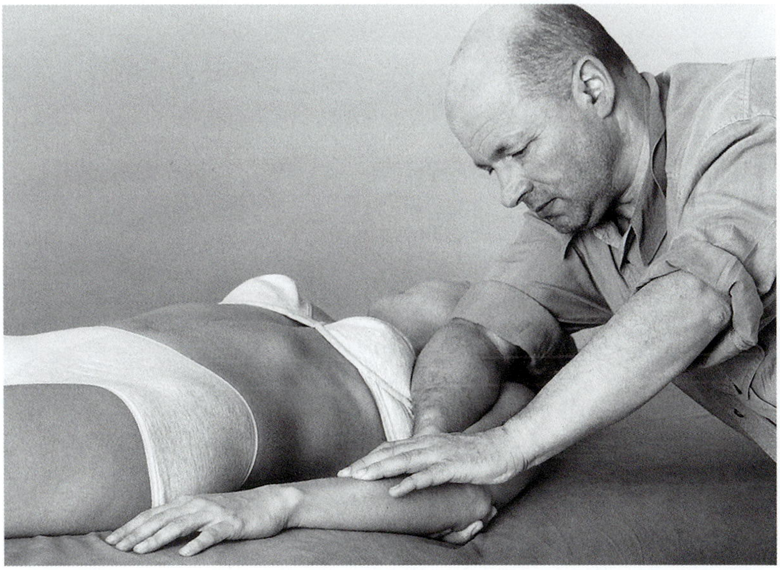

Abb. 4.87 Behandlung des Übergangs zwischen Oberarm und Unterarm mit gleichzeitiger spezifischer Einwirkung auf die Radices des N. medianus [K341]

ze, während der Oberarm der Patientin aufgestellt ist.

Ausführung

- Der Therapeut greift mit Zeige- und Mittelfinger um die Aponeurose des Bizeps, während er das Gelenk von Extension in Flexion über den Kopf der Patientin führt, um möglichst genau an den Nerv fassen zu können.
- Die Patientin stellt die Hand kranial der Schulter auf die Behandlungsliege. Der Daumen der Patientin ist abduziert, der Kontakt der Hand mit der Behandlungsliege ist zunächst leicht federnd, das Handgelenk sollte nicht zu sehr in Überstreckung geführt werden, vor allem dann nicht, wenn eine Bewegungseinschränkung eines Handwurzelknochens vorliegt.
- Der Therapeut gibt mit seiner linken Hand einen schubartigen Druck gegen das Ellbogengelenk. Gleichzeitig greift er mit der anderen Hand in das Innere der Ellbogengelenkspassage, um den N. medianus präzise neben dem Verlauf der Blutgefäße zu fassen, d. h. neben der Aponeurose des Bizeps.
- Greift der Therapeut etwas höher, trifft er in Richtung des Trizeps, kurz oberhalb des Septum intermusculare brachii mediale, auf den N. ulnaris, der sich analog behandeln lässt. Eine Behandlung des N. ulnaris ist vor allem dann anzuraten, wenn es neben dem Karpaltunnel auch zu einer Kompression des N. ulnaris in der so genannten Loge von Guyon, also außerhalb des Karpaltunnels, gekommen ist.

In beiden Fällen, sowohl bei der Behandlung des N. medianus wie auch der des N. ulnaris, ist es essenziell, möglichst präzise den entsprechenden Nerv zu fassen (> Abb. 4.88b). Die Wirkung auf die Nervenhülle lässt sich durch Druck gegen das Ellbogengelenk und Veränderung des Beugewinkels des aufgestellten Vorderarms der Patientin steigern. Es kommt damit zu einer direkten Dehnung der Faszie des M. pronator quadratus.

Behandlungstechniken – Schritt 5: Retinaculum flexorum

Video-Clip 11

Patientin In Rückenlage, beide Beine ausgestreckt (> Abb. 4.89a, > Abb. 4.90a).

Therapeut Seitlich, auf Hüfthöhe der Patientin stehend.

Kontakt Beide Hände umfassen die zu behandelnde Handwurzel.

Ausführung

- Der Therapeut drückt mit seinen Daumen gegen den Kopf der Ulna und das Ende des Radius, so

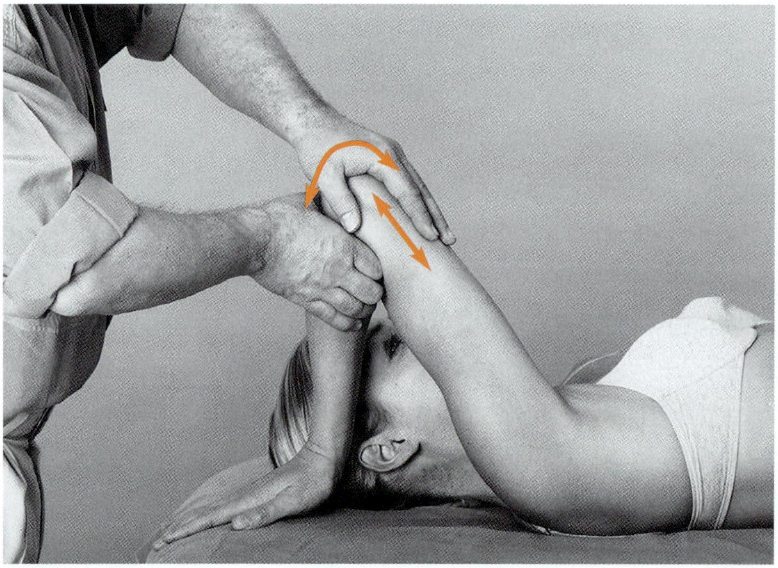

Abb. 4.88a Spezifische Einwirkung auf die Passage des N. medianus im Ellbogengelenk bei gleichzeitiger Dehnungswirkung am Karpaltunnel [K341]

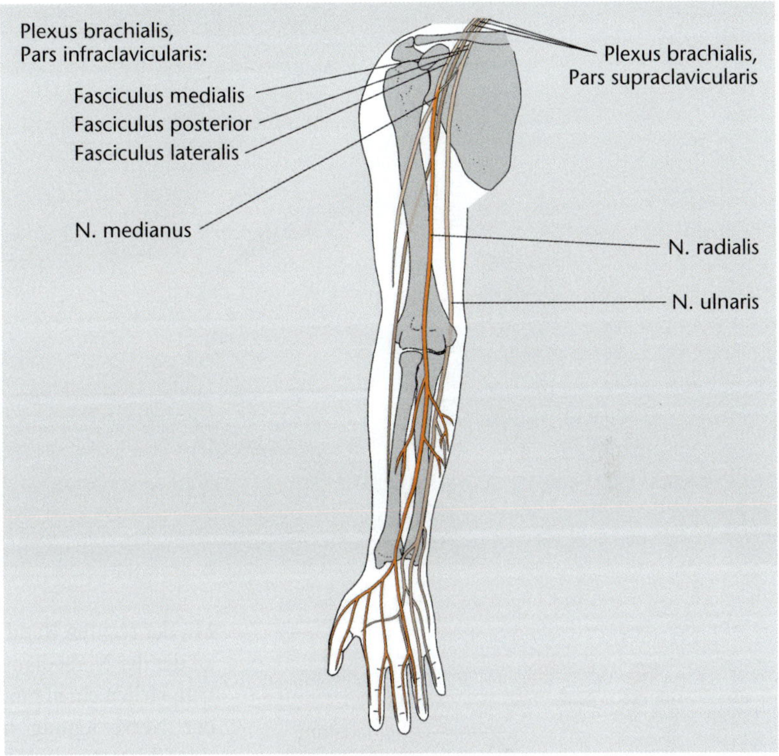

Abb. 4.88b Nerven des Arms [L190]

als würde er die beiden Längsknochen von der Handwurzel wegschieben.

- Zugleich komprimiert er mit seinen beiden Zeige- und Mittelfingern kräftig den Karpaltunnel der Patientin und übt auf die Schichten der Handfläche eine drastische Dehnung aus. So haben wir Gelegenheit, auf unterschiedliche Gewebsschichten gleichzeitig einzuwirken. Genau genommen behandeln wir dabei das Innere des Karpaltunnels auf indirekte Weise, indem wir Ursprung und Ansatz des Retinaculum flexorum (➤ Abb. 4.89b) zusammenführen, während wir die äußeren Spannungsschichten, die über das Gelenk laufen und im Handteller münden, einer direkten Behandlung unterziehen (➤ Abb. 4.90b, ➤ Abb. 4.90c).

Behandlungstechniken – Schritt 6: N. medianus unterhalb des Karpaltunnels

Es erfolgt eine direkte Behandlung des N. medianus unterhalb des Karpaltunnels (➤ Abb. 4.91a).

Patientin In Rückenlage, beide Beine ausgestreckt.

Therapeut Seitlich, auf Höhe des Schultergürtels der Patientin stehend.

Kontakt Mit den Fingerspitzen einer Hand an den medialen und lateralen Kondylen des Ellbogengelenks, mit dem Ringfinger der anderen Hand an der Stelle, an der der N. medianus den Karpaltunnel distal verlässt.

Ausführung Es ist zu empfehlen, den N. medianus direkt an der Stelle zu behandeln, wo er den Tunnel passiert.

- Am besten stellen wir den Ellbogen der Patientin mit den medialen und lateralen Epikondylen senkrecht auf unsere Fingerspitzen.

4

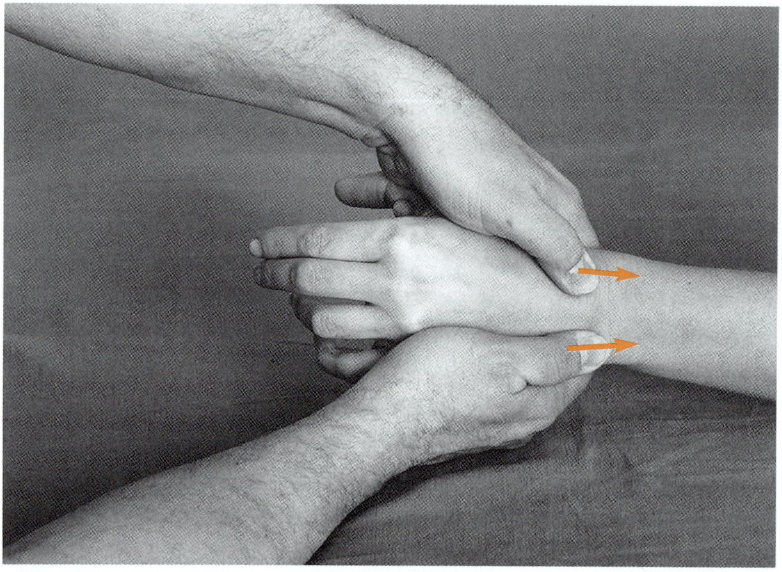

Abb. 4.89a Behandlung des Retinaculum flexorum (von dorsal) [K341]

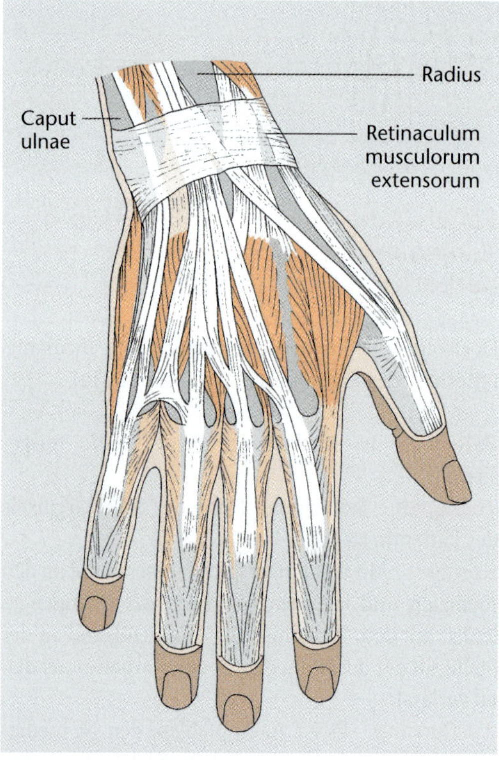

Abb. 4.89b Muskeln des Handrückens mit Retinaculum musculorum extensorum [L190]

- Mit der rechten Hand suchen wir die Stelle auf, an der der N. medianus aus dem Karpaltunnel tritt, stellen einen möglichst direkten Kontakt mit der „Nervenleitung" her und modifizieren den Kontakt in Quer- und Längsrichtung.
- Während der Modifikation der Berührungsqualität am N. medianus lassen wir den Unterarm der Patientin durch die Schwerkraft gegen unsere unterstützenden Finger sinken, so als würden wir den Abstand der Nervenleitung zwischen Karpaltunnel und Ellbogengelenk verringern. Der Kontakt am Ellbogen wird dann wie ein „Minitrampolin" in das Gelenksinnere wirken, während jenseits des Karpaltunnels alternierender Zug auf den Nerv ausgeübt wird. Mit etwas Geschick führen wir den Nerv damit in eine subtile Gleitbewegung innerhalb der ihn umgebenden Faszienlandschaft.

MERKE

Im Sinne eines zuverlässigen Behandlungsresultats ist es hilfreich, sich mit den anatomischen Variationen des N. medianus vertraut zu machen, z. B. in: U. Lanz, Anatomical variations of the median nerve in the carpal tunnel, J. Hand. Surg., Vol 147, 1987.

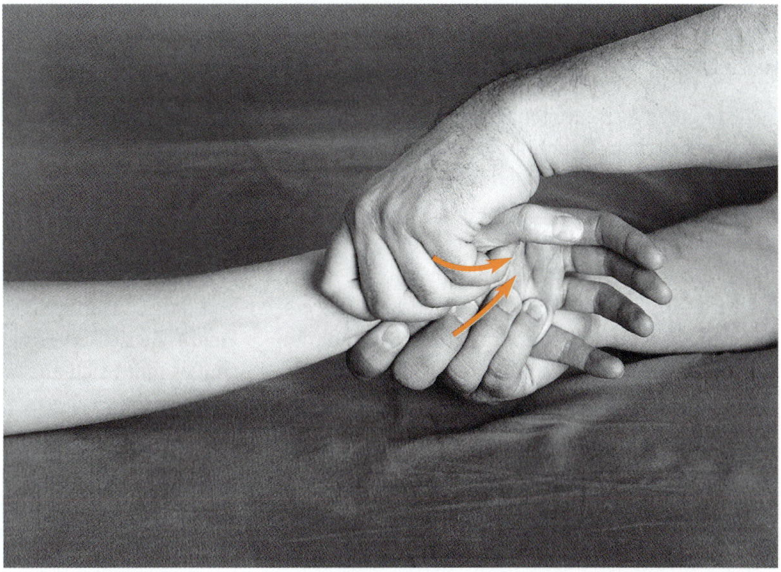

Abb. 4.90a Behandlung des Retinaculum flexorum (von palmar) [K341]

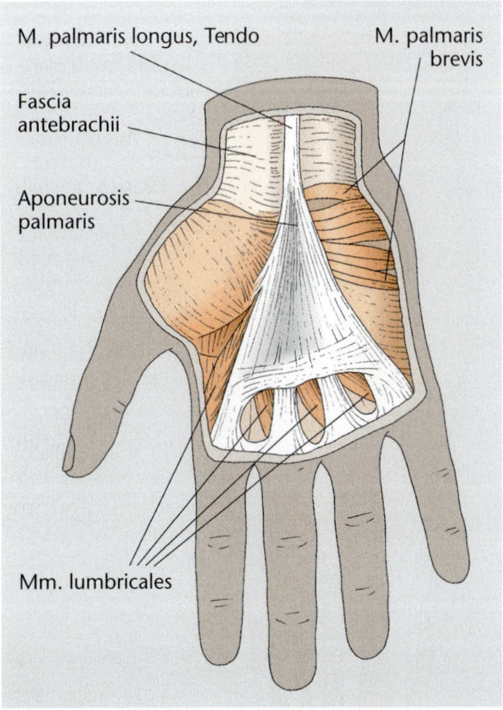

Abb. 4.90b Muskeln der Hohlhand, oberflächliche Schicht [L190]

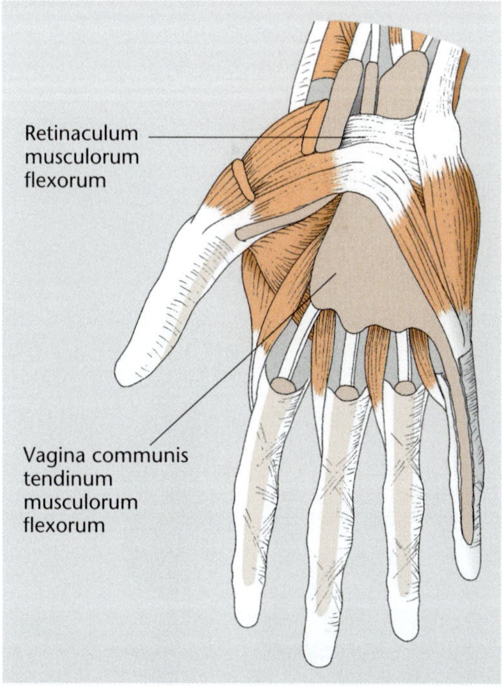

Abb. 4.90c Retinaculum musculorum flexorum und Sehnenscheiden [L190]

Fortgeschrittenes Karpaltunnelsyndrom

Im Fall einer fortschreitenden Symptomatik treten zur sensorischen Irritation zusätzlich motorische Einschränkungen der Beugefunktion der Hand auf. Falls dieser Zustand noch nicht über einen zu langen Zeitraum bestanden hat, ist ein manueller Behandlungsversuch als letzte Alternative zur Operation lohnend. Erfahrungsgemäß sind innerhalb der ersten beiden Monate der motorischen Dysfunktion noch gute Behandlungsresultate zu erwarten. Die Aussichten auf diese Resultate verschlechtern sich drastisch, je länger der Zustand der motorischen Dysfunktion besteht.

Die Patienten berichten in der fortgeschrittenen Phase häufig über ein verändertes Beschwerdebild: Die Nachtruhe ist durch wiederholtes Aufwachen gestört, die anfangs phasenweise auftretenden Nervenirritationen sind nun permanent spürbar, zuweilen kommt es zu brennenden, stromstoßartigen Irritationen und Einschränkungen der Bewegungsfunktion der Hand.

Bevor wir ergänzende Behandlungstechniken für das fortgeschrittene Beschwerdebild zur Anwendung bringen, lohnt es sich, die möglichen Adhäsionen im Inneren des oberen Brustraums aufzuspüren und das Augenmerk vor allem auf Adhäsionen der Pleura zu richten (siehe Kapitel 4, ➤ Abb. 4.24). Und es lohnt sich auch, die Rolle des Mediastinums für die „innere Form" des Thorax kritisch zu betrachten (siehe Kapitel 4, ➤ Abb. 4.26). Im Grunde kann jede Schicht, die eine Bewegungseinschränkung der 1. Rippe hervorruft, zur Kompression des oberen Teils des Plexus brachialis beitragen.

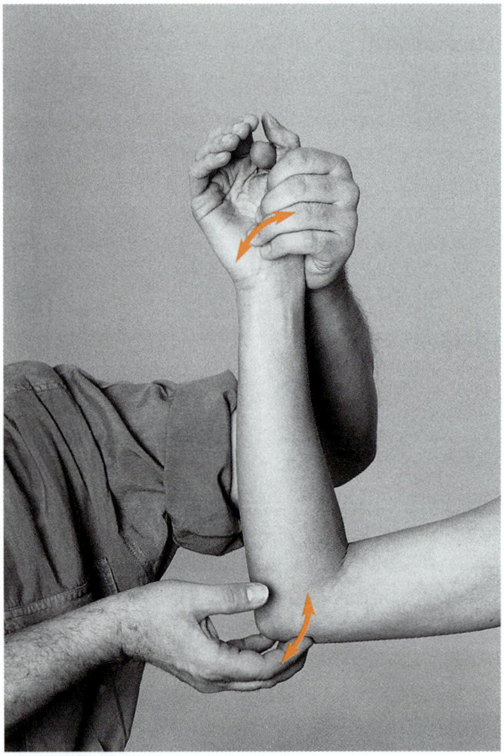

Abb. 4.91a Direkte Einwirkung auf den N. medianus unterhalb des Karpaltunnels [K341]

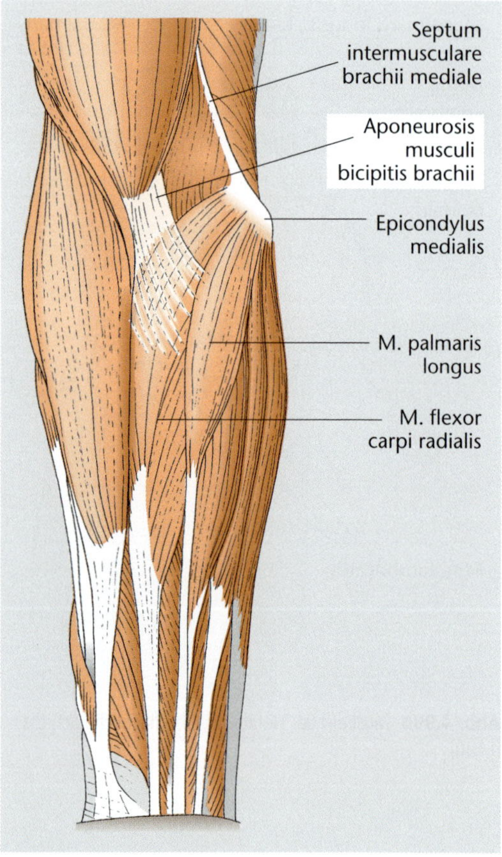

Abb. 4.91b Muskeln des Unterarms; Beugerseite, oberflächliche Schicht [L190]

Aponeurosis musculi bicipitis brachii

Patientin In Rückenlage, während der Unterarm nach oben über dem Schulterbereich ruht (➤ Abb. 4.91b, ➤ Abb. 4.91c).

Therapeut Sitzend auf Höhe auf der Seite des zu behandelnden Arms auf Höhe der 6. Rippe.

Kontakt Der Therapeut unterstützt mit seinem Vorderarm den Vorderarm der Patientin distal vom Ellbogengelenk. Mit den 2. Fingergliedern seiner anderen Hand stellt er flächigen Kontakt im Bereich des Ursprungs des M. palmaris longus her, und zwar genau an der Stelle, an der das Septum intermusculare brachii mediale auf den Epicondylus medialis trifft.

Ausführung

- Der unterstützende Arm des Therapeuten hält den Unterarm der Patientin energisch fest und schiebt gleichzeitig ihren Unterarm ein wenig gegen die Verbindung mit dem Oberarm.
- Mit den leicht gekrümmten Fingerrücken seiner anderen Hand beginnt er gleichzeitig eine direkte Dehnung der großen myofaszialen Einheit distal vom Epicondylus medialis. Die Dehnung wirkt zunächst auf die Faszie des M. palmaris longus

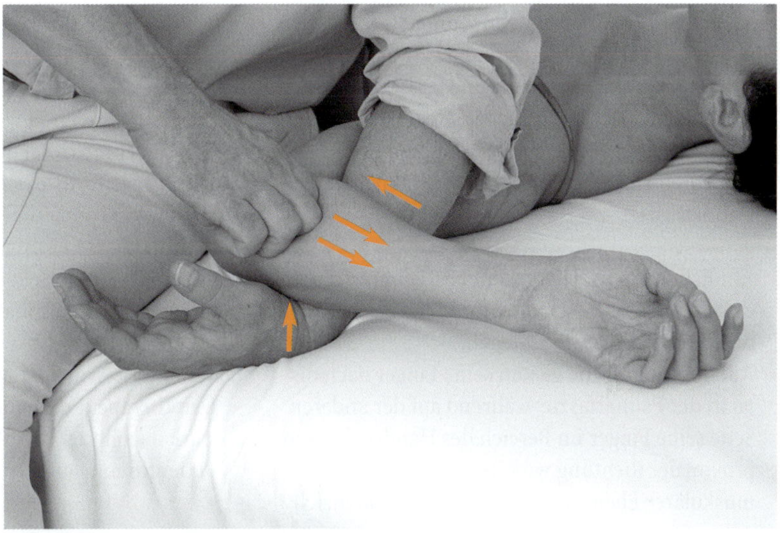

Abb. 4.91c Technik zur Behandlung der Aponeurosis musculi bicipitis brachii [K341]

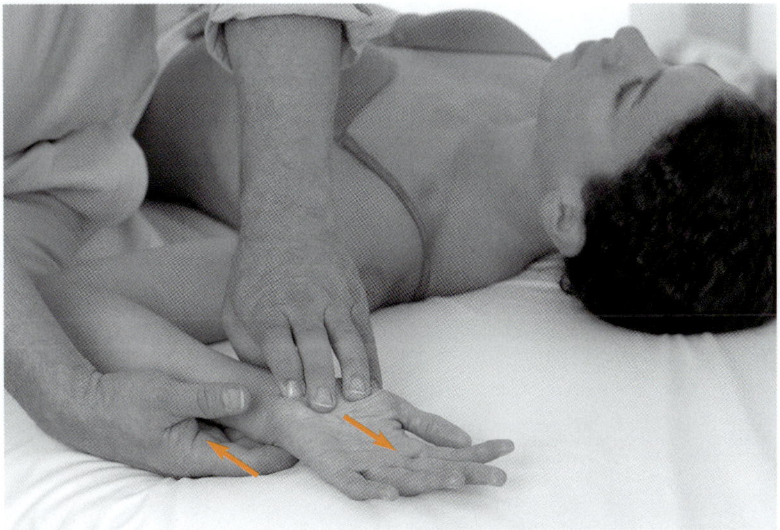

Abb. 4.91d Behandlung der Faszienverbindung der Handfläche [K341]

und überkreuzt in der Folge die Aponeurosis musculi bicipitis brachii.

Für den Behandlungserfolg ist es essenziell, die Dehnung bis in die Faszienschichten des M. flexor carpi radialis fortzusetzen.

Faszienverbindung der Handfläche

Patientin In Rückenlage, während der Unterarm nach oben über dem Schulterbereich ruht (➤ Abb. 4.91d).

Therapeut Sitzend auf Höhe auf der Seite des zu behandelnden Arms auf Höhe der 6. Rippe.

Kontakt Die Fingerspitzen unterstützen den Übergang zwischen Unterarm und Hand im Bereich des Retinaculum extensorum und des gelenknahen Teils der Sehnenscheiden der Fingerstrecker der Patientin. Die Fingerspitzen der anderen Hand des Therapeuten sinken behutsam in die zu behandelnde Palmarfaszie.

Ausführung

- Ähnlich wie bei vorhergehenden Technik kommt es darauf an, dass sich die beiden Hände des Therapeuten gegenläufig bewegen.
- Auf der Handfläche gleiten seine Finger nach distal in der Palmarfaszie, während auf der anderen Seite seine Finger im Bereich des Handrückens in proximaler Richtung wirken. Das bedeutet auf muskulärer Ebene, dass die Flexoren tendenziell in Extension und die Extensoren gleichzeitig in Flexion geführt werden.

Zwischenknochenmembran und intermuskuläre Septen des Vorderarms

Video-Clip 12

Die folgende Technik dient der gleichzeitigen Behandlung der Zwischenknochenmembran und der intermuskulären Septen des Vorderarms (➤ Abb. 4.91e, ➤ Abb. 4.91f, ➤ Abb. 4.91g).

Patientin In Rückenlage.

Therapeut Sitzend, seitlich des Hüftgelenks der Patientin.

Kontakt Mit den Fingerspitzen der rechten Hand des Therapeuten distal des Epicondylus medialis des linken Vorderarms der Patientin. Mit seiner linken Hand umfasst der Therapeut das Handgelenk der Patientin, sodass er es gut nach innen drehen kann (mit dem Daumen stellt er Kontakt zum Radius, mit den Fingerspitzen Kontakt zur Ulna her).

Ausführung Es ist wichtig, dass die Patientin Schulter und Arm anfangs völlig entspannt lässt.

- Der Therapeut dreht den Unterarm des Patienten stark nach innen (➤ Abb. 4.91e). Er fordert die Patientin nun auf, den Unterarm (wohlgemerkt:

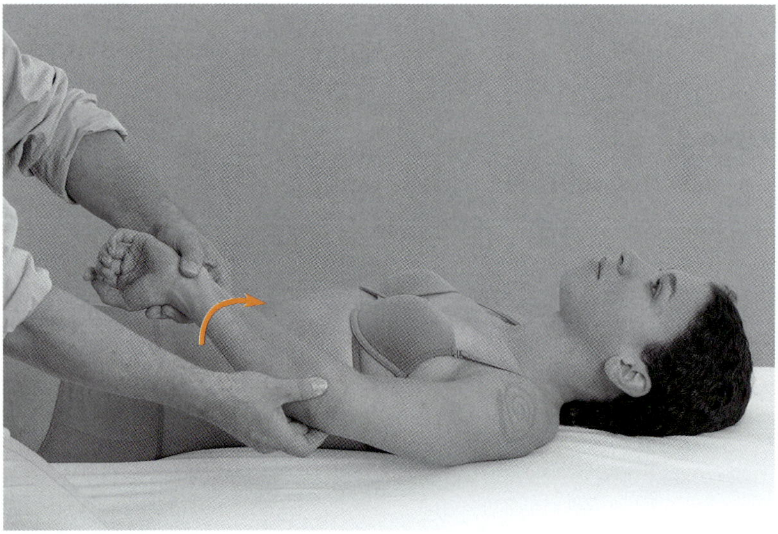

Abb. 4.91e Gleichzeitige Behandlung der Zwischenknochenmembran und der intermuskulären Septen des Vorderarms: Innenrotation des Vorderarms [K341]

den Unterarm, nicht die Hand) allmählich kräftig gegen seinen Widerstand nach außen zu rotieren.

- Währenddessen führt der Therapeut ihr Ellbogengelenk sukzessive in Streckung (➤ Abb. 4.91f), bis es fast in völliger Streckung ankommt.
- Indem der Therapeut diese Technik drei- oder viermal zur Anwendung bringt, erreicht er unterschiedliche Schichten der Zwischenknochenmembran und der intermuskulären Septen (➤ Abb. 4.91g).

4.6 Untere Extremität: Oberschenkel und Unterschenkel

4.6.1 Aspekte der Form

Bei genauerer Betrachtung des Faszien- und Membransystems erscheinen chronische Strukturprobleme des Organismus nicht nur als lokale Bewegungseinschränkungen und Gewebeveränderungen, sondern sind in **übergreifende Strukturbilder** der **muskulären Koordination** und umfassende **Tonus-**

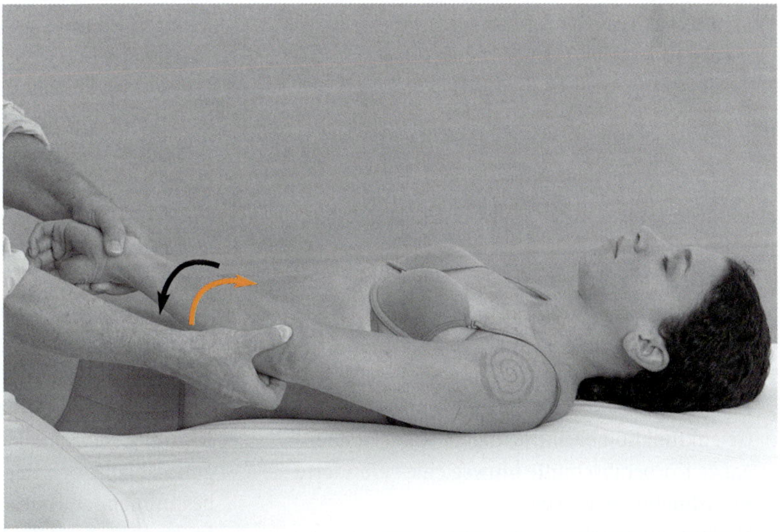

Abb. 4.91f Aktive Außenrotation des Vorderarms [K341]

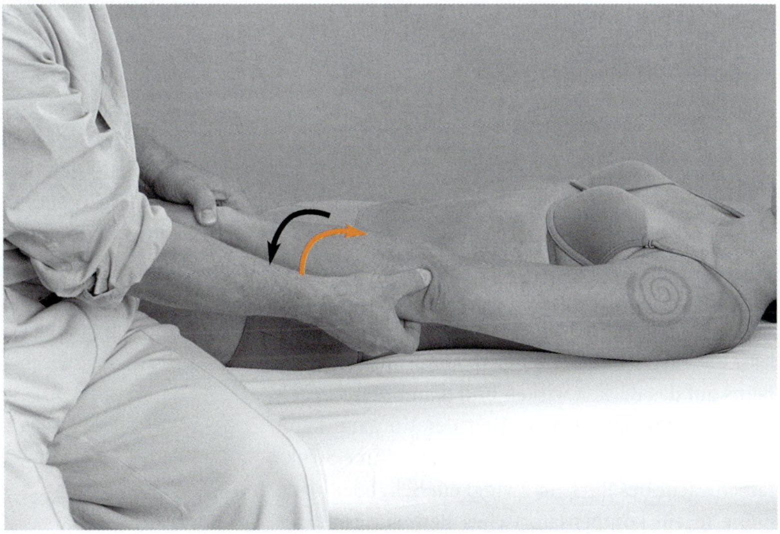

Abb. 4.91 g Verstärkte aktive Außenrotation des Vorderarms [K341]

muster des **Bindegewebes** einzuordnen. Es ist deshalb bei chronischen Problemen nicht ausreichend, innerhalb des lokalen Symptomkomplexes zu behandeln. Für den akuten Problemfall reicht manchmal die präzise Behandlung von wenigen Einzelelementen. Bei lange bestehenden chronischen Problemsituation ist die Sachlage allerdings anders: Sobald die Kompensationen der lokalen Störungen eine kritische Schwelle übersteigen, entwickeln sie ihre eigene Problemdynamik, die auch weiter besteht, wenn das ursprüngliche Problemfeld erfolgreich behandelt wurde.

MERKE

Wir versuchen, die möglichst genaue Detailkorrektur innerhalb der Problemzone mit einer globalen Korrektur des Formzusammenhangs des Körperbaus zu kombinieren.

An der unteren Extremität mit Becken- und Rückenstrukturen lässt sich der Zusammenhang beispielhaft studieren.

- Eine beginnende Arthrose des Hüftgelenks wird die Bewegungsmuster im Unterbein beeinflussen und langfristig den Faszien-, Membran- und Bandapparat des Sprunggelenks verändern.
- Ein Gelenkschaden am Knie wird nicht nur die Gelenkfunktion beeinträchtigen, sondern über ganze Körperabschnitte hinweg eine veränderte Koordination bewirken.
- Veränderungen dieser Art werden, wenn sie nur lange genug bestehen, neue Tonusmuster der Muskulatur erzeugen und schließlich auch die Faszien beeinflussen.

Veränderungen des Tonus im Becken- und Beinbereich

Ein Charakteristikum des Bindegewebssystems ist, dass es als dreidimensionales Netz kompensatorische Veränderungen in alle Raumrichtungen zulässt. So kann das veränderte Tonusmuster eines Beins auf das Becken wirken und damit den Rücken in Mitleidenschaft ziehen. Aber der Vorgang kann auch in umgekehrter Richtung ablaufen: Eine Strukturschwäche des Rückens zwingt ein Bein oder beide Beine in ein kompensatorisches Bewegungsmuster und bewirkt damit langfristig eine Veränderung des Fasziennetzes.

Es besteht also eine Wechselwirkung zwischen den lokalen hypotonen oder hypertonen Spannungsmustern einer Problemzone und einem größeren Formzusammenhang. Für die untere Extremität ist dieser Zusammenhang vor allem im Stehen und beim Gehen relevant.

Aus anatomischer Sicht ist dafür die enge Verbindung zwischen dem myofaszialen Komplex des Oberbeins und des Beckens verantwortlich.

- An der Rückseite des Oberschenkels besteht eine direkte Verbindung zwischen den Faszien des Beins und den Bändern des Beckens (➤ Abb. 4.92): Am **Ramus ossis ischii** vereinigen sich die Faszien des M. biceps femoris und der Adduktoren mit den kräftigen Zügen des Lig. sacrotuberale. Die von distal kommenden Schichten wirken mit einem massiven Längszug auf den unteren Beckenrand. Damit werden die Spannungsmuster der Rückseite des Oberschenkels zum bestimmenden Faktor der Beckenkippung um die Hüftachse.
- Sobald zusätzlich erhöhte Spannung von der Adduktorengruppe ausgeht, können die Sitzbeine während des Sitzens nicht mehr auseinanderrücken, und das **Becken** behält eine **posteriore Kippung** während der unterschiedlichsten Bewegungsabläufe bei. Der „posteriore Tilt" wird zum bestimmenden Haltungsmuster.[21]
- In der Folge wird die **Krümmung** der **Lendenwirbelsäule** verringert. In der sagittalen Ebene zeigt sich ein Flachrücken, während auf der Ebene der Wirbelkörper statt der Krümmung ein unmittelbarer Knick zwischen den letzten Lendenwirbeln und der Oberkante des Kreuzbeins entsteht. Sobald sich daraus ein anhaltendes Strukturbild des Körperbaus entwickelt hat, wird auch die Eingeweidesäule des Becken- und Bauchraums (➤ Abb. 4.93a) reagieren.
  - Beim Mann steigert sich durch die posteriore Kippung des Beckens und die Verengung des Abstandes zwischen den Rami ischii der Druck

[21] Vgl. die detaillierte Darstellung bei H. Flury, W. Harder, The Tilt of the Pelvis in: Notes on Structural Integration 88/I, Zürich 1988.

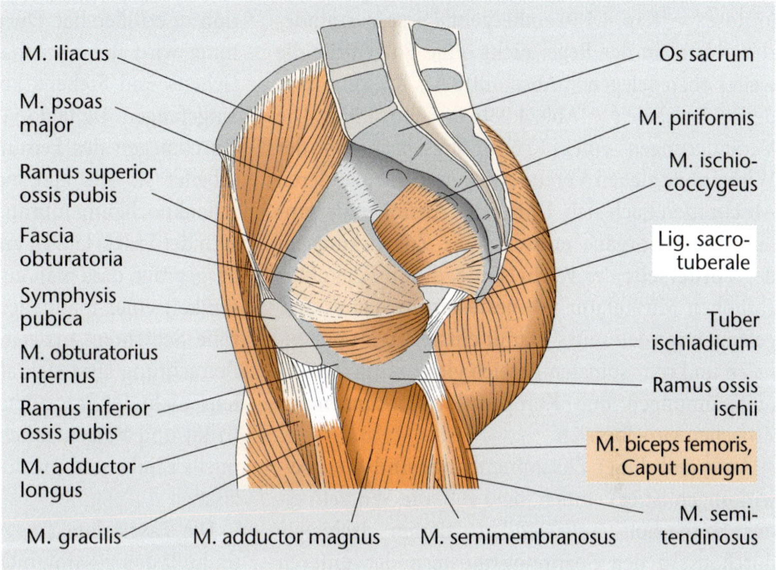

Abb. 4.92 Medianschnitt durch das Becken [L190]

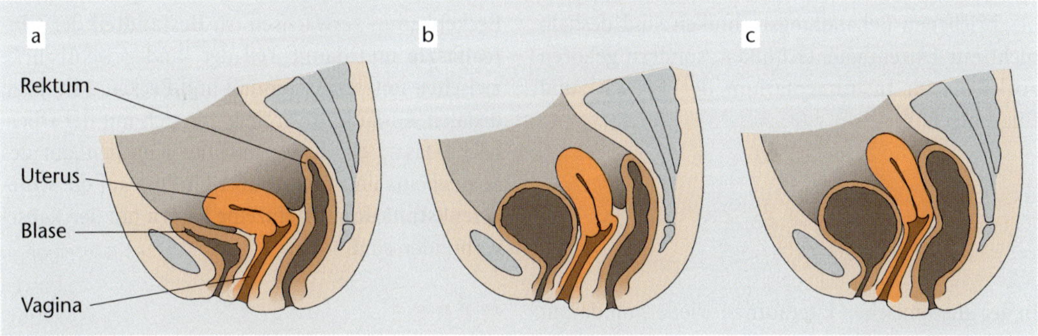

Abb. 4.93a Raumkonkurrenz zwischen Gebärmutter, Mastdarm und Blase [L190]
a) bei leerer Blase und leerem Mastdarm
b) bei voller Blase und leerem Mastdarm
c) bei voller Blase und vollem Mastdarm

um und auf die Prostata, weil das Gewicht der intraperitonealen Organe mehr auf sie verlagert wird und das Schambein die Blase etwas weiter nach hinten über die Prostata drängt.

- Bei der Frau tendiert die Gebärmutter zu einer posterioren Kippung, während ein Teil des Dünndarms über der Schambeinfuge nach oben zu drängen scheint und sich der intraperitoneale Raum nach hinten auf den retroperitonealen Endabschnitt des Darms ausweitet. Möglicherweise sind veränderte Zugkräfte des Septum uretrovaginale, die auf den Muttermund wirken, für die tendenziell posteriore Verlagerung der Gebärmutter verantwortlich. Möglicherweise kommt es zu einer Verringerung des retrouterinen Bereichs, des so genannten Douglas'schen Raums, und zu einer Druckeinwirkung auf die hinter der Gebärmutter gelegenen Abschnitte des Dickdarms.

Veränderungen des Tonus in anderen Abschnitten

Wir konnten bereits sehen, dass die Zugverhältnisse am unteren Beckenrand für die Kippung um die Hüftachse verantwortlich sind und dass mit der posterioren Kippung eine Verminderung der Lendenlordose (➤ Kap. 4.1.9) einhergeht. Diese Verminderung bleibt in der Regel nicht ohne Folgen für die weiter oben gelegenen Abschnitte des Rückens bzw. der Wirbelsäule (➤ Abb. 4.93b, ➤ Abb. 4.93c). Die Veränderungen eines Krümmungsabschnitts der Wirbelsäule ziehen Veränderungen in allen anderen Abschnitten nach sich. Durch das Absinken der unteren Beckenorgane entsteht eine Zugwirkung an der **Vorderseite** der **Wirbelsäule,** die von der autochthonen Muskulatur mit gesteigertem Tonus aufgefangen werden muss. Damit entstehen im präspinalen und retrospinalen Bereich gleichzeitig forcierte Spannungen und Kompressionswirkungen im Zwischenwirbelbereich.

Aufgrund dieser Zusammenhänge und Wechselwirkungen ist ersichtlich, dass z. B. die Wurzeln einer wiederholt auftretenden akuten Ischialgie durchaus in den Spannungsmustern der unteren Extremitäten liegen können. Die in diesem Kapitel beschriebenen Behandlungstechniken sind deshalb nicht nur Extremitätentechniken, sondern gehören zugleich zum Instrumentarium der Becken- und Rückentechnik.

4.6.2 Anatomie der Faszien des Oberschenkels

In der anatomischen Literatur ist wiederholt darauf verwiesen worden, dass der unteren Extremität die für die obere Extremität typische Beweglichkeit nur teilweise zur Verfügung steht. Das Bein hat im Vergleich zum von der Greiffunktion beherrschten dynamischen Arm eine klar ausgeprägt statische Komponente. Diese Gegebenheit manifestiert sich in der bestimmenden Faszie des Oberschenkels, der Fascia lata.

Fascia lata

Sie zeigt in einigen Abschnitten eine geflechtartige Gewebedichte, die im Bereich der oberen Extremität selbst bei größter Belastung nicht anzutreffen ist. Die stärkste Verdichtung der sich überkreuzenden Fasern der Fascia lata finden wir im lateralen Abschnitt des Oberbeins. Diese Verdichtung entsteht dadurch, dass die Faszie hier eine einzigartige Funktion zu erfüllen hat: Durch ihre erhöhte Grundspannung wird der immense Druck, der während des Gehens und Stehens auf den Oberschenkel wirkt, aufgefangen. De facto verhindert die Fascia lata ein Durchbiegen des Femurs nach außen. Funktionell arbeitet sie wie eine nach außen verlagerte Zwischenknochenmembran. Die Dichte von Kollagenfasern der Fascia lata ist an der Seite des Beins so stark ausgeprägt, dass man auf den ersten Blick die Wirksamkeit einer manuellen Einflussnahme auf derart zähe Schichten anzweifeln möchte. Bei genauerer Betrachtung lässt sich aber erkennen, dass die Tiefenschicht der Fascia lata einen hohen Grad an Elastizität und Verschieblichkeit aufweist, die eine manuelle Einflussnahme durchaus plausibel erscheinen lässt.

Die Fascia lata (➤ Abb. 4.93b, ➤ Abb. 4.93c) umhüllt den gesamten Oberschenkel. Sie ist im oberen Teil, wo sie mit dem Leistenband und dem Beckenkamm verwachsen ist, **Bestandteil** der **Glutealfaszie** und damit Teil der Bindegewebsbrücke zwischen unterer Extremität und Becken. Mit ihren distalen Ausläufern vereinigt sie sich mit der Oberflächenfaszie des Knies und der Knochenhaut des Schienbeins und nimmt dort Einfluss auf die **Kniegelenksfunktion,** da einzelne Fasern mit der Kapsel verbunden sind.

MERKE

Wie bereits erwähnt, hat die Fascia lata im lateralen Teil, im so genannten Tractus iliotibialis, eine beachtliche Gewebedichte und erscheint dadurch wie eine flächige Aponeurose. Bis zu einem gewissen Grad finden wir diese Gewebedichte auch im dorsalen Bereich, wenn auch ohne die aponeurotische Ausformung. Im Gegensatz dazu ist die Fascia lata im ventralen und medialen Bereich des Oberbeins nur sehr dünn. Medial erscheint sie als Teil der Faszienumfassung der Adduktorengruppe. Sie ist damit Teil einer Gruppenfaszie, die als Verschiebeschicht während der Muskelaktivität wirkt.

Obwohl die Fasern der Fascia lata ringförmig verlaufen, umfassen sie nur einen Teil des Oberschenkels. Zum überwiegenden Teil vereinigen sie sich mit den intermuskulären Septen und verankern sich dadurch in der Tiefe des Beins. Es gibt allerdings einen kleineren Anteil von Fasern mit geringerer Zugfestigkeit, die sich ringförmig um den ganzen Ober-

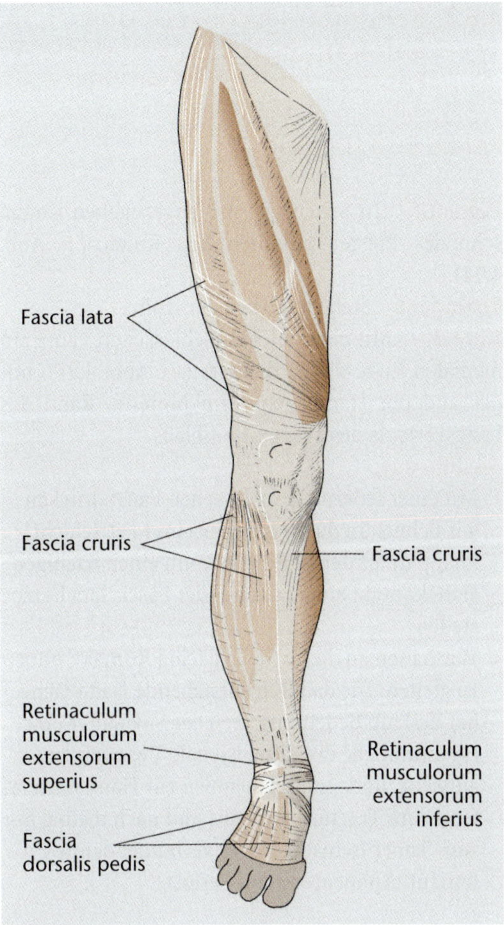

Abb. 4.93b Faszie des Oberschenkels, Fascia lata, des Unterschenkels, Fascia cruris – von anterior [L190]

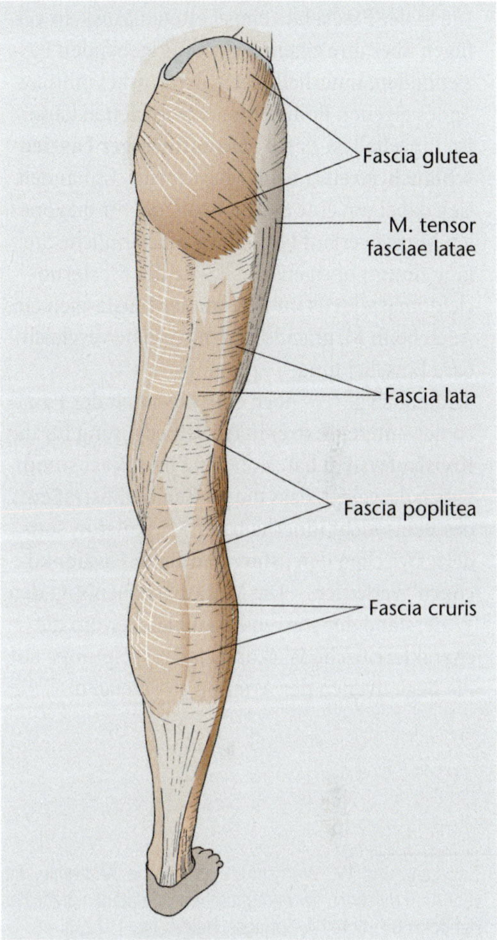

Abb. 4.93c Faszie des Oberschenkels, Fascia lata, des Unterschenkels, Fascia cruris – von posterior [L190]

schenkel legen. Diese Fasern liegen unmittelbar unter der Unterhaut.

Die Kernschicht der Fascia lata ist so zäh, dass sie die Beweglichkeit der Muskelfasern hemmen kann. Die Formveränderung der Muskulatur im Wechsel von Beugung und Streckung ist nur dadurch möglich, dass zwischen der eigentlichen Faszienschicht und der Muskulatur noch eine lockere Verschiebeschicht liegt. Eine vergleichbare Verschiebeschicht finden wir auch im vorderen und rückwärtigen Bereich des Oberschenkels zwischen Unterhaut und Faszie. Auf diese Weise sind die derben, nur schwer dehnbaren Elemente der Fascia lata an der Oberfläche und in der Tiefenschicht des Oberschenkels in elastischere Gleitschichten eingebettet. Ich denke, dass sich dadurch für die auf den ersten Blick undehnbar wirkenden Faserschichten eine Art **„kombinatorische Elastizität"** einstellt.

Für die Behandlungstechnik ist es wichtig, darauf zu achten, dass die Fascia lata nicht nur als Oberflächenschicht fungiert.

Behandlungsrelevante Aspekte der Fascia lata

In der Tiefe geht die Fascia lata eine Verknüpfung mit den Septa intermuscularis femoris ein. Außerdem gibt es noch einige Eigenheiten im Bereich der Fascia lata, die für die Behandlungspraxis Beachtung verdienen.

- Die in der Fascia lata eingebetteten Muskeln verfügen über ihre eigenen richtungsgebenden Faszienhüllen, innerhalb derer der Muskel mithilfe seines eigenen Epimysiums etwas gleiten kann. Im Einzelfall ist es ein **röhrenförmiger Faszienschlauch,** so etwa beim M. sartorius. Es handelt sich dabei um eine Sonderform, die für diagonalen Muskelverlauf typisch ist. Eine ähnliche Stellung nimmt übrigens die Faszie des M. sternocleidomastoideus im Bereich der Halsfaszien ein. Auch beim M. gracilis finden wir eine vergleichbare Einscheidung.
- Schließlich gibt es noch eine Eigenheit der Faszien der unteren Extremität, die Bedeutung für das Kreislaufsystem hat. Von Lanz und Wachsmuth haben dargelegt, dass die großen Gefäßstraßen des Beins nicht innerhalb der Muskulatur, sondern zwischen den **„starrwandigen Faszienköchern"** verlaufen.[22] Die Muskulatur benötigt den Widerstand der starren Faszienköcher um die charakteristische Wirkung als Muskelpumpe auf die Begleitvenen der Arterien zu erzeugen.

[22] T.v. Lanz und W. Wachsmuth, Praktische Anatomie. Ein Lehr- und Hilfsbuch der anatomischen Grundlagen ärztlichen Handelns Bd. 1, Teil 4, Springer, Heidelberg 1972, S. 48.

4.6.3 Behandlungskonzept und Behandlungstechniken der Faszien des Oberschenkels

Fascia lata (laterale Schicht)

Patientin In Seitenlage, mit angezogenen Knien, schmales Polster zwischen den Knien (> Abb. 4.94).

Therapeut Stehend, neben der Hüfte.

Kontakt Mit einer leicht geschlossenen Faust am medialen Ende des Sitzhalfters (> Abb. 4.97), mit der anderen Hand knapp am hinteren Rand des Längsverlaufs des Tractus iliotibialis.

Ausführung

- Mit einer federnd geschlossenen Faust drücken wir behutsam durch die Haut- und Fettschicht knapp unter der Glutealfalte, um einen flächigen Haltekontakt am Sitzhalfter der Fascia lata herzustellen.
- Wir halten an dieser Stelle flächig Kontakt, ohne zu gleiten. Die dadurch entstehende Haltefläche hat deshalb Bedeutung, weil der Sitzhalfter eine eigentümliche dreidimensionale Verzweigung aufweist, und zwar nach außen zur Haut, nach lateral zum Tractus iliotibialis und nach medial bis zum Tuber ischiadicum. Er verbindet damit Unterhaut, Aponeurose und Periost.

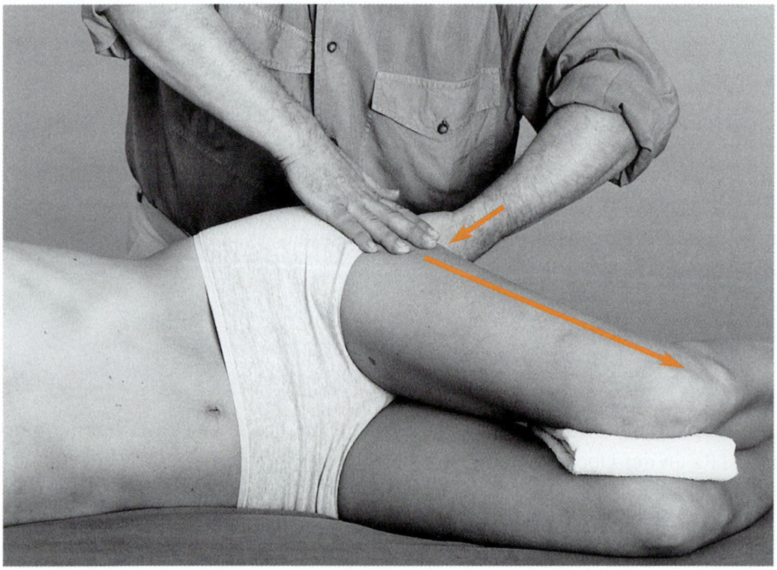

Abb. 4.94 Behandlung der Fascia lata (laterale Schicht) [K341]

- Mit der Fläche der anderen Hand drücken wir am hinteren Rand des Längsverlaufs des Tractus iliotibialis zunächst diagonal nach vorne.
- Der Druck, den wir ausüben, geht dabei knapp am Außenrand des Oberschenkelknochens vorbei. Wir folgen dem Tractus in seiner ganzen Länge mit intensivem Kontakt bis auf Höhe des Wadenbeinkopfes. Es ist wichtig, den Kontakt jeweils an die Dichte der Fasern und die darunter liegende Gleitschicht anzupassen, um eine quetschende Wirkung gegen den Knochen zu vermeiden.

Fascia lata (posteriore Schicht und Faszien der Mm. biceps femoris, semimembranosus und semitendinosus)

Patientin Rückenlage, ein Bein aufgestellt, ein Knie angezogen und von beiden Händen gehalten (➤ Abb. 4.95, ➤ Abb. 4.96a).

Therapeut Stehend, auf Höhe des Zwerchfells, Blickrichtung distal.

Kontakt Mit der Schulter Gegendruck am angezogenen Knie der Patientin, mit beiden Handflächen intensiv gleitender Kontakt in den posterioren Schichten der Faszie.

Ausführung

- Wir fordern die Patientin auf, das Knie mit beiden Händen zu halten, sodass der Oberschenkel minimal nach innen rotiert. Es ist wichtig, dass das andere Bein guten Fußkontakt mit der Behandlungsliege beibehält, damit die Hüftachse auch bei massivem Druck auf die Rückseite des Oberschenkels horizontal ausgerichtet bleibt.
- Der Therapeut lehnt sich nun mit seiner Schulter gegen das angezogene Knie der Patientin, um einen Teil seines Gewichts gegen dieses Knie zu geben. Gleichzeitig verlagert er den Hauptteil des Gewichts seines Oberkörpers in beide Handflächen und übt eine langsame Dehnung auf die posteriore Schicht der Fascia lata aus. Diese Dehnung erstreckt sich über die ganze Rückseite des Oberschenkels, beginnt kurz unterhalb der Kniekehle und endet an der Stelle, an der die Glutealfaszie den M. biceps femoris überlappt.
- In einem zweiten Behandlungsschritt stellen wir den Kontakt spezifisch zwischen der posterioren Grenze des Tractus iliotibialis und dem M. biceps femoris her, indem wir mit der zweiten Hand zwischen M. biceps femoris und M. semitendinosus greifen. Wir geben intensiven, langsam gleitenden Druck, der diesmal bis tief in die Furchen zwischen die Muskeln wirkt. Der Kontakt ist weniger flächig als im ersten Schritt. Bei hohem Ge-

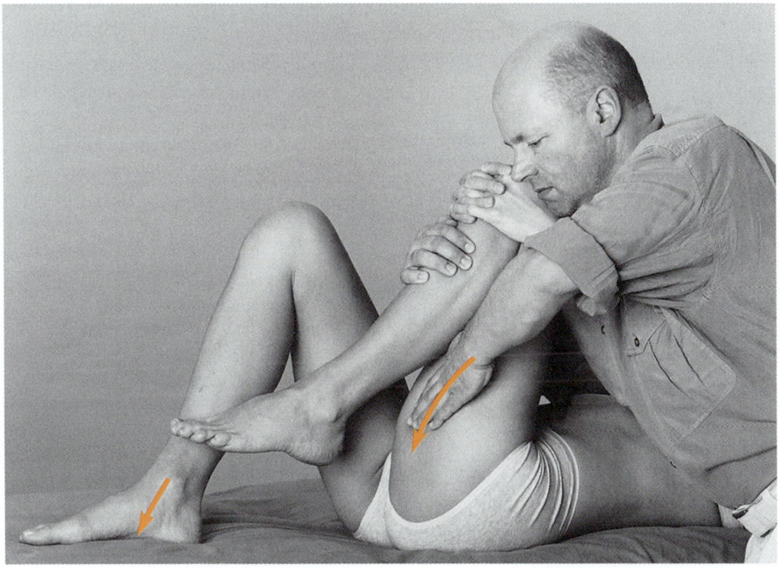

Abb. 4.95 Behandlung der Fascia lata (posteriore Schicht) und der Faszien der Mm. biceps femoris, semimembranosus und semitendinosus, erster Behandlungsschritt [K341]

webetonus ist es ratsam, die Handkanten zu verwenden.

Diese Technik lässt sich analog bei M. semitendinosus (➤ Abb. 4.96b) und M. semimembranosus anwenden, während wir zwischen M. semimembranosus und M. adductor magnus arbeiten.

TIPP

Die Wirksamkeit dieser Technik steht und fällt mit der sorgfältigen Abstufung des sehr intensiven Drucks sowie der Koordination dieses Drucks mit dem Zug, den die Patientin auf das Oberbein ausübt. Der Zug sollte gerade stark genug sein, dass sich die Sitzbeine etwas weiten, das Hüftgelenk aber nicht zu stark komprimiert wird.

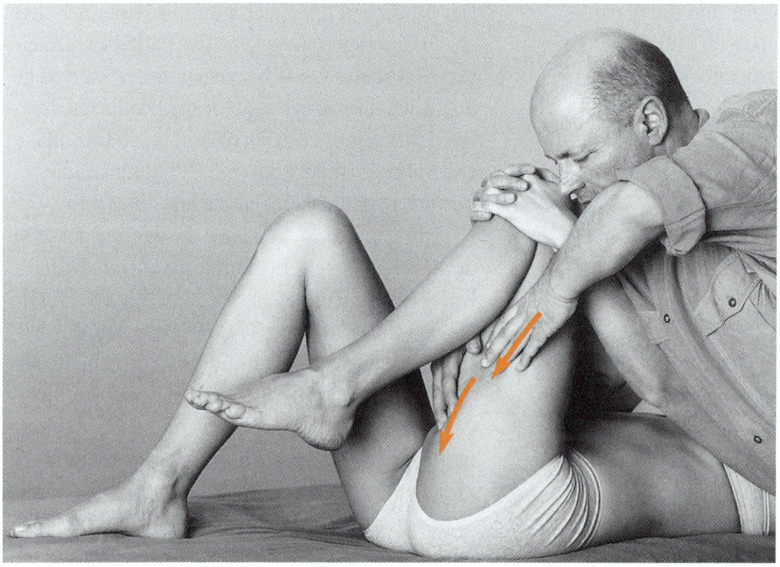

Abb. 4.96a Behandlung der Fascia lata (posteriore Schicht) und der Faszien der Mm. biceps femoris, semimembranosus und semitendinosus, zweiter Behandlungsschritt [K341]

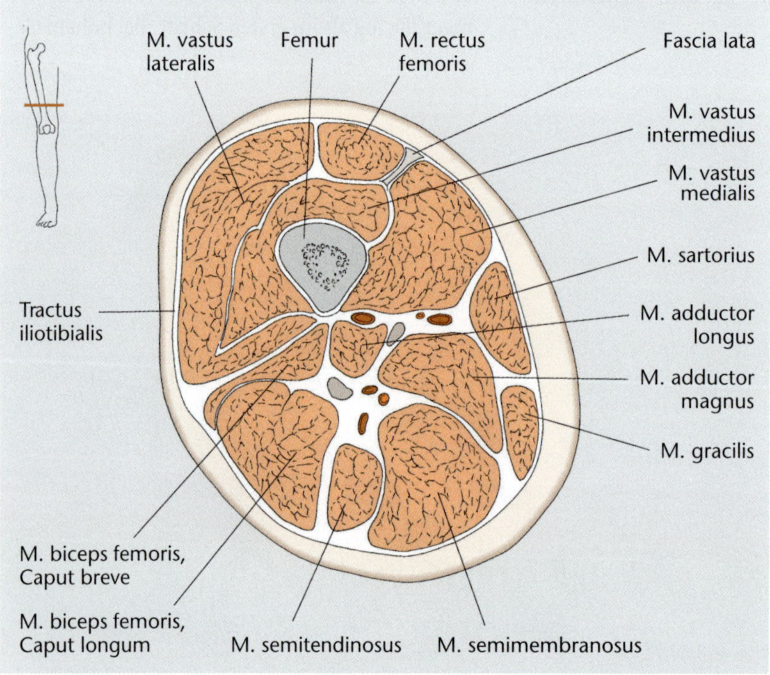

Abb. 4.96b Querschnitt durch die Mitte des Oberschenkels [L190]

Tiefenschicht des Tractus iliotibialis in Verbindung mit dem Sitzhalfter

Patientin In Rückenlage, ein Bein mit beiden Händen angezogen (➤ Abb. 4.97, ➤ Abb. 4.98, ➤ Abb. 4.99).

Therapeut Stehend, distal der Hüftachse, Blickrichtung kranial.

Kontakt Eine Handfläche am oberen Drittel des Tractus iliotibialis, mit dem zweiten Fingerglied von Zeige- und Mittelfinger der anderen Hand am medialen Teil des Sitzhalfters der Fascia lata.

Ausführung

- Die beiden Hände des Therapeuten bewegen sich in entgegengesetzter Richtung. Um den eigenen Nacken zu schonen, ist es für den Behandler essenziell, die Schultern locker zu halten und den Bewegungsimpuls von den Ellbogen her zu geben.
- Die Handfläche am Tractus gleitet zügig, wobei der Druck durch die zähen oberflächlichen Faserschichten zunächst in die gleitfähige Zwischenschicht fällt und dann fast parallel zur Außenseite des Oberschenkelknochens wirkt. Wir sollten keinesfalls versuchen, an den äußeren Schichten zu zerren.
- Der Kontakt der beiden Fingerglieder am Sitzhalfter (➤ Abb. 4.98) wandert langsam. Er wirkt im Zeitlupentempo, als würden wir immer wieder darauf warten, dass der Knochen in seinem Faszienbett (➤ Abb. 4.99) auf die sich wandelnden Zug- und Druckkräfte reagiert und sich neu einjustiert.

Fascia lata (mediale Schicht) und Gruppenfaszie der Adduktoren

Patientin In Seitenlage, das untere Bein fast ausgestreckt, das obere zu behandelnde Bein angewinkelt (➤ Abb. 4.100).

Therapeut Stehend, auf Höhe des Oberschenkels hinter der Patientin.

Kontakt Mit einer Hand an der medialen Seite des Knies auf Höhe des Ansatzes von M. sartorius, M. gracilis und der Sehne des M. semitendinosus; mit der anderen Hand zwischen den Faszienscheiden des M. adductor magnus und M. semimembranosus.

Ausführung

- Der Therapeut lässt das Sprunggelenk der Patientin auf seinem angewinkelten Oberschenkel ruhen, während er mit einer Hand das Knie der Patientin an der medialen Seite umfasst.
- Mit den Fingerspitzen der anderen Hand nimmt er nun das Gewicht des Oberschenkels auf, greift behutsam durch die hier nur dünn ausgeprägte Fascia lata, um hinter dem M. sartorius an die

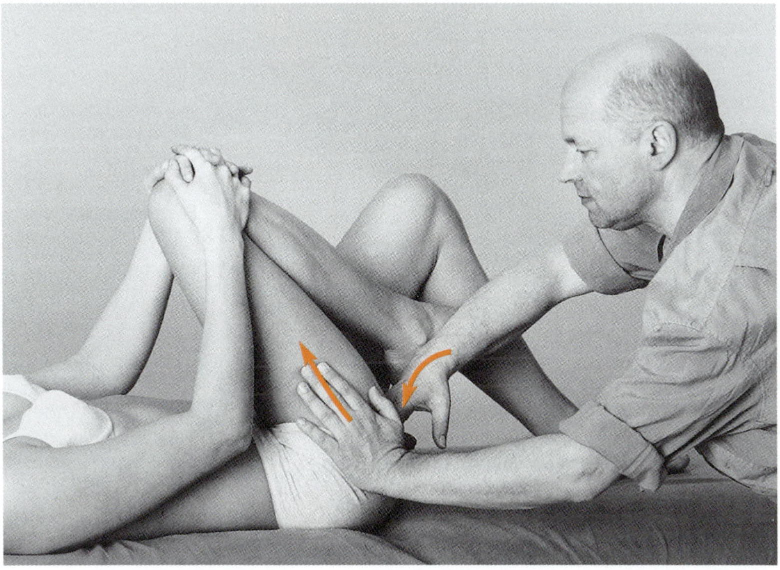

Abb. 4.97 Behandlung der Tiefenschicht des Tractus iliotibialis in Verbindung mit dem Sitzhalfter [K341]

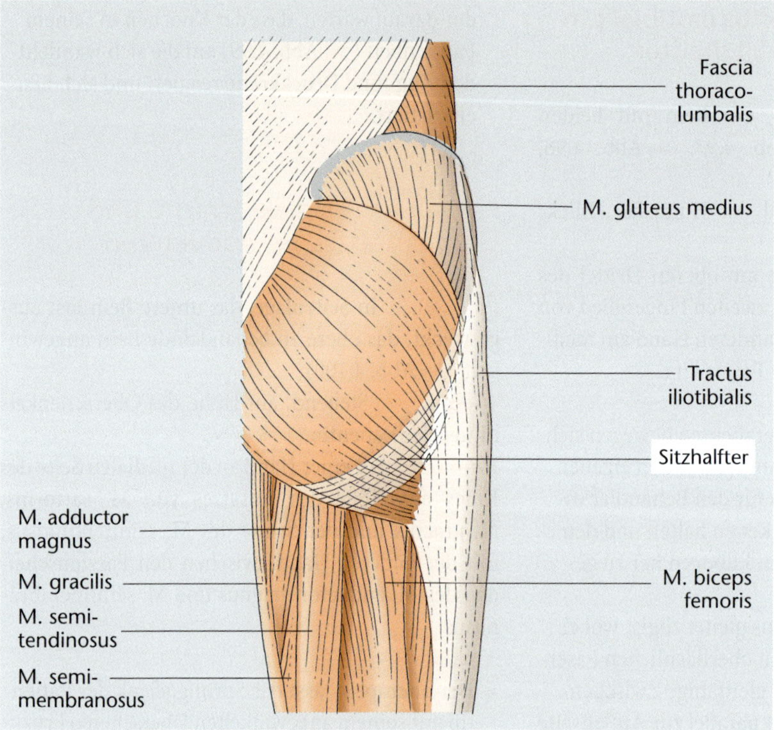

Abb. 4.98 Faserverlauf des Sitzhalfters der Fascia lata [L190]

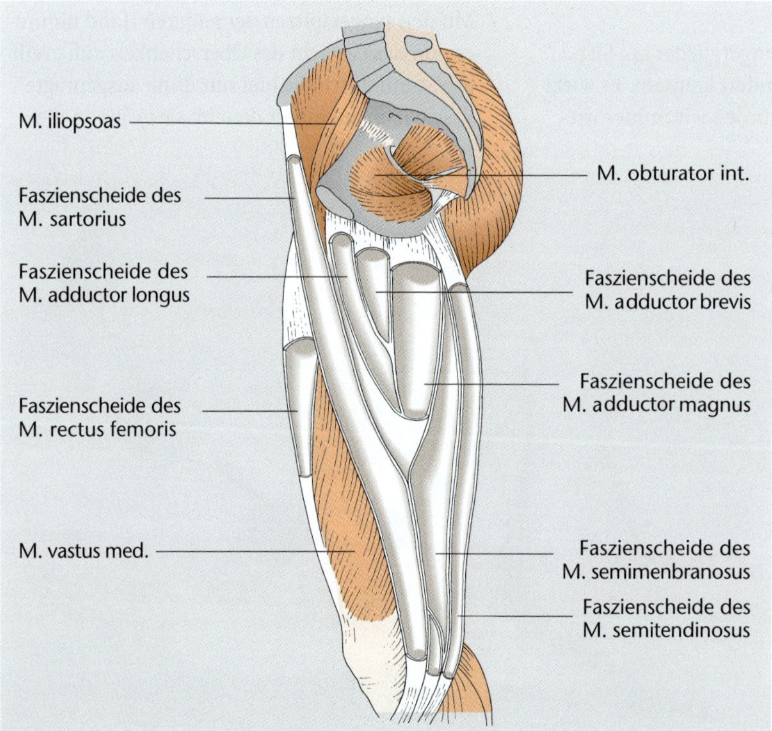

Abb. 4.99 Faszienröhren des Oberschenkels von medial (nach Benninghoff) [L190]

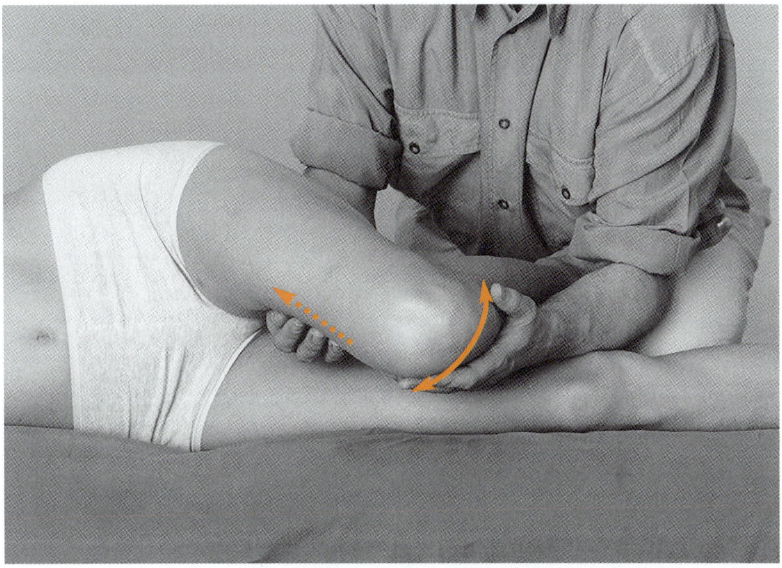

Abb. 4.100 Behandlung der Fascia lata (mediale Schicht) und der Gruppenfaszie der Adduktoren [K341]

Grenze der Faszienumscheidung von M. adductor magnus und M. semimembranosus zu gelangen.

- Dabei werden die Gefäße und der N. saphenus auf Höhe des Septum intermusculare vastoadductorium nicht kontaktiert. Zunächst wird die Gewebereaktion abgewartet und dann unter Ausnutzung des Oberschenkel-Gewichts nach und nach zwischen die Faszienröhren getastet. An dieser Stelle halten wir den Kontakt und modifizieren nun mit der anderen Hand durch leichte Abduktion und Adduktion den Winkel unseres Kontakts. Im Anschluss daran folgen wir langsam gleitend dem Verlauf der Muskeln nach kranial, so als würden wir ihre Faszienhüllen voneinander trennen.

Die Wirksamkeit dieser Technik lässt sich steigern, indem wir die Patientin auffordern, unsere Manipulation mit Beugung der Hüfte zu begleiten, d. h. das Knie parallel zur Behandlungsliege leicht anzuziehen und wieder etwas auszustrecken, und zwar erst wenn wir intensiven Kontakt zwischen den Faszien von M. adductor und M. semitendinosus hergestellt haben. Auf entsprechende Weise lassen sich auch die Fasziengrenzen zwischen M. adductor magnus und M. gracilis behandeln.

TIPP

- Da die Fascia lata an der Innenseite des Beins meist nur sehr dünn ausgeprägt ist, sollten wir darauf achten, dass die Dehnwirkung durch die Oberflächenschicht bis in die Tiefe reicht, ohne dass die Oberfläche überzerrt wird.
- Über dem M. gracilis und M. adductor magnus fungiert die Gruppenfaszie der Adduktoren zugleich als Oberflächenfaszie. Es ist deshalb hilfreich, mit dem Gewicht des behandelten Beins zu arbeiten, um an tiefere Schichten zu gelangen. Auf diese Weise gelingt es uns auch trotz intensivsten Kontakts die parallel zum M. sartorius verlaufenden Nerven zu schonen.

Fascia lata – anteriore Schicht in Kombination mit posteriorer Schicht

Patientin In Rückenlage, ein Bein aufgestellt, das andere Bein ausgestreckt (➤ Abb. 4.101, ➤ Abb. 4.102).

Therapeut Sitzend, auf Hüfthöhe der Patientin, Blickrichtung distal.

Kontakt Mit einer Handfläche an der Vorderseite des Oberschenkels und mit den Fingerspitzen der anderen Hand lateral von der Gruppenfaszie der Adduktoren.

Ausführung

- Wir stellen zunächst an der Vorderseite des Beins einen flächigen Kontakt mit der dort relativ dünn

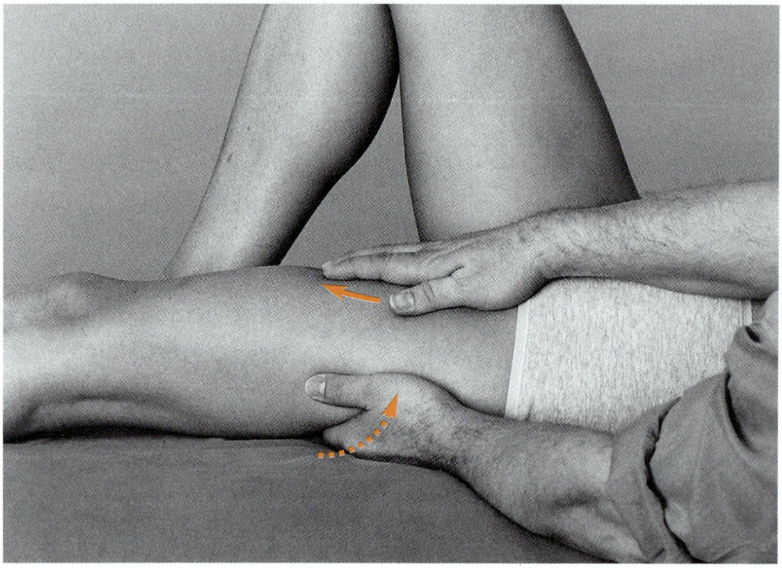

Abb. 4.101 Behandlung der anterioren Schicht der Fascia lata in Kombination mit der posterioren Schicht [K341]

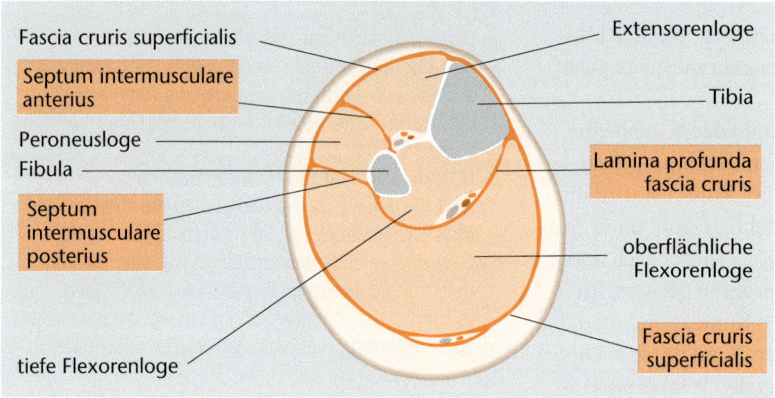

Abb. 4.102 Faszien- und Muskellogen des Unterschenkels im Querschnitt auf Höhe des unteren Drittels [L190]

ausgeprägten Faszie her, gleichzeitig greifen wir an der Hinterseite des Beins mit den Fingerkuppen lateral von der Adduktorenfaszie in das Gewebe Richtung Oberschenkelknochen.

- Während wir nun an der Vorderseite des Beins die Faszienfasern mit flächigem Kontakt in distaler Richtung überkreuzen, wandert der sehr viel punktuelleren Kontakt an der Rückseite in kraniale Richtung, so als würden wir zwischen den Adduktoren und dem angrenzenden M. semitendinosus eine Furche erzeugen wollen. Dabei fordern wir die Patientin auf, das Knie alternierend ein ganz klein wenig zu beugen und zu strecken.
- An der Vorderseite bleibt der Kontakt ruhig gleitend, während wir an der faszial zäher ausgeprägten Rückseite unter Ausnutzung des Gewichts des Beins intensiver und sehr langsam gleiten.

TIPP

Obwohl wir an der Vorder- und Rückseite des Beins mit unterschiedlicher Berührungsqualität arbeiten, gibt es eine gemeinsame technische Strategie. In beiden Bereichen „warten" wir auf die Reaktion des Gewebes und des über die intermuskulären Septen mit der Fascia lata verbundenen Knochens, bevor wir den Kontakt intensivieren. Somit beachten wir eine Grundregel der Faszien- und Membrantechnik, die besagt, dass wir einen Impuls in den Oberflächenschichten nur so intensiv geben sollten, wie die tiefer gelegenen Schichten der Reaktion der Oberfläche folgen können.

4.6.4 Behandlungskonzept und Behandlungstechniken der Scharnierachsen

Die folgenden Techniken zur Behandlung der Scharnierachsen auf der Höhe des Sprung-, Knie- und Hüftgelenks (➤ Abb. 4.103) gehen auf Ida Rolf zurück. Nach meiner eigenen Erfahrung bewähren sich diese Techniken vor allem bei der Behandlung von **verminderter Beuge**- oder **Streckfunktion** an Gelenken der unteren Extremität (➤ Abb. 4.104). Die besten Resultate habe ich bei der Behandlung nach operativen Eingriffen und nach Ruhigstellungen (Schiene oder Gips) erzielt. Meines Erachtens beruht die Wirksamkeit dieser Techniken auf der gelungenen Kombination von direkter Einwirkung auf das Bindegewebe und der präzise geführten koordinierten aktiven Bewegung des Patienten. Dahinter steckt die Überlegung, dass wir in Gelenknähe immer nur einen Teil der Gewebeschichten mit direktem Kontakt erreichen können. Ein anderer Teil lässt sich nur indirekt, über die aktive Bewegung des Patienten aktivieren.

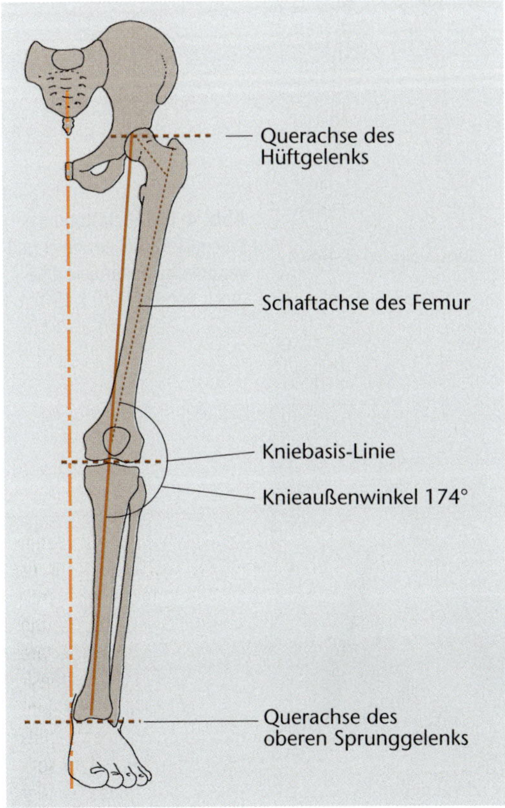

Abb. 4.103 Scharnierachsen des Sprung-, Knie- und Hüftgelenks (nach Benninghoff) [L190]

Diese Techniken lassen sich sehr vielfältig variieren. Sie folgen aber immer einem klaren Behandlungsschema: Der Therapeut bildet mit seinen Händen mehrere Fixpunkte, oder besser gesagt fixierte Flächen an der Oberflächenfaszie und übt Druck aus, sodass sich das Gelenk möglichst normal einstellt. Er hält also das Gelenk soweit als möglich in der normalen Scharnierachsenposition. Dann fordert er die Patientin auf, am betreffenden Gelenk langsame Beuge- und Streckbewegungen auszuführen, während das Gelenk weiterhin sehr unnachgiebig in der Scharnierachse gehalten wird. Dadurch kommt es zu einer Aktivierung von Muskelfasern, die gewöhnlich wenig an der Bewegung beteiligt sind sowie zu einer Ausrichtung der Faszien und Membranen, die ebenfalls der Scharnierachse entspricht.

Schritt 1: Sprung- und Kniegelenk mit Scharnierachsentechnik

Patientin Rückenlage, ein Bein aufgestellt, ein Bein so ausgestreckt, dass die Ferse über den Rand der Behandlungsliege ragt (➤ Abb. 4.105, ➤ Abb. 4.106).

Therapeut Sitzend an der Fußseite, Blickrichtung nach kranial.

Kontakt Mit der Fläche der vorderen Fingerglieder beider Hände an der Stelle, an der das Retinaculum M. extensorum inferius die Sehnenscheiden überkreuzt, während beide Daumen das Fußgewölbe knapp vor der Ferse unterstützen.

Ausführung

- Der Therapeut greift mit den vorderen Fingergliedern flächig an die unteren Retinacula der Strecker des Unterbeins und unterstützt die beiden Längsgewölbe gleichzeitig von unten mit den Daumen.
- Er fordert die Patientin auf, zunächst die Zehen anzuziehen, dann den Fuß. Anschließend soll erst der Fuß, dann die Zehen gestreckt werden. Während des gesamten Bewegungsablaufs hält der

Therapeut intensiven Kontakt mit den Retinacula und fixiert die Scharnierachse.

- Während die Patientin den Bewegungsablauf mehrmals wiederholt, dehnt der Therapeut die Fasern.

Schritt 2: Sprung- und Kniegelenk mit Scharnierachsentechnik

- In einem weiterführenden Behandlungsschritt stellt der Therapeut mit seiner Elle kurz unterhalb des Ellbogengelenks Kontakt an der medialen Seite des Retinaculums her, während er die

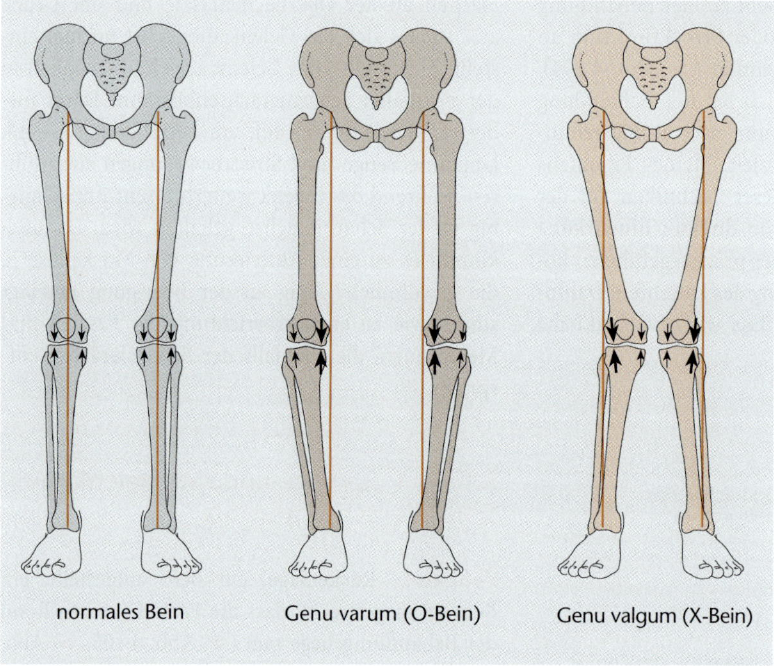

Abb. 4.104 Belastung des Kniegelenks bei normaler und veränderter Scharnierachse (nach Benninghoff) [L190]

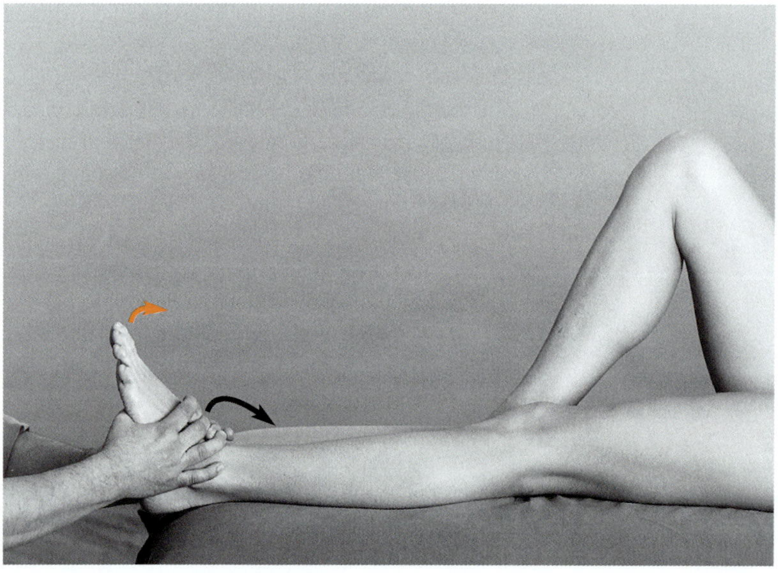

Abb. 4.105 Behandlung des Sprung- und Kniegelenks mit Scharnierachsentechnik, erster Behandlungsschritt [K341]

laterale Seite des Sprunggelenks kräftig umfasst (➤ Abb. 4.107).

- Zugleich unterstützt er den Fuß mit seinem Brustbein, als würde die Patientin mit der Fußsohle gegen seinen Brustraum treten. Er fordert die Patientin nun auf, das Knie etwa fünf Zentimeter Richtung Zimmerdecke zu bewegen und bewegt ihren Fuß gleichzeitig mit seinem Brustbein nach oben. So entsteht im Sprunggelenk, am

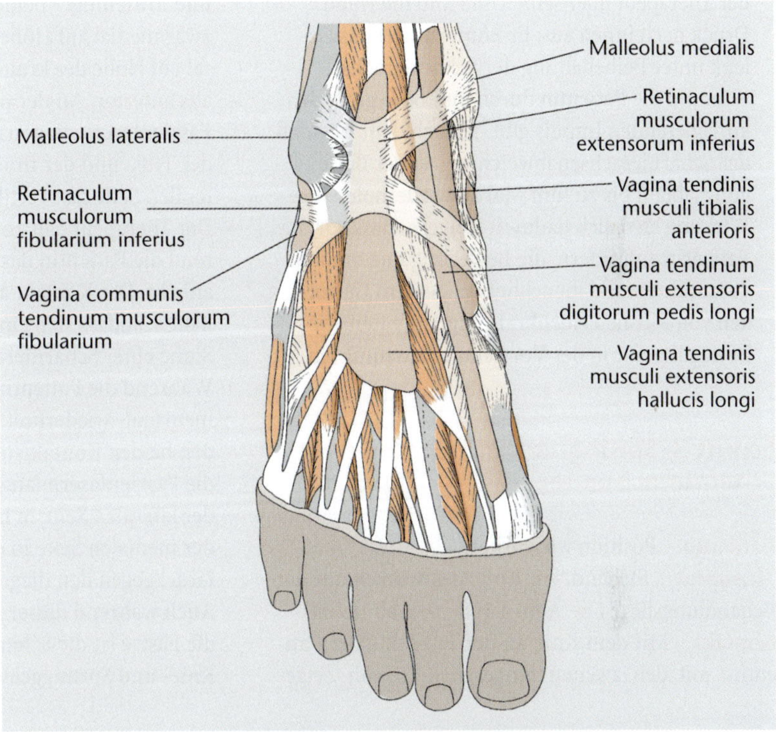

Abb. 4.106 Sehnenscheiden und Faserrichtung der Retinacula am Übergang zwischen Unterschenkel und Fuß [L190]

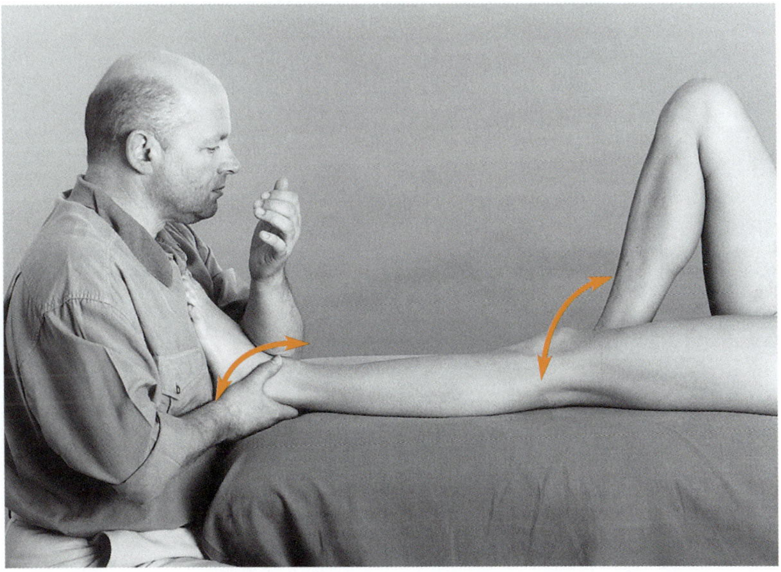

Abb. 4.107 Behandlung des Sprung- und Kniegelenks mit Scharnierachsentechnik, zweiter Behandlungsschritt [K341]

Knie und an der Hüfte eine simultane Scharnierachsenbewegung.

- Der Therapeut verharrt in äußerst energischem Kontakt, damit die Scharnierachse exakt bestehen bleibt, sobald die Patientin das Knie anhebt und wieder sinken lässt. Vereinfacht gesagt, übt der Therapeut über seine Ulna und die Hand Druck nach innen aus: Er komprimiert das Gelenk unter Beibehaltung der Scharnierachse, während die Patientin durch ihre Bewegung den korrigierenden Impuls gibt. Je nach dem Ausmaß der Scharnierachsenabweichung ist der Bewegungsablauf bis zu fünf Mal zu wiederholen. Die Wirkung lässt sich dadurch steigern, dass wir die Patientin auffordern, die Bewegung nur minimal auszuführen und ihr schließlich, einem Gedanken von Moshe Feldenkrais folgend, raten, die Bewegung nur in der Vorstellung auszuführen.

Schritt 3: Sprung- und Kniegelenk mit Scharnierachsentechnik

Patientin Position wie vorher.
Therapeut Stehend, ein Knie angewinkelt auf der Behandlungsliege (➤ Abb. 4.108, ➤ Abb. 4.109).
Kontakt Mit dem Knie an der Fußsohle der Patientin, mit den zweiten Fingergliedern von Zeige- und Mittelfinger beider Hände unterhalb der Scharnierachse des Knies.

Ausführung

- Während der Therapeut sein Knie an die Fußsohle der Patientin drückt, stellt er unterhalb des Knies mit den zweiten Fingergliedern von Zeige- und Mittelfinger beider Hände Kontakt her, und zwar medial auf Höhe der Patellarsehne und lateral auf Höhe des kranialen Abschnitts des M. tibialis anterior. An der medialen Seite verlaufen die Faszienfasern diagonal zwischen der Vorderkante der Tibia und der Innenseite des Knies, an der lateralen Seite fast vertikal zum Caput fibulae.
- Der Therapeut hält zunächst den Kontakt, während die Patientin das Knie gegen seinen Druck anhebt. Der Kontakt an der Fußsohle wird beibehalten, sodass sich eine Führung des Gelenks im Sinne einer Scharnierachsenbewegung einstellt.
- Während die Patientin den Bewegungsablauf mehrmals wiederholt, beginnt der Therapeut an den beiden Kontaktstellen unterhalb des Knies die Faszienfasern langsam zu überkreuzen: an der lateralen Seite in horizontaler Richtung, an der medialen Seite in einer halbmondförmigen Linie, gegen den diagonalen Verlauf der Faszie. Auch während dieser intensiven Einwirkung auf die Faszie ist die Scharnierachsenführung an Knie- und Sprunggelenk beizubehalten.

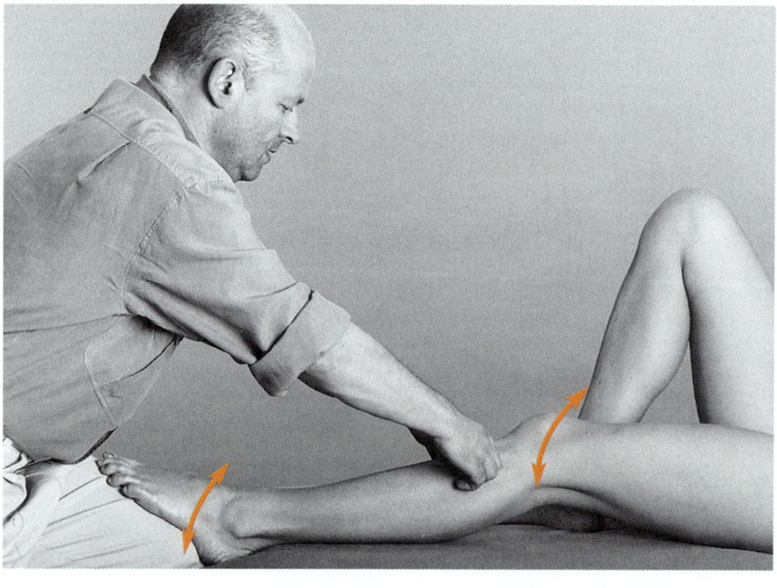

Abb. 4.108 Behandlung des Sprung- und Kniegelenks mit Scharnierachsentechnik, dritter Behandlungsschritt [K341]

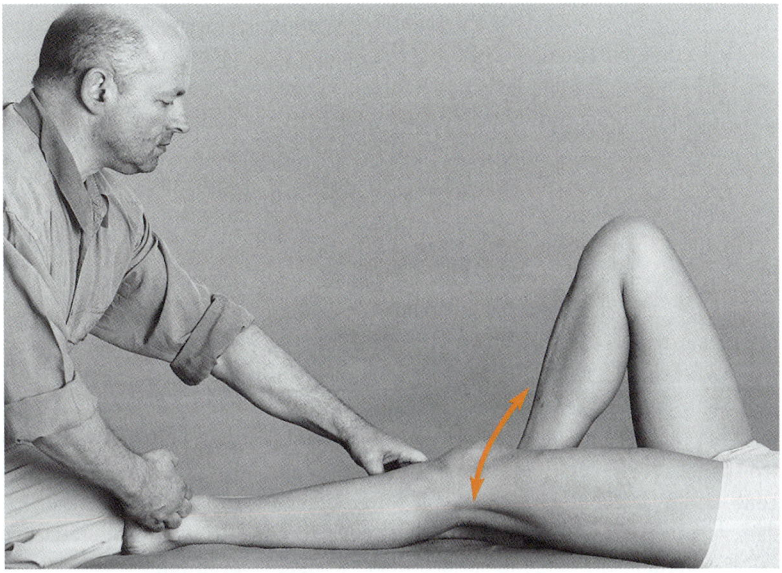

Abb. 4.109 Behandlung des Sprung- und Kniegelenks mit Scharnierachsentechnik (Variante) [K341]

TIPP

Die Wirksamkeit der Scharnierachsentechnik steht und fällt mit der Präzision der Bewegungsführung. Es ist wichtig, das Bein so zu positionieren wie beim Stand im Fersenschluss, sodass die drei Scharnierebenen an Sprunggelenk, Knie und Hüfte näherungsweise parallel verlaufen. Dies ist beim ausgeprägten X- und O-Bein nur bis zu einem gewissen Grad möglich. In Fällen der drastischen Scharnierachsenabweichung belassen wir das Bein in seiner Abweichung und bitten die Patientin, die Bewegung so auszuführen, dass die Bewegungsamplitude nur wenige Millimeter beträgt.

MERKE

Die beschriebenen drei Behandlungsschritte lassen sich variieren, indem wir jeweils oberhalb eines Scharniers und unterhalb des nächst höheren Scharniers die Kontaktpunkte lateral und medial wählen.

4.6.5 Anatomie der Faszien des Unterschenkels und Fußes

Analog zur oberen Extremität finden wir auch im Unterschenkel eine Oberflächenfaszie, die mit den Tiefenschichten verbunden ist. Es besteht eine direkte Verbindung zwischen Fascia cruris superficialis und profunda, indem von der Oberfläche jeweils ein anteriores und ein posteriores intermuskuläres Septum nach innen verläuft. Ähnlich wie beim Vorderarm wird auch im Unterbein die Längsverschiebung der Knochen durch eine kräftige Zwischenknochenmembran verhindert. Diese Membran trennt zusammen mit dem Schien- und Wadenbein die im vorderen Abschnitt des Unterbeins gelegene Streckmuskulatur von der im hinteren Abschnitt gelegenen Beugemuskulatur. Zusätzlich zu dieser osteofibrösen Unterteilung besteht noch eine fibröse Kammerbildung für den M. triceps surae durch die Lamina profunda der Fascia cruris. Dadurch wird eine zusätzliche Kammer zwischen den oberflächlichen und tiefen Plantarflexoren gebildet.

Für die unten dargestellten Techniken ist eine Reihe von Eigenheiten der Fascia cruris von Bedeutung. Rein mechanisch betrachtet geht ihre oberflächlich verlaufende Schicht eine enge Verbindung mit der Knochenhaut des Schienbeins ein. Auch zum Wadenbein besteht eine Verbindung über das vordere intermuskuläre Septum. Neurologisch betrachtet bietet die Faszie seit Staubesands Forschungen[23] Anlass für weitreichende Überlegungen:[24] Staubesand hat kontraktile Fasern in der Fascia cru-

[23] J. Staubesand, Y. Li, Zum Feinbau der Fascia cruris unter besonderer Berücksichtigung epi- und intrafaszialer Nerven, in: Manuelle Medizin 34, 1996.

[24] R. Schleip, Faszien und Nervensystem, in: Osteopathische Medizin 1, 2003.

ris gefunden. Über veränderte Zugspannung könnte die Faszie damit bis in die Vernetzung von Membranen und Knochenhäuten die zähen Raumaufteilungen im Unterbein modifizieren.

Eine derartige Modifikation hätte großen Einfluss auf den Muskeltonus, da die Faszie proximal als Muskelursprung dient.

Für die Behandlungstechnik ist es hilfreich, auf die unterschiedlichen Ausformungen der Faszie zu achten. Je nach Belastung wird sich die Faszie an der Oberfläche und in der Tiefe mehr oder weniger faserig entwickeln. Sie kann z. T. so straff sein, dass sie sich kaum von angrenzender Muskulatur trennen lässt. Sie kann in einzelnen, tief gelegenen Abschnitten auch als reine Verschiebeschicht fungieren. Von Lanz und Wachsmuth haben darauf hingewiesen, dass sich die Fascia cruris profunda über dem Tuber calcanei verdoppelt, während sie sich weiter kranial als zart präsentiert und proximal häufig zu einer reinen „Verschiebeeinrichtung" wird[25].

4

Diese Unterschiedlichkeit in der Morphologie der Faszie erfordert äußerst genaue Differenzierung der Berührungsqualität bei der Behandlung des Unterschenkels.

Es gibt noch ein weiteres Charakteristikum der Fascia cruris, das eine besondere Behandlungstechnik erfordert. Die Faszie geht an ihrem unteren Ende, nachdem sie nur noch eine relativ dünne Schicht bildet, nahtlos in die Retinacula über: An der Vorderseite bildet sie mit zwei Retinacula für die Streckersehnen, an der Rückseite für die Beugersehnen, regelrechte Führungsröhren, in welche die Sehnenscheiden eingelagert sind.

Die Retinacula setzen sich jeweils am Fußrücken und an der Fußsohle bis in die Faszienschichten des Fußes fort. Damit besteht über die Retinacula nach distal eine Verbindung zur Aponeurosis plantaris und nach proximal zur Fascia cruris. Für die Behandlung dieser Strukturen ist es wichtig, zu beachten, dass die Retinacula keine separate Bandstruktur darstellen, sondern lediglich eine funktionell bedingte lokale Verdichtung der Oberflächenfaszie sind. Entsprechend ist die Einwirkung auf ihr zähes Faserwerk immer zugleich eine Einwirkung auf den faszialen Gesamtkomplex des Beins und des Fußes.

Im Gegensatz zu den Retinacula ist die Faszie am Fußrücken dünn und gut verschiebbar. Meines Erachtens sollte man diese Schicht nur bei extrem hohem Fußgewölbe in die Behandlung mit einbeziehen und auch dann möglichst über die angrenzenden Retinacula, um die weiter distal am Fußrücken liegenden Sehnenscheiden zu schonen.

Auch an der Fußsohle, bei der meist sehr derb angelegten Plantarfaszie ist Vorsicht angeraten. Nur bei extrem hohem Fußgewölbe sollten wir versuchen, auf die Plantarfaszie massiv einzuwirken. Da der Fuß entwicklungsgeschichtlich gesehen die Greiffunktion verloren und Muskeln in Bandstrukturen umgebaut wurden, ist seine Formkonstruktion wesentlich stärker von Bändern als von Faszien bestimmt.

4.6.6 Behandlungskonzept und Behandlungstechniken der Faszien der Unterschenkel

Oberflächenschicht der Fascia cruris

Patientin Liegend in Rückenlage, ein Bein angewinkelt (➤ Abb. 4.110, ➤ Abb. 4.111).

Therapeut Sitzend am Fußende.

Kontakt Der Therapeut unterstützt die Fußsohle mit seiner Schulter. Mit einer Hand hebt er das Unterbein leicht an, indem er distal des medialen Teils des M. gastrocnemius in die Fascia cruris greift und die Fingerspitzen (medial) und der Daumen (lateral) der anderen Hand den Kopf der Fibula umfassen.

Ausführung Das leicht angehobene Bein der Patientin hat mit dem Fuß Kontakt mit der Schulter des Therapeuten.

- Der Therapeut umfasst den Fibulakopf, während er mit der anderen Hand flächigen Kontakt zur Rückseite des Unterbeins herstellt.
- Der Therapeut bewegt das Sprunggelenk der Patientin passiv über seinen Schulterkontakt und das Knie- und Hüftgelenk passiv über den Kontakt mit beiden Händen in der Bewegungsrichtung der Scharnierachsen. Dabei folgt er Abweichungen von der Scharnierachse mit Listening, ohne den Kontakt zur Faszie zu vermindern.

[25] T. v. Lanz und W. Wachsmuth, Praktische Anatomie. Ein Lehr- und Hilfsbuch der anatomischen Grundlagen ärztlichen Handelns 1. Bd., Teil 4, Springer, Heidelberg 1972, S. 303.

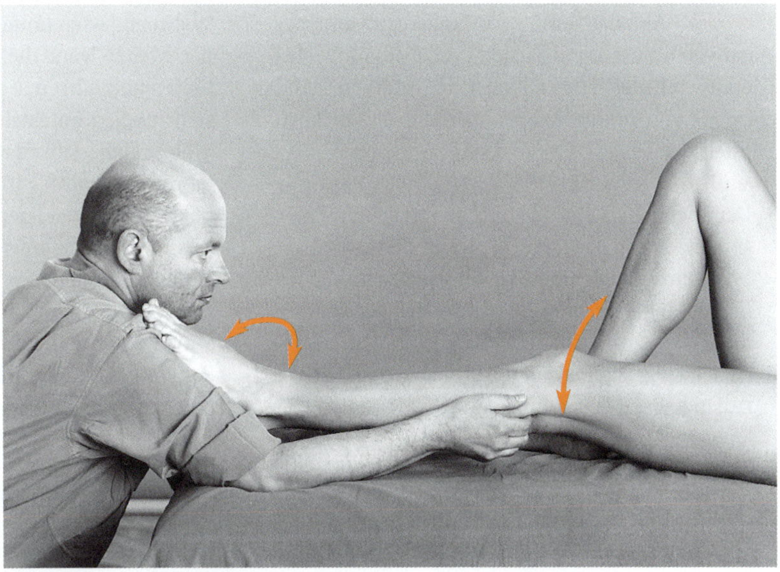

Abb. 4.110 Behandlung der Oberflächenschicht der Fascia cruris [K341]

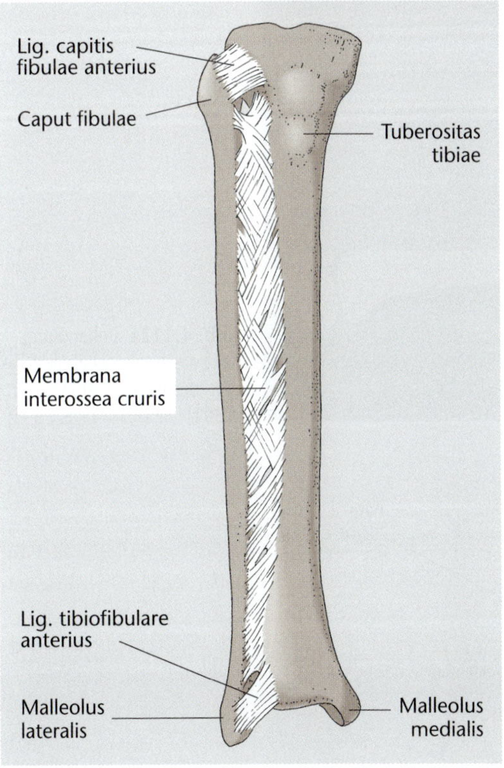

Abb. 4.111 Membrana interossea des Unterschenkels von anterior [L190]

- Beim Genu valgum wird sich das Bein stärker in die X-Form bewegen. Der Therapeut folgt der Bewegung, bis sie fast zum Stillstand kommt, und gibt in diesem Augenblick einen nachhaltigen Impuls in das Fasziengewebe bzw. den Bandapparat am Fibulakopf (➤ Abb. 4.111), um dann dem Bein in die Gegenbewegung zu folgen.
- Beim Genu varum geht das Bein zumeist etwas stärker in die O-Form. In diesem Fall ist es besser, den Kontakt statt am Fibulakopf an der medialen Seite der Tibia zu halten und dem Bein weiter in Genu varum zu folgen.

In beiden Fällen, Genu valgum und Genu varum, ist das indirekte Hineinführen in die Gelenkfixierung mit dem direkten Impuls in die Faszie zu kombinieren. Die Wirkung entsteht vermutlich dadurch, dass wir gleichzeitig auf die gelenknahen Bänder und den Ansatz der Fascia cruris im proximalen Teil von Schien- und Wadenbein Einfluss gewinnen.

Zwischenknochenmembran des Unterschenkels

Patientin In Rückenlage, beide Beine ausgestreckt (➤ Abb. 4.112a, ➤ Abb. 4.112b).

Therapeut Sitzend am Fußende.

Kontakt Anfangs mit zwei Fingerspitzen einer Hand von hinten am distalsten Punkt des Malleolus lateralis, mit den Fingerspitzen der anderen Hand ebenfalls von hinten knapp oberhalb des distalen Fünftels der Tibia.

Ausführung

- Der Therapeut schiebt behutsam mit seinen Fingerspitzen von distal und posterior den lateralen Malleolus genau parallel zu der Faserrichtung des Lig. tibiofibulare anterius, sodass sich der äußere Malleolus ganz leicht dem medialen unteren Ende der Tibia annähert und das dazwischen verlaufende Band etwas entspannt.
- Währenddessen umfasst er mit den Fingern seiner zweiten Hand die Innenkante der Tibia von hinten und führt den gesamten Knochen behutsam auf die Kontaktstelle der anderen Hand zu. Während die Tibia dadurch ganz leicht nach distal verlagert wird, wird sie im Verhältnis zur Fibula entsprechend dem dominanten Faserzug der Zwischenknochenmembran in Rotation oder Längsshift gehen.
- Der Therapeut folgt der räumlich in mehreren Stufen verlaufenden Bewegung, während bei der Patientin durch die Qualität des Kontakts eine möglichst tiefe Entspannung und Tonusredukti-

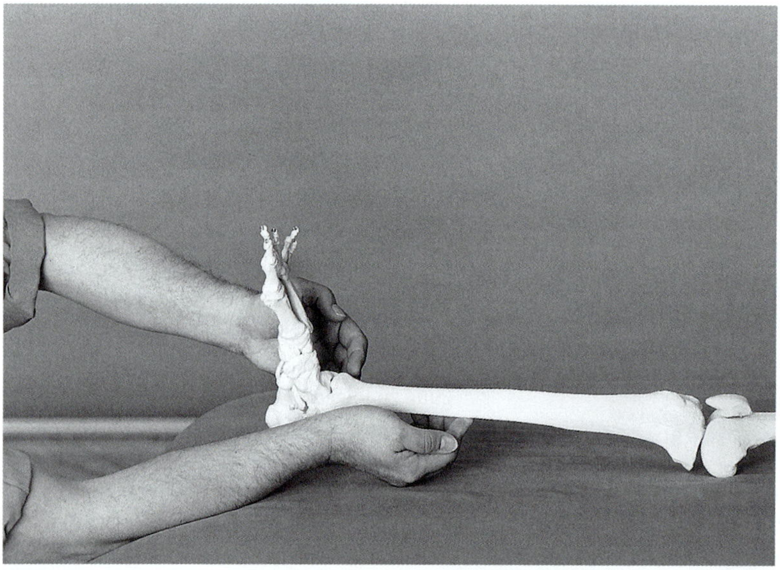

Abb. 4.112a Behandlung der Zwischenknochenmembran des Unterschenkels [K341]

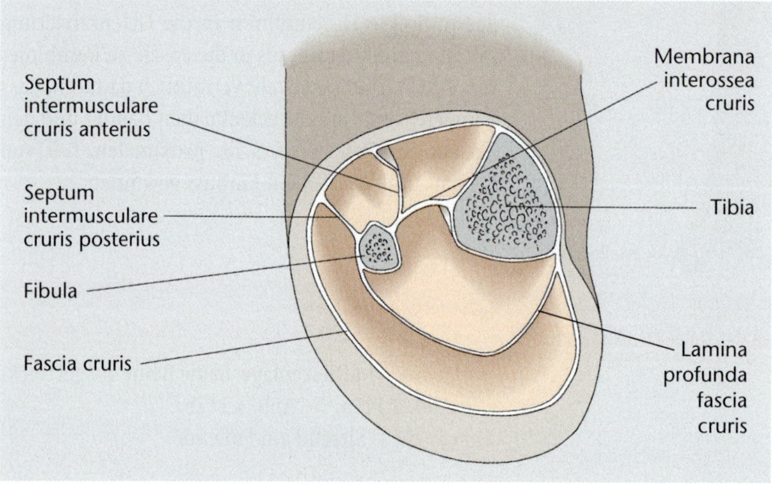

Abb. 4.112b Osteofibröse Röhren des Unterschenkels, Querschnitt oberhalb der Mitte des Unterschenkels [L190]

on der äußeren Muskelschichten erreicht wird. Der Therapeut nimmt das Gewicht des Unterbeins mehr und mehr entgegen und führt dabei das beschriebene Listening so lange aus, bis sich ein Stillstand der Bewegung einstellt.

Die Technik lässt sich variieren, indem wir durch Beweglichkeitstests die Stelle der stärksten Restriktion zwischen den beiden Unterbeinknochen ausfindig machen. Häufig finden wir diese Stelle im Bereich einer lange zurückliegenden Fraktur.

TIPP

- In der Praxis ist es wichtig, darauf zu achten, dass die Kontaktstellen, die wir mit beiden Händen wählen, jeweils diagonal versetzt sind, damit wir mit beiden Händen der dominanten Zugrichtung folgen und die Längsknochen dadurch in ihrem Muskel- und Faszienbett zueinander ausrichten können.
- Am oberen Ende des Unterschenkels lässt sich diese Technik entsprechend anwenden; dabei haben wir auf den fast horizontalen Verlauf der Fasern des Lig. capitis fibulae anterius zu achten und sollten deshalb den Fibulakopf fast parallel zur Scharnierachse auf die Tibia zuführen, während wir die Tibia von hinten unterstützen.

Kritische Geister mögen bezweifeln, dass diese Technik überhaupt auf die Zwischenknochenmembran einwirkt. Es ist sicherlich richtig, anzunehmen, dass sich die Wirkung auch auf die elastischere Fascia cruris profunda überträgt, auf ihren Ansatz am distalen Teil der Unterbeinknochen sowie die entsprechenden Muskelansätze. Die anschließende Technik versucht, auf diesen möglichen Zusammenhang Rücksicht zu nehmen.

Fascia cruris profunda im übergreifenden Faszienkontext

Patientin In Rückenlage, beide Beine ausgestreckt (➤ Abb. 4.113).

Therapeut Sitzend am Fußende.

Kontakt Mit der dem Daumen zugewandten Seite der gekrümmten Zeigefinger an der Rückseite des Unterbeins oberhalb des Talus und knapp unterhalb des M. gastrocnemius.

Ausführung

- Die beiden Hände des Therapeuten sind mit der Außenkante auf der Behandlungsliege aufgestellt, die Finger leicht gekrümmt. Die unten im Bereich des Talus ansetzende Hand ist etwas flacher unter dem Unterschenkel der Patientin als die zweite Hand, sodass ihr Knie leicht angehoben ist.
- Der Therapeut modifiziert nun nach und nach die Berührungsqualität: sie wird Schritt für Schritt nachgiebiger, bis sich der Tonus der oberflächlichen Muskeln mehr und mehr entspannt und ein Kontakt mit der Fascia cruris profunda hergestellt wird.

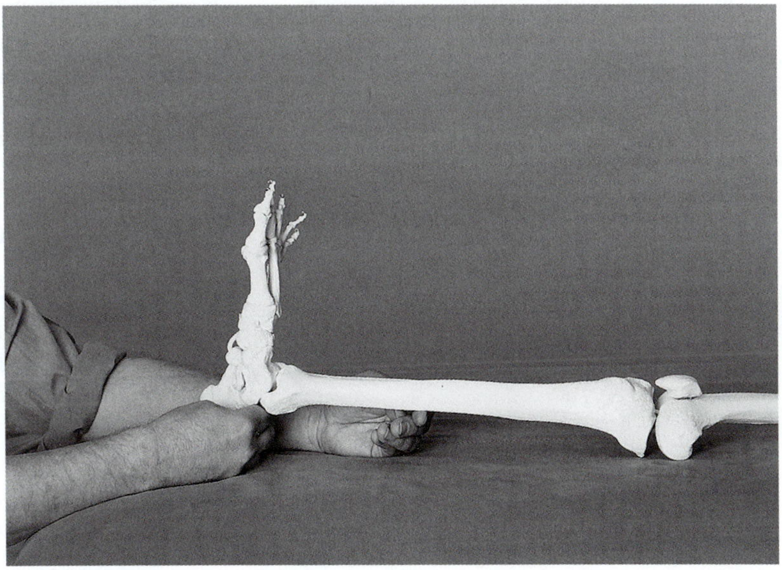

Abb. 4.113 Behandlung der Fascia cruris profunda [K341]

4

- In diesem Augenblick gibt der Therapeut einen leichten Impuls nach oben, Richtung Zimmerdecke, als würde er behutsam mit seinen Fingerspitzen durch die Fascia cruris profunda nach oben reichen. Er folgt dabei eventuell auftretenden Spannungskräften, die seine beiden Hände zusammen oder auseinander führen und bleibt stetig in intensivem und zugleich federndem Kontakt.
- Es ist so, als würde er von unten ein gespanntes Trampolin berühren, die Spannungsmuster nachzeichnen, die sich darin manifestieren, und die an diesem Trampolin wirkenden Zugkräfte wahrnehmen, um sie gegeneinander zu setzen und allmählich zu neutralisieren. Die erfolgreiche Neutralisierung lässt sich daran erkennen, dass das Unterbein der Patientin schließlich völlig reglos auf den Fingerkanten des Therapeuten ruht.
- In diesem Moment lohnt es sich, beide Kontaktstellen behutsam nach kranial zu schieben, bis wir den Widerstand des Kniegelenks wahrnehmen können. Ist der Widerstand medial und lateral von gleicher Qualität, ist es sinnvoll, die Schubkraft zurückzunehmen und den Vorgang abzubrechen. Ist allerdings ein Unterschied zu spüren, folgen wir zunächst der nachgiebigeren Seite, so weit es geht, und warten auf den Rückschub, um dann an der ursprünglich stärker „blockierten" Seite subtilen Schub auszuüben, bis uns lateraler und medialer Rand des Knies dasselbe Ausmaß an Widerstand bieten. Dies ist der Moment des Gleichgewichts, in dem wir unsere Berührung zurücknehmen.

4.7 Untere Extremität: Hüftgelenk

4.7.1 Anatomie der Faszien und Membranen im Bereich des Hüftgelenks

Da das Hüftgelenk direkt im Übergang zwischen unterer Extremität und dem Innenraum des Beckens liegt, können sehr unterschiedliche myofasziale Einheiten der genannten Körpersegmente Becken, Bein, Fuß Einfluss auf die Gelenkfunktion haben. Das Gelenk muss sowohl den vom Rumpf kommenden Druckkräften als auch den starken Zugkräften der unteren Extremität standhalten.

An der Oberfläche stoßen wir auf den anterior verlaufenden Abschnitt der **Fascia lata.** Sie hat als übergreifende Schicht für das Hüftgelenk deshalb Bedeutung, weil sie mit der Crista iliaca, dem Lig. inguinale, dem Os pubis und dem Os ischiadicum verbunden ist und sich nach distal zur Oberflächenfaszie des Knies fortsetzt.[26]

Als mittlere Schicht sind daneben die faszialen Hüllschichten der Adduktorengruppe von Bedeutung, die in ihrem distalen Bereich als **Fascia pectinea** bezeichnet werden. Ich spekuliere, dass diese faszialen Hüllschichten zusammen mit dem vorherrschenden Tonusmuster ihrer zugehörigen Muskulatur eine Rolle für den distalen Teil des Hüftgelenks spielen. Möglicherweise sind die Zugkräfte, die auf den medialen, distal gelagerten Abschnitt des Gelenks wirken, für die auf Röntgenbildern sichtbare Verengung der Gelenkfuge verantwortlich. Vielleicht spielen dabei die Zugkräfte, die posterior wirken, eine Rolle, also der gesamte myofasziale Komplex der Rotatoren. Bei diesen posterior zwischen Kreuzbein und großem Trochanter verlaufenden Schichten haben einzelne Muskeln eine besonders wichtige Rolle, weil sie die Druckkräfte innerhalb des Gelenks verstärken können. Hervorzuheben sind alle Muskeln, die das Bein nach außen rotieren und die parallel zu kräftigen Bandelementen verlaufen. Beispielhaft ist der von der Spina ischiadica zur Fossa trochanterica verlaufende M. gemellus superior zu nennen, weil seine Fasern parallel zu denen des zugstarken Lig. sacrospinale ausgerichtet sind.

Die räumlich, nicht nur linear wirkende Kraft auf das Hüftgelenk wird deutlich, wenn wir beachten, dass auch die Fasern des **M. obturator internus** parallel zum Lig. sacrospinale ausgerichtet sind. Der M. obturator internus verfügt über eine stark ausgeprägte Faszienhülle und vereinigt sich in seinem Sehnenabschnitt mit den Sehnen der Mm. gemelli

[26] T.v. Lanz und W. Wachsmuth, Praktische Anatomie. Ein Lehr- und Hilfsbuch der anatomischen Grundlagen ärztlichen Handelns Bd. 1, Teil 4, Springer, Heidelberg 1972, S. 100.

superior und inferior, um an der Fossa trochanterica anzusetzen.

In diesem myofaszialen Kontext spielt schließlich auch noch die **Fascia iliopsoas** eine wichtige Rolle. Sie bildet zusammen mit der Knochenhaut der Fossa iliaca einen osteofibrösen Köcher, durch die der M. iliacus verläuft. Von Lanz und Wachsmut haben darauf verwiesen, dass dieser Köcher an seiner Rückseite mit der Hüftgelenkskapsel verwachsen ist.[27]

Außerdem ist auch noch der Zusammenhang von Bindegewebselementen des Beckenraums mit der **Fascia iliopsoas** von Bedeutung: Die Nierenfaszie verläuft in unmittelbarer Nachbarschaft des M. psoas. Mit ihrer posterioren Schicht ist sie mit der Psoasfaszie und dem medialen Zwerchfellschenkel verbunden.[28]

4.7.2 Diagnostische Aspekte

Für die diagnostische Beurteilung des Hüftgelenks ist es wichtig, zu beachten, dass sich über die **Nierenfaszie** Krankheitsprozesse aus dem perirenalen Raum nach kaudal über die Lacuna musculorum bis zum kleinen Trochanter ausbreiten können. In letzterem Fall treten im Bereich des Hüftgelenks Schmerzen auf, wobei die Ursache aber im Perirenalraum zu suchen ist.

Schließlich ist noch zu erwähnen, dass die **über** dem **Hüftgelenk** gelegene **Kammer** des Becken- und Bauchraums Druck in Richtung der Gelenkfuge weiterleitet. Wir können nur spekulieren, inwieweit diese Druckweitergabe über Bewegungseinschränkungen der Organe ungünstige Auswirkungen auf das Hüftgelenk hat. In der Praxis haben sich Techniken bewährt, die den Peritonealraum und die retroperitonealen Bindegewebslager der Organe berücksichtigen.

Neben den zahlreichen Schichten, die das Hüftgelenk außerhalb der Kapsel überkreuzen, hat auch das **Innere** der **Gelenkkapsel** Bedeutung für das beschriebene Behandlungskonzept. Zwischen dem Kopf des Oberschenkelknochens und der Hüftgelenkspfanne finden sich ein Bindegewebs- und Fettpolster sowie das Lig. capitis femoris (➤ Abb. 4.114). Die Beweglichkeit und die Polsterfunktion dieser Elemente spielen eine erhebliche Rolle für die intrakapsuläre Flüssigkeitsverteilung.

[27] T.v. Lanz und W. Wachsmuth, Praktische Anatomie. Ein Lehr- und Hilfsbuch der anatomischen Grundlagen ärztlichen Handelns Bd. 1, Teil 4, Springer, Heidelberg 1972, S. 98.

[28] R. Breul, Die Blätter der Fascia renalis, in: Osteopathische Medizin 2, 2002.

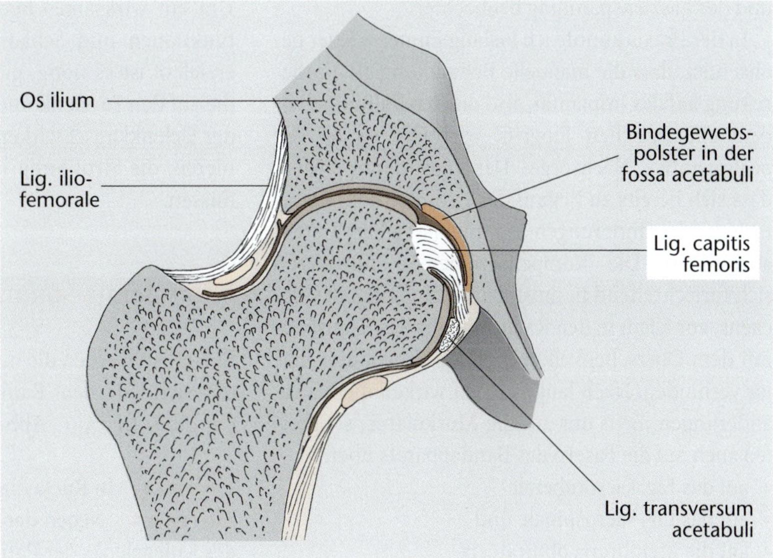

Abb. 4.114 Frontalschnitt durch das rechte Hüftgelenk [L190]

4

4.7.3 Hüftgelenk bei beginnender Arthrose

Die Implantationstechnik für das künstliche Hüftgelenk hat in den letzten Jahren erhebliche Fortschritte gemacht. Sowohl das Implantat als auch die chirurgische Vorgehensweise haben sich erheblich verbessert, sodass heute in den meisten Fällen eine positive Langzeitprognose gestellt werden kann. Die nachfolgend dargestellten manuellen Techniken orientieren sich an zwei Zielvorstellungen:

- Einerseits soll versucht werden, die Übertragung von Druckkräften auf das Hüftgelenk zu optimieren, eine bessere Verteilung der Gelenkflüssigkeit zu fördern und damit die Progression der fortschreitenden Knorpelveränderung zu verlangsamen. Im günstigsten Fall sollte sich damit der Zeitpunkt für das Einsetzen des Implantats hinausschieben lassen.
- Andererseits soll durch eine Behandlung der involvierten Bindegewebsstrukturen eine Art Rehabilitation vor dem chirurgischen Eingriff durchgeführt werden.

Im Zuge der fortschreitenden Arthrose des Hüftgelenks kommt es zu erheblichen **kompensatorischen Veränderungen** im Bereich des Beckens, aber auch distal vom Hüftgelenk, vor allem an den Sprunggelenken. Kaudal vom Hüftgelenk, vor allem im Bereich des Schultergürtels, lassen sich ebenfalls häufig kompensatorische Veränderungen des Muskeltonus und der Faszienspannung beobachten.

In der Praxis konnte ich bislang immer wieder beobachten, dass die manuelle Behandlung als Vorbereitung auf das Implantat, also die Rehabilitation vor dem chirurgischen Eingriff, wichtiger ist als die postoperative Nachsorge. Das mag daran liegen, dass sich bereits zu Beginn der Arthrose kompensatorische Veränderungen im myofaszialen System abzeichnen. Die Kompensationen manifestieren sich fortschreitend in muskulären Einheiten des Beckens, vor allem in den Rotatoren, die das Kreuzbein mit dem Oberschenkelknochen am Trochanter major verbinden. Nach längerer Zeit wirken diese Veränderungen nicht nur auf die Muskulatur, sie greifen auch auf die Fasern des Bandapparats über:

- auf das Lig. sacrotuberale
- auf das Lig. sacrospinale und
- auf die Membrana obturatoria

Werden diese Veränderungen vor dem chirurgischen Eingriff nicht behandelt, wird das Implantat in das kompensatorische Spannungsmuster eingesetzt, das dem in seiner Bewegung eingeschränkten, entzündeten Gelenk entspricht. Bei einem stark ausgeprägten Kompensationsmuster ist die Adaptionsfähigkeit des Organismus überfordert. In diesem Fall sehen wir uns einer Situation gegenüber, in der trotz funktionstüchtiger „neuer" Hüfte die Dysfunktion des umhüllenden Gewebes die koordinative Gesamtfunktion weiterhin behindert.

Es ist nicht ganz einfach zu unterscheiden, inwieweit die genannten Veränderungen tatsächlich einem kompensatorischen Muster entsprechen und inwieweit sie sich schon vor Beginn des Arthrosevorgangs, sozusagen als mechanische Komponente der Knorpelveränderung, auswirkten.

Für unsere praktische Behandlungsstrategie spielt diese Unterscheidung keine Rolle. In jedem Fall geht es darum, die Hüfte so zu behandeln, dass sich bereits vor der Implantation des künstlichen Hüftgelenks tendenziell „normale" Druck- und Zugverhältnisse in den myofaszialen Einheiten abzeichnen, welche die Gelenkkapsel überkreuzen oder in ihrer Nähe verlaufen.

4.7.4 Behandlungskonzept und Behandlungstechniken

Um ein wirksames Behandlungsergebnis bei Dysfunktionen und Schädigungen der Hüfte und zu erzielen, ist es nötig, global ansetzende Techniken, die auf den Faszienkomplex oberhalb und unterhalb der Gelenkkapsel wirken, mit Techniken zu kombinieren, die Strukturen innerhalb der Kapsel beeinflussen.

Myofasziale Spannungszüge

Behandelt werden die myofaszialen Spannungszüge, die sich auf den Ramus ossis ischii übertragen (➤ Abb. 4.115, ➤ Abb. 4.116a).

Patientin In Rückenlage, ein Knie aufgestellt.
Therapeut Neben der Behandlungsliege auf Höhe des Kniegelenks der Patientin sitzend.

Kontakt Mit der flachen Unterseite der Fingerspitzen einer Hand zwischen dem Ursprung von M. adductor magnus und M. semitendinosus möglichst nahe am Tuber ischiadicum; gleichzeitige Unterstützung des ganzen Oberschenkels mit der anderen Hand von posterior.

Ausführung

- Die unterstützende Hand hebt den Oberschenkel leicht an, sodass sich eine passive Beugung von Hüft- und Kniegelenk einstellt. Gleichzeitig bewegen sich die Fingerspitzen der anderen Hand nach und nach zwischen M. adductor magnus und M. semitendinosus auf den Tuber ischiadicum zu.
- Durch die passive Bewegung des Oberschenkels wandert der Kontakt schichtweise nach innen und sollte erst, sobald er unter das so genannte Sitzhalfter der Fascia lata gelangt, in der Tiefe entschlossen und unnachgiebig wirken.
- Sobald der Kontakt in der Tiefenschicht zwischen den beiden Muskeln ankommt, können wir die Wirksamkeit steigern, indem wir mit unserer Unterstützungshand das ganze Bein passiv abwechselnd in leichte Außen- und Innenrotation führen (> Abb. 4.116b). Wichtig ist dabei, dass unser Kontakt parallel zu den Muskelfasern und quer zur Hauptrichtung der Faszienfasern ansetzt.

Myofaszialer Komplex der Rotatorengruppe

Patientin In Rückenlage, ein Bein aufgestellt (> Abb. 4.117, > Abb. 4.118).

Therapeut Sitzend neben der Behandlungsliege, auf Höhe des Knies der Patientin.

Kontakt Mit den Fingerspitzen durch die äußeren Gesäßmuskeln in Richtung Rotatorengruppe, während die andere Hand Kontakt mit der Fußsohle hält.

Ausführung

- Der Therapeut nutzt das Gewicht der Patientin, um zunächst durch die äußere Gesäßmuskulatur nach innen zu greifen. Er platziert den Kontakt seiner Finger genau zwischen dem M. obturator internus und dem M. piriformis. Der Druck gelangt damit in etwa auf die Schichten des M. gemellus superior.
- Während die andere Hand die Fußsohle flächig unterstützt, richtet sich die Aufmerksamkeit der Patientin auf die taktile Wahrnehmung des von unserer Hand gebildeten „künstlichen Bodens“ (Diese Bezeichnung stammt von Moshe Feldenkrais, der den künstlichen Boden allerdings mit einem von beiden Händen des Therapeuten gehaltenen Holzbretts herstellte).
- Die Patientin wird nun aufgefordert, leichten Druck mit der Fußsohle auszuüben, der Thera-

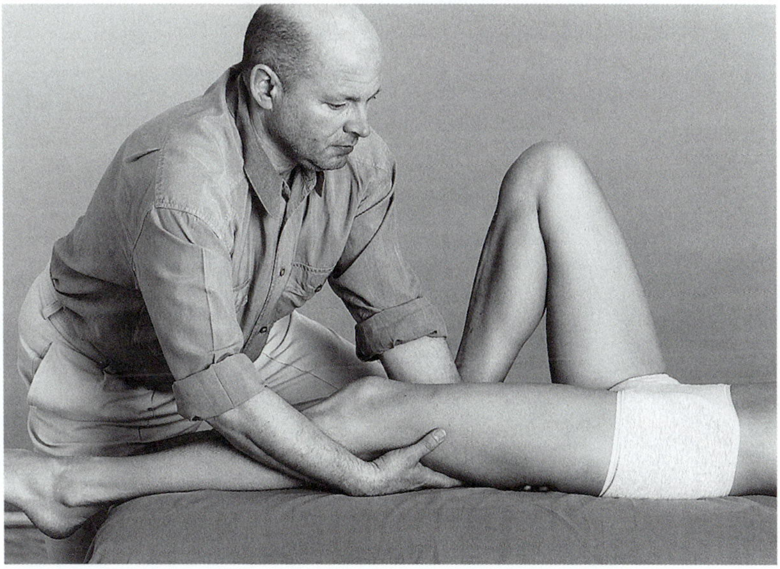

Abb. 4.115 Behandlung der myofaszialen Spannungszüge, die sich auf den Ramus ossis ischii übertragen [K341]

4

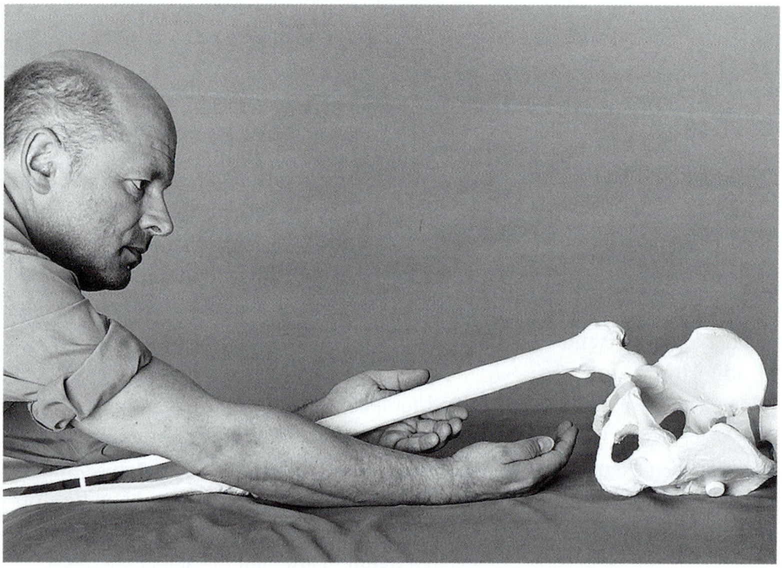

Abb. 4.116a Handposition für die Behandlung der rechten Hüfte [K341]

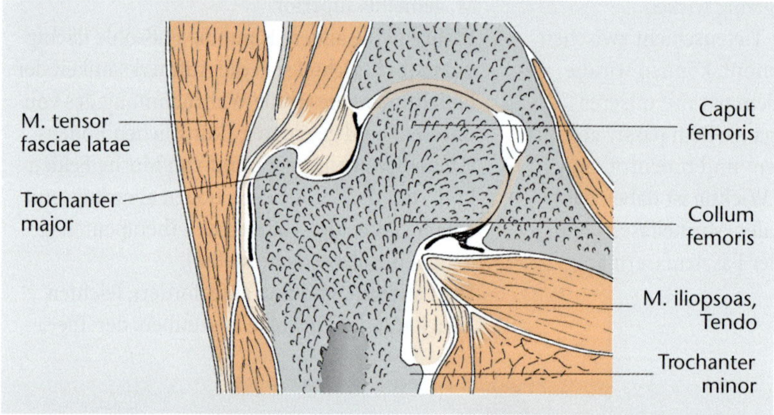

Abb. 4.116b Hüftgelenk, vertikaler Schnitt in der Ebene des Antetorsionswinkels [L190]

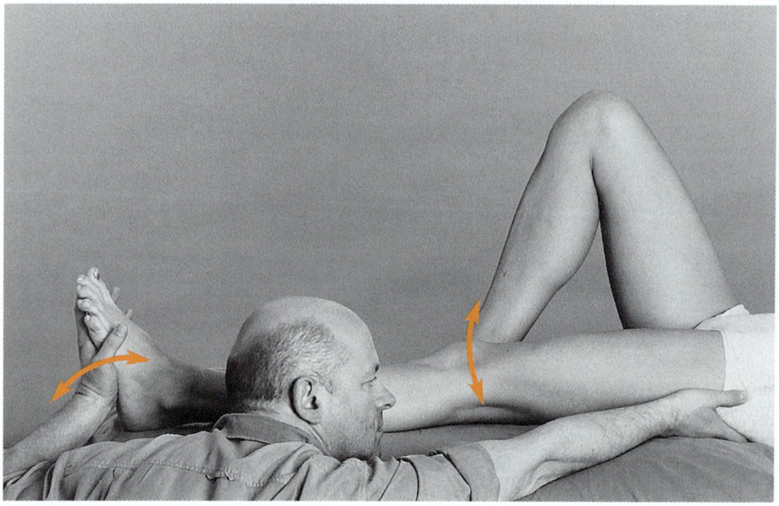

Abb. 4.117 Behandlung des myofaszialen Komplexes der Rotatorengruppe [K341]

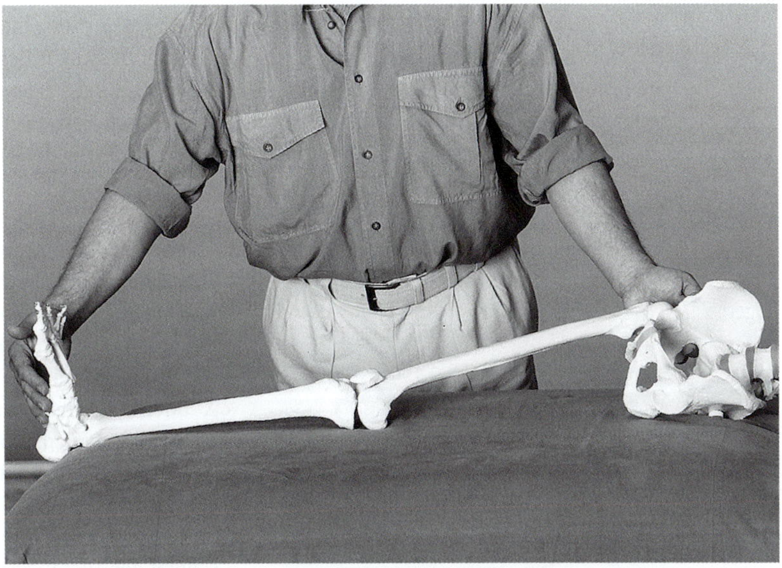

Abb. 4.118 Handposition für die Behandlung der rechten Hüfte [K341]

peut gibt Gegendruck mit der Hand, sodass das Knie der Patientin etwas angehoben wird.

- Währenddessen folgt der Therapeut im Listening dem Kontakt auf Höhe des M. gemellus superior, sodass das ganze Bein entweder minimal außen- oder innenrotiert. Dieser Bewegung wird bis zum Stillstand nachgespürt, dann versucht der Therapeut die auftretende Gegenbewegung leicht zu verstärken. Gleichzeitig wird der Kontakt zur Faszie des M. gemellus superior intensiviert, als würde man mit den Fingerspitzen durch das Becken der Patientin in Richtung Zimmerdecke greifen.

TIPP

Die beschriebene Technik erfordert von Seiten des Therapeuten unabhängigen Gebrauch der beiden Hände und von der Patientin Aufmerksamkeit für den Kontakt mit der Fußsohle. Bei hinreichender Koordination zwischen Therapeut und Patientin ist es möglich, dass wir indirekt Beziehung zu den Bändern herstellen, die das Hüftgelenk von außen umspannen. Dafür ist es wichtig, dass wir der Rotation des Beins wirklich nur innerhalb minimalster räumlicher Veränderungen folgen, ohne allzu viel Muskelaktivität zu induzieren. Im günstigsten Fall erreichen wir eine dreidimensionale Auffächerung der Verstärkungsbänder (➤ Abb. 4.119, ➤ Abb. 4.120) der Gelenkkapsel.

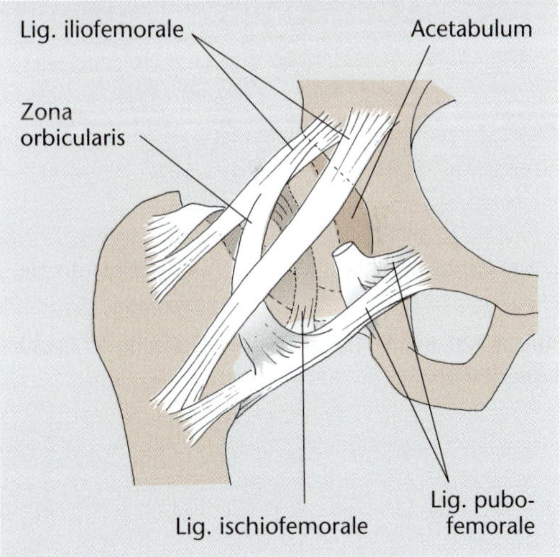

Abb. 4.119 Verstärkungsbänder der Hüftgelenkskapsel [L190]

Bindegewebspolster in der Fossa acetabuli und im Lig. capitis femoris

Es handelt sich um eine Einwirkung auf die Bindegewebs- und Bandstruktur im Inneren der Gelenkkapsel (➤ Abb. 4.121). Da das Ziel dieser Behandlung eine bessere Verteilung der Gelenksflüssigkeit ist, ist es essenziell, dass die Schubkraft, die der Therapeut ausübt, so subtil wirkt, dass sie das Innere der Gelenkkapsel erreicht. Jeder grob mechanische Zug am Bein ist zu vermeiden, weil er lediglich zur Bewegung äußerer Schichten führt und meist nicht das innere Bewegungsmuster in der Kapsel anspricht.

Bei erfolgreicher Anwendung der beschriebenen Technik hat die Patientin das Gefühl, als würde das ganze Bein aus der Hüfte nach distal wandern und in sich länger werden.

Patientin In Rückenlage, beide Beine ausgestreckt.

Therapeut Sitzend am Fußende der Behandlungsliege.

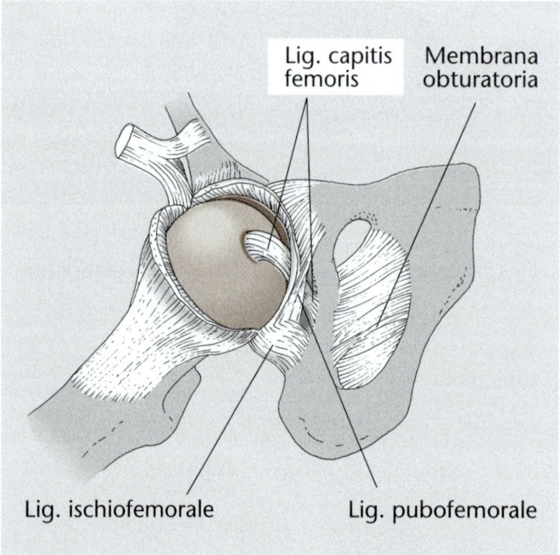

Abb. 4.120 Rechtes Hüftgelenk nach Eröffnung der Gelenkkapsel [L190]

Kontakt Die Fußsohle der Patientin drückt locker gegen das Brustbein des Therapeuten, das Gewicht des Beins ruht auf beiden Händen des Therapeuten, der mit einer Handfläche von posterior den Oberschenkel und mit der anderen Hand ebenfalls von posterior das Unterbein stützt.

Ausführung

- Während der Therapeut mit seinem Brustbein locker die Fußsohle berührt, unterstützt er Unter- und Oberschenkel von posterior und folgt auftretenden Rotationen zwischen den beiden Abschnitten des Beins, die unter Umständen leichte X- oder O-Form haben.
- Es ist wichtig, dem dominanten Muster zu folgen und zugleich den Kontakt mit der Fußsohle beizubehalten.
- Sobald sich das dominante Muster abzeichnet, schiebt der Therapeut leicht entlang der Zentrallinie des Beins in Richtung Hüftgelenk. Der Schub ist gleichzeitig mit dem Brustbein gegen die Fußsohle und den unterstützenden Händen am Unterbein und Oberbein auszuführen.
- In dem Augenblick, in dem der Widerstand im Hüftgelenk spürbar wird, führt der Therapeut das ganze Bein ganz leicht nach medial, also in Richtung des Bindegewebspolsters in der Fossa acetabuli und des Lig. capitis femoris. Er schiebt damit die Fovea capitis femoris gegen das Bindegewebs-

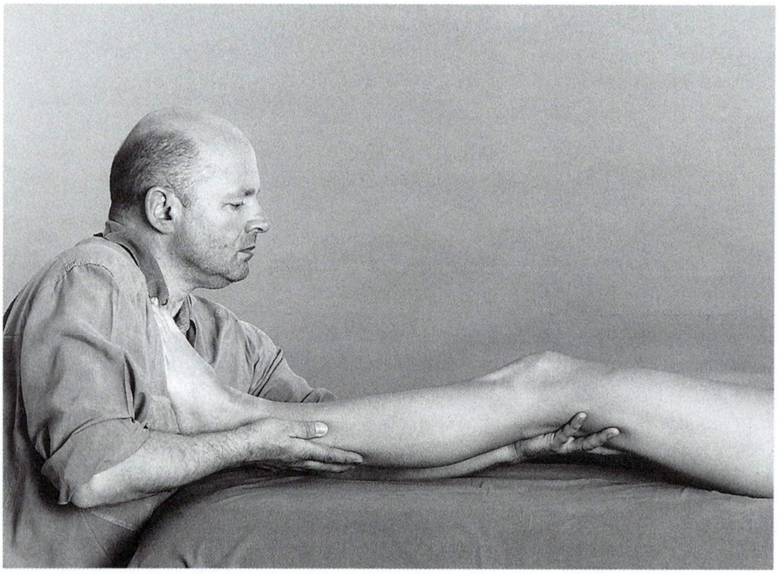

Abb. 4.121 Behandlung des Bindegewebspolsters in der Fossa acetabuli und des Lig. capitis femoris [K341]

polster und gegen das Band am medial gelegenen Teil des Acetabulums.
- Sobald der Therapeut eine Gegenkraft wahrnimmt, folgt er der winzigen Druckwelle, die sich im ganzen Bein manifestiert, und ermöglicht damit eine winzige Vergrößerung des Gelenkspalts und so eine neue Verteilung der Gelenkflüssigkeit.

Vereinfacht lässt sich diese Technik folgendermaßen zusammenfassen: Der Therapeut führt den Femurkopf in kleinen Schritten weiter in die Gelenkpfanne, bis er einen leichten Gegendruck wahrnimmt. Diesen Gegendruck verstärkt er mit etwas Fingerspitzengefühl nach und nach, sodass der Femurkopf bildlich gesprochen aus der Gelenkpfanne wandert. Obwohl es sich dabei um eine Raumveränderung handelt, die nur minimal ist, ist die Wirkung nachhaltig für die Verteilung der Gelenkflüssigkeit.

Ergänzende Behandlungstechniken

Zur Ergänzung der beschriebenen Behandlungstechniken eignen sich die im Kapitel über die untere Extremität beschriebenen Techniken zur Behandlung der Faszien des Unterbeins (➤ Kap. 4.6.6) Behandlung der Oberflächenschicht der Fascia cruris (➤ Abb. 4.110, ➤ Abb. 4.111) und ➤ 4.6.6 Behandlung der Fascia cruris profunda (➤ Abb. 4.112) und der Bandstrukturen im Bereich der Sprunggelenke (➤ Kap. 4.6.4 Behandlung des Sprunggelenks). Sofern auf der Seite des betroffenen Gelenks Bewegungseinschränkungen der Beckenorgane tastbar sind, ist die Behandlung mit den von Jean-Pierre Barral und Paul Mercier detailliert beschriebenen Techniken anzuraten.[29]

Besondere Bedeutung haben hierbei die Organe des Urogenitaltrakts, vor allem die Nieren und die Blase.

Es gibt außerdem noch einen weiteren ergänzenden Behandlungsansatz, der sich mit den an den Hüftbereich angrenzenden Nerven beschäftigt. Barral und Croibier haben über das ursprüngliche viszerale Konzept hinausgehend Techniken zur Behandlung von peripheren Nerven entwickelt (Manipulation peripherer Nerven, Osteopathische Diagnostik und Therapie. Urban und Fischer, München 2005). Offenbar wirken diese Techniken direkt auf die bindegewebigen Hüllschichten der Nerven und beeinflussen damit die Kräfte, die zwischen dem Nerv und seinen Grenzflächen wirken. Im Bereich des Hüftgelenks lässt sich die genannte Technik auf den N. femoralis und den N. obturatorius anwenden. Eine sehr effiziente Technik zur Behandlung der Membrana obturatoria findet sich bei Didier Prat (Le cadre ostéo-musculo-ligamentaire de la sphère uro-génitale, in: D. Prat et al., Nouvelles Techniques Uro-Genitales, S. 7–33).

[29] J.-P. Barral, P. Mercier, Lehrbuch der Viszeralen Osteopathie Bd. 1, Urban & Fischer, München 2002.

KAPITEL

5 Spezielle Gelenktechniken

5.1 Wirbelgelenke

Vor der Behandlung von Wirbel- und Rippenwirbelgelenken wird zuerst die Bewegungseinschränkung des Gelenks im Kontext der gelenknahen kleinen muskulären und ligamentären Einheiten untersucht. Dann wird nach einem möglichen Zusammenhang zwischen der Bewegungseinschränkung und größeren Gewebeschichten bzw. Strukturen gesucht. Im Falle der Wirbelsäule handelt es sich dabei um die Krümmungen der einzelnen Wirbelsäulenabschnitte mit allen Strukturen im Bereich der Halswirbelsäule, der Brustwirbelsäule und der Lendenwirbelsäule.

5.1.1 Behandlungstechniken an der Brustwirbelsäule

Bei der praktischen Durchführung der Behandlung muss der Therapeut seine beiden Hände und die einzelnen Finger unabhängig voneinander einsetzen können, um fünf oder mehr Kontaktpunkte seitlich der Wirbelsäule mit einer Hand herzustellen. Diese Vielzahl von Kontaktpunkten ist deshalb erforderlich, weil nur so eine Einwirkung auf gelenknahe Gewebeschichten bei behandlungsgerechter Positionierung eines größeren Rückenabschnitts möglich ist.

Bewegungseinschränkungen von Wirbelgelenken

Patientin In Rückenlage, beide Beine ausgestreckt (➤ Abb. 5.1).
Therapeut Sitzend am Kopfende.
Kontakt Die Patientin ruht mit ihrem Hinterkopf auf den beiden Vorderarmen des Therapeuten, der mit den Fingerkuppen beider Hände das Gewebe beidseitig neben dem betreffenden Gelenk berührt.

Ausführung

- Der Therapeut gibt das Gewicht seiner Vorderarme so in die Behandlungsliege, dass die Beugemuskulatur seiner Unterarme möglichst entspannt ist und die Patientin mit ihrem Hinterkopf darauf wie auf zwei weichen Polstern ruht.
- Nun positioniert der Therapeut die Fingerspitzen seiner beiden Hände beidseitig von dem blockierten Gelenk jeweils knapp unterhalb des Querfortsatzes der beiden Wirbel.
- Wenn die beiden Unterarme des Therapeuten gegeneinander versetzt auf der Behandlungsliege liegen, kann er mit einer Hand etwas weiter nach unten fassen. Entscheidend ist, dass die Patientin entspannt mit der kritischen Zone auf den Fingerspitzen der Therapeuten ruht.
- Der Therapeut unterstützt den Bereich der Brustwirbelsäule so, dass sich die für jeden Patienten typische, habituelle Krümmung dieses Abschnitts der Wirbelsäule bzw. des Rückens einstellt. Zugleich folgt der Therapeut mit Listening jeder auch noch so kleinen Bewegung, die sich am bewegungseingeschränkten Gelenk andeutet. Er verstärkt diese auftretende Bewegung in die Richtung, in der sie am deutlichsten spürbar ist, und erreicht damit eine etwas stärkere „Verkeilung“ des entsprechenden Gelenks.
- In dem kurzen Augenblick dieser Verkeilung konzentriert sich der Therapeut mit der taktilen Wahrnehmung seiner Fingerspitzen auf die Züge des Weichteilgewebes. Er intensiviert graduell seinen Kontakt sehr präzise mit diesen unter Umständen sehr kleinen Gewebeeinheiten, bis sich eine Gegenbewegung abzeichnet, die das Gelenk aus seiner Blockierung führt. Bei einer echten beidseitigen Gelenkfixierung mag dieser Vorgang etwa zwei bis drei Minuten in Anspruch nehmen.

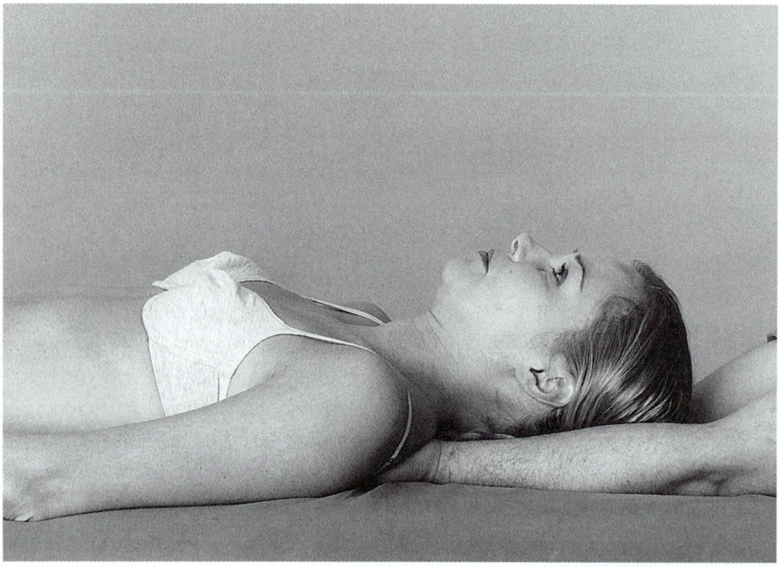

Abb. 5.1 Behandlung von Bewegungseinschränkungen von Wirbelgelenken der BWS [K341]

Rippenwirbelgelenke an der mittleren Brustwirbelsäule

Vor Anwendung dieser Technik ist es ratsam, die Verbindung der Rippen zum Sternum im anterioren Bereich zuerst zu überprüfen und ggf. zu behandeln (➤ Abb. 5.2) (➤ Kap. 4.1.7).

Patientin Sitzend auf einem Schemel.
Therapeut Seitlich neben der Patientin stehend, ein Fuß steht auf der Sitzfläche des Schemels, um den Ellbogen der behandelnden Hand auf dem Oberschenkel abzustützen.
Kontakt Genau unterhalb der betroffenen Rippe etwas lateral von der Articulatio costotransversaria.
Ausführung

- Die Patientin legt beide Hände entspannt auf ihren Schultergürtel, ohne sie miteinander zu verschränken.
- Der Therapeut hält ihre beiden Ellbogen, damit er ihren Oberkörper in passive Rotation und Seitbeugung führen kann. Er überprüft nun, wie sich das Gewebe und das blockierte Gelenk im Bereich der Fixation bei ganz leichter Rotation des Brustkorbs nach links und rechts verhält.
- Für die Behandlung ist es nun wichtig, die Rotation zu der Seite zu vermeiden, bei der sich die Sperre verdeutlicht. Stattdessen rotiert der Therapeut den Oberkörper der Patientin in die andere Richtung, während er den Druck mit dem Daumen in das Gewebe unterhalb der Rippe aufrecht-

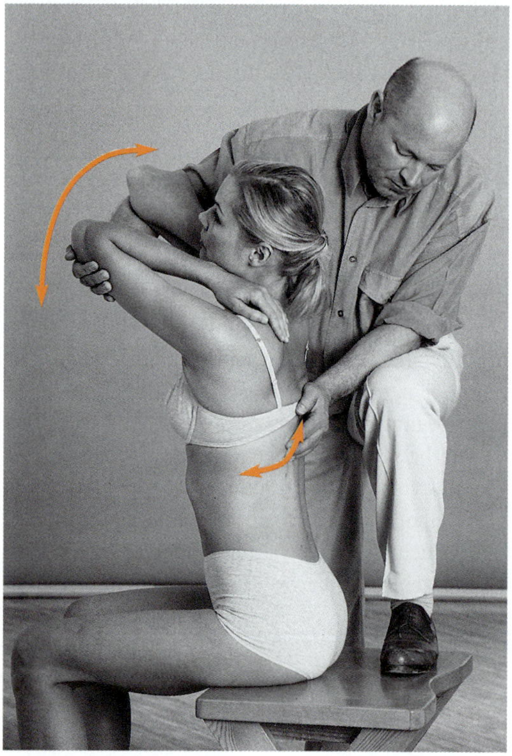

Abb. 5.2 Behandlung von Rippenwirbelgelenken im mittleren Bereich der BWS [K341]

erhält. Es ist wichtig, dass der Oberkörper der Patientin dabei nicht zu sehr überstreckt wird. Entscheidend ist, dass der Daumenkontakt sehr sensitiv bleibt, um genau zu spüren, wie sich die Sperre mit der Seitrotation verändert. Zuweilen ist es nötig, die Seitrotation mit minimaler Seitbeugung der Brustwirbelsäule zu kombinieren.
- Für die unteren drei Rippen empfiehlt sich eine ähnliche Behandlungstechnik im Liegen.

Bei stark erhöhtem Tonus der Schultergürtelmuskulatur lässt sich diese Technik an den beiden oberen Rippenwirbelgelenken nicht erfolgreich anwenden. In diesem Fall ist eine Mobilisierung der posterioren Skalenusfaszie oder eine direkte Gelenkmanipulation anzuraten.

TIPP

Die Behandlung sollte sich unter Umständen auch auf global übergreifende Spannungsmuster der myofaszialen Schichten erstrecken, die sich retrosternal befinden (➤ Kap. 4.1.7). Besonders wichtig ist dabei der M. transversus thoracis bzw., für die unteren Rippen, das oberste Segment des M. transversus abdominis, der direkt an den M. transversus thoracis grenzt. Da es sich bei der Rippen-Wirbel-Verbindung um ein doppeltes Gelenk handelt, um die Articulatio costotransversaria und um die Articulatio capitis costae, und da an diesem Gelenk Bänder, Muskeln und Membranen mit großer Richtungsvielfalt ansetzen, erfordert die Technik genaue Kenntnis des Gelenkmechanismus.

Untere drei Rippenwirbelgelenke

Patientin In Rückenlage, beide Beine ausgestreckt (➤ Abb. 5.3).

Therapeut Stehend in Hüfthöhe.

Kontakt Mit beiden Händen von posterior im Bereich der unteren drei Rippen.

Ausführung
- Der Therapeut umfasst den Brustkorb mit beiden Händen von posterior, passt seine Hände an die Wölbung der Rippen an und rotiert den unteren Abschnitt des Brustraums als Ganzes zunächst in eine Richtung, dann in die andere Richtung.
- Unterhalb der fixierten Gelenkverbindung greift er von lateral mit dem Daumen in das Gewebe. Während der Therapeut nun diesen Daumenkontakt wie einen Keil zur Wirkung bringt, rotiert er die beiden Hälften des Thorax in winziger Drehung gegeneinander, so als würde der Körper hier aus zwei in sich geschlossenen Zylindern bestehen.

Es ist wichtig, die Rotation der beiden „Zylinder“ so auszuführen, dass die Gelenkfixierung der Rippe verstärkt wird, bis sich eine Gegenbewegung in der Fixierung abzeichnet, die der Therapeut zur Korrektur ausnützt.

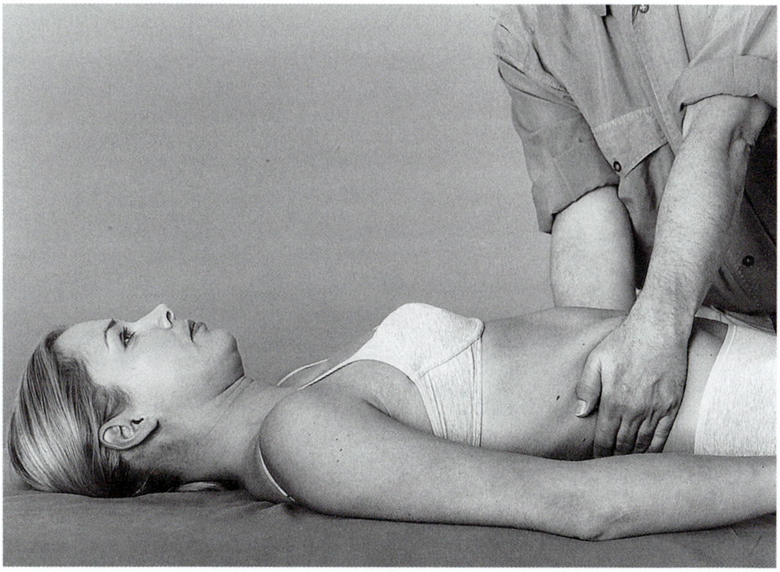

Abb. 5.3 Behandlungstechnik für die unteren drei Rippenwirbelgelenke [K341]

5.1.2 Behandlungstechniken an der Lendenwirbelsäule

Bewegungseinschränkungen der oberen Lendenwirbelsäule

Patientin In Bauchlage (➤ Abb. 5.4).
Therapeut Neben der Behandlungsliege auf Höhe des Abdomens sitzend.
Kontakt Mit einer Hand beidseitig neben dem Sternum, in dem Bereich, in dem sich 5., 6. und 7. Rippe mit dem Brustbein verbinden. Gleichzeitig mit der anderen Hand und ausgestrecktem Vorderarm Unterstützung der Oberschenkel von anterior.
Ausführung

Der Therapeut bringt zunächst beide Hände in die beschriebene Ausgangsposition. Er wählt nun den Kontakt im Bereich des unteren Brustbeins als Fixpunkt und drückt mit seinen Fingerspitzen und dem Handballen in Richtung des Processus xiphoideus. Der Druck sollte dabei nach innen wirken, das heißt, die Spannung der beiden Zwerchfellkuppeln und ihre Bandverbindung mit dem Magen bzw. der Leber beeinflussen.

- Mit dem Arm bzw. mit der Hand, mit der der Therapeut die Oberschenkel unterstützt, führt er nun eine leichte Drehbewegung nach rechts und links aus, die er in minimalen Schritten mehrmals wiederholt. Es kommt dabei zu einer räumlichen Verlagerung des Ansatzes des M. psoas am Trochanter minor.
- Durch die wiederholte minimale subtile Bewegung, die nur wenige Millimeter ausmacht, kommt es zu einer Induktion von Flexion und Extension des M. psoas.
- Schließlich rotiert der Therapeut das als eine Einheit bewegte Becken und die Beine der Patientin gegen den fixierten thorakolumbalen Übergang.
- Wenn der Therapeut nun das Diagnoseprinzip des General Listening zur Anwendung bringt, kann er das Verhalten der Gelenkfixierung im oberen Lumbalbereich im Verhältnis zur passiv induzierten Bewegung beobachten.

TIPP

Bei genauer Ausführung hat diese Technik den Vorzug, dass sie prävertebrale Schichten und posterior liegende Schichten gleichzeitig in die Behandlung mit einbezieht. Sollte die Fixierung der oberen Lendenwirbel auf der linken Seite stärker ausgeprägt sein, ist eine Variation dieser Technik anzuraten: Der Therapeut greift mit einer Hand nicht am Rippenbogen und Sternum, sondern am linken Abschnitt des Duodenums in Richtung des Treitz-Bandes und führt es mit einem dehnenden Impuls zu seiner Verbindungsstelle an der oberen Lendenwirbelsäule und wieder zurück.

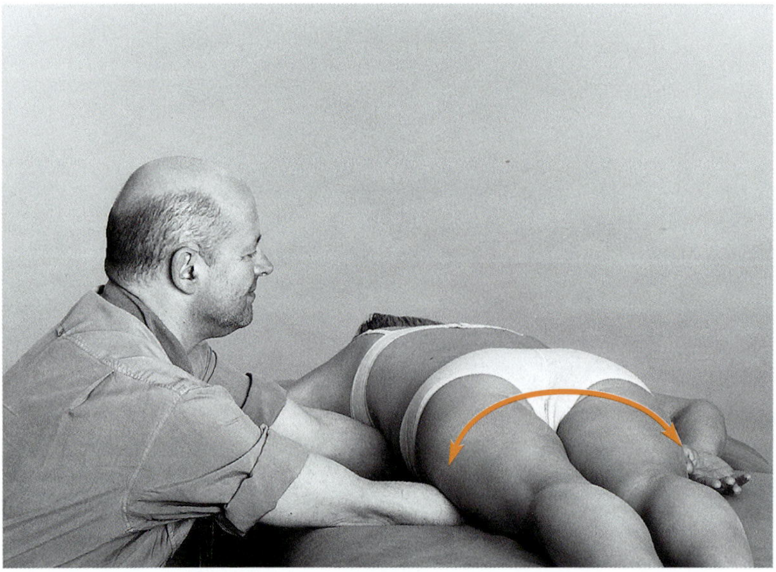

Abb. 5.4 Behandlung von Bewegungseinschränkungen der oberen LWS [K341]

Übergang zwischen Lendenwirbelsäule und Kreuzbein

In der Literatur gibt es zahlreiche Darstellungen von Techniken zur Behandlung des Übergangs zwischen Lendenwirbelsäule und Kreuzbein. Die hier beschriebene Dekompressionstechnik ist den bereits bekannten Techniken ähnlich.[1]

Patientin In Rückenlage, beide Beine ausgestreckt (➤ Abb. 5.5).
Therapeut Stehend auf Höhe der Oberschenkel.
Kontakt Mit der Fläche einer Hand das Kreuzbein unterstützend, wobei die Fingerspitzen gerade den oberen Rand des Kreuzbeins erreichen, während die andere Hand beidseitig der Lendenwirbelsäule auf Höhe von L4 und L5 mit den gelenknahen Gewebeschichten Kontakt herstellt.
Ausführung

- Der Therapeut unterstützt mit einer Handfläche das Kreuzbein, wobei er versucht, seine Handoberfläche der individuellen Form der posterioren Kreuzbeinfläche bestmöglich anzupassen. Mit der anderen Hand nimmt er beidseitig von L4 und L5 mit den Gewebeschichten des unteren Rückens Kontakt auf.
- Diese Ausführung ist eine Spezifikation der Technik, die wir bereits bei der Behandlung der Krümmungen der Lendenwirbelsäule im Übergang zum Kreuzbein kennen gelernt haben (➤ Kap. 4.1.9).
- Zuerst wird der letzte Lendenwirbel und das Kreuzbein komprimiert, und dabei spüren wir den eventuell auftretenden kleinen Rotations- und Lateralflexionsbewegungen zwischen den knochigen Einheiten auf unseren Händen genau nach. Das Kreuzbein wird erst dann nach kaudal aus der Kompression gegen den letzten Lendenwirbel geführt, wenn uns die beteiligten Gewebeschichten keinen Widerstand mehr entgegenbringen.

Der Vorgang sieht oberflächlich betrachtet zunächst wie eine einfache Entspannungstechnik aus. In Wirklichkeit ist die Entspannung der Muskulatur, bzw. der größeren Muskelschichten, aber nur die Voraussetzung für die eigentliche Behandlung der kleinen muskulären Einheiten und Bandeinheiten dieses Körperabschnitts.

In diesem Zusammenhang ist es von Interesse zu beachten, dass das Lig. iliolumbale zunächst als muskuläre Struktur angelegt ist und sich erst im fortgeschritteneren Lebensalter, etwa um das 30. Lebensjahr, in eine reine Bandstruktur verwan-

[1] Vgl. z. B. die detaillierten Ausführungen bei J. E. Upledger, J. D. Vredevoogd, Craniosacral Therapy, Eastland Press, Seattle 1983, S. 141 f.

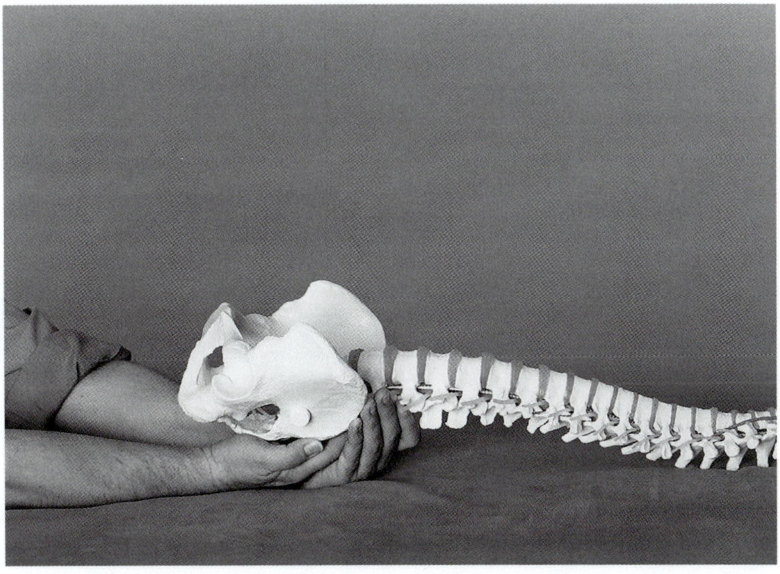

Abb. 5.5 Dekompressionstechnik für den Übergang zwischen unterer LWS und Kreuzbein [K341]

delt. Wenn aufgrund eines allgemein sehr stark ausgeprägten Muskeltonus eine Kompression von L5 und S1 besteht, kann der Therapeut bedenkenlos statt der subtilen Traktion des Kreuzbeins in kaudaler Richtung mit seinen Fingerspitzen massiven Zug auf den Teil der Lendenfaszie ausüben, der zwischen Kreuzbein und Subdermis verläuft. Damit ähnelt die Technik Ida Rolfs so genanntem „pelvic lift".[2]

5.1.3 Behandlungstechniken an der Halswirbelsäule

Bewegungseinschränkungen der unteren Halswirbelsäule

Patientin In Rückenlage, beide Beine aufgestellt (➤ Abb. 5.6).

Therapeut Seitlich am Kopfende der Behandlungsliege sitzend.

Kontakt Der Therapeut stützt einen Unterarmrücken und den Handrücken auf der Behandlungsliege auf, er stellt die vier Fingerspitzen und die Daumenspitze vertikal um den Dornfortsatz des ersten Brustwirbels. Mit der anderen Hand unterstützt er das Hinterhaupt.

Ausführung

- Mit der beschriebenen Finger- und Daumenhaltung um den obersten Brustwirbel bildet der Therapeut mehr oder weniger kreisförmig fünf Unterstützungspunkte in dem Bereich des unteren Abschnitts des Lig. nuchae, das sich dort mit der Faszie des M. trapezius zu vereinigen beginnt.
- Mit der anderen Hand hebt der Therapeut den Kopf der Patientin etwas an und schiebt ihn leicht in kaudale Richtung, so als würde er die gesamte Halswirbelsäule ganz leicht in den Brustkorb schieben.
- Der Kontakt um den ersten Brustwirbel bleibt währenddessen erhalten, so als könnte der Therapeut alle erdenkliche Energie aus seinen Fingerspitzen durch das Gewebe der Patientin in Richtung der Zimmerdecke schicken.
- Nun beginnt der Therapeut, den Kopf und den Nacken minimal und abwechselnd nach links und rechts in Rotation und Lateralflexion zu bewegen. Dabei verringert der Therapeut allmählich den in kaudaler Richtung ausgeübten Schub. Er schiebt also die Halswirbelsäule und den Hals nicht mehr in den oberen Brustraum, sondern begleitet den Nacken jetzt in die Gegenrichtung nach kranial. Dabei lässt er jede auch nur so minimale Seitbewegung des Nackens zu, während

[2] Die Bezeichnung „pelvic lift" taucht auch bei William Garner Sutherland auf: W. G. Sutherland, Teachings in the Science of Osteopathy, Rudra Press 1990, S. 281 f.

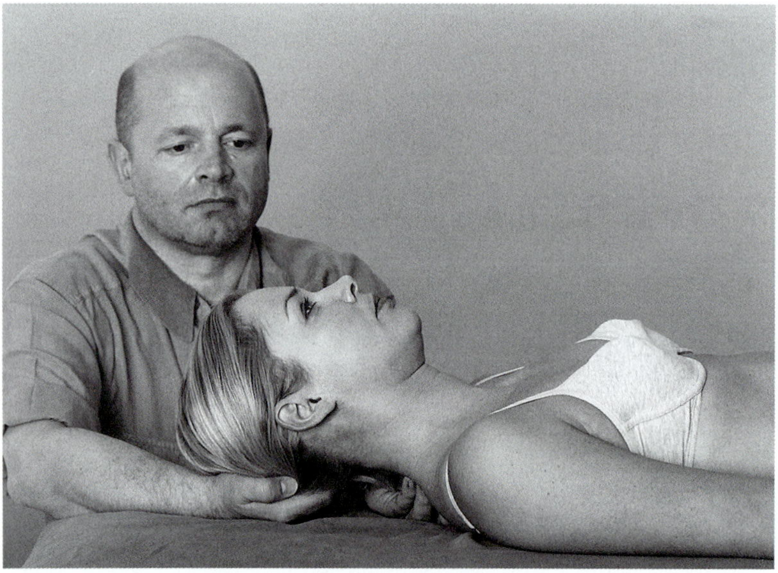

Abb. 5.6 Behandlung von Bewegungseinschränkungen der unteren HWS [K341]

der unterstützende Kontakt an der Schädelbasis sehr leicht und um den obersten Brustwirbel nach wie vor sehr unnachgiebig beibehalten wird.

- Wenn die Bewegungseinschränkung der beschriebenen Wirbelsegmente die Folge einer spasmusartigen Dauerflexion der Skalenusgruppe ist, sollte der Kontakt statt um den ersten Brustwirbel zwischen den oberen Rippen erfolgen, an denen die Skalenusmuskulatur ansetzt.

Atlanto-Okzipital-Verbindung

In dem kurzen Abschnitt zwischen Axis, Atlas und Schädelbasis gibt es so unterschiedliche Gewebeschichten, dass es nicht ganz einfach ist, zu entscheiden, wodurch die Kraft entsteht, die letztlich eine Bewegungseinschränkung an den Atlaskopfgelenken hervorruft und diese unter Umständen dauerhaft fixiert. An der Zone des Übergangs zwischen Halswirbelsäule und Kopf können buchstäblich alle Schichten, angefangen von der sensorisch und motorisch innervierten Oberfläche der Galea aponeurotica über die subokzipitale Muskulatur bis ins Innere des Wirbelkanals und des Kraniums durch die Dura beteiligt sein. Hinzu kommt, dass sich Spannungsmuster aus weiter kaudal gelegenen Körperabschnitten ohne weiteres auf die Atlanto-Okzipital-Verbindung übertragen können (➤ Abb. 5.7; ➤ Abb. 5.8).

Zurückhaltung ist bei einseitigen Gelenkfixierungen angeraten, da sie nur selten lokalen Ursprungs sind, sondern vielmehr durch die unterschiedlichen Druck- und Zugverhältnisse in den beiden Körperhälften unterhalb des Nackens entstehen. Aber auch für bilaterale echte Gelenkfixierungen an den Okzipital-Kondylen gilt, dass die dominant wirkenden Spannungskräfte ihren Ursprung in größerer Entfernung des Gelenks haben können, z. B. dem Steißbein-Kreuzbein-Gelenk. Ist das Steißbein chronisch

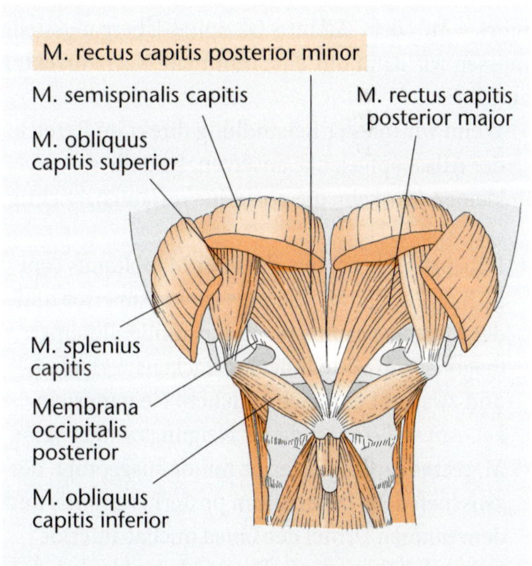

Abb. 5.7 Tief liegende Muskeln im Bereich des posterioren Nackenabschnitts [L190]

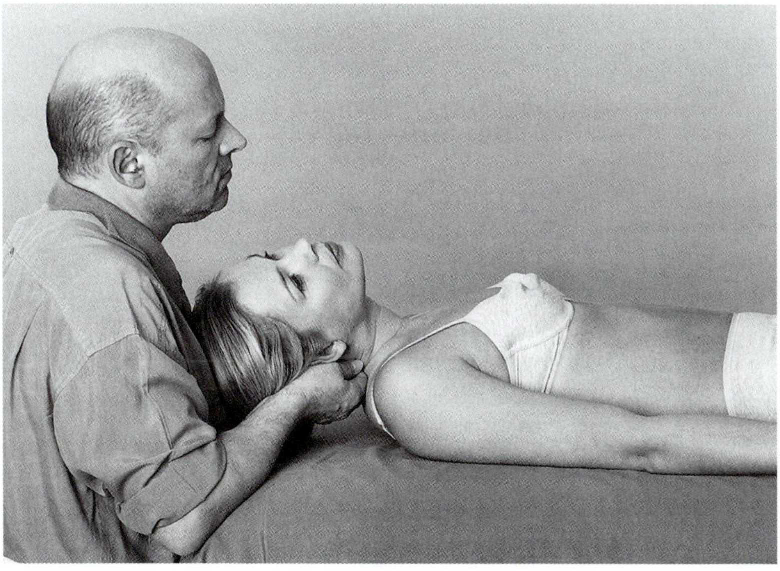

Abb. 5.8 Behandlung der Atlanto-Okzipital-Verbindung [K341]

nach anterior verlagert und im Verhältnis zum Kreuzbein in seiner Bewegungsfähigkeit eingeschränkt, gerät die Dura in ihrem ganzen Verlauf bis zum Foramen magnum unter stärkeren Zug. Möglicherweise verändern sich auch die Zugverhältnisse des großen vorderen Längsbands, das unmittelbar mit der Atlanto-Okzipital-Membran verbunden ist. Jedenfalls lässt sich in der Praxis immer wieder beobachten, dass eine Mobilisierung des Steißbeins zu einer unmittelbaren und sehr dauerhaften Befreiung des Übergangs zwischen Atlas und Schädelbasis führt. An der Atlanto-Okzipital-Übergangsstelle müssen wir dann nur eine minimale Nachkorrektur ausführen.

- Wenn wir mit der Behandlung direkt im Bereich der Atlaskopfgelenke ansetzen, sind die relativ kleinen Muskeln, die posterior verlaufen, wichtig (➤ Abb. 5.7).
- Dabei ist zu beachten, dass der M. obliquus capitis inferior, der M. obliquus capitis superior und der M. rectus capitis posterior minor allesamt diagonal zur Mittellinie des Nackens verlaufen, und zwar mit unterschiedlichem Neigungswinkel. Am steilsten ist dieser Neigungswinkel beim M. rectus capitis posterior minor ausgeprägt, der zwischen dem Tuberculum posterius atlantis und dem inneren Drittel der Linea nuchae inferior fast senkrecht verläuft. Dieser kleine Muskel, der angeblich eine Faserverbindung zur Dura aufweist, ist für die Behandlungspraxis von zentraler Bedeutung, weil er aufgrund seines fast vertikalen Verlaufs eine massive Kompression der Atlas-Kopf-Gelenke bewirken kann.
- Bei der chronischen Gelenkfixierung spielt aber sicherlich nicht nur das Tonusmuster eines einzelnen Muskels oder einer einzelnen Muskelgruppe die bestimmende Rolle. Es ist vielmehr das Zusammenwirken der verschiedenen Gewebe, das die Beweglichkeit des Gelenks dauerhaft verändert. Die folgende Technik kombiniert deshalb direkten Gewebekontakt mit einer Art der Positionierung, wie sie von der Positionierungstechnik aus Laurence H. Jones „Strain and Counterstrain-Methode" bekannt ist.

Patientin In Rückenlage, beide Beine aufgestellt.
Therapeut Sitzend am Kopfende.
Kontakt Mit den Fingerspitzen beider Hände möglichst am Atlanto-Okzipital-Übergang.

Ausführung

- Grundlegend für diese Technik (➤ Abb. 5.8) ist, dass der Therapeut zunächst die Gelenkstellung, die für die Fixierung typisch ist, übertreibt. Der Therapeut unterstützt das Hinterhaupt der Patientin sehr behutsam, greift direkt unter der Schädelbasis in Richtung Atlanto-Okzipital-Membran, nachdem er das Gelenk entsprechend seiner Fixierung in Seitbeugung und Rotation gebracht hat.
- Nun schiebt er mit seinem Brustbein direkt gegen das Schädeldach, und zwar so, dass sich die Gelenkstellung verstärkt.
- Er schiebt dabei den vordersten Teil der Fingerspitzen von Zeige- und Mittelfinger auf der stärker fixierten Seite in Richtung der Gelenkverbindung und hält dort einen „schmelzenden Kontakt" zum Gewebe.
- Der Therapeut richtet größte Aufmerksamkeit auf jede kleinste Tonusänderung an dieser Stelle. Sobald er mit seinen Fingerspitzen eine gesteigerte Temperaturabstrahlung oder eine klare Tonusverminderung der kleinen muskulären Einheiten wahrnehmen kann, dreht der Therapeut Kopf und Nacken langsam in die Normalposition zurück.

TIPP

Die beschriebene Technik hat gegenüber der direkten Gelenkmanipulation den Vorzug, dass sie auf die Gewebeschichten sehr behutsam und schonend einwirkt. Außerdem ist von Vorteil, dass sie durch die Kombination von Positionierung des Gelenks und direkter Einwirkung auf Gewebeschichten die myofaszialen Einheiten, Membranen und Bänder gleichzeitig erreicht. Wenn wir auf den Schub gegen das Schädeldach verzichten, die Handposition entsprechend variieren, lässt sich diese Technik auch sehr wirksam im Bereich der mittleren Halswirbelgelenke anwenden.

Membranverbindungen zwischen Axis, Atlas und Os occipitale

Patientin In Rückenlage, beide Beine ausgestreckt (➤ Abb. 5.9, ➤ Abb. 5.10).
Therapeut Seitlich auf Höhe des Nackens sitzend.
Kontakt Mit Daumen und Zeigefinger von posterior das Gewebe unterstützend, das den Arcus poste-

5

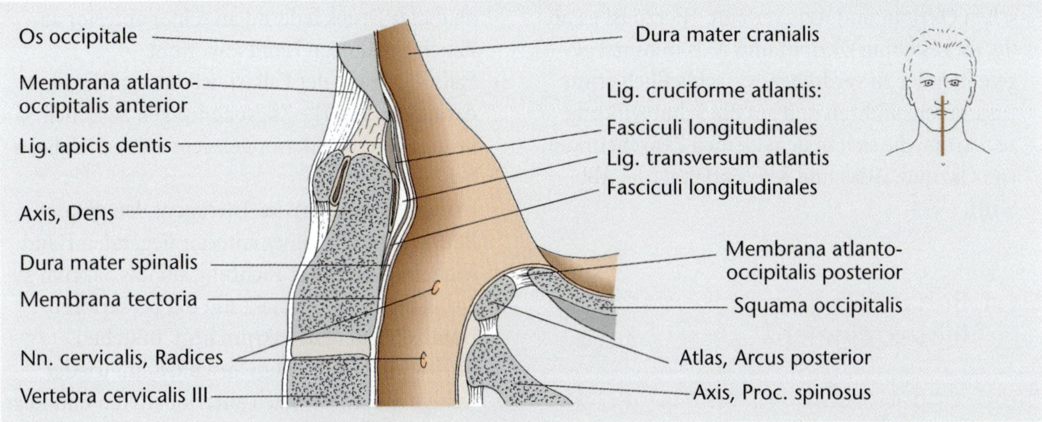

Abb. 5.9 Medianschnitt der Kopfgelenke [L190]

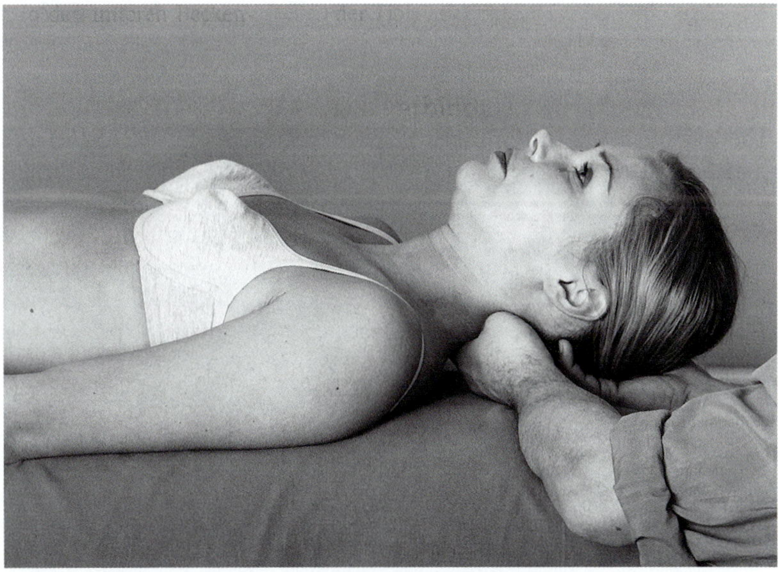

Abb. 5.10 Behandlung der Membranverbindungen zwischen Axis, Atlas und Os occipitale [K341]

rior und den Querfortsatz des Atlas bedeckt. Die andere Hand unterstützt das Hinterhaupt und hält mit den Fingerspitzen Kontakt ganz knapp unter der Schädelbasis.

Ausführung

- Das Hauptgewicht des Kopfes wird auf die Unterstützungshand an der Schädelbasis abgegeben, nur ein Teil des Gewichts des Nackens ruht an der Kontaktstelle am hinteren Atlasbogen.
- Allmählich hebt der Therapeut den Atlas leicht nach anterior, und zwar so, dass sich der Wirbel minimal an der Facies articularis entlang bewegt. Dabei lassen wir uns von der Vorstellung leiten, den vorderen Atlasbogen auf dem Pars basilaris des Okziput zuzubewegen, damit eine Entspannung im vorderen Teil der Atlanto-Okzipital-Membran entsteht.
- Sobald der Therapeut die Entspannung wahrnehmen kann, folgt er zuerst nur dem Atlas mit Listening, der Okziput bleibt Fixpunkt, dann folgt er auch dem Okziput in eventuell auftretende kleine Bewegungen.
- Sobald diese Bewegungen wieder nachlassen, wechselt der Therapeut den Kontakt zum zweiten Halswirbel, während er das Hinterhaupt der Patientin weiter unterstützt hält. Er versucht nun, auf die Membrana tectoria und auf das kurze Stück der Dura mater spinalis einzuwirken, das zwi-

schen Okziput und Axis verläuft. Hierzu ist es nötig, im Listening Okziput und Axis minimal gegeneinander zu verdrehen, sie schließlich etwas zusammenzuführen und auf die Schubwirkung zu warten, die sich in dem kleinen Zwischenraum von Okziput, Atlas und Axis entfaltet (➤ Abb. 5.10).

5.1.4 Behandlungstechniken am Iliosakralgelenk

Band- und Membranverbindungen des Beckenraums

Patientin In Bauchlage (➤ Abb. 5.11, ➤ Abb. 5.12).

Therapeut Stehend in Hüfthöhe.

Kontakt Mit einer Hand auf dem Sakrum und quer dazu von anterior knapp unterhalb des Bauchnabels.

Ausführung

- Der Therapeut testet die Beweglichkeit zwischen den Organen und dem Kreuzbein, indem er genau auf dem zweiten Kreuzbeinsegment vertikalen Druck nach anterior ausübt. Er beobachtet, ob dieser Druck federnd an seiner anterior am Bauch gehaltenen Hand ankommt.
- Falls dies nicht der Fall ist, ist dies ein Hinweis darauf, dass starke Zugspannungen zwischen Sakrum und den anterior gelegenen Organen bestehen.
- In diesem Fall hebt der Therapeut den gesamten Bauchraum mit seiner anterior liegenden Hand leicht in posteriorer Richtung auf das Sakrum zu. Dabei bleibt der Kontakt mit der posterioren Hand, die auf dem Sakrum liegt, bestehen.
- Er lässt den Bauchraum anschließend wieder wenige Millimeter nach anterior sinken und folgt der Bewegung mit Listening. Dreht sich seine Hand in einer Richtung, so folgt er dieser Bewegung bis zum Ende, um an der Stelle, an der sie zum Stillstand kommt, Druck nach posterior in Richtung des Kreuzbeins auszuüben.
- Der Kontakt mit der anderen Hand am Sakrum wird unterdessen unvermindert beibehalten, die Qualität sollte leicht federnd sein. Auf diese Art wird die Bandverbindung zwischen Zervix und Kreuzbein beweglicher. Dadurch verbessert sich wiederum die Beweglichkeit des Nackens. Die Kräfte, die das Kreuzbein potenziell von anterior fixieren, finden ein besseres Gleichgewicht.

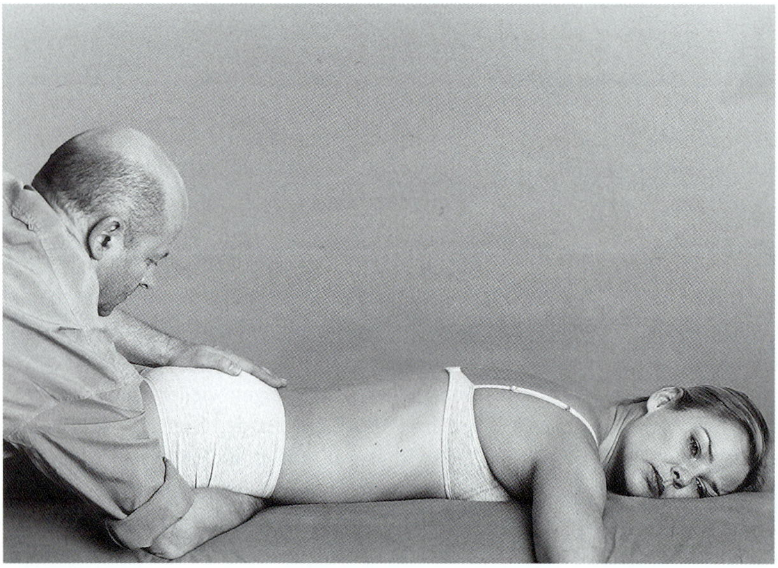

Abb. 5.11 Behandlung der Iliosakralgelenke über die Band- und Membranverbindungen des Beckenraums [K341]

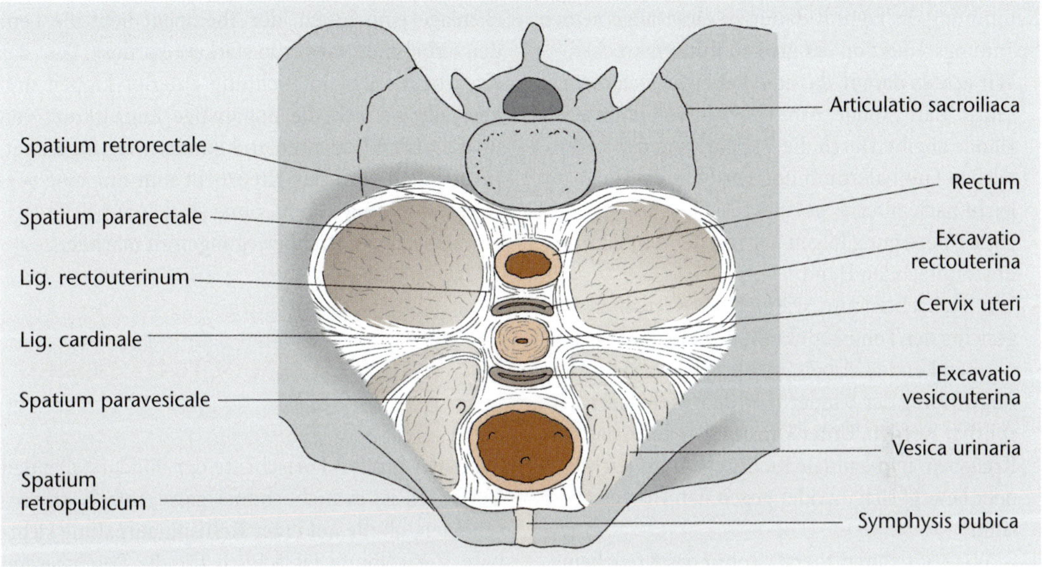

Abb. 5.12 Bandverbindung zwischen Blase, Gebärmutterhals und Enddarm [L190]

Iliosakralgelenksfuge

Es wird der kaudale Abschnitt der Iliosakralfuge mobilisiert (➤ Abb. 5.13).

Patientin In Rückenlage, Beine ausgestreckt.
Therapeut Stehend auf Höhe der Oberschenkel.

Kontakt Eine Hand unterstützt den Bereich der oberen Lendenwirbelsäule von posterior, die andere Hand unterstützt das Kreuzbein, wobei der Handteller den unteren Teil des Kreuzbeins berührt, um den Fingerspitzen Bewegungsfreiheit nach lateral zu gewährleisten.

Ausführung Die Unterstützungshand im Bereich der Lendenwirbelsäule verstärkt die lordotische

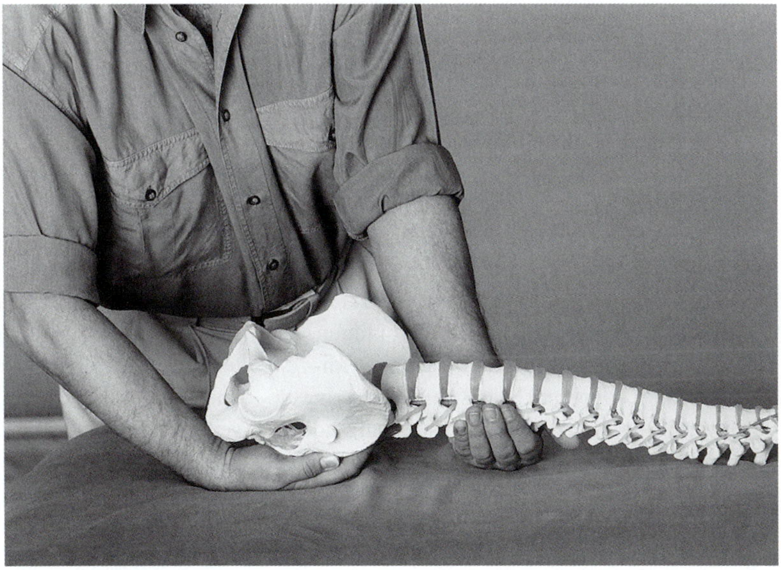

Abb. 5.13 Mobilisierung des kaudalen Abschnitts der Iliosakralgelenksfuge [K341]

Krümmung. Es kommt damit zu einer allgemeinen Spannungsreduktion der großen Rückenstrecker.

- Wir achten darauf, dass die Patientin sich nicht selbst „hält", sondern ihr Gewicht voll in unsere Hände abgibt. Durch die Verstärkung der lordotischen Lumbalkrümmung wird das Becken leicht nach anterior gekippt.
- Dieser Bewegung folgen wir mit der das Sakrum unterstützenden Hand.
- Wir beobachten nun, wie sich das Kreuzbein angesichts der Tonusreduktion der Muskulatur im unteren Lendenwirbelsäulenbereich verhält. Die Zugwirkung der Bänder wird sehr viel klarer spürbar werden. Unter Umständen kippt das Kreuzbein in diagonale Richtung, dreht leicht oder bewegt sich im oder gegen den Uhrzeigersinn.
  - Wir registrieren zuerst, wohin das Kreuzbein gezogen oder geschoben wird und spüren mit unserer Hand die beiden lateralen Ränder des Kreuzbeins.
  - Wir konzentrieren uns darauf, wahrzunehmen, ob wir ein einzelnes Segment des Knochens als auffallend starr empfinden. Häufig ist das die Stelle, an der ein Band mit großer Faserverdichtung Zug ausübt. Zuweilen ist es aber auch der Bereich, in dem der M. piriformis anterior seinen Ursprung hat. Unter Umständen können wir eine Art Starrheit auf dem posterioren Abschnitt der unteren Gelenkfuge ertasten, von der ich annehme, dass sie vom Dauerzug der mit der Lendenfaszie verwobenen Ligg. sacroiliaca kommt.
  - Es erfordert ein wenig Geschicklichkeit, die Lendenwirbelsäule ständig angehoben zu halten, den unteren Teil des Kreuzbeins mit der Handfläche zu unterstützen, und nun mit ein oder zwei Fingerspitzen auf die Verbindung des Bandes bzw. des sehnigen Ansatzes eines Muskels an der Knochenhaut so Kontakt herzustellen, als würden wir diese Verbindung zum „Schmelzen" bringen. Bei präziser Anwendung „schwimmt" das Kreuzbein in eine normale Position im Verhältnis zu den beiden Ilia.

Um das Behandlungsresultat zu überprüfen, ist es sinnvoll, die Patientin aufstehen und ein paar Schritte gehen zu lassen. Dann sollte sie nochmals die Rückenlage einnehmen, der Therapeut hebt die Lendenwirbelsäule wieder in stärkere Lordose, lässt das Kreuzbein leicht in Richtung anterior kippen und beurteilt, ob sich die ungünstige Zugwirkung von myofaszialen Einheiten und Bändern verringert hat. Im Idealfall wird das Kreuzbein nun nur eine verstärkte Kippung zeigen, ohne stärker zur Seite auszuweichen oder Drehbewegungen zu machen.

5.2 Bandscheibenprotrusionen

Trotz der großen Fortschritte der bilddarstellenden Verfahren ist es nicht immer ganz einfach, zu entscheiden, ob die auf einer Kernspinaufnahme sichtbare Vorwölbung tatsächlich für die Beschwerden verantwortlich ist, unter denen der Patient leidet. Aus der Praxis der Orthopädie kennen wir zahlreiche Beispiele dafür, dass eine drastische Vorwölbung zwar auf dem Magnetresonanzbild sichtbar sein kann, damit aber keine Dysfunktion verbunden sein muss und der Patient beschwerdefrei ist.

Angesichts dieser Tatsache lohnt sich der Versuch, Bandscheibenbeschwerden manuell zu behandeln, selbst wenn nicht ganz sicher ist, dass die Dysfunktion wirklich durch die Bandscheibe entsteht. Die manuelle Behandlung sollte nur dann erfolgen, wenn die Gefahr neurologischer Schäden ausgeschlossen werden kann, und auch dann nur unter neurologischer Kontrolle.

5.2.1 Behandlungskonzept

Die folgenden Techniken eignen sich vor allem zur Anwendung im Bereich der Lenden- und der Halswirbelsäule. Grundsätzlich sollte die Patienten so gelagert werden, dass kompensatorische Muskelspasmen möglichst reduziert sind und sich das akute Beschwerdebild augenblicklich etwas lindert. Der Therapeut sollte jede abrupte manuelle Einwirkung vermeiden sowie Schub-, Dreh- und Kippbewegungen nur langsam und in kleinen Einheiten ausführen, um den betroffenen Nerv nicht zusätzlich zu irritieren.

5.2.2 Behandlungstechniken an der Lendenwirbelsäule

Untere Lendenwirbelsäule

Die Technik eignet sich zur Behandlung der lateral manifesten Protrusion. In den meisten Fällen hat sich in der Praxis gezeigt, dass die Patienten auf der nicht betroffenen Seite zu lagern sind. Damit kann die Bandscheibe durch das Gewicht ihrer gallertartigen Füllung etwas in den Raum zwischen den Wirbeln zurücksinken, sobald sich der von den beiden angrenzenden Wirbeln ausgehende Druck vermindert hat (➤ Abb. 5.14, ➤ Abb. 5.15, ➤ Abb. 5.16).

Patientin In Seitenlage, Beine angewinkelt.

Therapeut Auf Hüfthöhe stehend, dem Rücken der Patientin zugewandt.

Kontakt Mit einer flachen Handfläche im Bereich der unteren Lendenwirbelsäule am Übergang zum Kreuzbein, die andere Hand umfasst die beiden Sprunggelenke von anterior.

Ausführung

- Der Therapeut spürt mit seiner Handfläche genau das Bewegungsverhalten der Wirbel im Bereich der kritischen Zone. Mit der anderen Hand umfasst er die beiden Sprunggelenke der Patientin und zieht die angewinkelten Beine behutsam in posteriore Richtung, um den knickähnlichen Übergang zwischen unterer Lendenwirbelsäule und Kreuzbein in Richtung einer „weichen" Krümmung zu verändern.
- Im zweiten Behandlungsschritt positioniert der Therapeut zur Unterstützung seinen Oberschenkel so unter dem rechten Unterschenkel der Patientin, dass die rechte Beckenseite etwas stärker um die Hüftachse nach anterior kippt sowie leicht Richtung der Mittellinie des Körpers rotiert.
- Mit der anderen Hand hält der Therapeut flächigen Kontakt im seitlichen Bereich der unteren Rippen und schiebt die intraperitoneal gelagerten Organe diagonal in anteriokranialer Richtung auf das Zwerchfell zu. Es kommt damit zu einer kleinen Druckentlastung zwischen intra- und retroperitonealem Raum, während durch die Lagerung der Patientin die Verengung im kritischen Intervertebralraum verstärkt wird.
- Der Therapeut versucht nun, mit Listening das Verhalten des oberhalb und unterhalb des Vorfalls gelegenen Wirbels genau zu erspüren. Ich nehme an, dass es uns möglich ist, damit die Faserzüge des Bandscheibenrings im Augenblick einer indirekten Druckentlastung zu beeinflussen.

Als Regulativ dieser Technik benötigen wir neben dem Listening das permanente Feedback der Patientin über die auftretende Be- oder Entlastung des kritisch betroffenen Nervs. Entscheidend ist der Winkel der Beckenkippung und das Ausmaß der Beckenrotation.

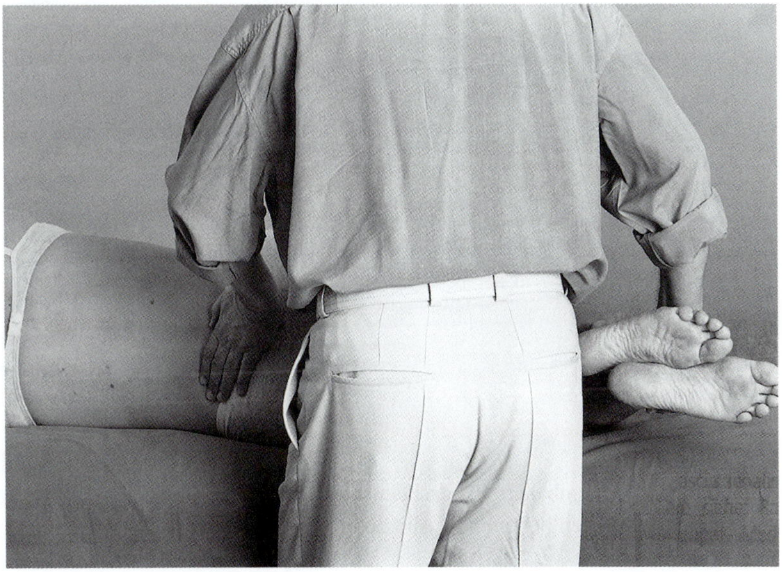

Abb. 5.14 Behandlung von Bandscheibenprotrusionen im Bereich der unteren LWS [K341]

5

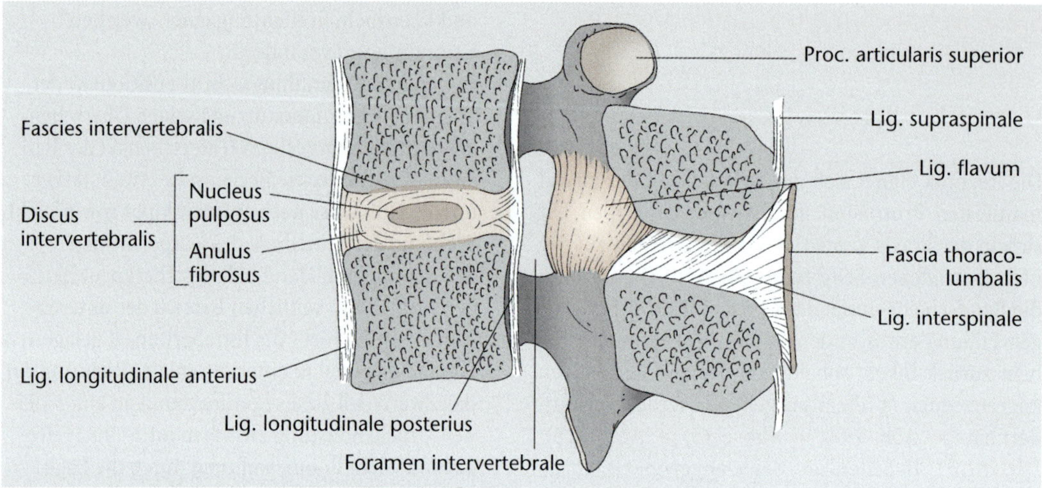

Abb. 5.15 Medianschnitt durch ein lumbales Bewegungssegment [L190]

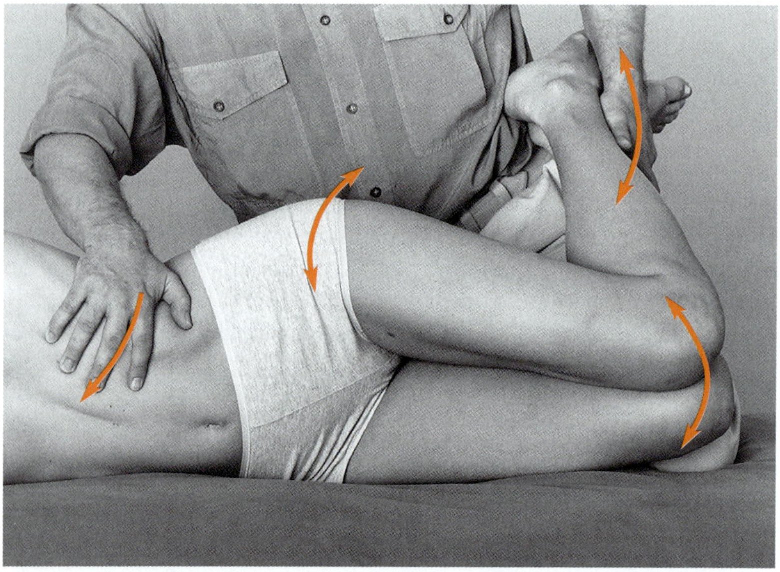

Abb. 5.16 Behandlung von Bandscheibenprotrusionen im Bereich der unteren LWS, zweiter Behandlungsschritt [K341]

TIPP

Wenn sich durch die Anwendung der Technik die Schmerzsituation spontan verbessert, ist es hilfreich, die Patientin noch eine Weile in der Behandlungsposition gelagert ruhen zu lassen.

Retromedialer Bereich nach Barral

Behandlung der lumbalen Bandscheibenvorwölbung im retromedialen Bereich (➤ Abb. 5.17).

Patientin In Bauchlage.

Therapeut Stehend, ein Knie auf der Behandlungsliege angewinkelt.

Kontakt Der Therapeut unterstützt mit seinem angewinkelten Oberschenkel die Beine der Patientin knapp kranial der Knie und umfasst die beiden Beine gleichzeitig in diesem Bereich.

Ausführung

- Der Therapeut lagert die Patientin in Bauchlage so vorsichtig, dass zusätzliche Nervenirritationen vermieden werden. Er platziert nun eine Hand im Bereich des betroffenen Rückensegments. Der

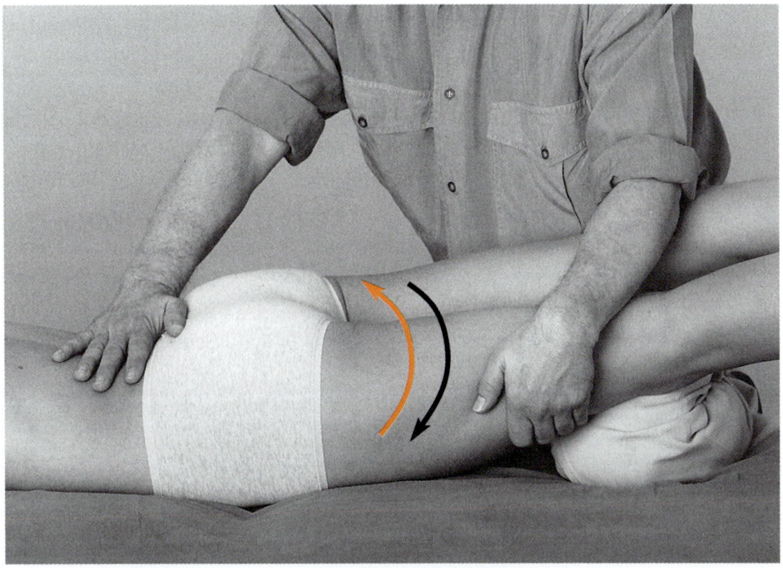

Abb. 5.17 Behandlung der lumbalen Bandscheibenvorwölbung im retromedialen Bereich nach Barral [K341]

Kontakt sollte so locker sein, dass sich feinstes Listening durchführen lässt. Ziel der Lagerung ist es, dass sich statt einer durch Kompression gekennzeichneten Knickbildung zwischen L5 und S1 oder L4–L5 eine „weiche" Lordose einstellt.

TIPP

Vorsicht ist geboten, wenn ein Gleitwirbel mit dauerhafter Positionsverlagerung nach anterior vorliegt. In diesem Fall ist es anzuraten, den Bauchraum von anterior zu unterstützen und das Peritoneum samt der retroperitonealen Schichten leicht in Richtung des kritischen Segments nach posterior zu schieben.

- Der Therapeut hebt nun durch eine leichte Drehbewegung seines unterstützenden Oberschenkels die Beine der Patientin minimal an und rotiert die beiden Beine ganz leicht nach links und nach rechts, damit sich diese Bewegung auf das Becken überträgt. Er begleitet diesen Vorgang mit der Kontakthand im Bereich des kritischen Lendensegments mit Listening.
- Drehung für Drehung entlastet er die unter Kompression stehende Bandscheibe, oder besser gesagt, die unterschiedlichen Bauelemente des Organismus auf Höhe dieser Bandscheibe.
- Der Therapeut gibt, mit Listening folgend, einen Minimalschub nach anterior und ermöglicht damit, dass der Inhalt der Bandscheibe unter dem Einfluss der Schwerkraft weiter nach anterior sinkt und sich die Wölbung der nach retromedial gequetschten Membran entspannt.
- Im Anschluss lässt der Therapeut die Patientin sehr behutsam und langsam aus der Behandlungsposition gleiten.

5.2.3 Behandlungstechniken an der Halswirbelsäule

Laterale Bandscheibenvorwölbung im Nacken

Video-Clip 13

Patientin In Rückenlage, beide Beine aufgestellt (➤ Abb. 5.18, ➤ Abb. 5.19).
Therapeut Sitzend am Kopfende.
Kontakt Eine Hand unterstützt den Nacken und die Schädelbasis von posterior, während die andere Hand zwischen 2. und 3. Rippe beidseitig Kontakt auf Höhe der Rippenwirbelgelenke mit den Fingerspitzen herstellt.
Ausführung

- Der Therapeut wählt den Winkel beim Anheben des Nackens und des Kopfes in Relation zum gegebenen allgemeinen Krümmungsverhalten der Halswirbelsäule der Patientin.

- Liegt die Tendenz zu einer Hyperextension vor, unterstützt er diese, ohne sie allzu sehr zu verstärken.
- Geht die Tendenz zu einer starken Lordose, sollte er auch diese Form unterstützen, ohne sie zu übertreiben. Entscheidend ist in beiden Fällen, dass der Therapeut mechanischen Zug auf die Halswirbelsäule nach kranial vermeidet. Auch jede zerrende Wirkung an den äußeren myofaszialen Schichten des Nackens sollte unterbleiben, da sie zu einer Gegenreaktion kleiner muskulärer Einheiten in der Tiefe und damit zu einer ungünstigen Kompression des betroffenen Segments führen könnte.

- Der Therapeut hält die andere Hand so zwischen den oberen Rippen beidseitig der Wirbelsäule, dass er mit den Fingerspitzen genau zwischen zweite und dritte Rippe gelangt und die Rippenwirbelgelenke links und rechts der Wirbelsäule auf seinen Fingerspitzen zu ruhen kommen. Er führt nun verschiedene kleine Rotations- und Seitbeugebewegungen aus, bis er eine Nackenpo-

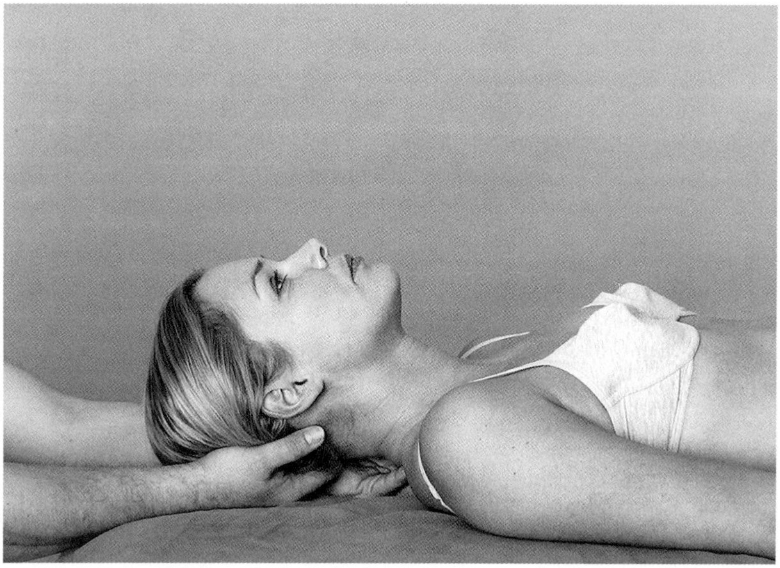

Abb. 5.18 Behandlung der lateralen Bandscheibenvorwölbung im Bereich des Nackens [K341]

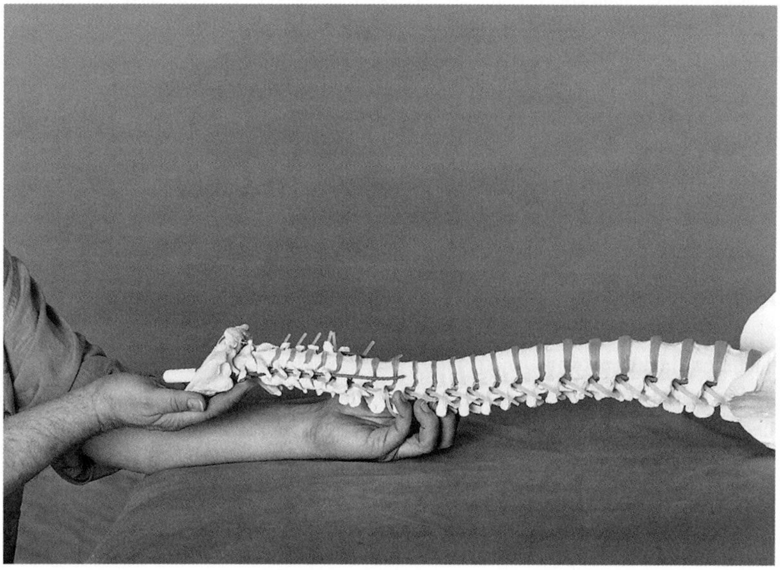

Abb. 5.19 Handposition [K341]

sition erreicht hat, die die Patientin als angenehm und entspannend erlebt.
- Falls eine Schmerzausstrahlung im Arm vorliegt, wird sich diese im Augenblick der richtigen Positionierung verringern. Während der Therapeut die Position hält, intensiviert er den Kontakt mit einer Hand am Gewebe, das die Rippenwirbelgelenke von posterior bedeckt. Er folgt nun mit seiner anderen Hand im Listening und versucht äußerst präzise unterhalb und oberhalb der betroffenen Bandscheibe Kontakt mit dem Gewebe zu halten. Sobald sich in diesem Bereich eine Tonusänderung abzeichnet, vermindert er die Intensität des Kontakts am Nacken, richtet gleichzeitig seine taktile Wahrnehmung auf die minimale Bewegung, die sich in den beiden Wirbeln ober- und unterhalb der betroffenen Bandscheibe abzeichnet, und begleitet die beiden Knochen in dieser Bewegung, die die Kompression auf die Bandscheibe vermindert.

Stark ausgeprägte laterale Vorwölbung im Nacken

Video-Clip 14

Die vorausgehend beschriebene Technik in Rückenlage führt bei starker lateraler Vorwölbung nicht immer zu dem gewünschten Behandlungsergebnis. Es ist dann ratsam, diese Technik in Seitenlage anzuwenden. Wichtig ist dabei, dass die Patienten auf der nicht betroffenen Seite liegen und der Kopf mit einem Kissen unterstützt ist (➤ Abb. 5.20, ➤ Abb. 5.21a).

Patientin Seitenlage auf der dem Vorfall abgewandten Seite.

Therapeut Sitzend am Kopfende.

Kontakt Der Therapeut unterstützt den Kopf von der Seite, Zeigefinger und Mittelfinger der anderen Hand sind knapp kranial des Schlüsselbeins.

Ausführung
- Der Therapeut nimmt nun mit den zwei Fingern direkt Kontakt zum Plexus brachialis auf der Seite der Vorwölbung auf.
- Er übt leichten Zug auf die Perineuralhülle aus, so als würde er die Seite eines Zupfinstruments bewegen. Währenddessen hebt er den Kopf der Patientin etwas in Lateralflexion und Rotation. Dann nimmt er die Seitbeugung und Rotation des Nackens stufenweise zurück bis in die Ausgangsposition, damit ein Zug an der Perineuralhülle des Plexus brachialis entsteht.

Die Zusammenwirkung von Positionierung des Nackens und Zugwirkung des Nervs selbst dekomprimiert das Foramen intervertebrale.

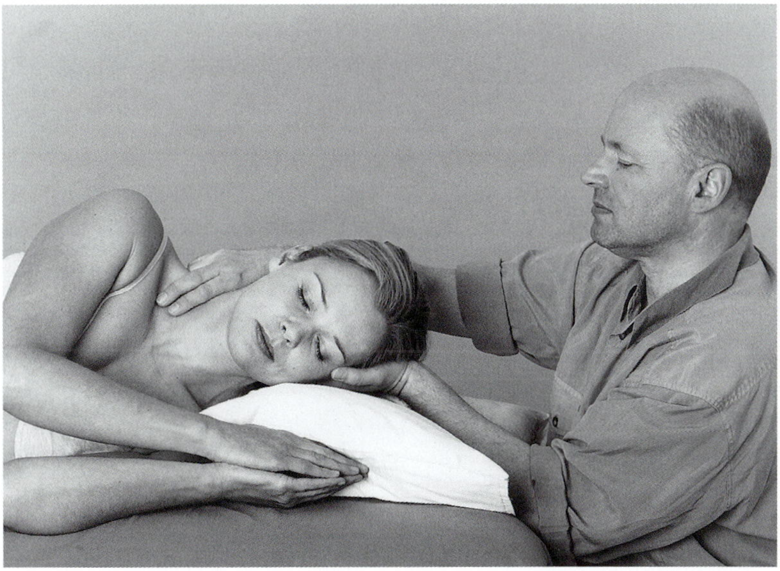

Abb. 5.20 Behandlungsvariante für stark ausgeprägte laterale Vorwölbung der Bandscheibe im Nackenbereich [K341]

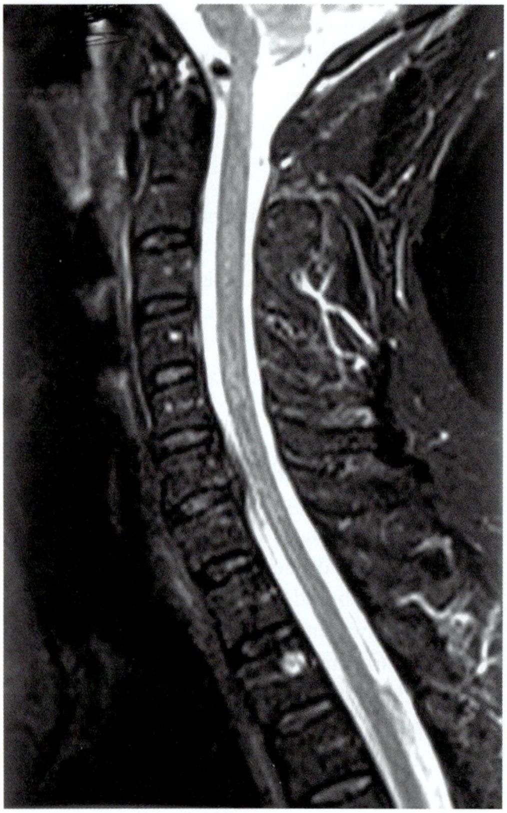

Abb. 5.21a Kernspinaufnahme: Retromediale Vorwölbung der Bandscheiben im unteren HWS-Bereich [M765]

Retromediale Vorwölbung an der Halswirbelsäule

Video-Clip 15

Diese Technik hat sich selbst bei massiven Verlagerungen der Bandscheibenwölbung in den Wirbelkanal nach posterior bewährt. Bei der Anwendung sollte jede mechanische Extension des Nackens vermieden werden (➤ Abb. 5.21b). Das Behandlungsresultat wird sich nur dann einstellen, wenn es dem Therapeuten gelingt, die kritische Zone, also die beiden Wirbel, die die betreffende Bandscheibe unter Kompression halten, gleichsam in einem Schwebezustand zu halten, der dazu führt, dass die druckentlastete Bandscheibe aus dem Wirbelkanal von der Schwerkraft etwas nach anterior zurückbefördert wird. In gravierenden Fällen kann der ganze Behandlungsvorgang sich etwa über 20 Minuten erstrecken. Innerhalb dieses Zeitraums sollte es möglich sein, Schicht für Schicht des Nackens ohne mechanische Extension zu entspannen, um schließlich über eine leichte Bewegungsinduktion der Dura und des Rückenmarks die Bandscheibe zu bewegen.

Der Therapeut darf unter keinen Umständen den Kopf der Patientin loslassen und sollte nach Abschluss der Technik die Patientin mit unterstütztem Kopf vorsichtig in Seitenlage und schließlich zum Sitzen zurückführen.

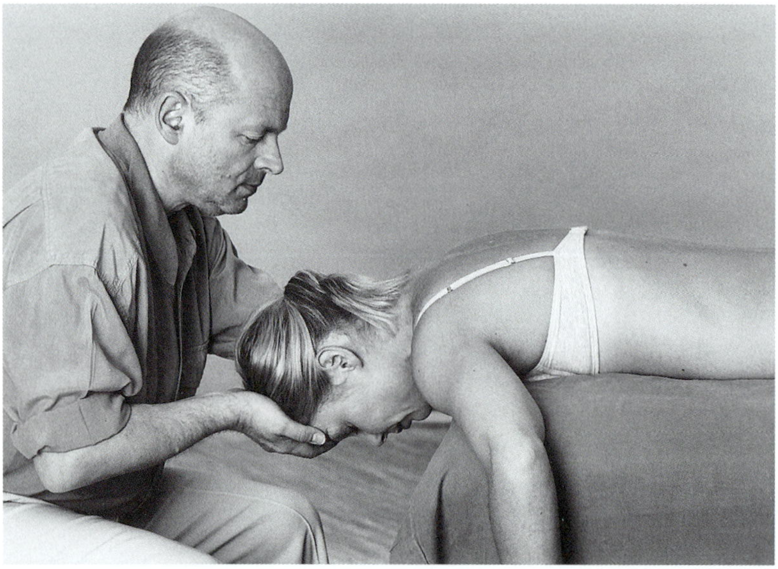

Abb. 5.21b Behandlung der retromedialen Vorwölbung der Bandscheibe im Bereich der HWS [K341]

Patientin In Bauchlage, Kopf und Nacken ragen über das Kopfende der Behandlungsliege.
Therapeut Sitzend am Kopfende.
Kontakt Mit einer Hand unterstützend am Os frontale, mit der anderen Hand kaudal beider Schlüsselbeine im Bereich des M. subclavius.
Ausführung Es ist darauf zu achten, dass der Therapeut den Kopf der Patientin beim Einnehmen der Position voll unterstützt. Damit lässt sich jede unangenehme Zugwirkung im kritischen Bereich des Nackens vermeiden.

- Der Therapeut hält das Gewicht des Kopfes voll in einer Hand, er sollte unter keinen Umständen mit dem Gewicht des Kopfes am Nacken nach kranial ziehen oder umgekehrt den Kopf nach dorsal beugen. Der Therapeut nimmt vielmehr den Kopf so in die Hand, dass sich die Neigung der Halswirbelsäule bzw. die im Inneren des Nackens verlaufenden myofaszialen Schichten so einstellen, dass das kritische Segment entlastet wird.
- Auch bei dieser Technik ist das Feedback der Patientin über die Schmerzausstrahlung in den Arm essenziell. Der Therapeut versucht, die Kopf- und Nackenposition so zu wählen, dass sich der akute Schmerz etwas verringert oder im günstigsten Fall völlig verschwindet. Die Position, in der dies eintritt, ist die Position, die gehalten werden muss. Sie lässt sich finden, indem der Therapeut im obersten Brustraum, im Bereich des M. subclavius, beidseitig unterstützenden Druck ausübt, während die andere Hand die Halswirbelsäule über dem Kopf in minimalste Lateralflexion und Rotation bewegt. Diese Bewegung sollte stufenweise nach links und nach rechts wiederholt werden, während Kopf und Nacken minimal nach anterior geführt werden. Erfahrungsgemäß stellt sich nach einiger Zeit der Eindruck ein, dass der Kopf der Patientin schwerer in der Hand des Therapeuten ruht. Dies ist ein Hinweis auf die Tonusreduktion der großen Rückenstrecker und einer Entspannung der Skalenusgruppe.
- Sobald der Therapeut nun eine leichte Schubkraft in Richtung des Schädeldachs spüren kann, das heißt, sobald sich der Nacken etwas aus der Übergangsstelle am Thorax nach kranial schieben möchte, folgt der Therapeut dieser Bewegung. Dabei ist es wichtig, dass er dieser Bewegung wirklich nur folgt und jede größere Zugwirkung auf die äußeren Schichten des Nackens vermeidet.

5.2.4 Behandlungstechniken an der Brustwirbelsäule: Bandscheibenvorwölbungen

Bandscheibenvorwölbungen im Bereich der Brustwirbelsäule sind sehr viel seltener anzutreffen als im Bereich der Lenden- und Halswirbelsäule. Aufgrund der relativen Festigkeit der Brustwirbelsäule gestaltet sich die Behandlungssituation schwierig. Da meist auch die chirurgischen Möglichkeiten kompliziert und mit hohen Risiken verbunden sind, lohnt sich auf jeden Fall ein vorsichtiger manueller Behandlungsversuch (➤ Abb. 5.22, ➤ Abb. 5.23).

Die von mir beschriebene Technik orientiert sich an Barrals Beobachtung, dass man ausgehend vom Okziput Zug auf die Dura als Ganzes ausüben kann. Dieser Zug sollte in dem Augenblick zur Wirkung kommen, in dem sich das Kranium stärker mit Zerebrospinalflüssigkeit zu füllen scheint.

Patientin In Rückenlage, beide Beine ausgestreckt.
Therapeut Sitzend am Kopfende.
Kontakt Mit einer Hand unterstützend beidseitig auf Höhe des 9. Brustwirbels, mit der Handfläche der anderen Hand am Hinterhaupt und den Fingerspitzen knapp unterhalb der Schädelbasis.
Ausführung

- Der Therapeut unterstützt den Rücken auf Höhe des 9. Brustwirbels, also an der Stelle, an der der Wirbelkanal besonders eng ist. Er führt seine Fingerspitzen unterhalb des Hinterhaupts möglichst nah in Richtung des Foramen magnum und versucht, eine Zugwirkung auf das Innere des Wirbelkanals zu übertragen. Es geht also nicht darum, außen am Hals oder an der Wirbelsäule als Ganzes zu ziehen, sondern darum, dass über die Anheftung der Dura am Foramen magnum die Zugwirkung ganz nach innen in den Wirbelkanal, also bis zur Dura mater und dem Rückenmark, übermittelt wird. Über diese Zugwirkung stellt der Therapeut nun subtilen Kontakt mit dem Segment her, innerhalb dessen sich die Vorwölbung befindet.

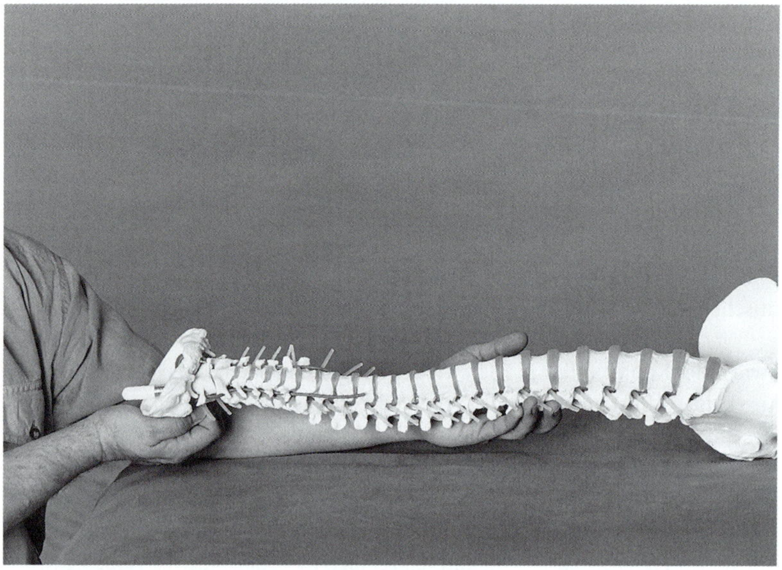

Abb. 5.22 Behandlung von Bandscheibenvorwölbungen im Bereich der BWS [K341]

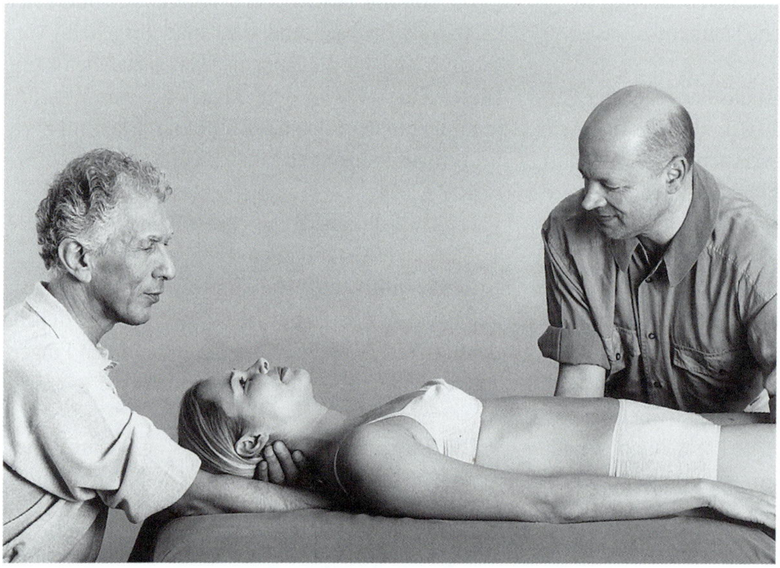

Abb. 5.23 Behandlung von Bandscheibenvorwölbungen im Bereich der BWS mit zwei Therapeuten (zusammen mit Harvey Burns) [K341]

- Wichtig ist, Richtung und Ausmaß des Zuges so subtil zu modifizieren, dass sich die kompressiven Kräfte, die auf die Bandscheibe wirken, verändern.
- Es ist erfolgversprechender, diese Technik zu zweit zur Anwendung zu bringen. Der Behandlungsassistent kontaktiert die Dura über ihre Anheftung am zweiten Kreuzbeinsegment, während der Therapeut ähnlich wie in der oben beschriebenen Vorgehensweise am Foramen magnum ansetzt.

5.3 Das Kreuzbein-Steißbein-Gelenk

Der Begründer der Osteopathie, Andrew T. Still, hatte dem Steißbein große Bedeutung beigemessen und die Korrektur der Bewegungseinschränkung des Kreuzbein-Steißbeingelenks beschrieben. Auch im ursprünglichen Behandlungskonzept von Ida P.

Rolf, der Begründerin der Rolfingmethode, spielte das Steißbein im Rahmen der sechsten Behandlung der aus zehn Sitzungen bestehenden Grundbehandlungsserie eine große Rolle. In neuerer Zeit findet das Steißbein vor allem durch die praktischen Forschungen Barrals zur viszeralen Manipulation neue Aufmerksamkeit. Dies ist sicherlich kein Zufall, denn die Auswirkungen eines fixierten Kreuzbein-Steißbein-Gelenks lassen sich besonders drastisch im viszeralen Bereich beobachten. Dysfunktionen des Blasenschließmuskels, Bewegungseinschränkungen oder gar Senkung der Nieren, Bewegungseinschränkungen am Bandapparat von Cervix uteri und Prostata – all dies sind Phänomene, die aufgrund der stabilisierenden Rolle des Steißbeins besser verstehbar sind.

5.3.1 Das Steißbein als Stabilisierungselement des unteren Beckenraums

Vor dem Hintergrund moderner bildgebender Verfahren erscheint das Kreuzbein-Steißbein-Gelenk auf den ersten Blick wie ein unwesentliches Anhängsel des Kreuzbeins. Bei genauerem Hinsehen erweist sich dieses in der manuellen Medizin nur wenig beachtete Gelenk als eine der Schlüsselstellen der Wirbelsäule (➤ Abb. 5.24, ➤ Abb. 5.25).

Auf dem sagittal angefertigten Röntgenbild lässt sich das Steißbein als Fortsatz des Kreuzbeins erkennen, der im Verhältnis zum Kreuzbein einen individuell sehr unterschiedlichen Neigungswinkel zeigen kann. Manifestiert sich dieser Neigungswinkel in Form eines im Röntgenbild deutlich sichtbaren

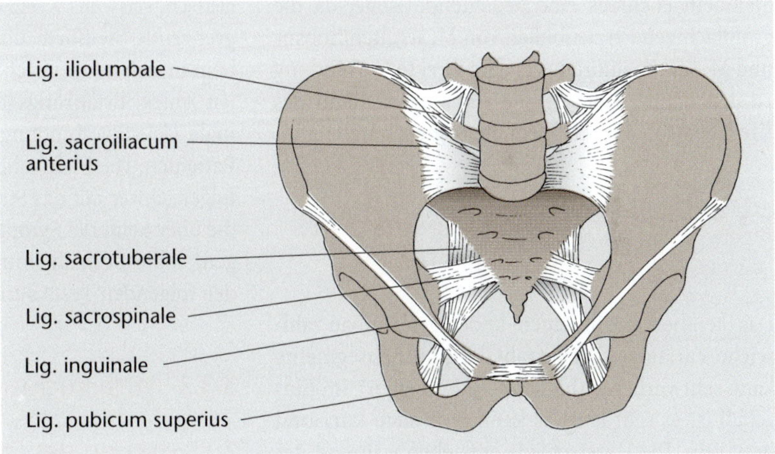

Abb. 5.24 Beckenknochen und Bandapparat beim Mann von anterior [L190]

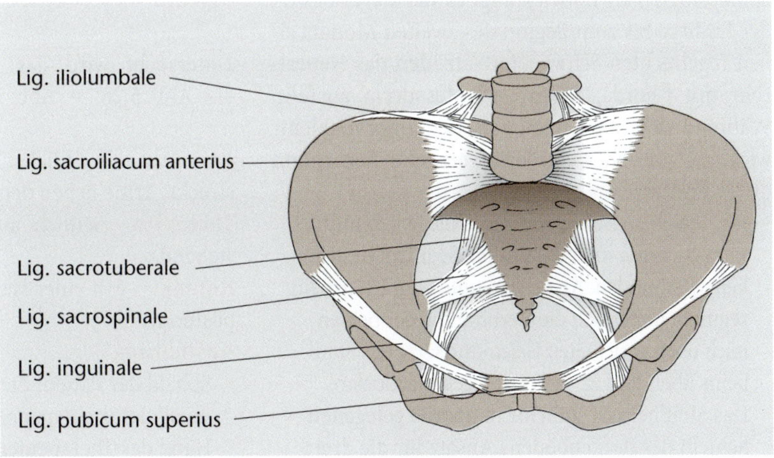

Abb. 5.25 Beckenknochen und Bandapparat bei der Frau von anterior [L190]

Knicks, kann dies ein Hinweis auf eine Bewegungseinschränkung zwischen Kreuz- und Steißbein sein. Dieser Hinweis ist nicht ganz eindeutig, da das Röntgenbild lediglich eine Momentaufnahme der Knochenposition liefert. Ob tatsächlich eine Reduktion der normalen Beweglichkeit vorliegt, die mindestens 15 Grad betragen sollte, lässt sich nur mit manuellen Tests überprüfen.

Ist das Steißbein z. B. anterior fixiert, d. h. der Bewegungsspielraum zwischen Steiß- und Kreuzbein beträgt wesentlich weniger als 15 Grad, dann verringert sich auch der Abstand zwischen Ursprung und Ansatz der relevanten Muskelgruppe und es kommt zu einer Veränderung des Muskeltonus. Dieser Vorgang wiederum verändert die Druckverhältnisse im Beckenraum und beeinflusst damit die normale Beweglichkeit der Organe.

Im Verhältnis zur unteren Extremität spielt das Steißbein ebenfalls eine bedeutende Rolle, da die großflächigen Faszienhüllen von M. semitendinosus und M. semimembranosus eine direkte Verbindung zu den Bändern haben, die am unteren Rand des Kreuzbeins in das Steißbein übergehen.

5.3.2 Anatomie des Steißbeins und angrenzender Strukturen

Das Steißbein hat in seinem knochigen Aufbau zahlreiche Varianten. Die Anzahl der Knochensegmente kann sehr variieren (bis zu sechs Einheiten): im Einzelfall ist es sehr lang, es kann aber auch kurz und breit sein. Die Unterschiede entstehen während der embryologischen Entwicklung: In der Regel besitzt der Embryo bis zum Beginn des zweiten Monats einen regelrechten Schwanzfortsatz, den das Neuralrohr mit Chorda, Darm und Mesoderm ausfüllt. Während des zweiten Monats der Embryonalentwicklung vollzieht sich schrittweise eine Resorption dieses Fortsatzes.

- Das Steißbein ist **kranial** durch die Synchondrosis sacrococcygea mit dem fünften Segment des Kreuzbeins verbunden. An diesem untersten Kreuzbeinsegment findet sich die Verbindung der beiden nach oben gerichteten Gelenkfortsätze des Steißbeins über das Lig. sacrococcygeum articulare.
- Das Steißbein ist **inferior** in der tief gelegenen Schicht des Beckenbodens Ansatz für die drei Muskelbündel des M. levator ani: M. iliococcygeus, M. pubococcygeus und M. puborectalis. Diese Tiefenschicht ist äußerlich vom M. gluteus maximus umhüllt, von dem einzelne Faszienfasern bis an die Knochenhaut des Steißbeins reichen. Über das Lig. anococcygeum setzt sich die Knochenhaut des Steißbeins ligamentär fort und bildet eine Brücke nach vorne zum M. sphincter ani externus.

Das **myofasziale Spannungsmuster** der am Steißbein ansetzenden Muskulatur spielt für die Beweglichkeit des Steißbeins eine wichtige Rolle. Die massive Fixierung des Kreuzbein-Steißbein-Gelenks erfolgt in Kombination mit den Zugkräften der Bandverbindungen zwischen Steißbein-Kreuzbein, Steißbein-Tuber ischiadicum und Steißbein-Spina ischiadica.

Für die **normale Gelenkverbindung** ist charakteristisch, dass das Kreuzbein ohne Knick in das angrenzende Steißbein übergeht und dass das Steißbein in sich harmonisch gewölbt ist ohne segmentalen Knick. Erfahrungsgemäß finden wir diese normale Gelenkverbindung nur bei einem Drittel der Patienten. Die Mehrzahl stürzte irgendwann einmal folgenschwer auf das Steißbein. Auch bei Patienten, die über keinerlei Symptome in diesem Bereich klagen, sollte deshalb immer eine Untersuchung mit den folgenden Tests durchgeführt werden.

5.3.3 Untersuchung

Zugwirkung des Steißbeins auf unterstes Kreuzbeinsegment

Untersucht wird das anterior fixierte Steißbein (> Abb. 5.26, > Abb. 5.27, > Abb. 5.28).

Patientin In Rückenlage, beide Beine ausgestreckt, Arme neben dem Rumpf ruhend.

Therapeut Seitlich auf Höhe der Oberschenkel stehend.

Kontakt Mit einer Handfläche am Kreuzbein von posterior.

Ausführung

- Sobald der Patient die oberflächliche Gesäßmuskulatur entspannt, wird das Kreuzbein in die Hand des Therapeuten sinken.

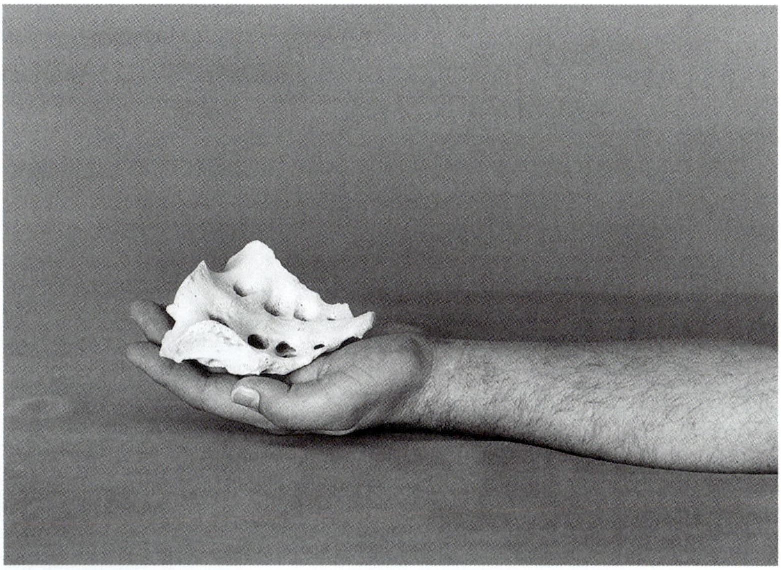

Abb. 5.26 Untersuchung der Zugwirkung des anterior fixierten Steißbeins auf das unterste Kreuzbeinsegment [K341]

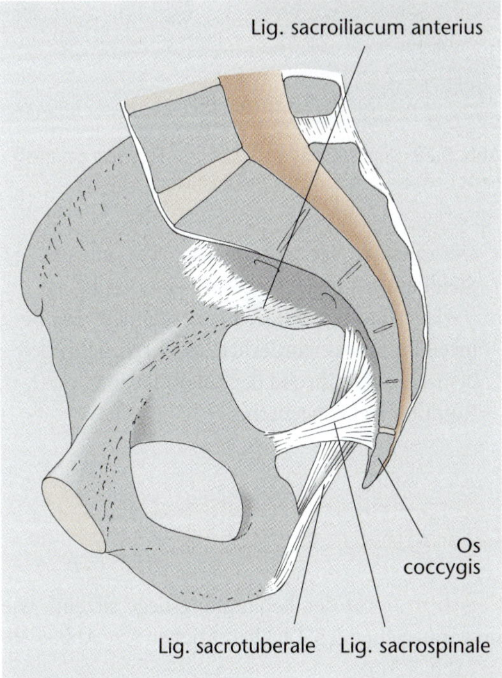

Abb. 5.27 Bandelemente der normalen Steißbein-Kreuzbeinverbindung von sagittal [L190]

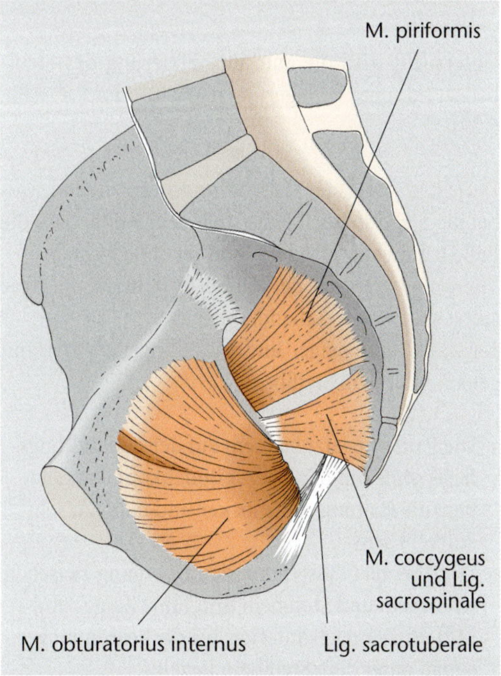

Abb. 5.28 Muskeln und Bänder der normalen Steißbein-Kreuzbeinverbindung von sagittal [L190]

- Es ist wichtig, die Handoberfläche der testenden Hand so zu entspannen, dass sie sich genau der Form des Kreuzbeins anpassen kann.

Zur Beurteilung des Kreuzbein-Steißbeins-Gelenks ist es erforderlich, die taktile Aufmerksamkeit auf den untersten Abschnitt des Sakrums zu richten. Bei der räumlichen Verlagerung des Steißbeins nach vorne wird sich das unterste Segment des Kreuzbeins (S5) starr anfühlen. Es wird sich in den angrenzenden Gewebeschichten nur wenig verschieben lassen. Das Kreuzbein fühlt sich so an, als hätte es von S1 bis S4 eine „weichere“ Knochenstruktur als im Segment S5. Das ist ein Hinweis auf eine länger zurückliegende Verletzung des Gelenks. Das durch Bänder anterior gehaltene Steißbein hat über lange Zeit einen massiven Zug auf die periostnah verlaufenden posterioren Fasern des Lig. sacrococcygeum posterius profundus ausgeübt und dort zu einer Faserverdichtung geführt.

MERKE

Dieser Gelenktest gibt Aufschluss, ob sich die anteriore Verlagerung des Steißbeins in den posterioren Bändern und den Ausläufern der Lendenfaszie manifestiert. Der Test eignet sich nicht für Steißbeinverlagerungen, die erst wenige Tage zurückliegen.

Anteriore Fixierung des Steißbeins

Untersucht wird die anteriore Fixierung des Steißbeins und seine Verlagerung nach anterior (➤ Abb. 5.29).

Patientin Auf der Behandlungsliege sitzend, wobei die Liege so hoch eingestellt sein sollte, dass die Füße baumeln und keinen Bodenkontakt haben.
Therapeut Hinter der Patientin stehend, ein Knie stützt sich auf die Behandlungsliege.
Kontakt Mit Zeige- und Mittelfinger einer Hand genau unter dem Steißbein.
Ausführung

- Die Patientin sitzt bequem auf der Behandlungsliege, ohne mit den Füßen Bodenkontakt zu haben; die Haltung sollte locker und nicht zu sehr aufrecht sein.
- Der Therapeut tastet nun den Übergang zwischen Kreuzbein und Steißbein und führt Zeige- und Mittelfinger nach anterior, bis die beiden Finger genau unter dem Steißbein liegen.
- Im Fall der anterioren Verlagerung gibt der Therapeut nun vorsichtig Druck gegen das Steißbein nach oben, um festzustellen, ob das Steißbein eine federnde Bewegung von 15 bis 30 Grad im Verhältnis zum unteren Kreuzbeinsegment zulässt. Ist diese Bewegung eingeschränkt, werden die Patienten in den meisten Fällen einen intensiven Schmerz am Gelenk spüren.

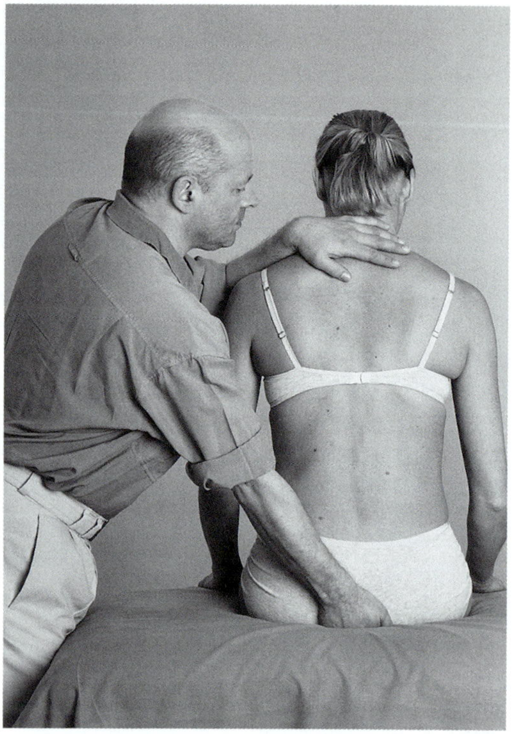

Abb. 5.29 Untersuchung der anterioren Fixierung des Steißbeins und seiner Verlagerung nach anterior [K341]

- Die anteriore Verlagerung bzw. Fixierung des Steißbeins ist in der Regel mit einer seitlichen Verlagerung bzw. Fixierung kombiniert. Zur Beurteilung ist es erforderlich, das Kreuzbein-Steißbein-Gelenk während der Lateralflexion des Rumpfes zu beobachten.

Laterale Fixierung während Lateralflexion des Rumpfs

Patientin Auf der Behandlungsliege sitzend, wie im vorausgehenden Test beschrieben (➤ Abb. 5.30, ➤ Abb. 5.31).
Therapeut Hinter der Patientin stehend, während ein Knie auf die Liege gestützt ist.
Kontakt Mit Zeige- und Mittelfinger jeweils zwischen Steißbein und Tuber ischiadicum der rechten und linken Seite.
Ausführung

- Die Patientin sitzt auf der Behandlungsliege wie beim vorhergehenden Test. Der Therapeut tastet

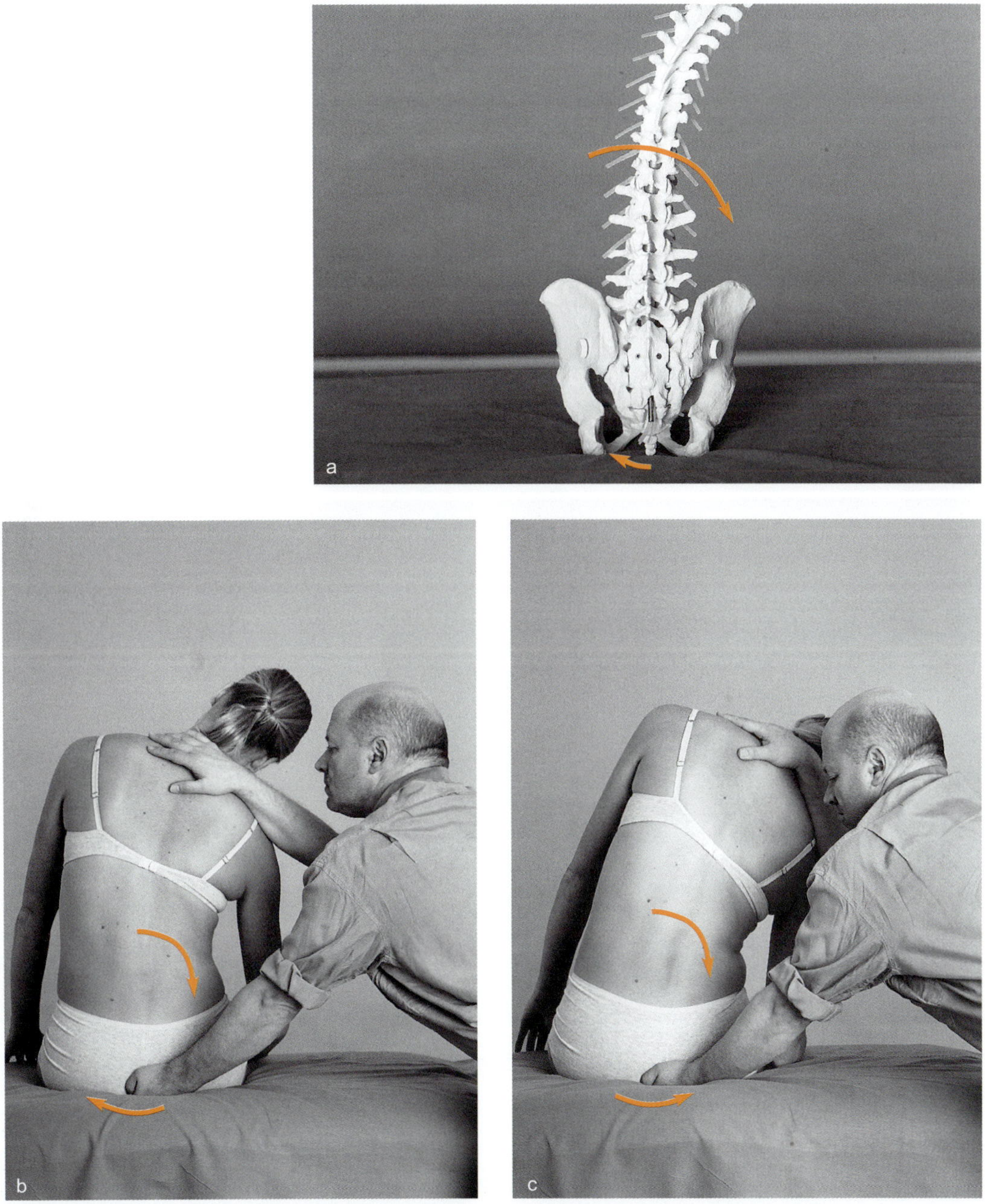

Abb. 5.30 Untersuchung der lateralen Fixierung während der Lateralflexion des Rumpfs nach rechts [K341]
a) Seitbeugung nach rechts am Skelett, entspricht Phase 1
b) Phase 1
c) Phase 2

zunächst auf beiden Seiten den Zwischenraum zwischen Steißbein und Tuber ischiadicum.

- Im Falle einer seitlichen Fixierung wird der Zwischenraum einseitig verengt sein. In wenigen Fällen kann dieser Hinweis irreführend sein,

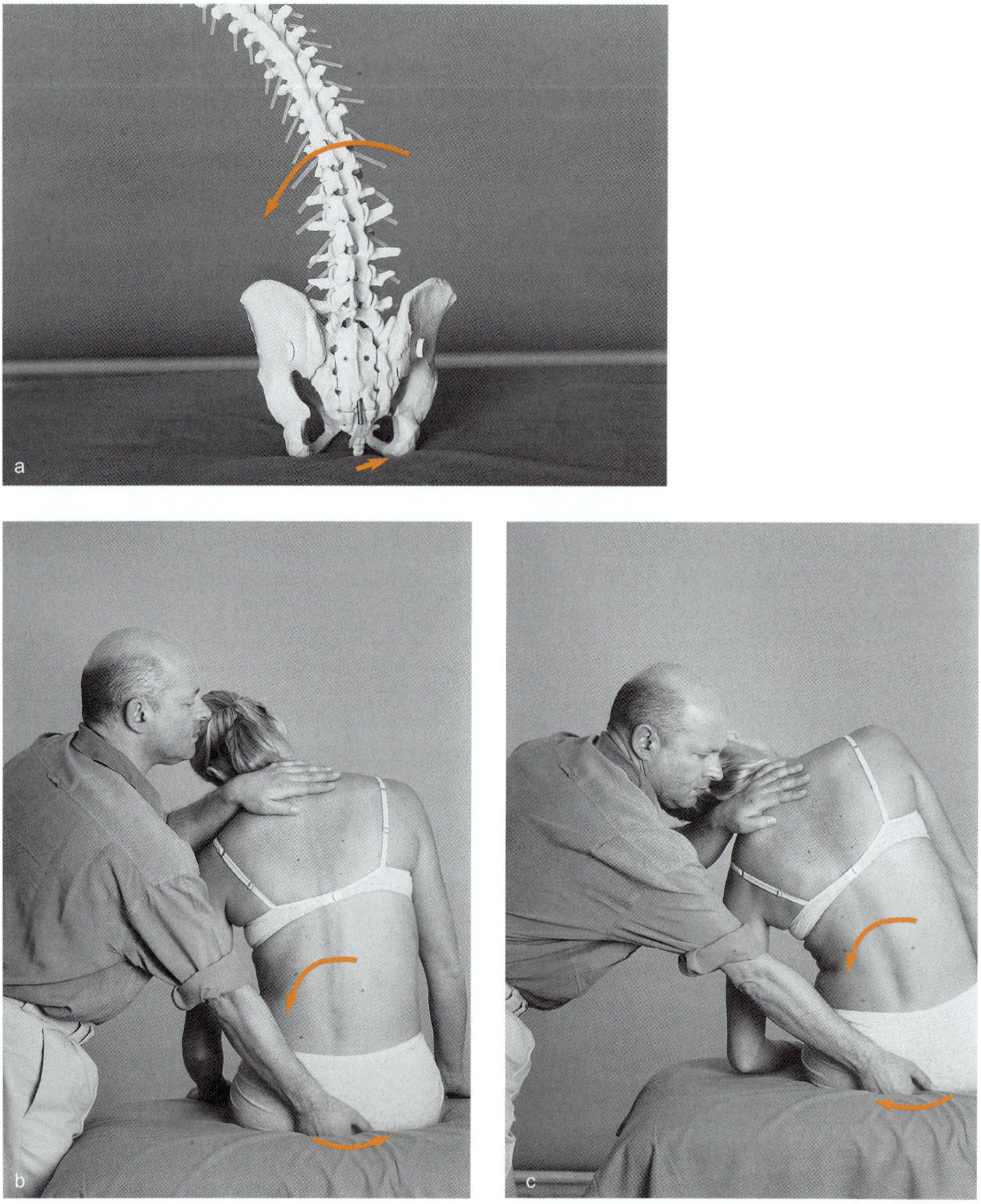

Abb. 5.31 Untersuchung der lateralen Fixierung während der Lateralflexion des Rumpfs nach links [K341]
a) Seitbeugung nach links am Skelett, entspricht Phase 1
b) Phase 1
c) Phase 2

nämlich dann, wenn die Verengung nicht durch das verlagerte Steißbein, sondern durch eine außergewöhnliche Knochenform des Sitzknochens bedingt ist. Es ist deshalb erforderlich, das Testergebnis bei der Lateralflexion des Rumpfes zu überprüfen.

- Bei normaler Gelenkfunktion wird sich das Steißbein in der ersten Phase der Seitbeugung zur anderen Seite bewegen, um dann bei noch stärkerer Lateralflexion über die Mittellinie zur Beugeseite des Rumpfes zu kommen. Während der Seitbeugung sollte die Patientin das Gewicht auf beiden Sitzknochen ruhen lassen.
- Liegt eine rechtslaterale Fixierung (➤ Abb. 5.30) vor, wird sich der Zwischenraum auf der rechten Seite zwischen Steißbein und Tuber ischiadicum kaum während der Lateralflexion nach rechts verändern: Während der Rumpf in Seitbeugung geht, kann das Steißbein in der ersten Beugephase nicht nach links ausweichen.
- Liegt eine linkslaterale Fixierung (➤ Abb. 5.31) vor, wird sich bei der Lateralflexion nach links der Zwischenraum zwischen Steißbein und Tuber ischiadicum kaum verändern, und das Steißbein wird in der ersten Seitbeugephase nicht nach rechts wandern.

5.3.4 Behandlungstechniken

Laterale Fixierung

Bei der folgenden Technik handelt sich um eine kombinierte indirekte und direkte Technik. Wir führen das Steißbein verstärkt in seine Fixierung und erreichen damit indirekt ein Loslassen der Bandstrukturen. Gleichzeitig geben wir einen direkten Impuls in das Tonusmuster des M. levator ani und dehnen direkt seine Faszienhülle, indem wir Druck in den Beckenboden nach kranial ausüben.

Patientin Auf der Behandlungsliege sitzend, siehe oben.
Therapeut Hinter der Patientin stehend, ein Knie angewinkelt auf der Liege.
Kontakt Mit Zeige- und Mittelfinger auf der Seite der Fixierung zwischen Steißbein und Tuber ischiadicum.
Ausführung

- Der Therapeut positioniert Zeige- und Mittelfinger auf der fixierten Seite lateral neben dem Steißbein und stellt federnden Kontakt in Richtung M. levator ani und Lig. sacrotuberale her. Er komprimiert den Rumpf der Patientin über den Schultergürtel und flektiert dadurch passiv die freie Seite.
- Der Therapeut bleibt mit Zeige- und Mittelfinger in Kontakt mit der zuerst getasteten Stelle der lateralen Fixierung (➤ Abb. 5.30, ➤ Abb. 5.31). Die Lateralflexion des Rumpfes wird das Steißbein in der ersten Phase der Beugung weiter in die Fixierung drängen.
- Es ist nun wichtig, genau den Kontakt neben dem Steißbein zu halten und bei einer spürbaren Tonusveränderung einen leichten Impuls nach kranial zu geben, um damit die laterale (und zugleich anteriore) Verlagerung ein wenig zu verstärken.
- In diesem Augenblick führt der Therapeut die Lateralflexion des Rumpfes weiter. Zu beachten ist, dass diese zweite Phase der Seitbeugung erst in dem Augenblick ausgeführt wird, in dem tatsächlich eine Tonusveränderung auf der fixierten Seite des Steißbeins zu spüren ist. Diese Tonusveränderung lässt sich ausnutzen, um das Steißbein in der weiteren Seitbeugung indirekt in die Bewegung zur anderen Seite zu führen.

TIPP
Es ist wichtig, den Kontakt genau neben dem Steißbein zu halten. Wenn der Druck direkt auf das Steißbein wirkt, kann sich die anteriore Fixierung verstärken.

Anteriore Fixierung

Patientin In Bauchlage, Beine ausgestreckt, Arme seitlich neben dem Rumpf liegend (➤ Abb. 5.32a, ➤ Abb. 5.32b).
Therapeut Seitlich auf Höhe des oberen Beckenrandes stehend, Blickrichtung nach distal.
Kontakt Mit Zeige- und Mittelfinger einer Hand am Lig. sacrococcygeum posterius superficiale, mit Zeige- und Mittelfinger der anderen Hand genau unter dem Steißbein.
Ausführung In der Bauchlage ist auf relative Entspannung der Gesäßmuskeln zu achten.

- Der Therapeut stellt mit Zeigefinger und Mittelfinger Kontakt mit dem Lig. sacrococcygeum posterius superficiale her. Dieser Kontakt sollte federnd sein und zugleich eine Intensität erreichen, die den Kontakt bis in die Knochenhaut des letzten Kreuzbeinsegments weiterleitet.

- Mit zwei Fingern der anderen Hand führt der Therapeut das Steißbein ganz leicht weiter in die anteriore Fixierung.
- Nun übt er intensiven, langsam gleitenden Druck auf das fünfte Kreuzbeinsegment aus, als würde er die Fasern des Bandes von der darunter liegenden Knochenhaut lösen. Der Druck sollte entlang der individuellen Wölbung des Knochens erfolgen und die oberen Segmente des Kreuzbeins nicht nach hinten hebeln.

TIPP

Mit etwas Geschick lässt sich hiermit das Lig. sacrospinale indirekt lockern und gleichzeitig an der Rückseite des Kreuzbeins die starke Spannung verringern, die sich bei lang zurückliegenden Verletzungen als intraossäre Spannung manifestiert hat.
Die Finger am Steißbein folgen mit Listening, die Finger an der Rückseite des Kreuzbeins üben aktive Dehnung auf Bindegewebsfasern aus und konzentrieren sich gleichzeitig auf ein Listening der unter der Kontaktstelle liegenden Knochenstruktur.

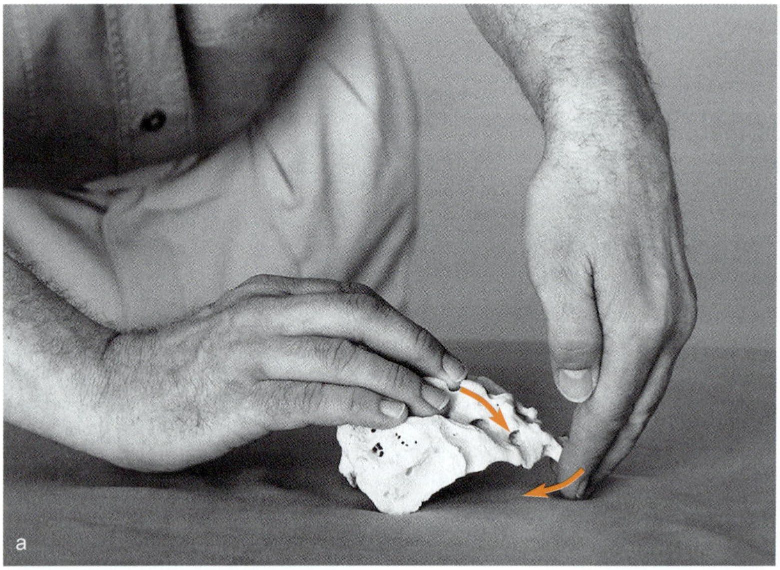

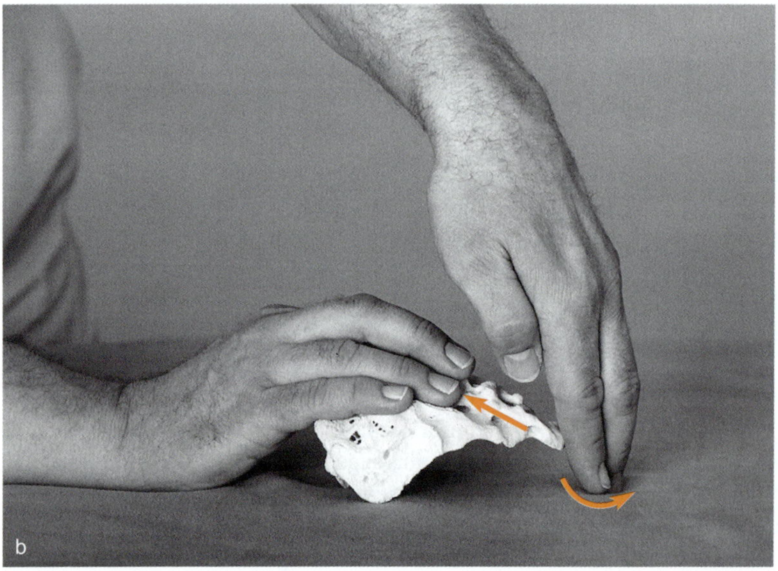

Abb. 5.32a Behandlung der anterioren Fixierung [K341]
a) Kontaktaufnahme
b) Druckweiterleitung

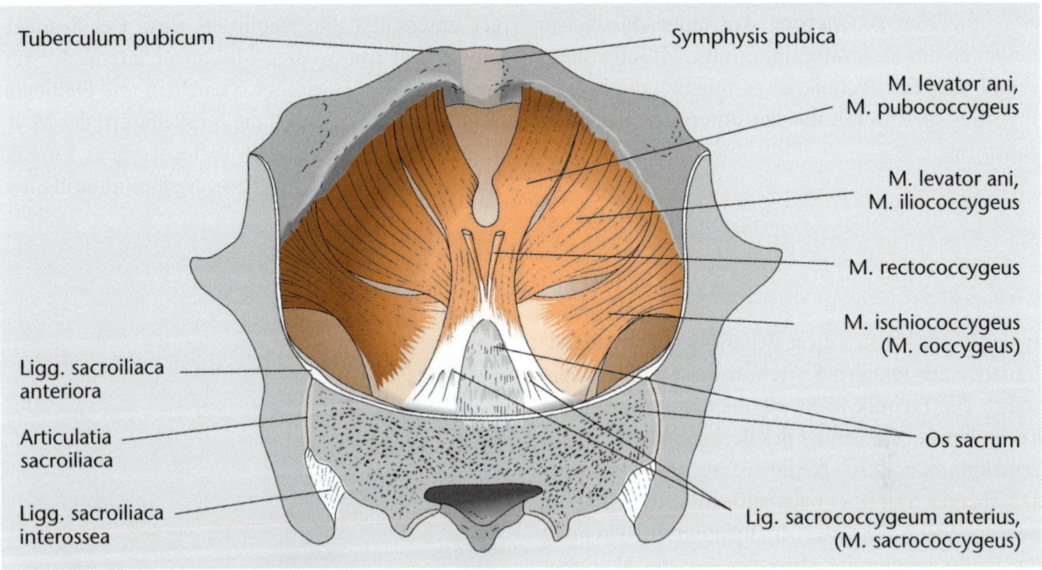

Abb. 5.32b Beckenbodenmuskulatur der Frau von kranial [L190]

- Nach der Mobilisierung der Kreuzbein-Steißbeinverbindung ist es sinnvoll, die Beweglichkeit des Kreuzbein-Steißbein-Gelenks erneut im Sitzen zu überprüfen und abschließend nochmals in Rückenlage die Beweglichkeit des fünften Kreuzbeinsegments zu beobachten. Wenn die Verletzung des Gelenks weit zurückliegt, sind nicht nur die direkt am Gelenk ansetzenden Fasern an der Fixierung beteiligt. Im Laufe der Zeit hat sich das veränderte Spannungsmuster auch in den Lig. sacroiliaca und den darüber liegenden großflächigen Faszienschichten, wie z. B. der Fascia lumbalis, manifestiert.
- Um ein Spannungsgleichgewicht zwischen den tief liegenden Bändern (➤ Abb. 5.32b) und den äußeren Hüllschichten zu fördern, ist es sinnvoll, auf die Lendenfaszie und das Gewebebett der Lendenwirbelsäule der im Lendenbereich angrenzenden Faszienschichten mit der folgenden Technik einzuwirken.

Kreuzbein-Steißbein-Gelenk bei Aktivität der Beckenbodenmuskulatur

In der Praxis stoßen wir gelegentlich auf Verletzungen der Kreuzbein-Steißbein-Verbindung, die sich mit den vorab beschriebenen Techniken nicht dauerhaft mobilisieren lassen. Die im vorliegenden Kapitel beschriebenen Behandlungsschritte zielen in erster Linie auf eine Einwirkung auf die Bänder, die im engen Raum zwischen Sitzknochen, Steißbein und Kreuzbein verlaufen. Sie haben jedoch nur geringe Einwirkungskraft auf das Muskelgefüge, in das der Knochen- und Bandapparat eingebettet ist. Möglicherweise ist darin der Grund für die manchmal nur wenig dauerhafte Wirkung der Mobilisierungsversuche, die nur am Bandapparat ansetzen, zu sehen.

In diesen Fällen ist es hilfreich, auf eine Technik zurückzugreifen, die nicht nur die Bandspannung, sondern auch die Aktivität der Muskulatur mit einbezieht.

Auch bei dieser Behandlungsform ist es erforderlich, zunächst die Diagnoseschritte auszuführen (➤ Abb. 5.29, ➤ Abb. 5.30), um die Fixierung des Steißbeins präzise zu lokalisieren. Entscheidend ist hierbei der klare Tastbefund, um zu entscheiden, auf welcher Seite das Steißbein lateral festhängt. In der Regel liegt eine anteriore Fixierung mit einer lateralen Fixierungskomponente vor. Obwohl diese Technik auf den ersten Blick „global" anzusetzen scheint, indem sie größere muskuläre Einheiten mit einbezieht, ist größte Präzision erforderlich. Die Wirkung entsteht nämlich dadurch, dass die Einwirkung auf die zähen Bänder des Beckenbodens gleichzeitig mit einer passiven Aktivierung der unterschiedlichen Einheiten des M. levator ani erfolgt. Mithilfe dieser „kombinierten“ Technik ist es möglich die laterale Fixierung gleichzeitig mit der anterioren Fixierung aufzulösen.

Gleichzeitige Behandlung der anterioren und lateralen Fixierung

In der Praxis hat sich diese Behandlungsform als Alternative zur rektalen Korrektur des Steißbeins bewährt. Die Technik wirkt wie die bereits bekannten Techniken auf die Bänder des Beckenbodens. Ergänzend kommt es durch die Bewegung des Oberschenkels aber auch zu einer nachhaltigen Aktivierung der Beckenbodenmuskulatur. In Relation zur Drehung der Hüfte werden die Muskelfasern von M. pubococcygeus, M. iliococcygeus, M. rectococcygeus und M. ischiococcygeus durch passive Aktivierung geführt. Damit kommt es zu einer Einwirkung nicht nur auf die laterale, sondern auch auf die anteriore Fixierung des Steißbeins (➤ Abb. 5.32c–h).

Patientin In Rückenlage, Arme nahe am Rumpf ruhend; beide Beine aufgestellt.
Therapeut Seitlich auf Höhe der aufgestellten Füße der Patientin sitzend.
Kontakt Bei linksseitiger Fixierung: mit der Spitze des Zeigefingers der linken Hand, die vom Mittelfinger unterstützt und stabilisiert wird. Der Kontaktpunkt liegt nur wenige Millimeter lateral der Gelenkverbindung zwischen Kreuzbein und Steißbein. Damit stellen wir durch die Muskelfasern des M. ischiococcygeus und des M. rectococcygeus Kontakt in Richtung des Lig. sacrococcygeum anterius her.

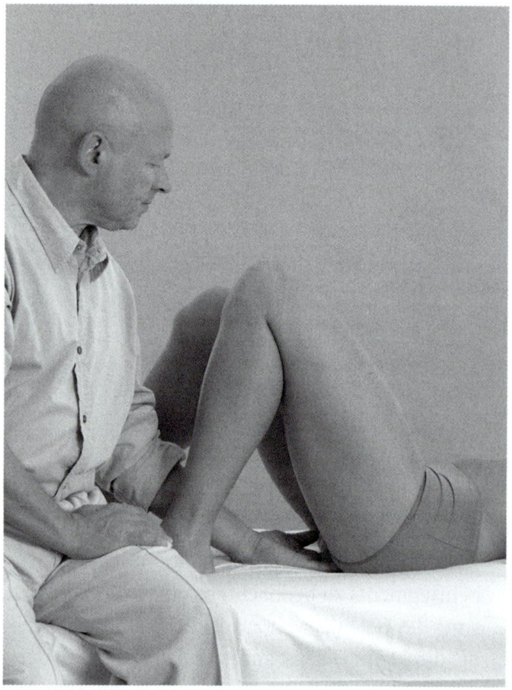

Abb. 5.32c Kontakt lateral der Gelenkverbindung von Kreuzbein und Steißbein [K341]

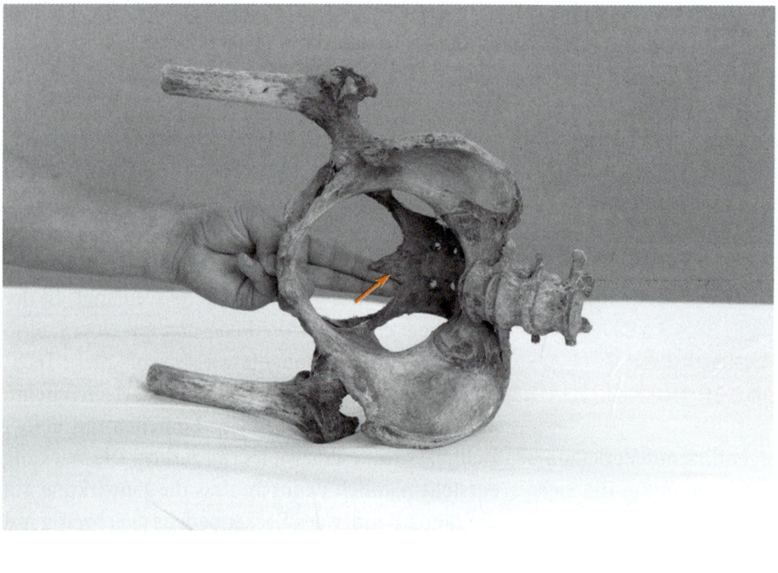

Abb. 5.32d Kontaktstelle am Skelett [K341]

Mit seiner rechten Hand umfasst der Therapeut das linke Knie der Patientin so, dass er die Hüfte der Patientin beugen und Drehbewegungen mit ihrem angewinkelten Bein ausführen kann.

Ausführung

- Der Therapeut sucht zunächst die richtige Kontaktstelle, und zwar auf der Seite der lateralen Fixierung: lateral der Gelenkverbindung zwischen Kreuzbein und Steißbein (➤ Abb. 5.32c). Die Berührung reicht durch die äußeren Muskelschichten in die Tiefe, bis die Fasern des Lig. sacrotuberale spürbar sind. Die Qualität der Berührung ist entschlossen, aber nicht starr (➤ Abb. 5.32d).
- Sobald die Tiefenschicht erreicht ist, hebt der Therapeut das Knie der Patientin leicht an (➤ Abb. 5.32e) und lässt ihren Oberschenkel langsam nach außen kippen (Außenrotation des Oberschenkels). Die Gewebe zwischen rechtem Sitzbein und Steißbein entspannen sich, und der Kontakt mit dem Zeigefinger bewegt sich auf das Steißbein zu (➤ Abb. 5.32f).
- Der Therapeut intensiviert nun diesen Kontakt direkt neben der Knochenhaut des Steißbeins, so als würde er mit der Zeigefingerspitze neben dem lateralen Rand des kranialen Steißbeinsegments durch die Gewebe in Richtung Zimmerdecke zielen.
- Nun führt er das Knie der Patientin in einer Halbkreisbewegung nach oben in Richtung des Brustkorbs der Patientin. Das rechte Sitzbein der Patientin bewegt sich von der Mittellinie weg nach lateral. Diese Bewegung unterstützt der Therapeut mit einer dehnenden Einwirkung auf die Gewebe, die zwischen Steißbein und linkem Sitzbein verlaufen. Er übt also einen aktiven Zug in kaudaler und lateraler Richtung aus (➤ Abb. 5.32g).
- Der Therapeut führt den Oberschenkel nun in eine fast vertikale Position und experimentiert mit minimalen Kreisbewegungen des Knies der Patientin. Er hält dabei die Kontaktstelle mit seinem Zeigefinger seitlich der Gelenkverbindung von Steißbein und Kreuzbein und folgt in „Listening“ den dominanten Gewebespannungen, bis sich ein Spannungsgleichgewicht an der Kontaktstelle einstellt (➤ Abb. 5.32h).

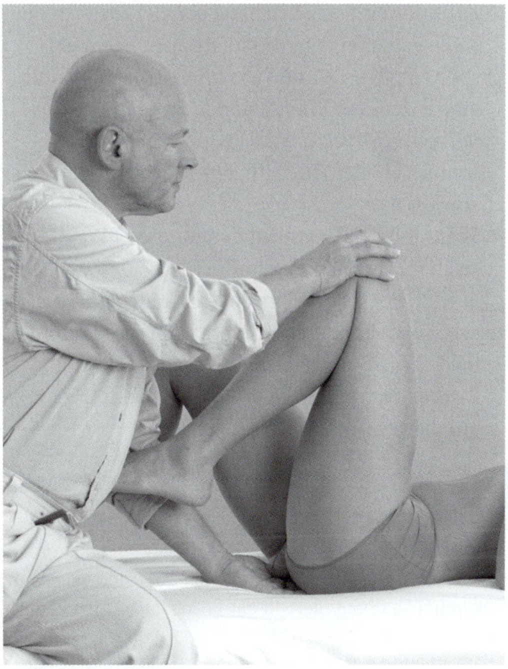

Abb. 5.32e Anheben des Knies auf der Seite der Gelenkfixierung [K341]

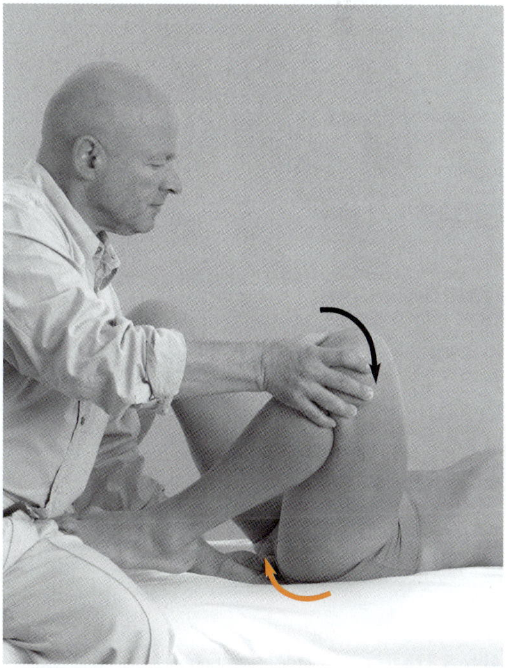

Abb. 5.32f Außenrotation des Oberschenkels auf der Seite der Gelenkfixierung [K341]

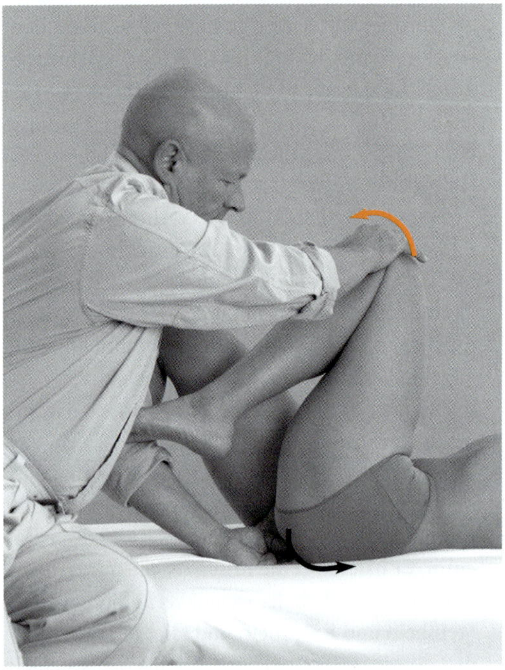

Abb. 5.32g Aktiver Zug in kaudaler und lateraler Richtung [K341]

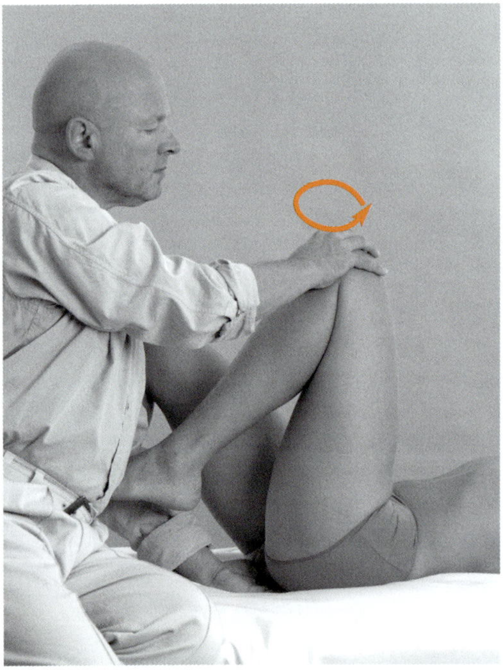

Abb. 5.32h Minimale Kreisbewegung des Knies und Listening seitlich der Gelenkverbindung von Kreuzbein und Steißbein [K341]

Behandlung der im Lendenbereich angrenzenden Faszienschichten

Die genaue Wirkungsweise dieser Technik ist im Abschnitt über Bewegungseinschränkungen im Bereich der unteren Lendenwirbelsäule beschrieben (> Abb. 5.33) (> Kap. 4.1.9 Behandlung der Lendenlordose am Übergang zum Beckenraum und Behandlung der Steilstellung der Lendenwirbelsäule).

Patientin In Rückenlage, beide Beine ausgestreckt, Arme neben dem Rumpf ruhend.
Therapeut Seitlich auf Höhe der Oberschenkel stehend.
Kontakt Eine Hand hält das Kreuzbein von posterior, während die andere Hand Kontakt mit dem unteren Drittel der thorakolumbalen Faszie herstellt.
Ausführung Für diese Technik ist es wichtig, dass die Patientin das Gewicht ihres Beckens und des unteren Rückens voll in die Hände des Therapeuten sinken lässt.

- Der Therapeut unterstützt das Kreuzbein so mit einer Hand, dass sich das Gewicht des Beckens gleichmäßig verteilt. Mit der anderen Hand hebt er den unteren Rückenbereich in eine leichte Krümmung, sodass sich die parallel zur Wirbelsäule verlaufenden Muskelgruppen leicht entspannen. Die Relation zwischen Kreuzbein und angrenzendem Ilium und den unteren Lendenwirbeln wird jetzt, nach Reduktion des Muskeltonus, vor allem in der ligamentären Einbettung spürbar.
- Während der Therapeut den unteren LWS-Bereich in leichter Hyperlordose hält, folgt er allen auftretenden Bewegungen des Kreuzbeins, gibt schließlich im Bereich der unteren thorakolumbalen Faszie einen leichten Impuls Richtung Zwerchfell und übt zugleich einen sanften Zug auf die Lendenfaszie nach distal aus.

TIPP

Da die Korrektur des Steißbeins Einfluss auf die Zugverhältnisse der Dura mater spinalis hat, ist es ratsam, anschließend den Übergang zwischen Axis und Foramen magnum zu überprüfen. In der Praxis lassen sich immer wieder Kompressionen zwischen dem kurzen Abschnitt der Atlanto-Okzipital-Verbindung feststellen, die nach der Steißbeinmobilisierung verschwinden. Die Mobilisie-

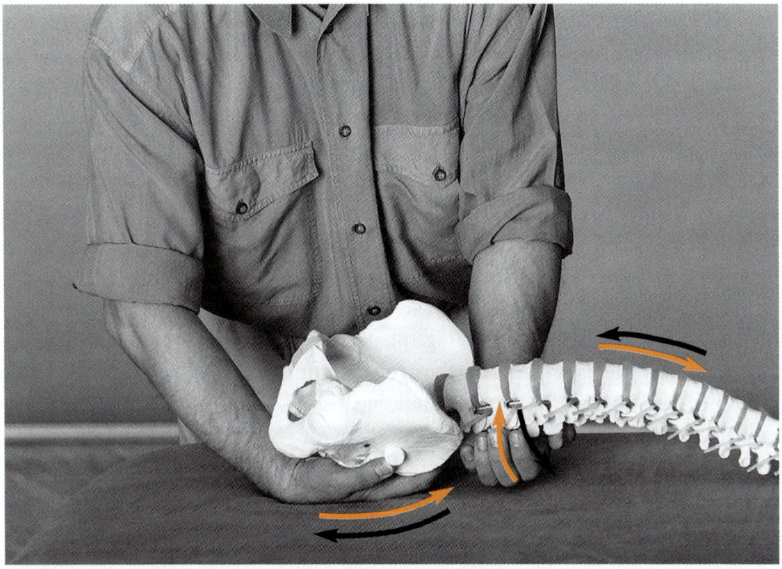

Abb. 5.33 Behandlung der im Lendenbereich angrenzenden Faszienschichten [K341]

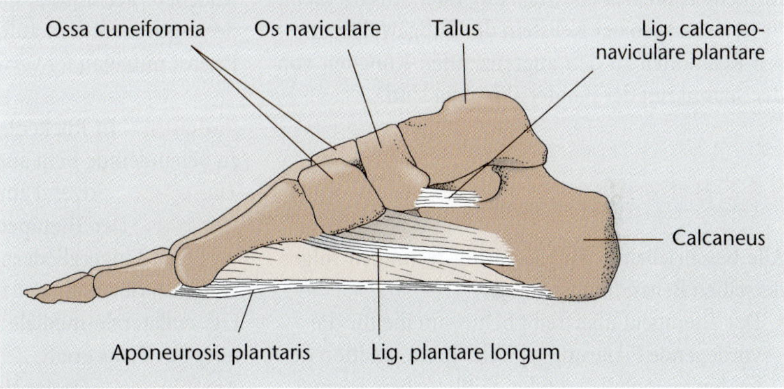

Abb. 5.34 Verspannung des Längsgewölbes des Fußes von medial [L190]

rung des „unteren Pols" zwischen Steißbein und Kreuzbein kann aber auch eine Irritation am Übergang des oberen Pols zwischen Atlas und Schädelbasis nach sich ziehen. Gegebenenfalls ist deshalb die Verbindung zwischen oberer Halswirbelsäule und Kopf nachzubehandeln.

5.4 Fußgelenke

5.4.1 Behandlungskonzept

Der Übergang zwischen Fuß und Unterschenkel lässt sich in der Regel mit den Techniken behandeln, die wir im Abschnitt über die untere Extremität bereits besprochen haben (➤ Kap. 4.5.3, ➤ Kap. 4.5.4, ➤ Kap. 4.5.6). Es gibt aber eine Reihe von Detailfixierungen im Bereich des Fußskeletts selbst, für die eine spezielle Technik anzuwenden ist, die direkt an den Gelenkflächen ansetzt. Wenn es zu Bewegungseinschränkungen im Bereich des Fußskeletts gekommen ist, sind dem Organismus, durch den Bau des Fußgewölbes, enge Grenzen der Selbstregulation gesetzt. Dies ist auch der Grund, weshalb die direkte Manipulation dieser Gelenke zuweilen erheblichen Kraftaufwand erfordert und auch nicht immer mit Erfolg gekrönt ist. Zeigt z. B. das Os naviculare eine Bewegungseinschränkung im Verhältnis zum Talus, zeigt das Os cuboideum eine Bewegungseinschränkung im Verhältnis zum Calcaneus (➤ Abb. 5.34), oder kommt es zwischen dem distalen Ende der Tibia und dem Talus zu einer Störung der räumlichen Relation, können sich Gelenkflächen regelrecht ineinander verklemmen. Durch die Bandkonstruktion des Fußgewölbes (➤ Abb. 5.35), wenn sie über ein ausgeprägtes Spannungsmuster verfügt, manifestiert sich die Bewegungseinschränkung dauerhaft.

Die folgenden Techniken tragen diesem Sachverhalt Rechnung. Es sind Techniken, durch die größere Einheiten des Fußes so gegeneinander verwrungen werden, dass die Zugkräfte des Lig. calcaneonaviculare plantare und des Lig. plantare longum und des medialen intermuskulären Septums während der Anwendung der Behandlungstechnik reduziert werden. Die Entspannung einzelner Muskelansätze ist sekundär. Die Bedeutung der größeren myofaszialen Einheiten im Bereich des Fußes ist nur sehr relativ zu sehen. Vor allem deshalb, weil der für die gesamte Fuß- und Beinstatik so zentrale Talus für keinen Muskel als Ursprung oder Ansatz dient. Er ist sozusagen der Keilstein des Fußgewölbes, dessen Relationen zu den angrenzenden Knochen von der Spannkraft der Bänder abhängig sind.

5.4.2 Behandlungstechniken

Alle beschriebenen Mobilisierungstechniken folgen derselben Behandlungsstrategie:

- Der Therapeut übertreibt behutsam die für die vorliegende Fixierung typische Raumposition der beiden zu mobilisierenden Fußknochen gegeneinander.
- Gleichzeitig verwringt er mit aktivem Druck die beiden Knochen so gegeneinander, dass sich die von Bändern und intermuskulären Septen verursachte Verspannung des Längsgewölbes des Fußes etwas lockert und sich die Gelenkflächen verschieben lassen.

Bei erfolgreicher Anwendung wird stufenweise ein schabendes Geräusch spürbar, das allerdings akustisch nicht wahrnehmbar ist. Dieses „Geräusch" entsteht beim Gleiten der komprimierten Gelenkflächen und lässt sich als eine Entsprechung des bei direkter Gelenkmanipulation auftretenden Knackens deuten.

Gelenkverbindung zwischen Talus und Calcaneus

Durch diese Technik wird die innere Elastizität des Knochens beeinflusst, sodass minimal Spannungsänderungen an Stellen auftreten, an denen Bänder und Periost miteinander verwoben sind (➤ Abb. 5.36).

Patientin In Rückenlage, ein Bein aufgestellt, das zu behandelnde Bein ausgestreckt.
Therapeut Sitzend am Fußende.
Kontakt Der Therapeut umfasst mit Daumen und vorderen Fingergliedern einer Hand den Calcaneus von posterior, während er mit der anderen Hand am Lig. collaterale mediale pars tibiocalcanea in Richtung des Talus greift.
Ausführung Da das Verhältnis von Talus und Calcaneus abhängig ist von der Gelenkverbindung zwi-

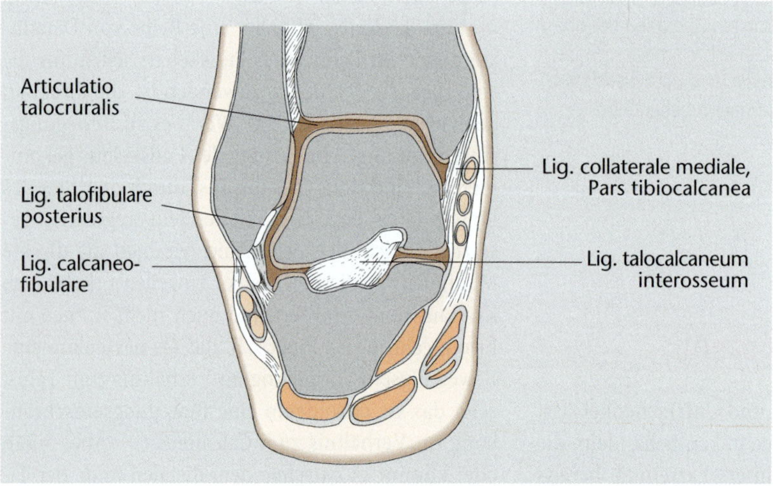

Abb. 5.35 Frontalschnitt durch den Knöchel [L190]

schen Tibia und Talus einerseits und dem distalen Ende der Fibula und dem Talus andererseits, ist es wichtig, während der Anwendung der Behandlungstechnik den gesamten Gelenkkomplex zu beobachten. Erscheint die Tibia auf dem Talus nach anterior verlagert, ist es nötig, diese Gelenkverbindung zuerst zu manipulieren, bevor wir die subtile Gelenkverbindung zwischen Calcaneus und Talus behandeln.

- Um die Fuge zwischen Talus und Calcaneus zu mobilisieren, folgt der Therapeut mit seinen Händen mit Listening bis an das Ende der Fixierungstendenz. Er versucht dabei seine taktile Wahrnehmung nicht nur auf die beiden Knochen zu richten, sondern beobachtet auch die vom Lig. talocalcaneum interosseum ausgehenden Zugkräfte. Dieses Band lagert wie ein Kissen zwischen den beiden Knochen, und es hat große Bedeutung für Stabilisierung und Gleitmöglichkeiten dieser Gelenkfuge.
- Sobald die Bewegung am Endpunkt der Fixierung zum Stillstand gekommen ist, verwringt der Therapeut Talus und Calcaneus stärker gegeneinander. Er hält den Talus in seiner Position und biegt den leichter greifbaren Calcaneus nach medial, als wäre er ein Stück bewegliches Holz. Gleichzeitig schiebt er den Talus aus der Fixierung, und zwar unter Einsatz sehr geringen subtilen Drucks von nur wenigen Gramm. Unter Umständen ist es nötig, die Richtung, in der die beiden Knochen aufeinander zu bewegt werden, mehrmals zu modifizieren, bis sich das in minimalen Ruckbewegungen ablaufende Lösen der Fixation abzeichnet.

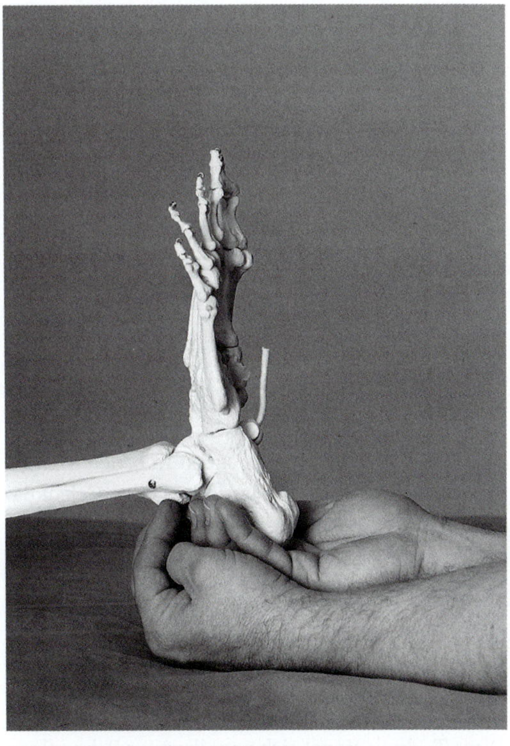

Abb. 5.36 Behandlung der Gelenkverbindung zwischen Talus und Calcaneus [K341]

Genau genommen handelt es sich bei dieser Technik um eine Behandlung der lateral des Talus liegenden Bandstrukturen, also des Lig. calcaneofibulare, das lateral das untere Ende der Fibula und das obere Ende des Calcaneus verbindet, und dem Lig. collaterale mediale pars tibiocalcanea, das medial den unteren Teil der Tibia mit dem Calcaneus verbindet.

Gelenkverbindung zwischen Os naviculare und Talus

Patientin In Rückenlage, ein Bein aufgestellt, das zu behandelnde Bein ausgestreckt (➤ Abb. 5.37).

Therapeut Am Fußende neben der Behandlungsliege sitzend.

Kontakt Mit den Fingern und dem Daumen einer Hand am Os naviculare und der anderen Hand am Talus.

Ausführung

- Auch an dieser Artikulation folgt der Therapeut simultan mit beiden Händen mit Listening, um die dominante Richtung zu erspüren, in der sich die beiden Knochen weiter aufeinander zubewegen möchten. Ist das Os naviculare nach kranial verlagert, ist auch gleichzeitig die Gelenkverbindung mit den Ossa cuneiformia betroffen. Möglicherweise ist eine erhöhte Zugspannung des zwischen den Ossa cuneiformia und Talus verlaufendem Lig. plantare longum und eine Tonuserhöhung des M. tibialis posterior an der Gelenkfixierung zwischen Os naviculare und Talus beteiligt.
- Auf jeden Fall ist es in dieser Situation vorteilhaft, die Ossa cuneiformia und den Talus aufeinander zu zu bewegen, sodass das Os naviculare weiter nach kranial in seine Fixierung rutscht und sich das Lig. plantare longum entspannt.
- Erst in diesem Augenblick beginnt der Therapeut Os naviculare und Talus gegeneinander zu ver-

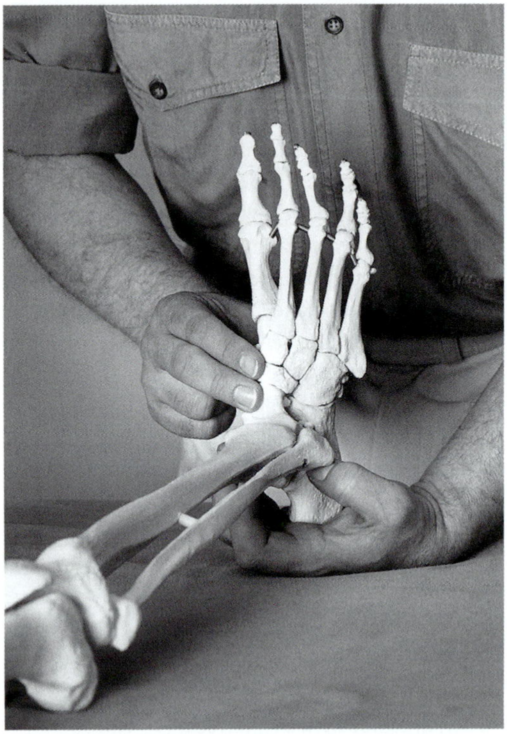

Abb. 5.37 Behandlung der Gelenkverbindung zwischen Os naviculare und Talus. [K341]

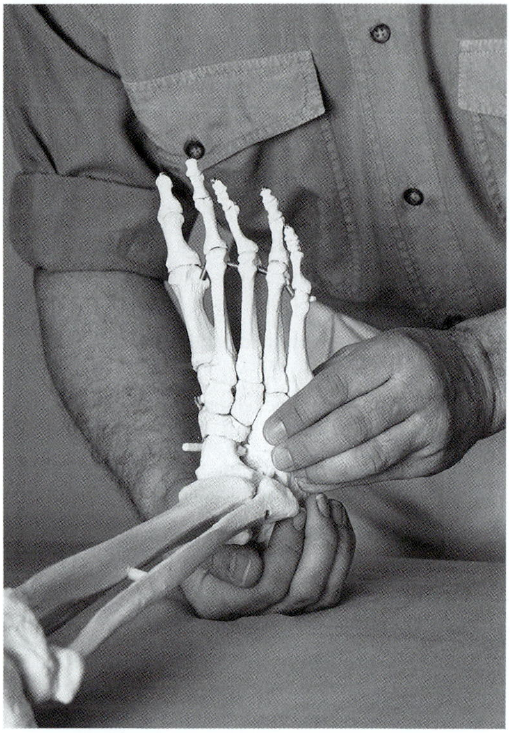

Abb. 5.38 Behandlung der Gelenkverbindungen zwischen Os cuboideum und Calcaneus [K341]

wringen, lässt dann die Ossa cuneiformia in Richtung der Zehen los und lässt das Os naviculare der Zugrichtung des Lig. calcaneonaviculare plantare folgen und aus der Fixierung gleiten.

Gelenkverbindungen zwischen Os cuboideum und Calcaneus

Auch bei dieser Technik bedient sich der Therapeut einer Verwringung des Fußgewölbes, um Bänder und Aponeurosen so zu entspannen, dass die blockierten Gelenkflächen in Bewegung geraten (➤ Abb. 5.38).

Patientin In Rückenlage, ein Bein aufgestellt, das zu behandelnde Bein ausgestreckt.
Therapeut Sitzend seitlich am Fußende.
Kontakt Eine Handfläche unterstützt den Calcaneus von medial kommend und umfasst mit den Fingerspitzen seine Außenseite, während die andere Hand mit Daumen und Zeigefinger das Os cuboideum greift.

Ausführung Der Therapeut bewegt im Listening den Calcaneus und das Os cuboideum so aufeinander zu, dass sich wie bei den vorher beschriebenen Techniken die Gelenkfixierung deutlicher abzeichnet.

Es ist darauf zu achten, dass wegen der sehr individuell ausgeprägten Form des Fußes die Richtungen, in denen wir die beiden Knochen zusammenführen, sehr unterschiedlich sein können. In der Regel bewegen sich die Knochen auch nicht linear in ihre Fixierung, sondern in einem winzigen Zickzackkurs. Da das Os cuboideum mit seiner Mehrfachartikulation zu angrenzenden Knochen Kontakt zu verschiedenen Richtungsflächen der Gelenkflächen hat, ist das schrittweise Verfolgen dieses Zickzackkurses bis an den Endpunkt der Gelenkfixierung sehr wichtig.

Intraossäre Spannung des Calcaneus

Diese Technik eignet sich vor allem zur Behandlung verheilter Frakturen des Calcaneus.

Patientin In Rückenlage, beide Beine ausgestreckt, die Füße ragen über das Ende der Behandlungsliege (➤ Abb. 5.39, ➤ Abb. 5.40a).
Therapeut Sitzend am Fußende.
Kontakt Mit entspannter Handfläche am Calcaneus von posterior, während die andere Hand den Handrücken unterstützt.
Ausführung

- Der Therapeut nimmt den Calcaneus mit einer Handfläche so, dass er genau die Oberflächenkontur des Knochens mit seiner Hand nachbildet. Währenddessen unterstützt er den Handrücken seiner behandelnden Hand mit der Handfläche der anderen Hand, sodass die Ferse der Patientin in seinen beiden Händen ruht. Er folgt dem Calcaneus zunächst mit Listening in die Position, die der Calcaneus in Relation zu den angrenzenden anderen Knochen einnehmen will. Er lässt diese Bewegung zu ihrem Ende kommen. Unter Umständen wird der Calcaneus stärker nach medial, nach lateral und etwas nach anterior oder posterior gleiten. In der Regel wird es keine gerade verlaufende Bewegungslinie sein, sondern eine elliptische Krümmung, in der sich der Calcaneus in die bevorzugte Position bewegt.
- Am Endpunkt der Bewegung angelangt, vermindert der Therapeut etwas die Intensität seines Kontakts und spürt nun im Listening zunächst die Knochenhaut des Calcaneus. Der Therapeut konzentriert sich nun darauf, ob einzelne Stellen der Knochenhaut kompakter zu sein scheinen. Gleichzeitig verändert er die Qualität der Berüh-

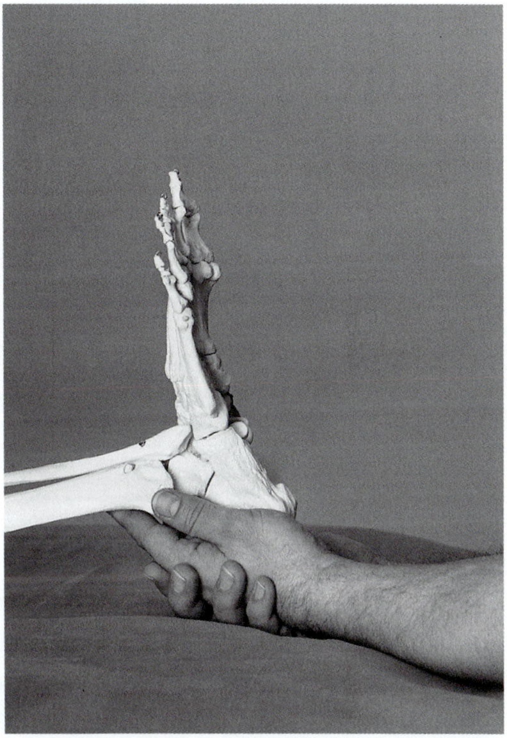

Abb. 5.39 Handposition zur Behandlung der intraossären Spannung des Calcaneus [K341]

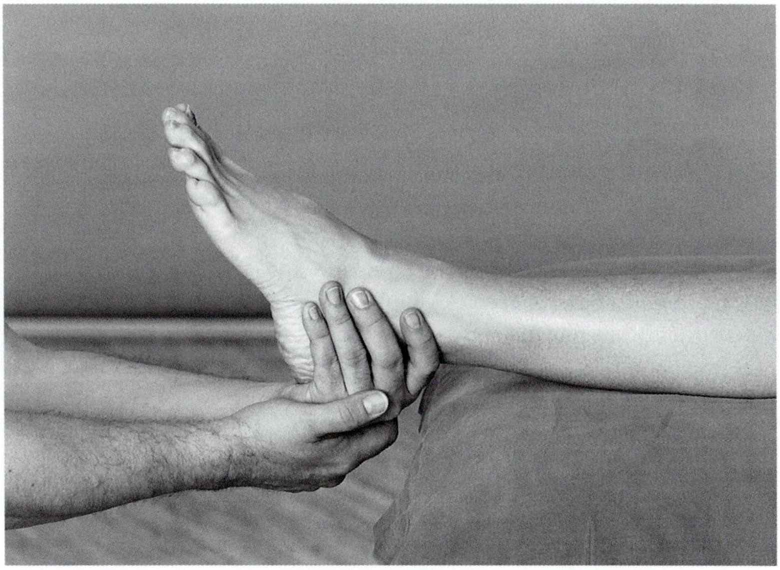

Abb. 5.40a Behandlung der intraossären Spannung des Calcaneus [K341]

5

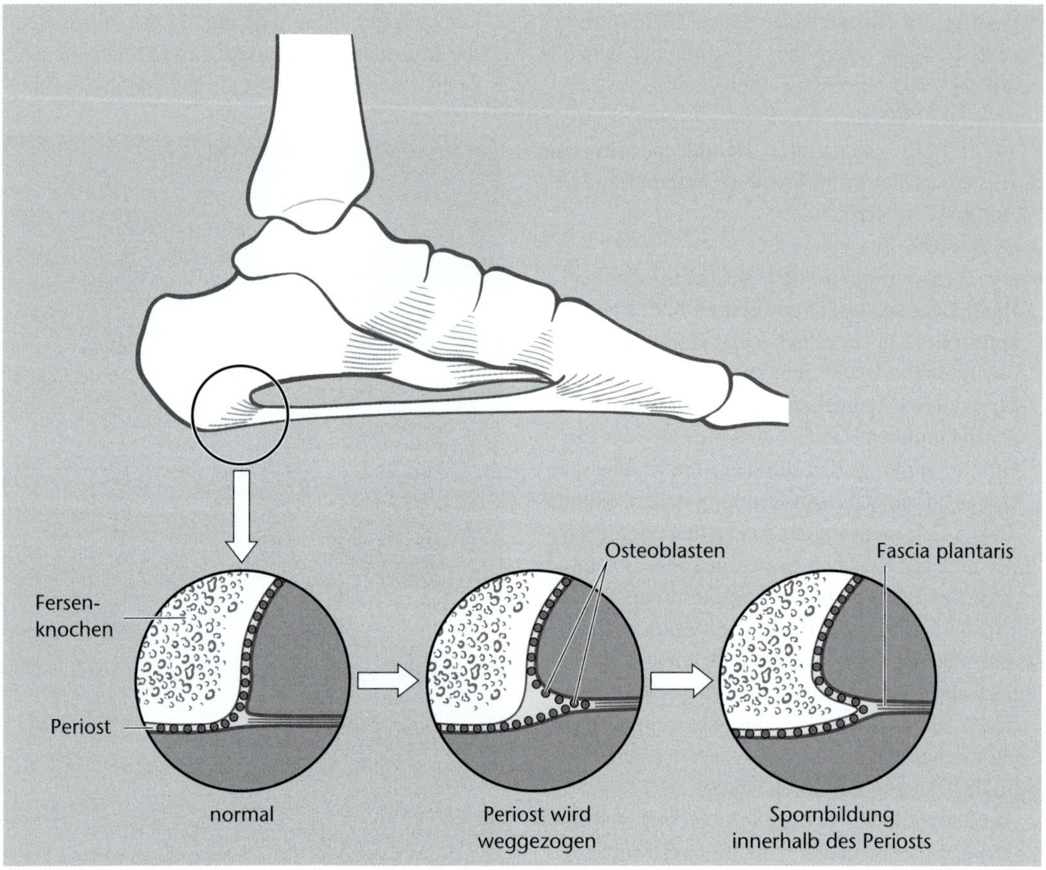

Abb. 5.40b Die Bildung eines Fersensporns durch Osteoblasten, die den Raum zwischen Periost und Knochen ausfüllen, wenn das Periost unter Zug steht, veranschaulicht die Anpassungsfähigkeit des Bindegewebssystems (aus: Myers, Tom: Anatomy Trains, 2. A., S. 97, mit freundlicher Genehmigung des Autors) [E669]

rung an diesen Stellen so, als würde er in das Innere des Knochens reichen. Dies erfordert, dass er mit seiner Handfläche den ganzen Calcaneus minimal komprimiert, so als würde er einen Schwamm nur ein klein wenig ausdrücken.

- Sobald sich aus dem Inneren des Knochens kommend die Gegenkraft gegen die komprimierende Hand verstärkt, vermindert der Therapeut die Kompression, und zwar in den Richtungen, in denen der Druck vom Inneren des Knochens nach außen abgegeben wird. Das fühlt sich so an, als würde sich der Knochen ausdehnen.
- Anschließend richtet der Therapeut wieder seine Wahrnehmung auf den Calcaneus in seiner Relation zu den angrenzenden Knochen und lässt ihn wieder in seine Ausgangsposition zurückgleiten.

MERKE

- Die Behandlung der intraossären Spannung des Calcaneus hat großen Einfluss auf die Artikulationen des Sprunggelenks und des Mittelfußes. Ich vermute, dass die Verbindung zwischen Periost und angrenzenden Bandstrukturen für die Wirksamkeit dieser Technik verantwortlich ist.
- Bei stark ausgeprägtem Muskeltonus des Unterbeins ist eine Behandlungsvariante empfehlenswert: Der Therapeut unterstützt den Calcaneus nur mit einer Hand, mit der anderen den Unterschenkel von posterior und führt dann die Technik in der beschriebenen Form aus. In der Praxis hat sich diese Vorgehensweise auch zur Behandlung des Fersensporns (➤ Abb. 5.40b) bewährt, wenn der Therapeut die myofaszialen Schichten des Unterbeins vorbehandelt hat (vgl. ➤ Kapitel 4, ➤ Abb. 4.101, ➤ Abb. 4.103, ➤ Abb. 4.104).

KAPITEL

6 Viszerale Techniken im myofaszialen Kontext

6.1 Stellenwert innerer Organe in der Osteopathie

Aus traditioneller Sicht der Orthopädie und Physiotherapie werden Funktionsprobleme des Rückens und der Extremitäten als Phänomene des muskuloskelettalen Systems angesehen, sie werden ausschließlich innerhalb der Grenzen des Bewegungsapparats untersucht und behandelt. Diese Sicht hatte eine erste Erweiterung erfahren, als William Garner Sutherland das osteopathische Konzept auf die Suturen des Kraniums, auf die Membranen des kraniosakralen Systems und die damit in Verbindung stehenden Flüssigkeitssysteme übertrug. Sutherlands Konzepte haben heute, vor allem seit sie durch John Upledger in seiner eigenständigen kraniosakralen Therapie fortgeführt und weiterentwickelt wurden, großes Interesse gefunden. Durch den kraniosakralen Ansatz besann sich die zwischenzeitlich nur gelenkbezogene osteopathische Denkweise wieder auf jenen Aspekt, die der Begründer der Disziplin, Andrew Taylor Still, so sehr betont hatte: die Faszien und Membranen. In gewisser Weise hat das kraniosakrale Konzept zu einem Paradigmenwechsel in der Osteopathie geführt.

Vergleichbar wirkungsstarke Einflüsse gingen von dem zu Beginn der achtziger Jahre erstmals publizierten Konzept der viszeralen Manipulation aus. Barral und Mercier legten ein Diagnose- und Behandlungskonzept vor, das die inneren Organe erstmals zu einem systematisch beschriebenen Teilgebiet der manuellen Behandlungsstrategie machte. Zu Beginn hatte man sich nicht auf die Organe konzentriert, sondern den Kontext mit dem muskuloskelettalen System untersucht. Barral hatte während seiner Kliniktätigkeit die Möglichkeit, spezifische Erkrankungen (v. a. schwere Lungenerkrankungen) sowie deren Auswirkungen auf die Wirbelsäule näher zu untersuchen und später, nach dem Ableben der Patienten, die Untersuchungsergebnisse mit dem Obduktionsbefund zu vergleichen. Dabei stieß er auf eine wegweisende Beobachtung: Konnte man auf einer Seite der Lunge tuberkulöse Kavernen feststellen, so zeigten sich bei der Obduktion auf dieser Seite erhebliche Veränderungen im Bereich der Halswirbelsäule. Diese Veränderungen stellte Barral in Beziehung zu den Bewegungseinschränkungen, die er in genau diesen Bereichen am Lebenden als Tastbefund erheben konnte.

Barral nahm diese Beobachtung schon Anfang der siebziger Jahre als Ausgangspunkt umfangreicher praktischer Forschungen, die in ein äußerst differenziertes Behandlungskonzept mündeten. Er hat dieses Konzept ausgehend von der 1983 erstmals vorgelegten Erstfassung der Viszeralen Manipulation seitdem stetig ausgearbeitet, praktisch-technisch verfeinert und getestet.

6.2 Mobilität und Motilität der Organe

6.2.1 Mobilität

Das Behandlungsziel „Mobilisierung“ erfasste nicht nur die muskulo-skelettalen Elemente des Organismus, es wurde auf die Bewegungsrelation von Organen erweitert. In gewisser Weise ließen sich damit die Organe so zuordnen, als bildeten sie über ihre Bindegewebshüllen und Bandbefestigungen „Gelenke“, die, einem Gelenk des Bewegungsapparats vergleichbar, ein reguläres und irreguläres Bewegungsverhalten zeigen.

Im Kapitel über die Behandlung des Atemmusters (➤ Kap. 4.1.5) konnten wir sehen, dass die „Gelenkbewegung“ der Organe eine passive Bewegung ist, verursacht von der Zwerchfellbewegung. Es lassen sich Bewegungsachsen und Raumkurven beschreiben, die jeweils charakteristisch für ein Organ sind und die im Verhältnis zur jeweiligen Körperhöhlung und zu den Nachbarorganen stehen. Die Existenz dieser Bewegungsachsen und Raumkurven lässt sich anhand der Organhöhlen und Organbänder sowie der vorhandenen Gleitschicht, eine „Sonderform flüssigen Bindegewebes“, einleuchtend rekonstruieren. Schließlich lassen sich Regelbewegung und Bewegungsabweichung mit reproduzierbaren manuellen Tests überprüfen.

6.2.2 Motilität

Neben der in traditioneller Sicht ohne weiteres akzeptablen Beschreibung der durch die Atmung verursachten Organbewegung, also der Mobilität, hat Barral zusätzlich eine aktive, der inneren Dynamik der Organe selbst entspringende Bewegung beschrieben. Diese subtile, nur mit größter Sensibilität wahrnehmbare Bewegungsform nennt er „Motilität“.[1]

Die Motilität setzt sich aus **zwei Phasen** zusammen:

- eine Bewegungsphase, Barral nennt sie „Exspir“, nähert das Organ der Mittelachse des Körpers an,
- die Gegenbewegung, das „Inspir“, führt das Organ davon weg.

Ein Charakteristikum dieser Bewegung, der Motilität der Organe, ist, dass sie sich in allen Organen in einem synchronen Rhythmus manifestiert. Eigentümlicherweise besteht kein direkter Zusammenhang zwischen der Mobilität, die durch die Atmung hervorgerufen wird, und der feinen Bewegung der Motilität hinsichtlich der Bewegungsrichtungen. Bei einzelnen Organen gibt es Bewegungsüberschneidungen, bei anderen sind Mobilität und Motilität völlig verschieden.

Barral erklärt das Phänomen der Motilität folgendermaßen: Er ordnet diese Bewegungsform den Achsendrehungen zu, die die einzelnen Organe während der Embryonalentwicklung machen. Mithilfe dieses embryologischen Modells deutet Barral die Motilität der Organe als eine verbliebene **Bewegungsspur** der **embryologischen Entwicklung.** Somit wäre die Motilität eine subtile Pendelbewegung zwischen eigentlicher Organposition und der Raumkurve, die während der embryologischen Entwicklung zu dieser Position geführt hat. Die Motilität ist sozusagen eine Art „Bewegungserinnerung“ des Organs.

Auch für diese Form der Organbewegung, für die Motilität, hat Barral ein manuelles, achsenbezogenes Diagnoseraster der Organe entworfen, an dem sich Regelbewegung und die Abweichung manualdiagnostisch beurteilen lassen.

Jenseits der manuellen Diagnostik lässt sich die Bewegung allerdings bisher nur schwer objektivieren. Es dürfte sehr schwierig sein, ein empirisches Messverfahren zu entwickeln, das die Motilität der Organe registrieren kann. Aber es gibt genügend Hinweise aus der Praxis, die nahe legen, dass es sich bei der Motilität um ein **Bewegungsphänomen** handelt, dessen Behandlung beachtliche Resultate erzielt. Beachtlich sind diese Resultate meines Erachtens vor allem deshalb, weil sie nicht die Motilität selbst beeinflussen, sondern auch im Bereich der wesentlich klarer fassbaren Phänomene der Gelenkfunktion und der segmentalen Aufrichtung der Körperabschnitte Auswirkungen zeigen. Deshalb liegt die Vermutung nahe, dass auch die feine Motilität neben der wesentlich massiveren Mobilität die Innendynamik der Körperhöhlungen beeinflusst und ein Faktor der in allen Lebensprozessen gegenwärtigen funktionellen Formanpassung ist.

MERKE

Ich gehe davon aus, dass sich Mobilität und Motilität der Organe zunächst in der membranösen Innenkonstruktion der Körperhöhlungen spiegeln. Außerdem nehme ich an, dass die Dynamik der Organe auch die äußere parietale Konstruktion des Rumpfes mitbestimmt und schließlich bis in die Oberflächenfaszie wirkt.[2]

[1] J.-P. Barral, P. Mercier, Lehrbuch der Viszeralen Osteopathie Bd. 1, Urban & Fischer, München 2002, S. 6.

[2] Vgl. Ida Rolfs Hinweis auf die Relation zwischen Oberflächenfaszie und Organen in: I. Rolf, Rolfing im Überblick, Paderborn 1993, S. 140.

6.3 Behandlungskonzept und Behandlungstechniken

6.3.1 Behandlungskonzept

Für die Praxis der Faszien- und Membrantechnik hat diese Annahme die Konsequenz, dass wir bei Behandlungstechniken, die auf Formstabilisierung zielen, Mobilität und Motilität der Organe beachten sollten. In der Behandlungspraxis müssen wir also die Organe detailliert untersuchen und können erst dann den Befund in einen größeren Form- und Bewegungszusammenhang einordnen.

Um eine unserer zentralen Hypothesen zu wiederholen: Auch die Bindegewebshüllen der Organe bilden ein Netz von Brücken zwischen muskuloskelettalen, nervösen und viszeralen Bauelementen. Deshalb ist die Behandlung einer als viszeral diagnostizierten Fixierung nicht nur die Behandlung dieser Fixierung, sondern zugleich eine Behandlung aller von repetitiven Bewegungsmustern gebildeten und aufrechterhaltenen Faszienschichten, die mit dem Organ verbunden oder auch nur räumlich zugeordnet sind.

In diesem Sinn sind die im Folgenden dargestellten Techniken zu verstehen. Ich habe versucht, ausgehend von Barrals Konzept der **Organmobilisierung,** eine Behandlungsstrategie zu entwerfen, durch die einzelne Elemente des **viszeralen Systems** im Formkontext der Wandungen und Binnenschichten des parietalen Aufbaus der **Körperhöhlungen mobilisiert** werden.

Daraus lassen sich meines Erachtens Behandlungsschritte ableiten, die z. B. die Motilität der Lunge vergrößern, indem sie gleichzeitig die innere Form der Brusthöhle und die damit verbundene äußere Bewegungskapazität verbessern. Oder die Bewegungskapazität, die Mobilität, von Leber und Zwerchfell lässt sich so beeinflussen, dass zugleich auf die Interkostalmembranen eingewirkt wird und damit eine Funktionsverbesserung der Rippenwirbelgelenke gefördert wird. Ziel dieser Techniken ist, simultan das Gleichgewicht der Beweglichkeit von Teilen des Organismus sowie der Stabilität des Ganzen zu regulieren.[3]

6.3.2 Behandlungstechniken der Leber

Mobilität der Leber (nach Barral)

Patientin Auf einem Schemel sitzend (➤ Abb. 6.1a und b).

Therapeut Hinter der Patientin stehend.

Kontakt Mit sanft aufgesetzten Außenkanten beider Hände (ohne Fingerspitzen) knapp unterhalb der unteren Lebergrenze.

Ausführung

- Der Therapeut führt seine beiden Hände unter den rechten Rippenbogen der Patientin, während diese ganz leicht zusammensackt, um die Bauchmuskulatur zu entspannen.
- Wenn die Leber dazu tendiert, im Muster des Einatmens fixiert zu sein, also verstärkt in Richtung des Bauchnabels sinkt, wird sie in dieser Körperposition mit ihrem rechten Abschnitt deutlich auf den Händen des Therapeuten zu spüren sein. Da Leber und Zwerchfell in der sitzenden Position tiefer treten als im Liegen, erscheint die Tendenz nach kaudal verstärkt.
- Der Therapeut kann nun die Leber in der von Barral beschriebenen Weise gegen das Zwerchfell nach anterior aufheben und erreicht damit unter Umständen eine Umverteilung der Serosaschicht zwischen Glissonscher Kapsel und den angrenzenden Organen.
- Er kann aber auch den Kontakt mit dem Organ federnd halten, ohne seine Position zu verändern, die Patientin etwas mehr in eine zusammengesackte Haltung führen und sie anschließend wiederaufrichten. Damit erreicht er, dass eine Verschiebung des gesamten Peritonealraums gegenüber dem angrenzenden Zwerchfell eintritt.
- Der Therapeut kann nun dafür sorgen, dass sich diese Verschiebung an unterschiedlichen Ab-

[3] Eine Zusammenfassung der für die viszerale Behandlung relevanten Anatomie findet sich bei J.-P. Barral, P. Mercier, Lehrbuch der Viszeralen Osteopathie Bd. 1, Urban & Fischer, München 2002.

6

schnitten der Grenzfläche zwischen Peritoneum und Zwerchfell manifestiert. So kann er den Oberkörper behutsam im Verhältnis zum Bauchraum rotieren, während seine Hände stetig den Kontakt unterhalb der Leber halten und auf die Bandbefestigung des Organs einwirken.

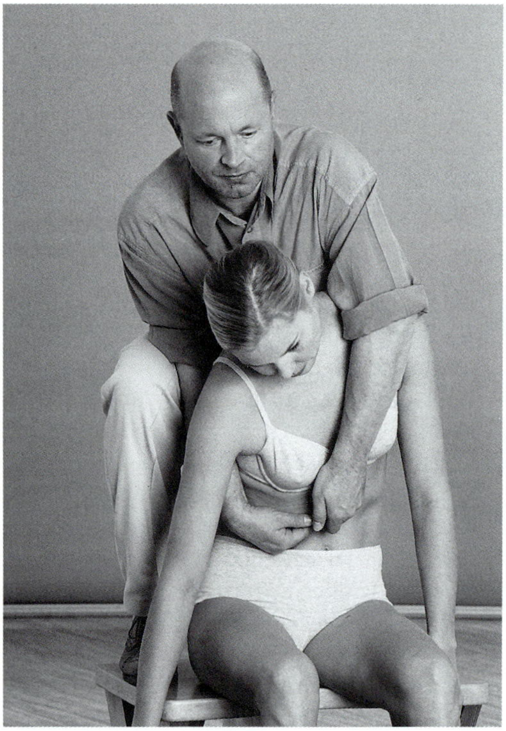

Abb. 6.1a Behandlung der Mobilität der Leber nach Barral [K341]

TIPP

Wichtig ist, dass die Qualität der Berührung stets unterstützend ist und jeder drastische Impuls gegen das Organ vermieden wird.

MERKE

- In Fällen, in denen die gesamte Leber z. B. durch eine Verengung ihrer Hüllschicht in ihrer Beweglichkeit eingeschränkt ist, empfiehlt es sich, dass der Therapeut den Hauptteil des Organs von rechts nur mit einer Hand unterstützt und mit der anderen Hand den nur schmal ausgeprägten linken Teil der Leber kontaktiert.
- Auch in diesem Fall wird durch Drehung und Kippung des unteren Brustraums im Verhältnis zum Bauchraum mobilisiert, der Kontakt zum Organ bzw. zu den Hüllschichten des Organs selbst ist unterstützend.

Motilität der Leber bei Fixierung in Inspir

Für diese Technik ist es wesentlich zu beachten, dass die so genannte Inspirbewegung der Leber, ihre Motilität, räumlich in der Gegenbewegung der Mobilität, also der Atmungsbewegung, abläuft. Der Therapeut darf also dem Ein- und Ausatmen, das durch die Zwerchfellbewegung zustande kommt, keine Aufmerksamkeit schenken. Die Wirksamkeit dieser Technik beruht vor allem darauf, dass die im Inspir gefangene Leber durch die Körperposition automatisch etwas in Richtung der Fixierung sinkt und der Therapeut gleichzeitig zu einer Entspannung der äußeren Hüllkonstruktion beiträgt (➤ Abb. 6.2).

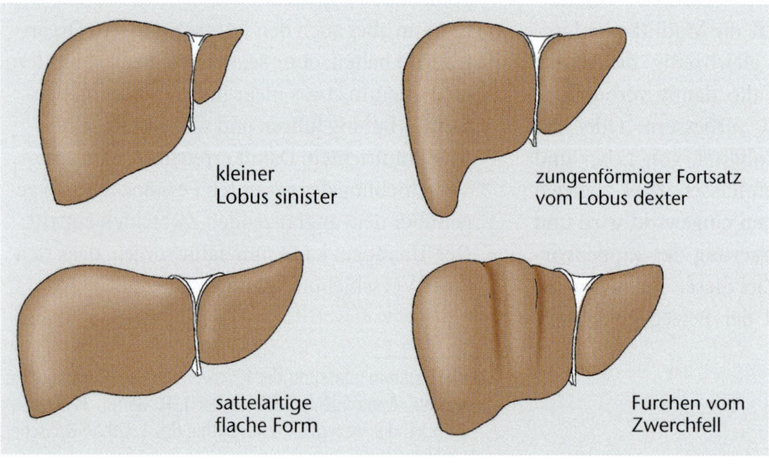

Abb. 6.1b Formvarianten der Leber. Links oben: kleiner Lobus sinister; rechts oben: zungenförmiger Fortsatz von Lobus dexter; links unten: sattelartige flache Form; rechts unten: Furchen vom Zwerchfell. [L190]

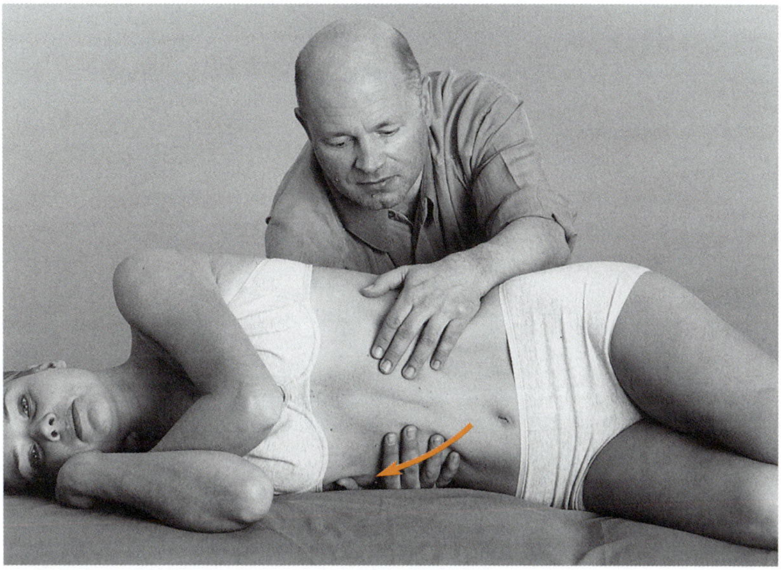

Abb. 6.2 Behandlung der Motilität der Leber bei einer Fixierung im Inspir [K341]

Patientin Auf der rechten Seite ruhend, beide Knie angezogen.

Therapeut Stehend auf Höhe der Hüfte.

Kontakt Die Patientin ruht mit der rechten Seite des unteren Brustraums, also genau mit der Außenkonstruktion des Leberraums, auf der rechten Handfläche des Therapeuten, der gleichzeitig mit der anderen Hand Kontakt mit der linken unteren Thoraxhälfte herstellt.

Ausführung

- Der Therapeut richtet seinen Tastsinn ausschließlich auf die subtile Motilität des Organs. Das Vorgehen wird dadurch erleichtert, dass die Patientin mit ihrer Seite völlig entspannt auf der Hand des Therapeuten ruht und er die Brustkorbkonstruktion so umfasst, dass er durch sie hindurchspüren und die Feinbewegung der Leber wahrnehmen kann.
- Die Inspirbewegung des Organs manifestiert sich als Drehung in posterior-superiorer Richtung. Das heißt, wenn die Leber im Inspir fixiert ist, wird der Therapeut den Eindruck gewinnen, dass die Leber tendenziell gegen den hinteren oberen Abschnitt des Raums unter dem Zwerchfell drückt. Sie scheint nach hinten und oben mehr Gewicht zu haben und die nach vorne und unten gerichtete Rotationsbewegung des Expirs deutet sich nur schemenhaft an.
- Der Therapeut sollte unter keinen Umständen das Organ in die eingeschränkte Exspirbewegung zwingen. Vielmehr übt er eine subtile Kompression auf die die Leber umgebende Brustwand aus, so als würde er die äußere Wölbung einer Trommel leicht zusammendrücken, und lässt die Leber damit tendenziell stärker in die Inspirfixierung sinken.
- Dieses Vorgehen lässt sich mit der anderen Hand im Bereich des linken unteren Brustraums mit einer Unterstützung derselben Inspirbewegung am Magen erleichtern. Dabei sollte der Magen seinerseits nur dann verstärkt nach Inspir geführt werden, wenn seine eigene Motilitätskapazität dies zulässt.

TIPP

Für die Anwendung der Technik ist es essenziell, dass der Therapeut die Achse der Motilität genau kennt (➤ Abb. 6.3, ➤ Abb. 6.4) und die Amplitude von Inspir-Exspir vergleicht. Wie bei den von Jean-Pierre Barral beschriebenen Induktionstechniken kommt es darauf an, die Bewegung klar zu erkennen, die eine größere Raumkurve beschreibt.

Ziel ist also, die Motilitätsbewegung mit dem größeren Bewegungsumfang zu verstärken, bis sich die Gegenbewegung deutlicher manifestiert. Barral hat betont, dass sich auch bei uneingeschränkter Motilität, also dann, wenn weder in Inspir noch in Exspir eine Fixierung vorliegt, das Induktionsprinzip sinn-

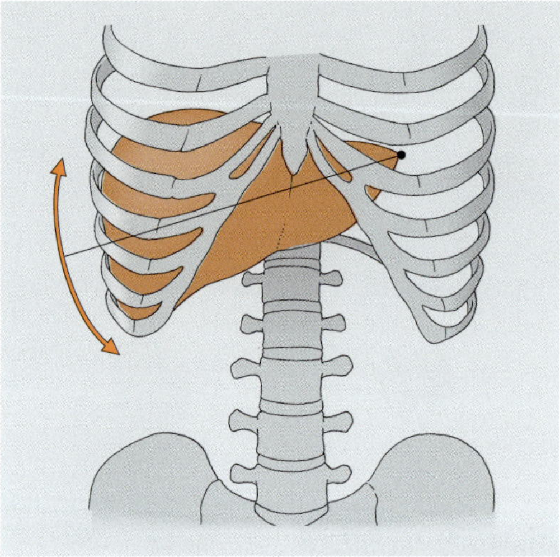

Abb. 6.3 Motilität der Leber in frontaler Ebene nach Barral [L190]

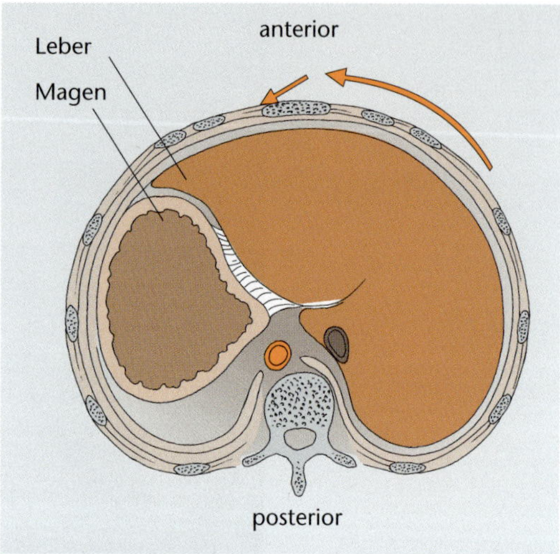

Abb. 6.4 Motilität der Leber in horizontaler Ebene nach Barral

voll anwenden lässt. Er hat zudem betont, dass die Motilität des Organs dabei vorübergehend zum Stillstand kommen kann.[4]

In Exspir fixierte Leber

Patientin Auf der linken Seite ruhend, Knie leicht angezogen (➤ Abb. 6.5).
Therapeut Auf Höhe der Hüfte stehend.
Kontakt Die Patientin ruht diesmal mit der Magenseite auf der linken Hand des Therapeuten, die andere Hand berührt den Bereich des rechten unteren Brustraums.
Ausführung

- Der Therapeut unterstützt mit seiner linken Hand im Bereich der Magen-Zwerchfell-Grenze den linken Brustraum so subtil, dass er die Motilität des Magens beobachten kann. Gleichzeitig spürt er mit seiner anderen Hand die Motilität der Leber im Bereich des rechten unteren Brustraums.
- Wenn eine Fixierung in Exspir vorliegt, wenn sich also die Motilitätsbewegung verstärkt nach anterior und kaudal abzeichnet, wird das durch die Seitenlage der Patientin verstärkt, v. a. wenn der Körper ein ganz klein wenig nach anterior kippt.
- Der Therapeut nützt nun den Schub des Peritonealraums nach vorne-unten aus und unterstützt die Expirbewegung der Leber gleichzeitig mit der Expirbewegung des Magens.
- Auch in diesem Fall sollte die Beeinflussung der Motilität des Magens nur dann erfolgen, wenn sie frei ist. Sobald sich eine Gegenbewegung abzuzeichnen beginnt, unterstützt sie der Therapeut so subtil, als würde er die Bewegung eines Pendels begleiten. Wenn sich kein „Ruhepunkt" einstellt, ist es ratsam, die beiden Organe mehrmals durch den Bewegungszyklus zu führen.

6.3.3 Behandlungstechniken der Lunge

Motilität der Lungen

Patientin In Rückenlage, beide Beine ausgestreckt (➤ Abb. 6.6).

[4] J.-P. Barral, P. Mercier, Lehrbuch der Viszeralen Osteopathie Bd. 1, Urban & Fischer, München 2002, S. 23: „Wenn ein Bewegungsstillstand während der viszeralen Induktion auftritt, ist es am besten zehn bis zwanzig Sekunden zu warten und dann vorsichtig die Bewegung wieder in Gang zu setzen, zunächst in die Richtung, die den geringsten Bewegungswiderstand vor der Induktion zeigte. Wenn man dies richtig gemacht hat, kehrt die viszerale Motilität verstärkt und in normaler Bewegungsrichtung innerhalb einer Minute zurück."

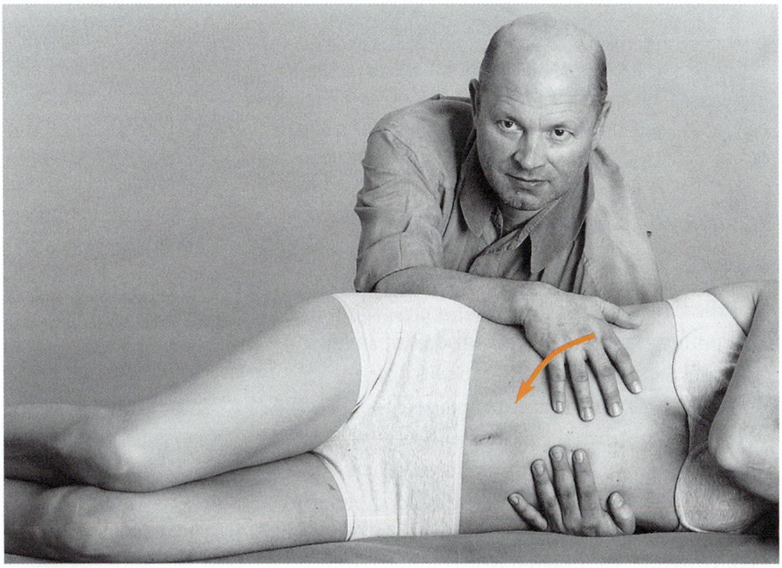

Abb. 6.5 Behandlung der in Exspir fixierten Leber [K341]

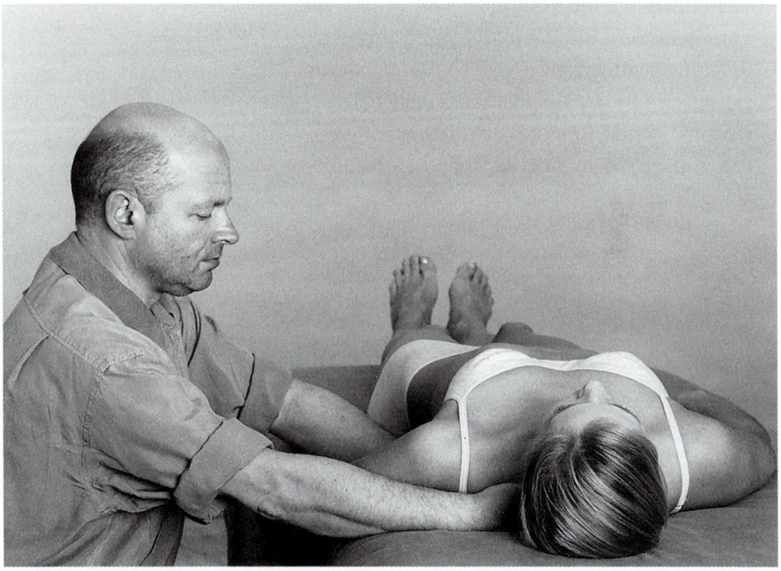

Abb. 6.6 Behandlung der Motilität der Lungen [K341]

6

Therapeut Seitlich auf Höhe des Brustraums sitzend.

Kontakt Beide Hände genau unter den Bewegungsachsen einer Lunge, die Kleinfingerseite beider Hände auf der Behandlungsliege (➤ Abb. 6.7).

Ausführung

- Der Therapeut stellt so unterstützenden Kontakt mit dem oberen Brustraum her, dass er die dominante Krümmungsform der Brustinnenwand nachbildet. Er zeichnet dabei mit der Fläche seiner beiden Zeigefinger genau den Verlauf der vertikalen und der diagonalen Bewegungsachse einer Lunge nach.
- Der Therapeut beobachtet zunächst die Motilität der Lunge. Zeichnet sich eine dominante Bewegungsrichtung ab, verstärkt er diese. Das bedeutet, dass die Expirbewegung verstärkt wird, wenn diese dominiert. Ist jedoch die Inspirbewegung stärker spürbar, wird diese entsprechend unterstützt.

TIPP

Die Motilität der Lungen lässt sich nur bei völliger Entspannung der Rückenmuskulatur tasten. Da im Bereich der Lungen Motilität und Mobilität identische Achsen aufweisen (➤ Abb. 6.8), ist es möglich, die Technik an der sehr viel leichter spürbaren Mobilitätsbewegung zu üben. Ziel ist zunächst, die innere Drehbewegung der Lunge entlang der Achsen zu erspüren.

- Da die Lunge selbst nur den Bewegungen ihrer Wandung folgen kann, sind wir darauf angewiesen, die dominante Motilität in den Binnenschichten des Brustraums nachzuzeichnen. Das heißt, wir schieben die parietale Pleura in Richtung der dominanten Motilität und fördern diese Bewegung zusätzlich durch eine äußerst behutsame Kompression der Rippen-Muskel-Membrankonstruktion des äußeren Brustraums. Dann vermindern wir diese Kompression so, dass die Entfaltung der Motilität in der eingeschränkten Richtung gefördert wird. Ziel ist, Detailfixierungen zu vermindern oder gar aufzuheben, während wir die innere Form, in die sich diese Fixierungen eingeschrieben haben, global mitbehandeln.
- Nach der Behandlung einer Lungenhälfte ist auf jeden Fall die Überprüfung der anderen Lungenhälfte anzuraten und ggf. die beschriebene Behandlung analog auszuführen.
- Anschließend lässt sich die Pendelbewegung der beiden Lungen zwischen einer posterioren und anterioren Lage harmonisieren. Der Therapeut legt dafür von posterior jeweils eine Hand unter jeweils einen Lungenraum, unterstützt die äußere Wölbung des Rückens entlang dem diagonal nach außen verlaufenden Achsenanteil der Lungenbewegung, bis sich auf beiden Seiten vergleichbare Amplituden der Bewegung einstellen.

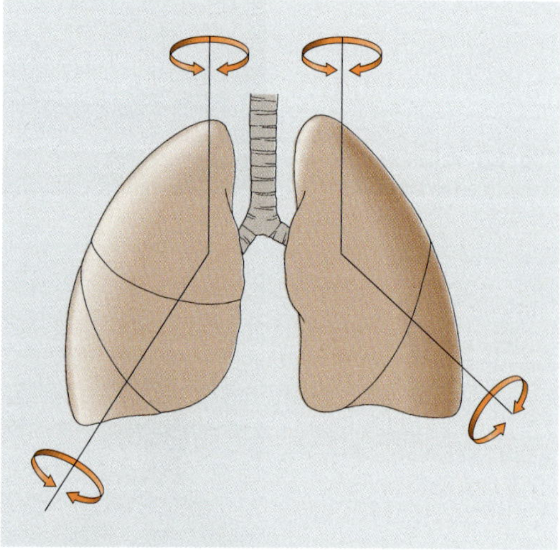

Abb. 6.8 Mobilität bzw. Motilität der Lungen (nach Barral) [L190]

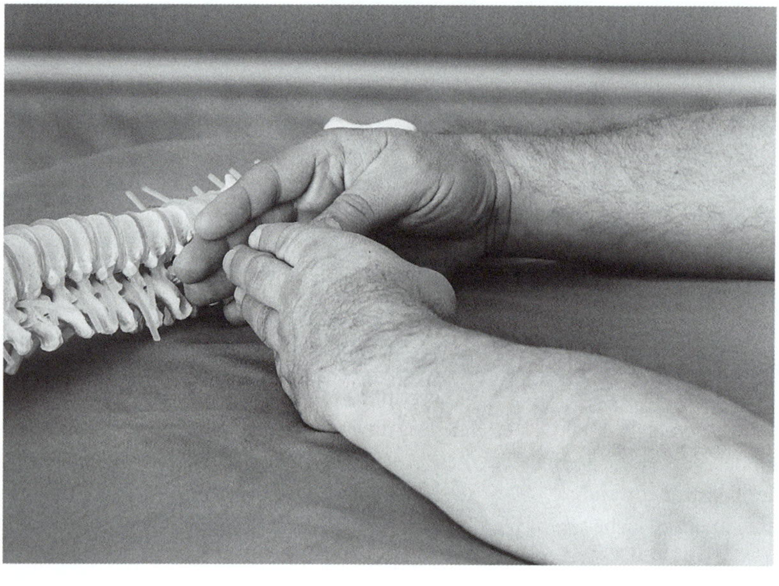

Abb. 6.7 Handstellung [K341]

6

Mobilität der Niere im Vergleich zum M. psoas

Video-Clip 16

Patientin In Bauchlage (➤ Abb. 6.9).
Therapeut Sitzend auf Höhe der Hüfte.
Kontakt Zwischen Duodenum und Colon knapp unterhalb der Niere, während die andere Hand den Oberschenkel der jeweiligen Körperhälfte unterstützt.
Ausführung

- Der Therapeut stellt zunächst behutsamen Kontakt an der Bauchwand her, fasst dann nach und nach mit seinem Daumenballen zwischen Duodenum und Colon, bis es ihm gelingt, die Wirkung des Kontaktes in Richtung des Retroperitonealraums zu übertragen. Da die Untergrenze einer gesunden Niere nicht tastbar ist, ist es ratsam, den Kontakt eher etwas unterhalb der Normposition herzustellen. Bei einer normal beweglichen Niere wird der Therapeut einen leichten, aber dennoch klar spürbaren Schub gegen seine Hand spüren. Dieser Schub bleibt im Falle einer Fixierung der Niere und vor allem auch im Falle einer Nierensenkung aus.
- Der Therapeut lagert nun mit seiner anderen Hand das Bein der Patientin auf der Seite der zu behandelnden Niere auf das andere Bein, sodass die Sprunggelenke aufeinander ruhen.
- Die am Bein auftretende Innenrotation führt zu einer geringfügigen Extension des M. psoas, die aber hinreichend ist, um den für die angrenzende Niere nötigen Bewegungsspielraum etwas zu erhöhen. Nun übt der Therapeut jedes Mal, wenn die Patientin ausatmet, einen minimalen Schub lateral vom Psoas in kranialer und leicht medialer Richtung aus, also diagonal in Richtung der Mittellinie des Organismus. Er vermeidet dabei jeden direkten mechanischen Schub gegen die Niere. Er zielt vielmehr auf einen behutsamen Bewegungsimpuls in den retroperitonealen Abschnitt, der der Niere als Bewegungsspielraum zur Verfügung steht.

6.3.4 Behandlungstechniken des Peritonealraums

Die im Folgenden dargestellte Behandlung dient der **Stabilisierung des Peritonealraums** im Verhältnis zum retro- und subperitonealen Raum (➤ Abb. 6.10). Bei der Behandlung des Peritonealraums sind auch die Bindegewebsräume des männlichen bzw. weiblichen Beckens (➤ Abb. 6.11, ➤ Abb. 6.12) betroffen.

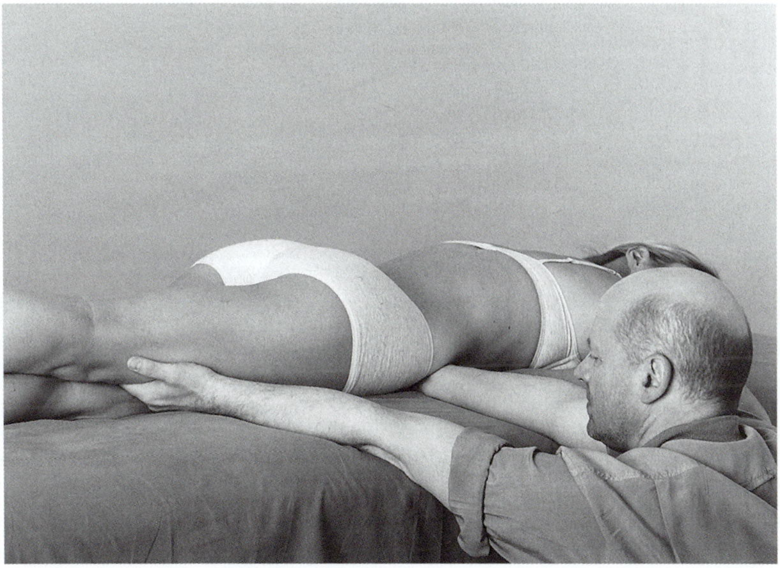

Abb. 6.9 Behandlung der Mobilität der Niere in Relation zum M. psoas [K341]

6

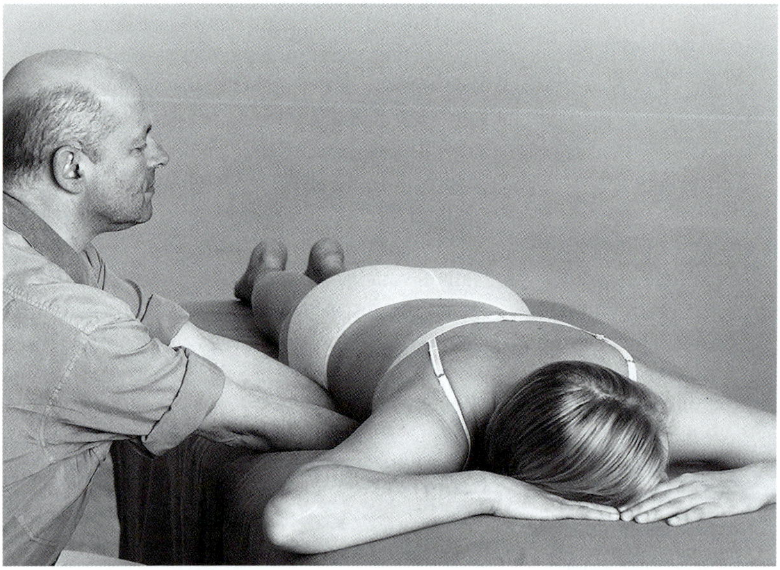

Abb. 6.10 Stabilisierung des Peritonealraums im Verhältnis zum retro- und subperitonealen Raum [K341]

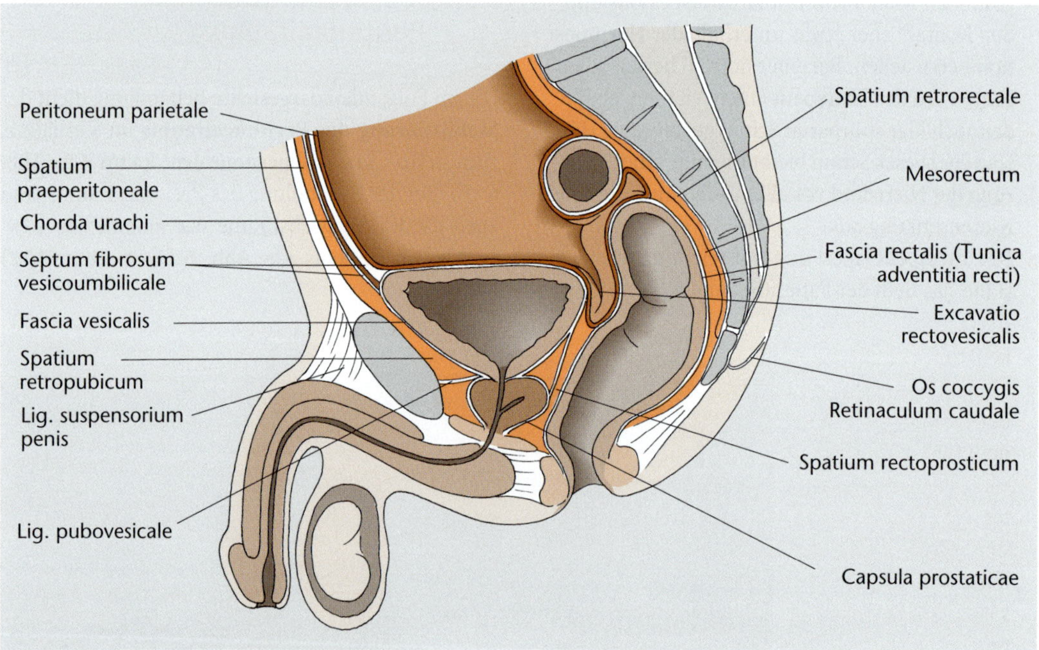

Abb. 6.11 Medianschnitt durch das Becken des Mannes zur Darstellung der Bindegewebsräume [L190]

Patientin In Bauchlage.
Therapeut Sitzend auf Höhe des Bauchraums.
Kontakt Mit einer Handfläche unterstützend im unteren Bereich des Sternums und der daran angrenzenden Rippen, mit der anderen Hand unterhalb des Bauchnabels im Bereich des Dünndarms.

Ausführung

- Der Therapeut unterstützt mit einer Hand den unteren Brustraum, während er mit der anderen Hand den Bereich des unteren Peritonealraums so entgegennimmt, als würden die Organe mehr und mehr in seine Hand sinken. Mit der am unteren Brustraum ansetzenden Hand versucht der Thera-

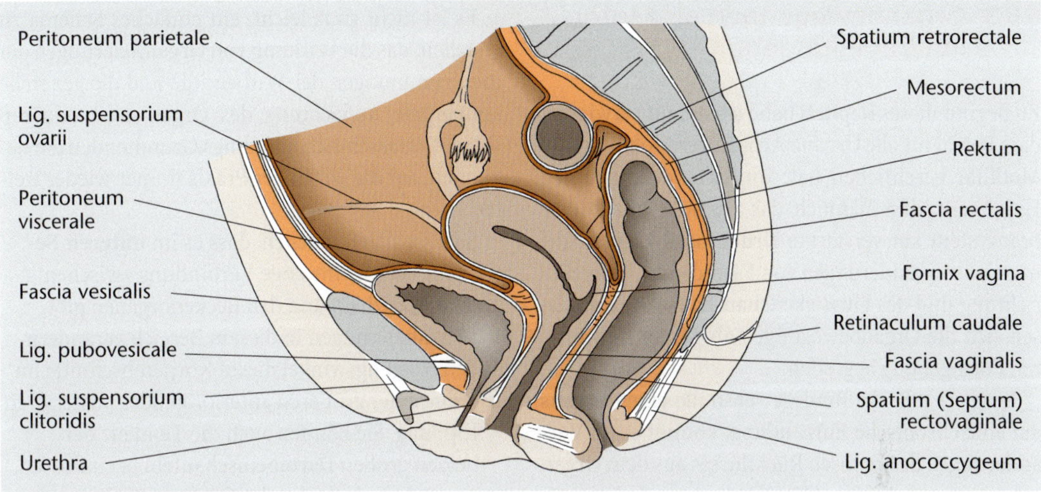

Abb. 6.12 Medianschnitt durch das Becken der Frau zur Darstellung der Bindegewebsräume [L190]

peut mit dem untersten Abschnitt des retrosternal gelegenen M. transversus thoracis und seiner Faszie sowie dem obersten Teil des M. transversus abdominis und seiner Faszie Kontakt aufzunehmen.

- Die Fasern des obersten Teils des M. transversus abdominis und des untersten Teils des M. transversus thoracis verlaufen in diesem Abschnitt in die gleiche Richtung.
- Der Therapeut führt nun Finger und Handballen seiner unterstützenden Hand enger zusammen, sodass er die Flexionsbewegung der beiden Muskeln unterstützt, und schiebt gleichzeitig nach kranial, um eine Wirkung quer zur Faserrichtung der Faszienfasern zu erreichen. Damit hebt er den Brustraum ganz leicht ab.
- Gleichzeitig folgt er mit der anderen Hand auftretenden Drehbewegungen, falls diese sich flächig im Peritoneum im oder gegen den Uhrzeigersinn abzeichnen. Er verstärkt diese Bewegungen, falls sie auftreten, wartet, bis sich eine Gegenbewegung einstellt, und folgt auch dieser Bewegung bis zu einem Ruhepunkt.
- Während er den Kontakt im Bereich des unteren Brustraums unvermindert beibehält, schiebt er nun mit der am unteren Bauchraum ansetzenden Hand das Peritoneum mit seinem Organinhalt gleitend im Verhältnis zum Retroperitonealraum. Er bedient sich dabei des Listenings.
- Da diese Technik auf die Verbindung und mögliche Adhäsionen zwischen der posterioren Schicht des Peritoneums und der Nierenfaszie wirken kann, sollte jede zerrende Dehnung mechanischer Art vermieden werden. Vielmehr sollte der Kontakt Schicht für Schicht durch das Peritoneum in den Retroperitonealraum wirken, dass eine gleichsam „induktive" Dehnung der Bindegewebslager der Organe an den Stellen eintritt, an denen sich das Gewebe verdichtet hat.

TIPP

Diese Technik lässt sich zur Behandlung der Relation zwischen Subperitonealraum und Peritonealraum variieren, indem der Therapeut die eine Kontaktstelle nicht im Unterbauchraum, sondern weiter unten direkt quer zum Schambein wählt und damit die Bandverbindung zwischen Blase und Os pubis erreicht.

Im Falle einer Fixierung der Blase hält der Therapeut nun diese eine Kontaktstelle und wechselt mit der anderen Hand vom unteren Brustraum in den unteren Bauchraum.

- Er bewegt mit dieser Hand den gesamten Komplex des Dünndarms auf die Blase zu, sodass sich der Druck von der Blase auf das Os pubis überträgt.
- Beim Mann ist dabei darauf zu achten, dass die Hand am Os pubis keinen spitzen Kontakt gegen die Samenleiter ausübt, bei der Frau ist Vorsicht im Gebiet der nicht tastbaren Ovarien angeraten.
- In einem zweiten Schritt führt der Therapeut den unteren Peritonealraum mit den Organen in anteriokraniale Richtung, während die andere Hand knapp oberhalb des Os pubis die Bandverbindung zur Blase unterstützt.

6.3.5 Organbewegungen als Motor innerer Formgebung

Zu Beginn dieses Kapitels habe ich darauf verwiesen, dass Barral für alle Organe Achsen der Mobilität und Motilität beschrieben hat. Im Licht der zentralen Hypothese, dass nämlich das Faszien- und Membransystem auf verstärkte Druck- und Zugverhältnisse mit Veränderungen von Faserdichte, Faserausrichtung und des Flüssigkeitshaushalts reagiert, lassen sich die Organbewegungen als Motor der inneren Formgebung begreifen.

Reagiert z. B. die Bindegewebshülle eines Organs auf eine chronische Entzündung, kommt es zu Veränderungen des venösen Rückflusses aus dem Organ sowie zu Gas- oder Flüssigkeitsstaus bei einem Hohlorgan. Außerdem verändert sich mit der Bewegungsachse des Organs die Ausrichtung der Organsäule im gesamten Raum des Rumpfes. Diese Veränderung der inneren Form zwingt auch das äußere myofasziale System in andere Spannungsmuster. Damit wird nachvollziehbar, weshalb eine einseitige Bewegungseinschränkung einer Niere dazu führt, dass eine Seite des Rumpfes von innen zusammensackt und kompensatorische Veränderungen im Bereich des Nackens hervorruft.

6

MERKE

Allgemein lässt sich sagen, dass Veränderungen im retroperitonealen Raum direkt auf den prävertebralen Bereich wirken. Damit kommt es zur Beeinflussung eines Abschnitts der Wirbelsäulenkrümmung, der sich in der Folge auf alle anderen Krümmungsbereiche übertragen kann.

So ist es z. B. möglich, dass die in Folge eines Aufpralls bei einem Verkehrsunfall entstandene Fixierung der linken Niere das Krümmungsverhalten der Wirbelsäule am Übergang zwischen Lenden- und Brustwirbelsäule verändert. Ohne dass es in diesem Bereich selbst zu Beschwerden kommen müsste, treten in den Abschnitten weiter kranial, im Bereich der Halswirbelsäule, kompensatorischen Reaktionen auf, die dann ebenfalls auf der linken Seite chronische Beschwerden hervorrufen und die sich durch eine lokale Behandlung des Nackens keineswegs dauerhaft beheben lassen.

Es ist nicht ganz leicht, ein einfaches Schema zu erstellen, das die Wirkung von Organfixierungen auf die Krümmungen der Wirbelsäule und die generelle segmentale Aufrichtung des Organismus erklären würde. Es lassen sich allerdings Grundtendenzen benennen, auf die wir in der Praxis immer wieder treffen.

- So lässt sich feststellen, dass es im **unteren Beckenbereich** eine enge Verbindung zwischen dem Kreuzbein und den Beckenorganen gibt. Organfixierungen in diesem Bereich verändern den Neigungswinkel dieses Körperabschnitts im Sinne einer größeren anterioren oder posterioren Kippung. Sie können auch die Tendenz der beiden großen Darmbeinschaufeln beeinflussen, verstärkt in Inflare- oder Outflare-Position zu gehen.
- Die unmittelbar **unter dem Zwerchfell** befindlichen Organe beeinflussen, wie wir bereits im Kapitel über die Atmung gesehen haben (➤ Kap. 4.1), den Exkursionsraum des Zwerchfells. In der Folge treffen wir auf Veränderungen vor allem in Passagen des Übergangs zwischen Brustraum und Schulter.
- Organveränderungen **im Brustraum** selbst, an der faszial-ligamentären Brücke zwischen der oberen Pleurakuppel und dem Nacken, führen zu nachhaltigen Veränderungen im Bereich der Halswirbelsäule.

Die hinter diesem Form- und Bewegungsgeschehen stehenden Relationen lassen sich sicherlich nicht lückenlos durch Richtungsänderungen von Schub- und Zugkräften allein erklären. Es ist anzunehmen, dass die gemeinsame Nervenversorgung verschiedener Elemente des Körpers eine Rolle spielt. Ein typisches Beispiel hierfür ist die Aufgabe, die der N. phrenicus gleichzeitig im Bereich der Schultern und in den triangulären Bändern der Leber zu erfüllen hat[5].

[5] Ich beziehe mich auf die von Prof. Arnaud und Barral 1972 durchgeführte Sektion (Hôpital de la Tronche, Grenoble).

6.4 Bedeutung der Innenräume des Rumpfes

6.4.1 Dynamik des Beckenraums

Der größte Teil des Beckens wird vom Peritoneum umschlossen, das in den intraperitonealen, den subperitonealen Raum sowie in den retroperitonealen Raum untergliedert werden kann.

Intra- und subperitonealer Raum

Der intraperitoneale Raum erstreckt sich vom Oberbauch, von der Grenze zum Zwerchfell, bis zum subperitonealen Raum. Im subperitonealen Raum des Mannes finden wir die Blase, die darunterliegende Prostata und – dahinter – den Enddarm. Im weiblichen Becken finden wir die Blase, die Scheide und – gleichsam als nach oben reichende Einbuchtung – die Gebärmutter. Dahinter befindet sich, wie im Becken des Mannes, der Enddarm.

Der subperitoneale Raum ist durch eine ständige **Bewegungsdynamik** gekennzeichnet. Die Blase wölbt sich im gefüllten Zustand nach oben über die Schambeinfuge und senkt sich nach der Entleerung wieder nach unten. Die Gebärmutter verändert ihre Position in Relation zur Volumenausdehnung der Blase und zur Volumenausdehnung des Enddarms. Der subperitoneale Raum befindet sich somit in ständiger Bewegung. Die so gegebene Dynamik verändert sich zudem durch die Einwirkung des darüber gelegenen unteren Peritonealraums, vor allem durch die Bewegung des Dünndarms.

Sowohl bei der Frau als auch beim Mann wird der größte Teil des subperitonealen Raums von den Organen ausgefüllt. Es gibt allerdings kleinere Volumenabschnitte des Bindegewebsraums, die als Puffer zwischen den Organen wirksam sind: bei der Frau das Spatium retrorectale, beim Mann das Spatium rectoprostaticum und ebenfalls das Spatium retrorectale.

Retroperitonealraum

Dorsal zum Peritonealraum befindet sich der Retroperitonealraum. Auch dieser dritte große Innenraum ist durch eine permanente Dynamik in **ständiger Bewegung.** Die Nieren gleiten mit der Atmungsbewegung entlang dem Psoas beim Einatmen sechs bis zwölf Zentimeter nach unten, wobei sich der obere Teil des Organs leicht nach vorne neigt. Während des Ausatmens kehren die Nieren wieder in ihre Ausgangslage zurück. Im Gegensatz zu den Organen des Peritonealraums besitzen die Nieren keinerlei feste Bandaufhängung. Sie werden lediglich von den Gefäßen und vom Nierenfett in ihrer Ausgangslage gehalten. Die medial austretenden Harnleiter sind im ersten, querverlaufenden Teil frei beweglich. Dieser ermöglicht somit die Beweglichkeit der Nieren. Erst der vertikal zur Blase führende Teil ist mit Bindegewebe fixiert. Die Dynamik der Nierenbewegung ist für die Aufrichtung des Rumpfes von essenzieller Bedeutung. Kommt es zu einer nachhaltigen Einschränkung, zum völligen Bewegungsverlust oder gar zur Senkung einer Niere. oder beider Nieren, wird das Gleichgewicht zwischen Retroperitonealraum und Peritonealraum empfindlich gestört. Diese Störung der „Organsäule" wird sich sekundär in Bewegungseinschränkungen der Lendenwirbelsäule manifestieren. Unter Umständen kommt es zu nachhaltigen Störungen bis in die Halswirbelsäule.

6.4.2 Behandlungstechniken

Wenn Bewegungseinschränkungen im retroperitonealen Raum über einen langen Zeitraum bestanden haben, führen sie zu einer Störung der Bewegungsfähigkeit zwischen den Körperhöhlungen. Die uneingeschränkte Bewegungsfähigkeit der Höhlungen selbst ist aber wichtig, um eine Aufrichtung des Rückens und der in ihm eingebetteten Wirbelsäule zu gewährleisten. Als Ergänzung zur präzisen Behandlung der Bewegungseinschränkungen der Organe ist es deshalb sinnvoll die Bewegungskapazität der Innenräume zu untersuchen und zu behandeln. Es geht dabei um die Relationen zwischen Peritonealraum, Retroperitonealraum und Subperitonealraum.

Raumgefüge zwischen Peritoneal- und Retroperitonealraum

Video-Clip 17

Die Technik hat sich vor allem bei Veränderungen des Beckeninnenraums nach der Schwangerschaft bewährt; sie kann noch Jahre nach der Schwangerschaft zur Anwendung gebracht werden.

Patientin In Rückenlage, Beine ausgestreckt (➤ Abb. 6.13).

Therapeut Sitzend auf Höhe der Oberschenkel der Patientin.

Kontakt Mit einer Hand posterior das Becken unterstützend, wobei das Kreuzbein in der Handfläche des Therapeuten ruht und die aufgestellten Fingerspitzen kräftigen Kontakt mit der Lendenfaszie am Übergang zwischen L5 und S1 herstellen. Mit der zweiten Hand greift der Therapeut durch die Oberfläche der Bauchwand ins Peritoneum. Es ist wichtig, dass der Kontakt so entschlossen hergestellt wird, dass der Therapeut den ganzen unteren Peritonealraum in seine Hand nehmen kann. Das gelingt dadurch, dass die Fingerspitzen auf einer Seite lateral des M. rectus ab-

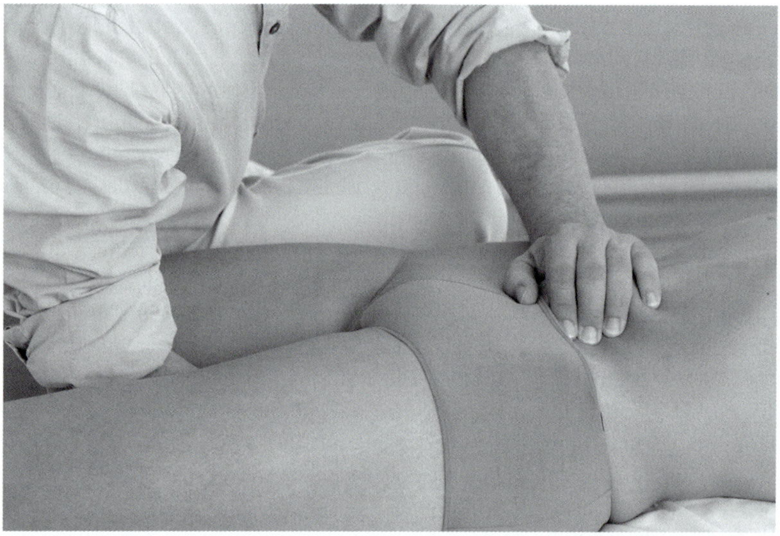

Abb. 6.13a Kontakt mit dem Peritoneum von anterior [K341]

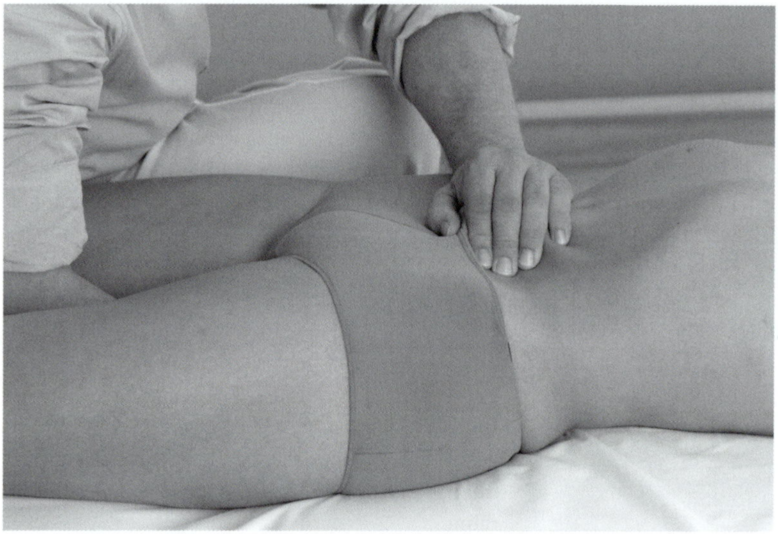

Abb. 6.13b Verminderung der Kontaktintensität und Listening [K341]

dominis ins Gewebe fassen, während die Handwurzel und der Daumenballen auf der anderen, ebenfalls lateralen Körperseite des M. rectus abdominis kräftig ins Peritoneum fassen (➤ Abb. 6.13a).

Ausführung

- Während das Becken weiterhin von posterior unterstützt wird, wird die Kontaktintensität am Peritoneum etwas vermindert und die Hand des Therapeuten geht ins Listening (➤ Abb. 6.13b). In vielen Fällen wird sich die Hand auf die Schambeinfuge zubewegen. Dies ist ein Zeichen dafür, dass der Peritonealraum im Verhältnis zum Retroperitonealraum zu stark nach unten gleitet.
- Der Therapeut verstärkt nun diese Bewegung in Richtung Schambeinfuge, bis zu dem Augenblick, in dem die Bewegung zum Stillstand kommt (➤ Abb. 6.13c).
- Gleichzeitig unterstützt er das Becken kräftig von hinten in einer leicht anterioren Kippung, damit der Retroperitonealraum leicht gegen den Peritonealraum gehoben wird.
- Nun beginnt er das Peritoneum samt seinen Inhalten nach kranial zu schieben (➤ Abb. 6.13d), und zwar nur soweit, bis ein Widerstand spürbar wird.
- Jetzt verringert er die Kontaktintensität noch einmal und geht erneut ins Listening. Erfahrungsge-

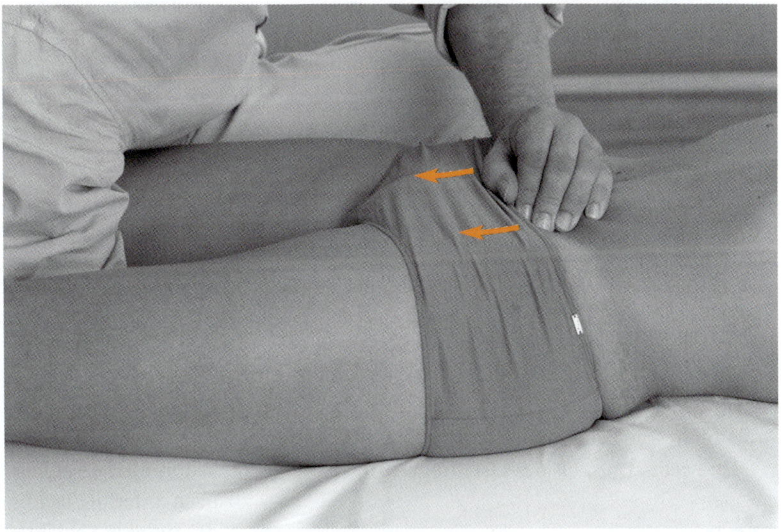

Abb. 6.13c Verstärken der dominanten Bewegungsrichtung (in diesem Fall zur Schambeinfuge) [K341]

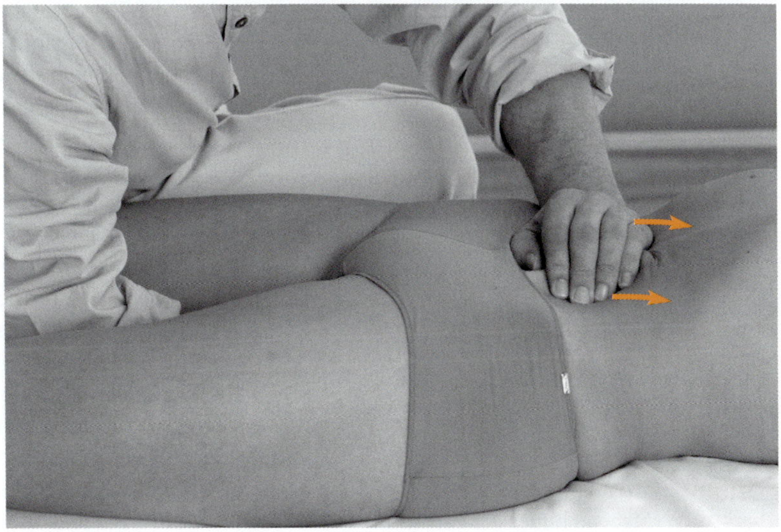

Abb. 6.13d Schiebebewegung des Peritoneums nach kranial. [K341]

6

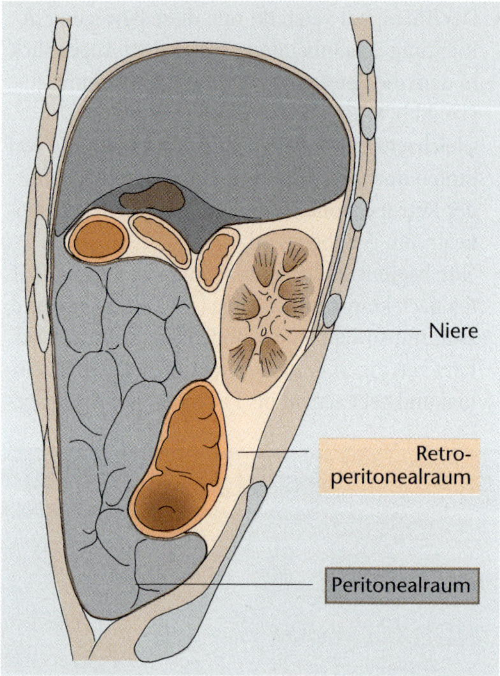

Abb. 6.13e Raumverhältnisse zwischen Peritonealraum und Retroperitonealraum: Paravertrebraler Sagittalschnitt durch die rechte Hälfte des Abdomens [L190]

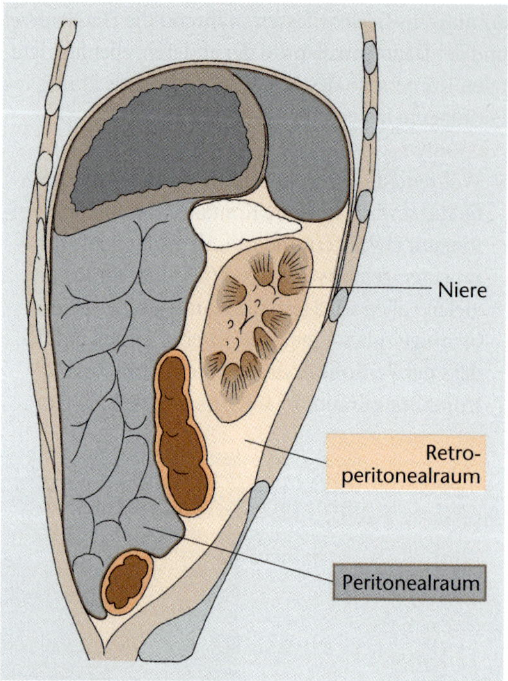

Abb. 6.13f Raumverhältnisse zwischen Peritonealraum und Retroperitonealraum: Paravertrebraler Sagittalschnitt durch die linke Hälfte des Abdomens [L190]

mäß wird die Bewegung in Richtung der Schambeinfuge weniger stark spürbar sein. Der Therapeut führt die Behandlungsschritte nun noch ein- oder zweimal aus, bis das Listening neutral ist.

TIPP

In manchen Fällen wird das Listening am Peritoneum nach kranial und posterior gehen. Der beschriebene Behandlungsweg ist dann entsprechend zu modifizieren: Der Therapeut folgt mit einer Hand dem Peritoneum in seiner Tendenz nach kranial und posterior, bis sich die Bewegung verlangsamt und er das Peritoneum (➤ Abb. 6.13e, ➤ Abb. 6.13f) in die Gegenrichtung führen kann. Auch diesmal wird das Becken mit der zweiten Hand von posterior unterstützt.

Raumgefüge zwischen Peritoneal- und Subperitonealraum

Video-Clip 18

Patientin Sitzend (➤ Abb. 6.14).
Therapeut Stehend hinter der Patientin.
Kontakt Mit den Fingerspitzen beider Hände links und rechts kranial der Schambeinfuge.
Ausführung

- Während die Patientin mit dem Rumpf leicht nach anterior zusammensinkt, entspannen sich die äußeren Schichten der Bauchwand. Dabei lässt der Therapeut die Fingerspitzen kaudal am Schambein nach innen sinken (➤ Abb. 6.14a).
- Er überprüft nun, ob sich das Peritoneum mit seinen Inhalten etwas in kranialer Richtung vom subperitonealen Raum abheben lässt. Ist ein Widerstand spürbar, fordert er die Patientin auf, noch ein klein wenig mehr zusammenzusacken und folgt dem Peritoneum zunächst in kaudaler Richtung.
- Er fordert die Patientin nun auf, sich langsam von innen her aufzurichten, und er hebt den Peritonealraum mit seinen Inhalten in kranialer Richtung vom Subperitonealraum weg.

Die Technik lässt sich in ihrer Wirkung verstärken, wenn der Therapeut gleichzeitig mit dem Kontakt seiner Fingerspitzen flächigen Kontakt mittels seiner Handflächen im unteren Bauchraum herstellt (➤ Abb. 6.14b und ➤ Abb. 6.14c).

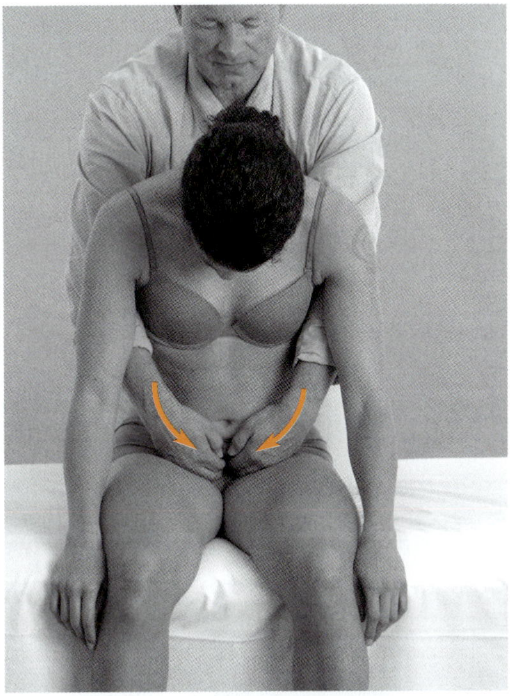

Abb. 6.14a Kontakt oberhalb der Schambeinfuge [K341]

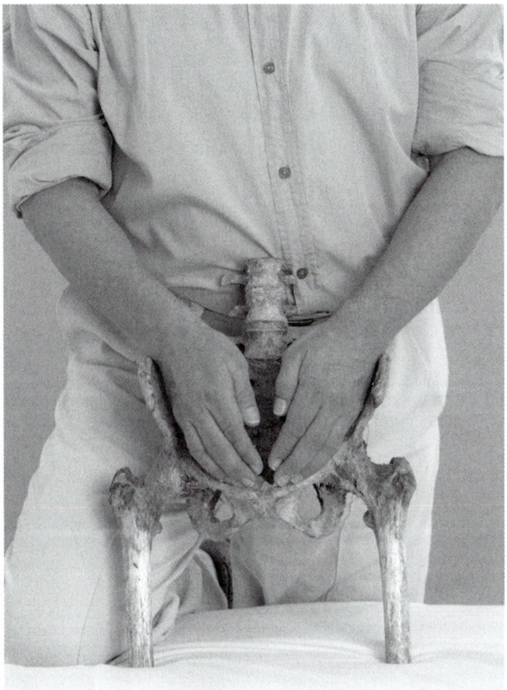

Abb. 6.14c Verdeutlichung der Handposition am Skelett [K341]

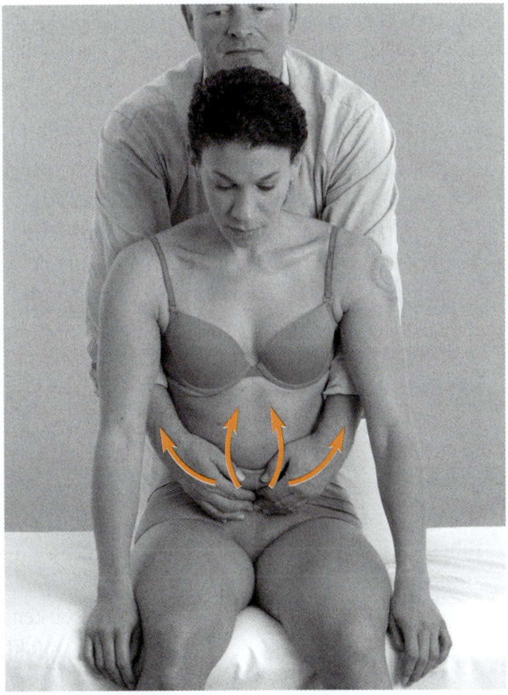

Abb. 6.14b Aufrichtung des Peritonealraums im Verhältnis zum Subperitonealraum [K341]

Raumgefüge zwischen oberem Brustraum und anteriorem Halsbereich

Video-Clip 19

Häufig bewirkt die Behandlung des inneren Beckenraums eine Tendenz zur besseren Aufrichtung des gesamten Rumpfes (➤ Abb. 6.15). Diese Aufrichtung kann am Übergang zwischen dem oberen Brustraum und dem Nacken zu einer Verstärkung von im Gewebe vorhandenen Bewegungseinschränkungen führen. Unterschiedliche Schichten können davon betroffen sein: die myofaszialen Einheiten der Scalenusgruppe, die Bandaufhängung der Lungen und die Vielfalt der Schichten des kranial gelegenen Teils des Mediastinums, durch die die großen Längsverbindungen wie Trachea, Ösophagus und Blutgefäße passieren müssen.

Es ist ratsam, die Schichten, die im oberen Brustraum verlaufen, durch den M. subclavius im Listening zu erforschen.

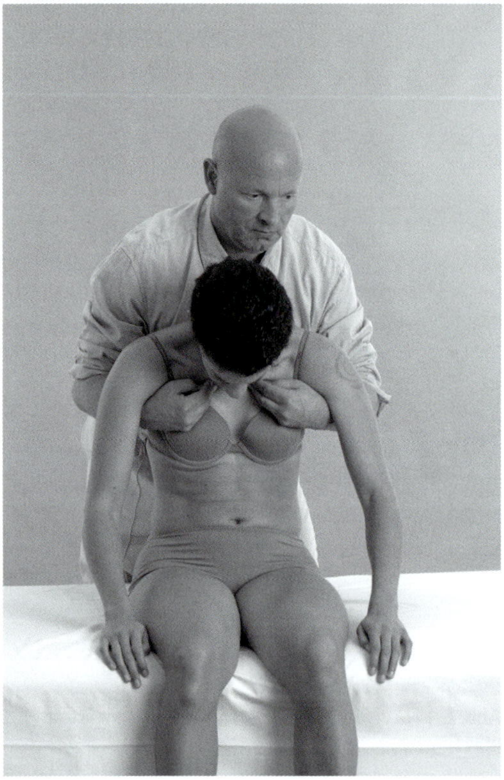

Abb. 6.15a Behandlung des Raumgefüges zwischen oberem Brustraum und anteriorem Halsbereich (Listening) [K341]

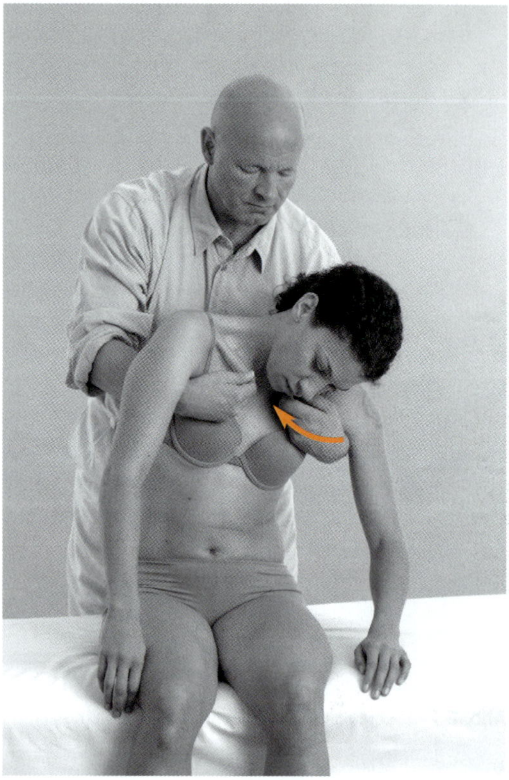

Abb. 6.15b Behandlung des Raumgefüges zwischen oberem Brustraum und anteriorem Halsbereich (Listening und Behandlung der signifikantesten Restriktion) [K341]

Patientin Sitzend.
Therapeut Stehend hinter der Patientin.
Kontakt Mit den Fingerspitzen beider Hände unterhalb der Verbindung zwischen Schlüsselbein, 1. Rippe und Brustbein (beidseitig).
Ausführung

- Der Therapeut lässt seine Fingerspitzen beidseitig in Richtung des inneren Brustraums gleiten, während die Patientin mit ihrem Oberkörper sukzessive etwas zusammensackt und den Kopf nach anterior neigt (➤ Abb. 6.15a).
- Im Listening lässt sich wahrnehmen, auf welcher Seite die Finger des Therapeuten ins Innere des Brustraums der Patientin gezogen werden.
- Der Therapeut folgt mit seinen Fingern diesem Sog nach innen, während die Patientin den Oberkörper auf dieser Seite in Seitbeugung bringt und die gegenüberliegende Schulter etwas nach vorne rotieren lässt (➤ Abb. 6.15b). Sobald ein Ende des Sogs nach innen spürbar wird, verstärkt der Therapeut den Kontakt nach innen, um eine Bewegung nach außen zu induzieren. Er bringt die Patientin zurück zur Mittellinie, folgt nun der Seitbeugung der Patientin zur anderen Seite, und zwar zunächst im Listening nach innen (➤ Abb. 6.15c).
- Stellt sich auch auf dieser Seite ein klares Listening ein, bringt er dieselbe Behandlungsweise wie auf der ersten Seite zur Anwendung und führt schließlich die Patientin in die Ausgangsposition zurück.

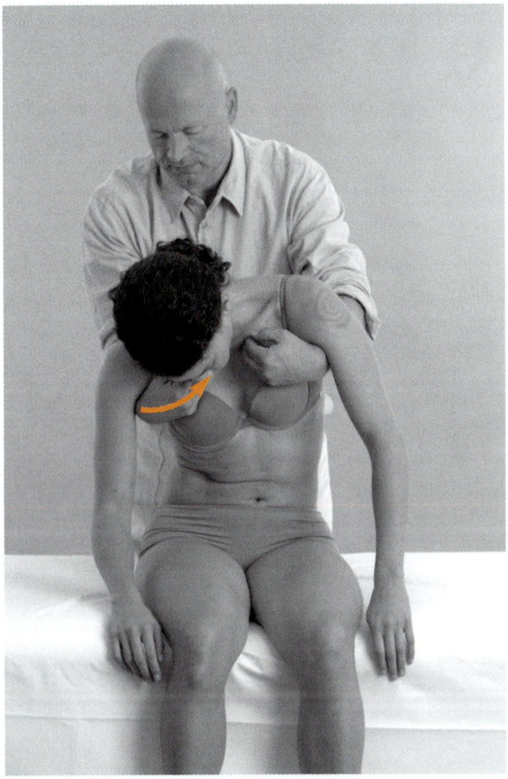

Abb. 6.15c Behandlung des Raumgefüges zwischen oberem Brustraum und anteriorem Halsbereich (Listening und Behandlung der weniger signifikanten Restriktion) [K341]

TIPP

Mit etwas Geschick lassen sich durch die „Containerkonstruktion des oberen Brustraums" hindurch die tiefen Restriktionen des Innenraums testen und erfolgreich behandeln. Bei starken myofaszialen Verspannungen ist es hilfreich, vor der Anwendung der beschriebenen Technik zunächst die Behandlung des thorakozervikalen Übergangs durchzuführen (siehe ➤ Kapitel 8, ➤ Abb. 8.3).

KAPITEL

7 Spezielle Psoas-Techniken

7.1 Stellenwert des Psoas als Kernstruktur des Bewegungsapparats

Von allen Strukturen des Bewegungsapparats kommt dem M. psoas eine wichtige Sonderrolle zu. Er ist die Kernstruktur, die beim aufrechten Stehen, beim Sitzen und beim Gehen eine wichtige Rolle spielt. Sobald der Psoas seine Funktion nicht ausüben kann, ist die menschliche Fortbewegung drastisch eingeschränkt. Im Extremfall ist das Gehen nicht mehr möglich. Am Beispiel der Erkrankung an Polio lassen sich die Folgen der Dysfunktion und des völligen Ausfalls der Aktivität dieses Muskels erkennen. Bei dieser Krankheit kommt es zu Schäden in der Nervenversorgung der Muskulatur. Ist die Nervenversorgung des Psoas nur in beschränktem Umfang betroffen, entsteht beim Patienten eine Art Dauerkontraktion auf Höhe des Hüftgelenks. Wir dürfen diese Art Kontraktion nicht mit einer normalen Beugeaktivität des Muskels, einem Wechsel von Flexion und Extension verwechseln. Es handelt sich nicht um eine funktionell sinnvolle Flexion von Muskelfasern. Vielmehr entstehen Adhäsionen der Grenzschichten des Muskels, die eine Art Pseudoflexion bewirken. Diese Pseudoflexion findet keine Spannungslösung durch den Antagonismus der Extension. Das aufrechte Gehen ist nach wie vor möglich, lediglich die volle Extension des Beins ist eingeschränkt. Bei größeren Schäden an der Nervenversorgung kommt es zum völligen Ausfall der motorischen Funktion des Psoasmuskels. In diesem Fall ist für den Patienten eine aufrechte Haltung nur noch im Sitzen möglich. Im Stehen kann sich der Patient nur mit Krücken aufrechthalten. Während des Gehens an Krücken hängen beide Beine inaktiv von der Hüfte. Normale Fortbewegung ist in diesem Fall nicht mehr möglich.

Am Beispiel der Polioerkrankung können wir sehen, wie wichtig der Psoas beim Gehen auf zwei Beinen ist. Aber auch in Ruhestellung hat er wichtige Aufgaben zu erfüllen. Die meisten Schäden an den Bandscheiben der Lendenwirbelsäule entstehen auf der Basis eines gesteigerten hydrostatischen Drucks im Inneren der Bandscheibe. Die hier relevanten Druckverhältnisse hängen direkt von der Beuge- und Streckaktivität des Psoas-Muskels ab. Bleibt dieser Muskel teilweise inaktiv, verharrt er in Dauerbeugung, kommt es zu einer dauerhaften Außenrotation des Oberschenkels, stellt sich eine ständige Kompression des Hüftgelenks ein, und die harmonische Wölbung der Lendenwirbelsäule verwandelt sich in einen Knick zwischen dem vierten und fünften Lendenwirbel. Die Muskelaktivität der großen Rückenstrecker reicht zumeist nicht mehr aus, um die Kompressionskräfte, die sich seitlich an der Wirbelsäule manifestieren, zu kompensieren. Wir wissen aus der Orthopädie, dass genau an dieser Stelle, zwischen dem vierten und fünften Lendenwirbel, die meisten Bandscheibenvorfälle entstehen. Es handelt sich hier um die kritische Übergangszone zwischen der Lendenlordose und der Gegenkrümmung, der Kyphose des Kreuzbeins. Und genau an dieser Stelle wirkt die mangelnde Aktivität des Psoas. Vermutlich gilt das auch in den wenigen Fällen der degenerativ verursachten Bandscheibenschäden. Der Psoas spielt auch hier eine wichtige Nebenrolle. Und in den viel zahlreicheren Fällen, die im Kontext von veränderten Druck- und Spannungsverhältnissen entstehen, spielt der Psoas die Hauptrolle als wichtigstes Glied in der Verursacherkette.

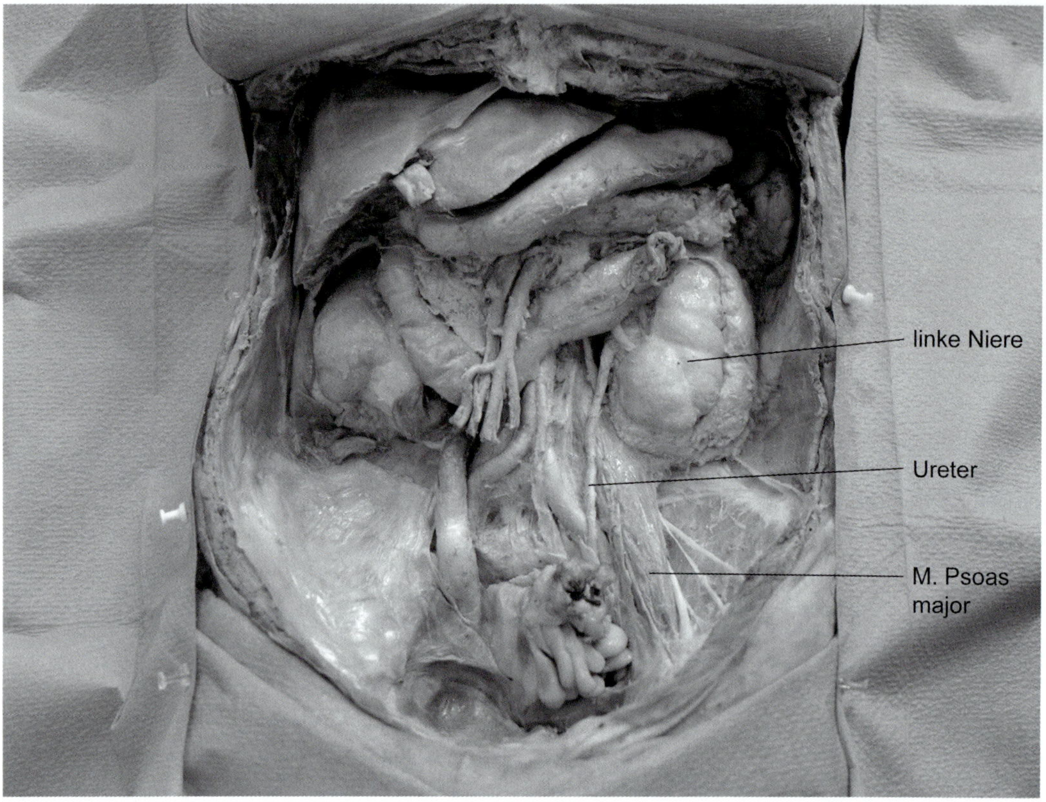

Abb. 7.1 Auf dem Präparat ist die enge Beziehung zwischen Psoas, Niere und Stützfett der Niere deutlich zu erkennen. Mit freundlicher Genehmigung Francis Lafosse D. O. Medizinische Fakultät der Philipps Universität Marburg. [O1068]

7.2 Der räumliche Gegenpol des Beckens im Bereich des Brustraums

Im vorhergehenden Kapitel über viszerale Techniken im myofaszialen Kontext haben wir sehen können, dass zwischen den Bindegewebshüllen der Organe und den Faszien der Muskulatur ein „Netz von Brücken" besteht. Dieses Netz von Brücken kann unterschiedliche Formen aufweisen: Es gibt Beispiele für eine Vernetzung über Gleitflächen, es gibt Beispiele für direkte Verwachsungen und es gibt auch Beispiele für eine räumliche Kommunikation zwischen einzelnen Organen und Muskulatur über hydrostatische Druckdifferenzen. Ein besonders deutliches Beispiel für die enge Verwachsung von Organstruktur und Muskulatur findet sich bei der engen Verbindung zwischen der Faszienhüllschicht der Scalenusmuskulatur und den Aufhängungsbändern der Lunge. Diese Aufhängungsbänder der Lunge werden in den Standardwerken der Anatomie nur selten berücksichtigt. Die Muskelgruppe der scallenii verbindet den mittleren Abschnitt der Halswirbelsäule mit den oberen Rippen, sie entspringt und endet an Elementen des muskuloskelletalen Systems. Die Aufhängungsbänder der Lungen sind eine „Abzweigung", eine nach innen in den Brustraum verlaufende Strukutur. Die Aufhängungsbänder der Lungen verlaufen etwas steiler als die Scalenusmuskeln in Richtung des obersten Teils der Lunge. So verbinden sie – ähnlich wie die Mm. scalenii – den Bereich der mittleren Halswirbelsäule mit dem oberen Brustraum. Diese Aufhängungsbänder gewährleisten eine dynamische Verbindung in einem sehr umfassenden Maße, weil sie ihre Brückenfunktion

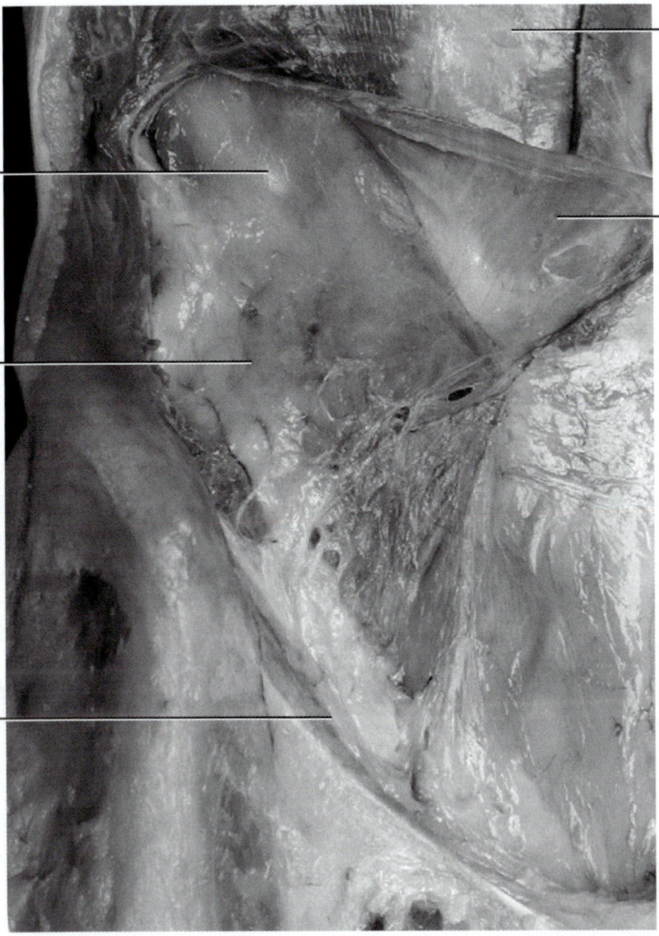

Abb. 7.2 Auf der Dissektion des Abdomens, ausgeführt von Carla Stecco, sind die feinen Schichten der Psoasfaszie und der Fascia iliaca klar zu erkennen. Man beachte die Kreuzungsstelle zwischen Psoasfaszie, Fascia iliaca und Lig. inguinale. Mit freundlicher Genehmigung von Carla Stecco (Stecco C. Atlas des menschlichen Fasziensystems, Urban & Fischer Verlag/Elsevier GmbH, 1. Aufl., 2016, Seite 210).

während des Atmungsvorgangs zwischen ganz unterschiedlichen Gewebeformen ausüben. Sie verbinden nicht nur Elemente des Bewegungsapparats. Vielmehr schaffen sie Verbindung zwischen der Muskelfaszie der Scalenus-Gruppe und der großflächig verlaufenden endothorakalen Faszie.

Die Hüllschichten der Lunge sind in drei Flächen unterteilt. Die viszerale Pleura liegt dem Organ eng an. Die parietale Pleura liegt dagegen – getrennt nur von einem flüssigen Gleitfilm – weiter außen. Und die endothorakale Faszie bildet die äußerste Schicht der Lungenumhüllung.

Beide Strukturen, die Mm. scalenii und die Aufhängungsbänder der Lunge spielen eine wichtige Rolle während des Atmens. Im Kapitel über Atmung und Atmungsraum findet sich eine ausführliche Darstellung (➤ Kap. 3.3–4.1) des hier relevanten Vorgangs. Wann immer das Zwerchfell während des Einatmens aktiv wird, arbeiten die Mm. scalenii eng mit den Aufhängungsbändern der Lunge zusammen, um zu verhindern, dass der Brustraum dem Zwerchfell in seiner Bewegung nach unten folgt. Während die Einatmungsbewegung des Zwerchfells gewährleisten die Mm. scalenii und die Bänder der Lungenaufhängung also, dass der ventral gelegene Brustraum in kranialer Richtung aufgerichtet bleibt. Die thorakale Kyphose verringert sich ein klein we-

7

nig und der Rücken bleibt während des gesamten Atmungsvorgangs aufgerichtet.

Für das Verständnis der Funktion des M. psoas ist der hier beschriebene Ablauf ganz wesentlich. Dieser Muskel braucht für seine Aktivität einen stabilen Ansatzbereich, der auf Höhe des 12. Brustwirbels beginnt und auf Höhe des vierten Lendenwirbels endet. Sobald sich der Brustkorb während des Einatmens nicht hinreichend aufrecht halten kann, kommt es zu einer verstärkten Kyphosierung des gesamten Brustbereichs. In diesem Fall verringert sich das Atmungsvolumen.

Aber auch beim Ausatmen können die physiologisch sinnvollen Bewegungen der Organe nur unvollständig ablaufen. Die mit Hilfe des Ultraschallgeräts sichtbare Verlagerung des Herzens, die für einen freien Atmungsvorgang charakteristisch ist, wird drastisch reduziert. Und auch die unter dem Zwerchfell angrenzenden Organe, vor allem Leber und Magen, verlieren einen Teil ihrer vital nötigen Beweglichkeit. Somit bleibt der Ansatz des Psoas zwischen dem 12. Brustwirbel und dem vierten Lendenwirbel in Dauerkompression. Der lumbothorakale Übergang des engen Raums, in dem sich Psoas und Zwerchfell begegnen, wird dauerhaft verengt.

MERKE

Die Behandlung von chronischen Spannungsmustern im Bereich der Atmungsmuskulatur ist eine wichtige Voraussetzung für eine Behandlung des Psoas. Dabei sollten wir den Mm. scalenii und den Aufhängungsbändern der Lunge besondere Aufmerksamkeit schenken.

Sobald der Psoas – nach erfolgreicher Behandlung – seine volle räumliche Ausdehnungsfähigkeit entwickelt – entsteht beim aufrechten Sitzen, Stehen und Gehen ein räumlicher Schub in kranialer Richtung, der sich im Inneren des ganzen Rumpfes manifestiert. Dies kann dazu führen, dass Bewegungseinschränkungen im Bereich der Brustwirbelsäule und im Bereich des Nackens verstärkt an die Oberfläche treten und sich mit Symptomen bemerkbar machen. Um dies zu vermeiden, ist es sinnvoll die Behandlung des Psoas jeweils mit einer genauen Untersuchung und Behandlung der Brust- und Halswirbelsäule vorzubereiten.

7

7.3 Anatomie des Psoas und der angrenzenden Schichten

Der M. psoas major entspringt mit seinen oberflächlichen Fasern an den Seitenflächen des 12. Brustwirbels, des 1., 2., 3. und 4. Lendenwirbels. Gleichzeitig besteht eine Verbindung mit den Bandscheiben zwischen den genannten Wirbelkörpern. Der Ursprung seiner tiefen Fasern findet sich an den an den Proc. costalis des 1. bis 4. Lendenwirbels. Der Muskel hat seinen Ansatz an der Innenseite des Oberschenkelknochens, am Trochanter minor. Der wesentlich schmaler ausgeprägte M. psoas minor entspringt an den Seitenflächen des 12. Brustwirbels und des 1. Lendenwirbels und hat seinen Ansatz an der Faszie der M. iliopsoas am Arcus iliopectineus.

Für die Behandlung der Psoas-Gruppe im Bereich der Leiste ist zu beachten, dass die Muskelfasern der M. psoas minor nicht immer ausgeprägt sind. Stattdessen findet sich in manchen Fällen eine zähe Verstärkung der Fazienhülle, die zuweilen mit ihren Fasern an der Kreuzungstelle mit dem Lig. inguienale eine Adhäsion bildet. Für die Behandlung des Psoas gilt ganz allgemein, dass eine Behandlung der Faszie und der Muskelspannung ohne gleichzeitige Behandlung der angrenzenden Schichten nicht möglich ist. Außerdem ist die Behandlung des M. psoas major und M. psoas minor nicht von der gleichzeitigen Einwirkung auf den M. Iliascus zu trennen. Dieser Muskel hat seinen Ursprung an der Fossa iliaca anterior inferior des Os coxae und der vorderen Kapsel des Hüftgelenks. Er teilt sich mit dem Psoas seinen Ansatz am Trochanter minor und ist außerdem mit dem angrenzenden Bereich des Labiums mediale der Linea aspera verbunden.

Um die Anatomie des M. psoas zu verstehen, ist es zudem erforderlich, eine ganz besondere Eigenheit dieses Muskels zu beachten. Er befindet sich in unmittelbarer Nachbarschaft der Nieren und der Nierenfaszien. Die Begründerin der Rolfing Methode, Ida P. Rolf, nannte den Psoas eine Kreuzungsstelle des Bewegungsapparats und der Organe.[1]

[1] Persönliche Mitteilung von John Lodge: „The psoas is a crossroad between the motormechanics and the viscera".

MERKE

In der Praxis ist darauf zu achten, dass eine wirkungsvolle Behandlung des M. psoas die Bewegung der Nieren berücksichtigen sollte. Die Nieren folgen beim Atmen dem Schub des Zwerchfells. Beim Einatmen und Ausatmen gleiten die Nieren innerhalb der Nierenfaszie entlang der Faszie des Psoas etwa 4–6 Zentimeter innerhalb des retroperitonealen Raums. Zeigt eine Niere, oder zeigen beide Nieren ein eingeschränktes Bewegungsverhalten, beispielsweise eine stockende Bewegung, wirkt sich das auf das Spannungsmuster der Psoas-Gruppe aus.

MERKE

Im Falle einer gravierenden Dysfunktion des Psoas ist es für die Behandlungspraxis hilfreich eine Untersuchung mit Hilfe des Ultraschallgeräts durchzuführen. Die während des Atmens ablaufende Bewegung der Nieren lässt sich am Bildschirm des Ultraschallgeräts eindeutig dokumentieren. Die Fasern des M. psoas können ebenfalls mit Hilfe des Ultraschalls sichtbar gemacht werden. Eine präzise Bilddarstellung der Lage der Nieren in Relation zum Psoas erfordert eine Magnetresonanzaufnahme. Dabei ist darauf zu achten, dass jeweils eine Aufnahme am Ende des Einatmens und am Ende des Ausatmens gemacht wird.

7.4 Umfassendes Behandlungskonzept für M. psoas major, M. psoas minor, M. iliacus, Nierenfaszie und Stützfett des retroperitonealen Raums

Wie wir im Abschnitt über die Anatomie des M. psoas dargestellt haben, handelt es sich bei diesem Muskel um eine muskuloskelletale Struktur, die in ständiger Wechselwirkung mit Organbewegungen der Niere steht. Zudem hängt die Muskelfunktion von dem Gleitverhalten aller anatomischen Einheiten des retroperitonealen Raums ab. Der Nierenfaszie, den Faszien der Psoas-Gruppe und der retroperitonealen Schicht des Peritoneums kommt die wichtigste Rolle zu.[2] In zweiter Linie bestehen Krafteinwirkungen von außen über Muskelaktivität und den Faszientonus des M. transversus abdominis. Dieser Muskel reguliert die Druckverhältnisse im intraperitonelan und retroperitonelaen Raum. Der M. transverus abdominis definiert das Volumen, das der Nierenbewegung und der Muskelaktivität des Psoas genügend stabilen Raum gewährleistet.

In erster Linie sollen die beschriebenen Techniken eine Aktivierung der Muskelaktivität von M. psoas major, M. psoas minor und M. iliacus bewirken. Darüber hinaus geht es um die Gewährleistung eines uneingeschränkten Gleitverhaltens zwischen dem anterior gelegenen Teil der Faszie des Psoas und der Nierenfaszie gegenüber der posterioren Schicht des Peritoneums.

Die Indikationen zur Anwendung der beschriebenen Techniken sind:

- Akute Lumbalgie
- Rezidivierende Ischialgie
- Bandscheibenprotrusionen im Bereich der Lendenwirbelsäule mit lateraler und retromedialer Vorwölbung
- Akute mechanische Traumen mit Auswirkungen im Bereich des Beckens und der Lendenwirbelsäule und symptomatischen Reaktionen im Bereich der Halswirbelsäule
- Spätfolgen mechanischer Traumen im Bereich des Beckens und des Bauchraums
- Arthrose des Hüftgelenks in beginnendem und mäßig fortgeschrittenem Stadium
- Spätfolgen von Polioerkrankung mit Dysfunktion des Hüftgelenks

TIPP

Zur Vorbereitung der in der Folge beschriebenen Behandlungssequenz eignen sich die beiden Behandlungsschritte, die in ➤ Kap. 6 in ➤ Abb. 6.9 und ➤ Abb. 6.10 beschrieben sind. Siehe dazu den ➤ Video-Clip 16.

[2] Zum genauen Verständnis der Rolle der Fascia renalis als Hauptelement des Halteapparats der Niere siehe: Rainer Breul, Die Blätter der Fascia renalis, Osteopat. Medizin, 3. Jahrgang, Heft 2/2002, Seite 21–24.

7.5 Behandlungstechniken

Je nach Befund sind die beschriebenen Techniken unilateral oder auch bilateral anzuwenden. Im Fall einseitig lateraler Bangscheibenvorwölbung ist ein unilaterales Vorgehen auf der betroffenen Seite anzuraten. Bei einer retromedialen Vorwölbung empfiehlt sich ein bilaterales Vorgehen. Bei akuten Lumbalgien ist ein unilaterales Vorgehen auf der betroffenen Körperseite anzuraten. Im Fall einer rezidivierenden Ischialgie ist es empfehlenswert zunächst eine genaue manuelle Untersuchung des Steißbeins in der Verbindung mit dem Kreuzbein vorzunehmen. In diesem Fall sollte die Beweglichkeit des Steißbein Kreuzbeingelenks mit Techniken aus ➤ Kapitel 5 als Vorbereitung der Psoasbehandlung ausgeführt werden.

7.5.1 Behandlung des Gleitverhaltens zwischen Nierenfaszie und Faszie des Psoas

Patientin Liegend in Rückenlage (➤ Abb. 7.3).
Therapeut Stehend neben der Patientin.
Kontakt Flächig auf der zu behandelnden Seite mit leicht gewölbter Handfläche und gewölbten Fingern oberhalb und unterhalb der 10. Rippe. Gleichzeitig mit den Fingerspitzen der anderen Hand unter dem Sitzknochen auf der gegenüberliegenden Seite.

Ausführung
- Der Therapeut untersucht zunächst das Gleitverhalten der Niere im Verhältnis zum Psoas, indem er die Lendenregion zwischen der 12. Rippe und dem 5. Lendenwirbel in eine leicht verstärkte, passive Lordose anhebt. Falls ein Widerstand gegen diese leichte Verstärkung der Lordose spürbar ist, ist das ein Hinweis auf ein gestörtes Gleitverhalten zwischen Psoasfaszie und Nierenfaszie. Bei diesem Test befindet sich die Hand des Therapeuten genau zwischen der 12. Rippe und dem oberen Rand des Iliums.
- Zur Behandlung der linken Körperseite komprimiert der Therapeut den unteren Brustraum der Patientin, während die Patientin tief in den Bauchraum einatmet (➤ Abb. 7.4). Der Therapeut leistet kräftigen Widerstand gegen die Atmungsbewegung der Rippen und komprimiert die linke Hälfte der Organsäule (Milz, absteigender Dickdarm und Magen) in Richtung Körpermitte. Gleichzeitig unterstützt er mit der anderen Hand den Sitzknochen auf der gegenüberliegenden Seite, um eine Kippbewegung der Patientin zu vermeiden.
- Sobald die Patientin ausatmet, verändert der Therapeut die Zugrichtung seiner Hand diagonal in Richtung des Herzens. Da das Herz über das Zwerchfell beim Ausatmen eine drastische Raumverlagerung in kranialer Richtung erfährt, entsteht Raum für die Niere. Die Hand des Therapeuten übt während des gesamten Atmungsvor-

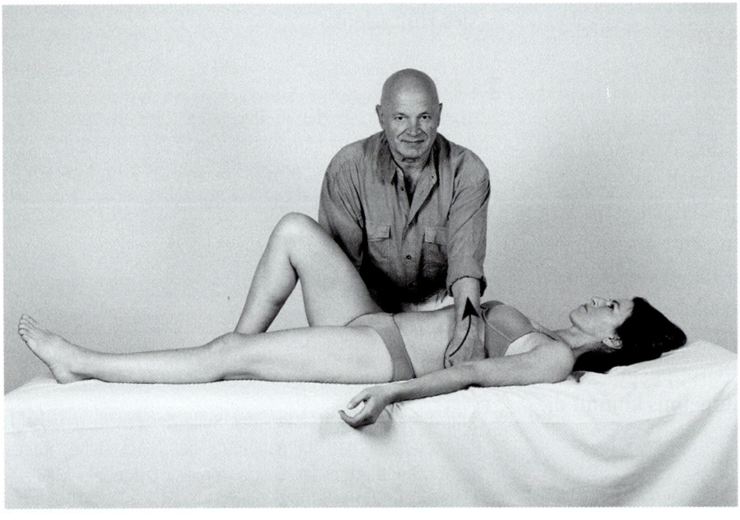

Abb. 7.3 Behandlung des Gleitverhaltens zwischen Nierenfaszie und Faszie des Psoas: Während des ersten Behandlungsschritts atmet die Patientin tief ein. Der Druck des Therapeuten gegen den lateralen Abschnitt des unteren Brustraums komprimiert die Nierenfaszie gegen die Faszie des Psoas. Bei Behandlung der linken Seite werden zugleich Milz und Magen mobilisiert. Damit entsteht innerhalb der Organsäule Raum in kranialer Richtung. [J803]

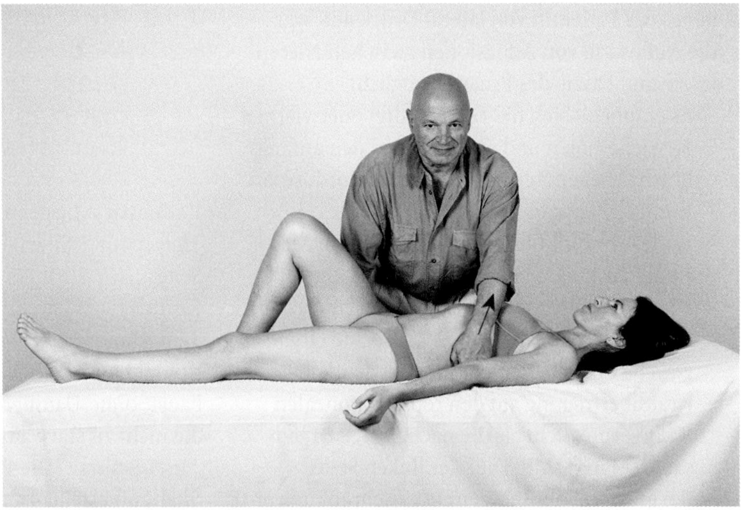

Abb. 7.4 Während des zweiten Behandlungsschritts atmet die Patientin tief aus. Die Nieren gleiten in kranialer Richtung. Der Therapeut verändert die Richtung des Drucks, den er mit seiner Hand ausübt, leicht diagonal in kranialer Richtung, um die Bewegung der Niere zu unterstützen. [J803]

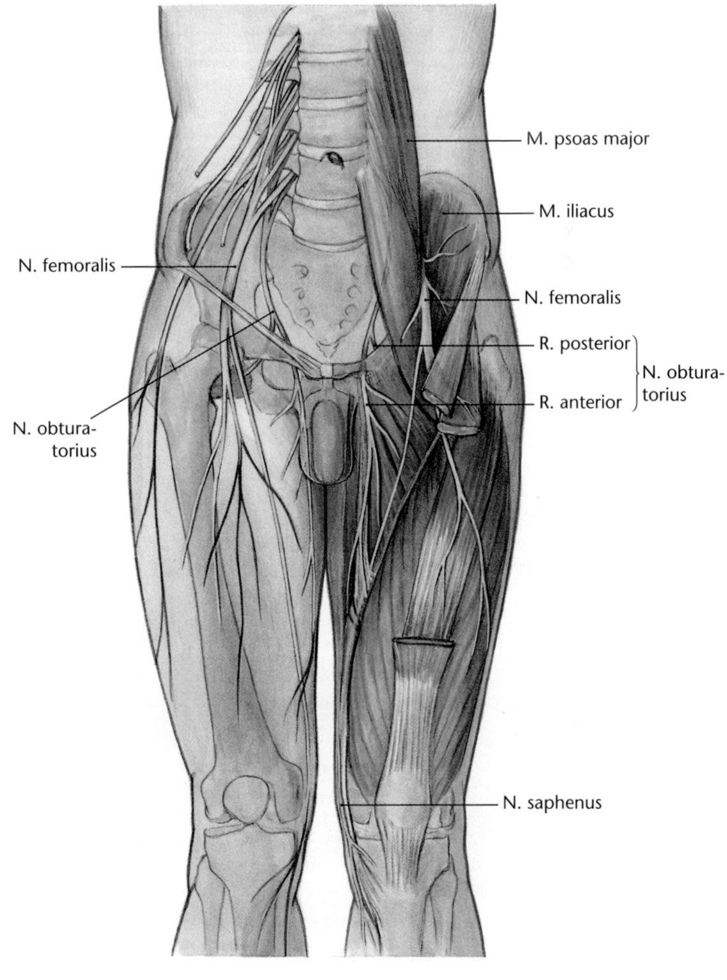

Abb. 7.5 Die Behandlung der Kreuzungsstelle zwischen M. psoas major, M. psoas minor und dem Lig. inguinale erfordert vom Therapeuten Sensitivität und genaue topografische Kenntnisse der einzelnen anatomischen Elemente der Leiste. Der N. femoralis verläuft zwischen der Psoas-Gruppe und dem oberen Abschnitt des M. sartorius durch einen Engpass. Es ist unproblematisch die Nervenhülle vom Ursprung des Nervs weg zu dehnen. Allerdings sollte der Nerv nicht gegen zähe Faszien und gegen das Lig. inguinale komprimiert werden. [L127]

gangs der Patientin von lateral Druck aus, was die Auflösung von Adhäsionen zwischen Nierenfaszie und Faszie des Psoas ermöglicht.
  - Es empfiehlt sich die Technik drei oder viermal zu wiederholen und anschließend den anfangs beschriebenen Test mit der Lendenlordose zur Kontrolle auszuführen.
- Bei einer Dysfunktion auf der rechten Körperseite ist die Technik analog auszuführen.
  - Die Durchführung auf der rechten Seite ist einfacher auszuführen. Da das kompakte Organgewebe der Leber einen sehr viel deutlichere Kraftübertragung auf den retroperitonealen Raum ermöglicht als die nachgiebige Organsäule (Magen, Milz) auf der linken Seite.
  - Bei gravierender Bewegungseinschränkung einer Niere sollten stets beide Seiten behandelt werden, da zwischen der rechten und linken Nierenfaszie eine direkte Verbindung auf Höhe des 12. Brustwirbels besteht.

7.5.2 Kombinierte Behandlung von M. psoas major, M. psoas minor, Lig. inguinale und distalem Abschnitt der Nierenfaszie

Patientin Liegend in Bauchlage (➤ Abb. 7.6).

Therapeut Sitzend neben der zu behandelnden Seite.

Kontakt Während die Hand des Therapeuten mit dem Handrücken auf der Behandlungsliege ruht, Kontakt mit einer leicht federnd geschlossenen Faust, ohne Daumenschluss, oder mit den Fingern, die nicht zu stark ausgestreckt sein sollten.

Ausführung Die Patientin hat das Unterbein vertikal aufgestellt. Der Therapeut bringt seine Hand genau an die Kreuzungsstelle von M. psoas und Lig. inguinale. Er achtet darauf, dass das Becken der Patientin nicht zur anderen Seite kippt. Es ist hilfreich, wenn die Patientin die Bauchmuskulatur entspannt. Der Therapeut umfasst nun das Unterbein der Patientin oberhalb des Sprunggelenks und führt abwechselnd eine leichte Abduktion und Adduktion

7

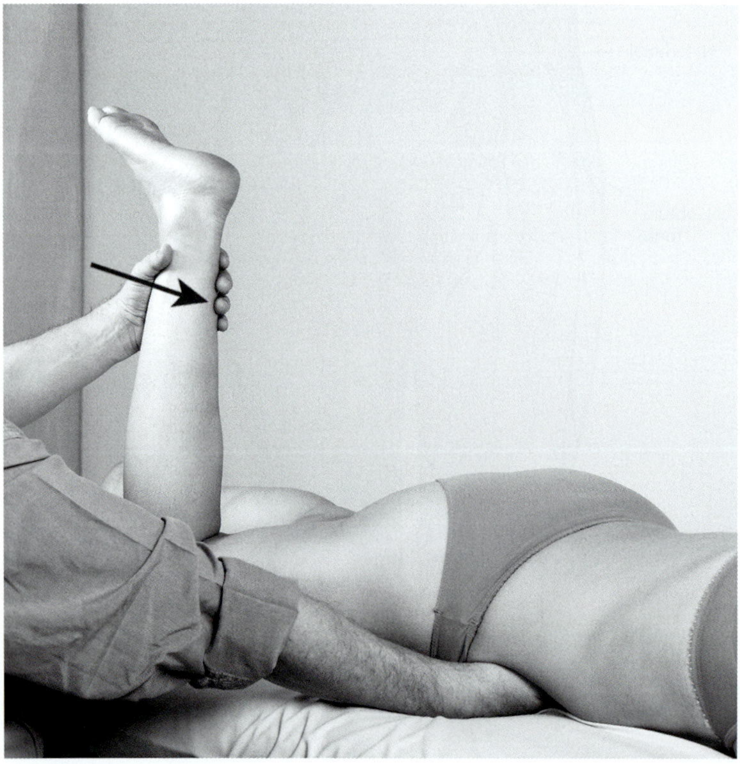

Abb. 7.6 Kombinierte Behandlung von M. psoas major, M. psoas minor, Li. inguinale und distalem Abschnitt der Nierenfaszie. – Für die Wirksamkeit der Behandlung ist entscheidend, dass der Therapeut den Kontakt präzise an der Kreuzungsstelle von M. psoas und Lig. inguinale herstellt. [J803]

aus. Es empfiehlt sich zunächst mit einer Bewegung von einigen Zentimetern zu beginnen und dann das Ausmaß der Bewegung auf wenige Millimeter zu reduzieren. Während des ganzen Zeitraums der für die Patientin passiv ablaufenden Abduktions- und Adduktionsbewegung beobachtet der Therapeut das Gleitverhalten von M. psoas major, M. psoas minor, M. iliacus und Lig. inguinale. Es ist häufig nicht möglich die einzelnen Schichten klar zu unterscheiden. Für den Behandlungserfolg ist lediglich von Bedeutung, dass die Schichten, die auf der Hand des Therapeuten ruhen nach und nach zu ihrem physiologisch sinnvollen Gleitverhalten finden. Als Ergänzung ist es ratsam das Unterbein der Patientin in Ruhe aufgestellt zu halten und mit Hilfe von Listening den Spannungszügen in den unteren Beckenraum zu folgen. In der Schlussphase des Listening werden häufig Druckverlagerungen des unteren Beckenraums spürbar. Die Kontaktfläche der Hand des Therapeuten wird dabei in einer leichten Volumenerweiterung des tiefen Beckenraums der Patientin in Richtung der Hautoberfläche gedrückt.

MERKE

Die hier zu behandelnden Schichten gehören zu den verletzbaren Strukturen des Organismus. Jeder Kontakt mit „spitzen Fingern" ist kontraproduktiv, führt zur Anspannung der Bauchmuskulatur und verhindert einen subtilen Zugang zu den eigentlich zu behandelnden Schichten. Aggressive Berührung birgt Risiken für die verletzlichen Schichten des Peritoneums.

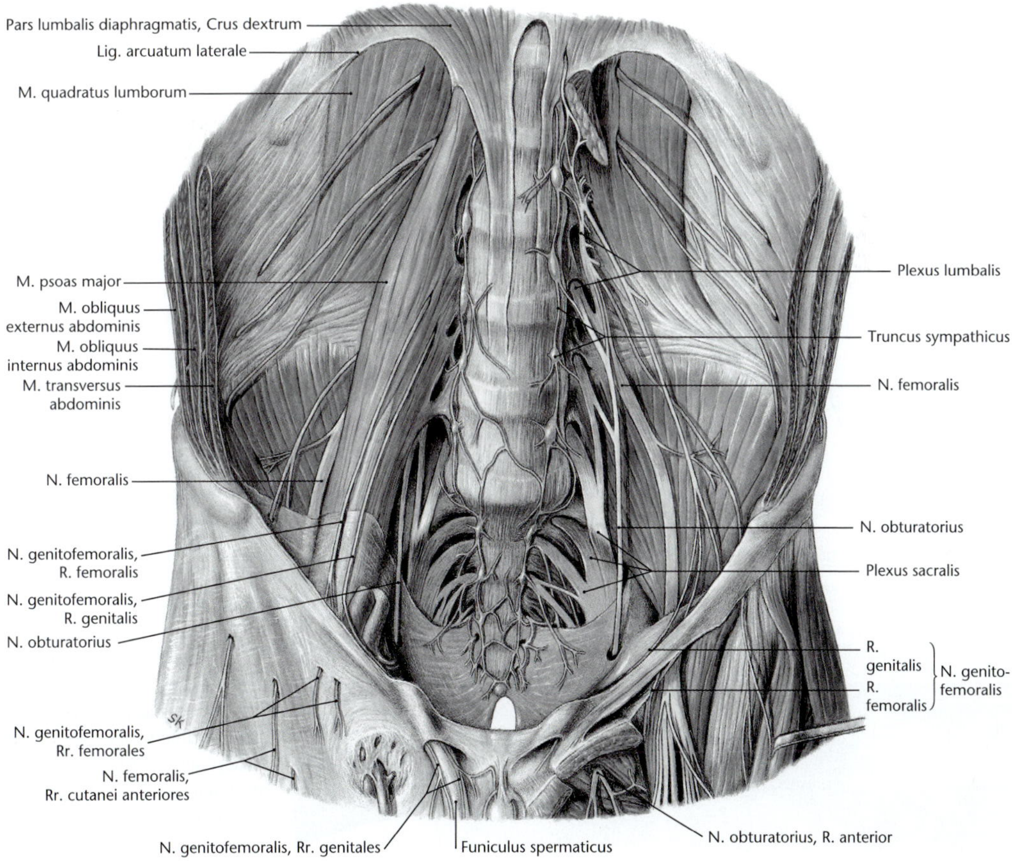

Abb. 7.7 Die Abbildung des Plexus lumbosacralis und des M. psoas verdeutlicht die vielschichtige Rolle des M. psoas für die Nervenversorgung und Gefäßversorgung der unteren Extremität. Der Psoas ist ein multifunktioneller Muskel. Ida Rolf nannte den Psoas the „cross-linkage between the motormechanics and the viscera" (➤ Kap. 7.3, Fußnote). [L238]

7.5.3 Behandlung der räumlichen Vernetzung der muskulären, faszialen und ligmentären Strukturen mit dem Bindegewebslager des retroperitonealen Raums

Patientin Liegend in Bauchlage wie bei der vorhergehenden Behandlung mit aufgestelltem Unterbein (➤ Abb. 7.8).

Therapeut Sitzend neben der zu behandelnden Seite.

Kontakt Identisch mit dem Kontakt bei der vorhergehenden Behandlung.

Ausführung

- Der Therapeut fordert die Patientin auf mit dem Unterbein aktiven Druck gegen seine Hand auszuführen. Dieser aktive Druck sollte kräftig sein und während der ganzen Behandlungssequenz aufrechterhalten werden.
- In einem ersten Behandlungsschritt leistet der Therapeut gerade soviel Widerstand gegen den aktiven Druck der Patientin, dass das Unterbein in Vertikalposition bleibt, ohne sich zu bewegen. Anschließend führt er das Bein, wie bei der vorher gehenden Technik in Abduktion und Adduktion. Auch bei dieser Technik lohnt es sich in Listening allen Spannungszügen und Druckveränderungen zu folgen. Die Patientin hält den aktiven Druck während dem Ablauf zunächst mit gleichbleibender Stärke. Nach etwa drei Sekunden ist es ratsam mit leichten, ebenfalls aktiven Druckveränderungen zu arbeiten. Der Therapeut fordert die Patientin auf den Druck für wenige Sekunden zu steigern und zu vermindern. Auch in dieser Phase der Behandlung ist es ratsam den Spannungszügen und Druckveränderungen in Listening bis zu einem spürbaren Release zu folgen.

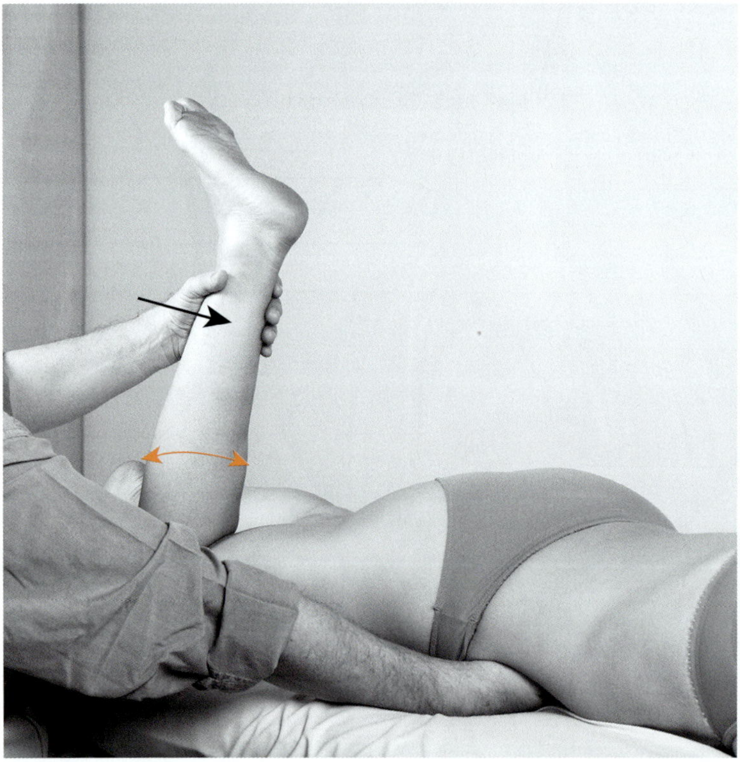

Abb. 7.8 Behandlung der räumlichen Vernetzung der muskulären, faszialen und ligamentären Strukturen mit dem Bindegewebslager des retroperitonealen Raums. – Für die Wirksamkeit der Behandlung ist entscheidend, dass der Therapeut die Kreuzungsstelle zwischen M. psoas und Lig. inguinale in allen Phasen der Anwendung dieser Technik genau beobachtet. Es ist erforderlich, dass er die minimalen Unterschiede des Gleitverhaltens aller Schichten genau beobachtet, um Mikroadhäsionen mittels subtiler Berührung aufzulösen. [J803]

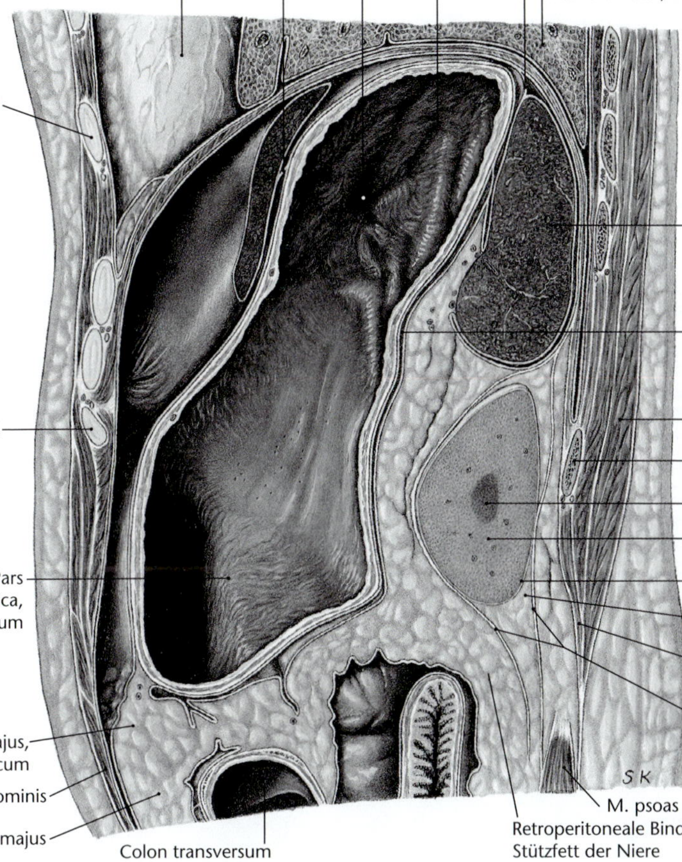

Abb. 7.9 Die Abbildung verdeutlicht wie viel Raum das Stützfett der Nieren im retroperitonealen Raum einnimmt. die Nieren haben im Gegensatz zu anderen Organen keine Haltebänder. Während die Hüllschicht der Leber dem Organ eng anliegt, besteht zwischen Niere und Nierenfaszie keine Verbindung. Die Faszie der Niere definiert einen „Gleitraum", in dem sich die Nieren beim Ein- und Ausatmen jeweils ca. 4 cm entlang des Psoas bewegen. Die Arterien und Venen sind zu schwach um ein Absinken der Nieren zu verhindern. Deshalb hat das Fett im retroperitoenalen Raum innerhalb und außerhalb der Fascia renalis eine wichtige Aufgabe zu erfüllen. [L238]

7.5.4 Behandlung mittels aktiver Positionsveränderung des Trochanter minor, der Ansatzstelle der M. psoas major, M. psoas minor und M. iliacus unter Einbeziehung der Stimulation von Mechanorezeptoren

Patientin In Bauchlage wie bei der vorhergehenden Technik (> Abb. 7.10).

Therapeut Sitzend wie bei der vorhergehenden Technik.

Kontakt Identisch mit der vorhergehenden Technik.

Ausführung Wie bei der vorhergehenden Technik übt die Patientin Druck mit dem Unterbein gegen die Hand des Therapeuten aus. Auch diesmal bietet der Therapeut mit seiner Hand gerade so viel Widerstand, dass sich das Unterbein nicht bewegt. Und auch diesmal sollte die Patientin den aktiven

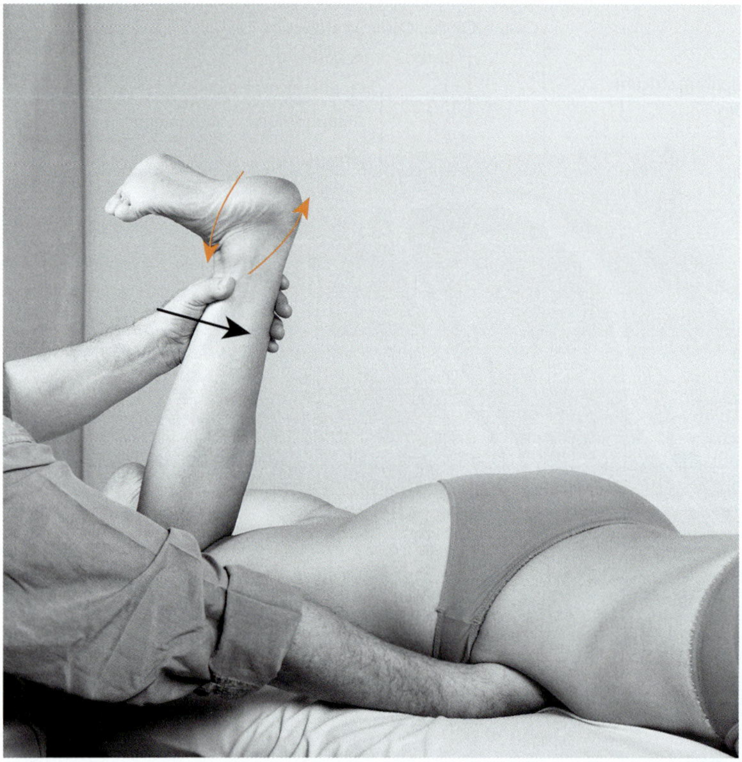

Abb. 7.10 Behandlung mittels aktiver Positionsveränderung des Trochanter minor, der Ansatzstelle des M. psoas major, M. psoas minor und M. iliacus unter Einbeziehung der Stimulation von Mechanorezeptoren. – Um die Wirksamkeit dieser Technik zu gewährleisten, ist ein hohes Maß an Konzentration vom Therapeuten und von der Patientin erforderlich. Zuweilen ist es hilfreich die Patientin aufzufordern, den Atem leicht zu intensivieren. Damit lässt sich das Gleitverhalten im Bereich der Kreuzungsstelle von M. psoas und Lig. inguinale effizient verstärken. [J803]

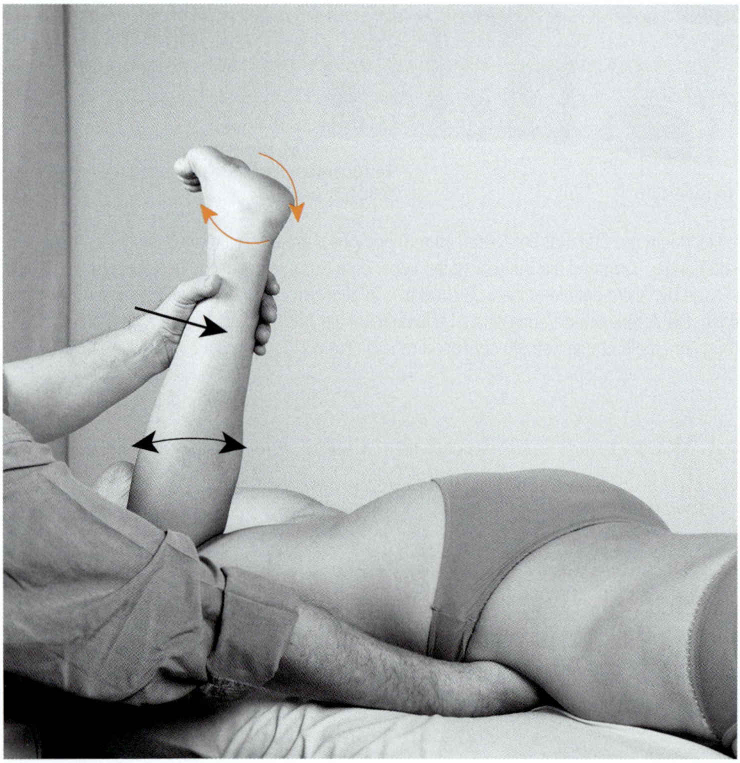

Abb. 7.11 Während des gesamten Vorgangs ist darauf zu achten, dass die Patientin mit entspannter Bauchdecke ruht. Jede Anspannung äußerer Muskulatur verhindert den subtilen Zugang zur Schichtenvielfalt der Nachbargewebe des M. psoas und des Lig. inguinale. Die Hand des Therapeuten sollte flächig unterstützend eingesetzt werde. Jeder „spitzer" Kontakt ist zu vermeiden. [J803]

Druck während der ganzen Behandlung aufrechterhalten und der Therapeut hält seinen Widerstand permanent aufrecht. Der Therapeut fordert die Patientin auf nun sehr langsam Kreisbewegungen mit dem Fuß auszuführen, zunächst in eine, dann in die andere Kreisrichtung (➤ Abb. 7.11). Das Unterbein bleibt vertikal aufgestellt und wird vom Therapeuten kräftig festgehalten. Die aktive Bewegung des Sprunggelenks setzt sich in einer minimalen Abduktions- und Adduktionsbewegung des ganzen Beins bis in den Oberschenkel fort. Es handelt sich dabei um eine sehr geringfügige Bewegung des Oberschenkels, die eine minimale räumliche Verlagerung des Trochanter minor verursacht. Für die Wirksamkeit dieser Technik ist es wichtig, dass der Therapeut während des gesamten Vorgangs die Veränderungen der Zugverhältnisse im Bereich der Kreuzungsstelle von M. psoas major, M. psoas minor, M. iliacus mit Hilfe des Listening beobachtet. Die relevanten Muskeln haben in diesem Bereich die Qualität von Sehnenplatten, die sich gut im Gleitverhalten zu ihren Grenzschichten beobachten lassen. Somit ermöglicht sich für die Behandlung ein subtiler Zugang zu intraperitonealen Strukturen und zu den Bindegewebslagern des retroperitonealen Raums und vermutlich auch zum Stützfett der Nieren. Vermutlich kommt es bei der minimalen Raumverlagerung des Trochanter minor über die Veränderung der Zugkräfte der ansetzenden Sehnen zu einer Stimulation der Mechanorezeptoren im Bereich der Sehnenansätze.

MERKE

Wenn wir den M. psoas isoliert von seinen Grenzstrukturen behandeln, stellt sich meist ein wenig dauerhafter Erfolg ein. Der Psoas ist, wie Ida P. Rolf schon sehr früh erkannte, eine wichtige Kreuzungsstelle, an der das viszerale System mit dem Muskelsystem in eine enge Verbindung tritt. Die Behandlung dieser Kreuzungsstelle hat eine nachhaltig positive Auswirkung auf Blutgefäße und Lymphgefäße. Eine auf Dauer erfolgreiche Behandlung erfordert vorsichtige Aufmerksamkeit in der Berührung und subtiles Listening seitens des Therapeuten. Auch von Seiten der Patientin ist Aufmerksamkeit gefordert, wenn es um den Einsatz von aktiver Bewegung geht.

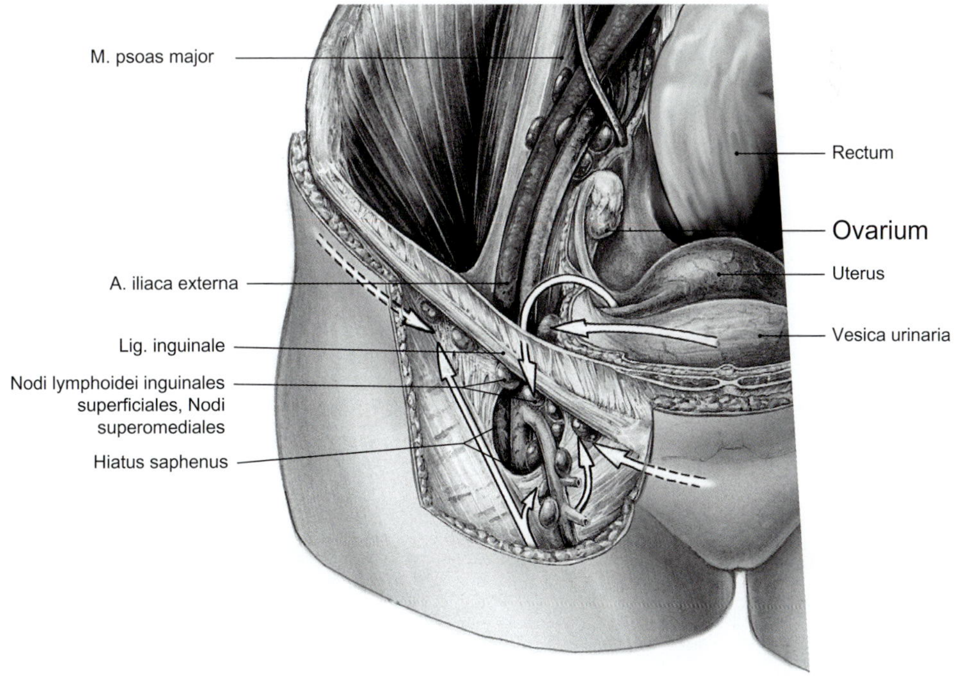

Abb. 7.12 Wichtiger technischer Hinweis für die Behandlung von Frauen: Bei der Behandlung der Kreuzungsstelle zwischen M. psoas und Lig. inguinale sollte die Hand des Therapeuten unter keinen Umständen die Ovarien komprimieren. Die Ovarien weisen eine weiche Konsistenz auf, sie lassen sich deshalb nicht ertasten. Der subtile Druck gegen Psoas und Lig. inguinale erfolgt lateral der Arteria iliaca externa. Der Puls der Arterie ermöglicht die genaue Lokalisierung des effizienten und schonenden Kontakts. [L127]

KAPITEL

8 Kiefergelenk und kraniosakrales System

8.1 Stellenwert des kraniosakralen Systems

Es gibt wohl kein Arbeitsgebiet innerhalb der manuellen Disziplinen, das so kontrovers beurteilt wird wie das des kraniosakralen Systems. Dafür gibt es eine ganze Reihe von Gründen:

- Das kraniosakrale System ist innerhalb seiner Ummantelung von Schädelknochen und Wirbelkörpern mit gewöhnlicher Untersuchungstechnik nicht wahrnehmbar.
- Die Palpation von Beweglichkeit und Bewegungseinschränkung des kraniosakralen Systems erfordert außerordentliche Sensitivität und Geduld des Therapeuten.
- Die Bewegungsspielräume, die an den Knochennähten vorhanden sind, sind so gering, dass ihre Palpierbarkeit von der Schulmedizin immer wieder in Frage gestellt wird.
- Die Erklärungsmöglichkeiten der als rhythmisch beschriebenen Druckschwankungen sind schwer nachvollziehbar.[1]

Sicherlich war es für eine unbefangene Auseinandersetzung mit dem kraniosakralen Konzept nicht förderlich, dass es von manchen Vertretern der Disziplin in einem mystisch anmutenden Stil und mit einem religiösen Unterton dargestellt wurde. Ob der Begründer der Methode, William G. Sutherland, durch bestimmte Aspekte seines Ansatzes eine derartige Entwicklung gefördert hat oder nicht, ist heute vielleicht nicht mehr von großer Bedeutung. Jedenfalls liegt in der von Anne L. Wales herausgegebenen Mitschrift seines Unterrichts eine Dokumentation des ursprünglichen Konzepts vor, die auch von Skeptikern ernst genommen werden sollte.[2]

Interessanterweise finden sich in der Unterrichtsmitschrift keinerlei Hinweise darauf, dass das kraniosakrale System isoliert von den anderen Systemen des Organismus zu behandeln sei. In überraschend direkter Form nimmt es klaren Bezug zu den Restriktionen des Bewegungsapparats und des viszeralen Systems. Für beide Bereiche zeigt die Dokumentation eine Reihe von Manipulationen, die mit Fotos illustriert sind und verdeutlichen, dass Sutherland in der Behandlungspraxis einen sehr umfassenden Ansatz bevorzugte.

Dieser Aspekt ist es auch, der meines Erachtens rechtfertigt, das kraniosakrale System zunächst noch einmal unabhängig vom Modell des kraniosakralen Pulses zu untersuchen. Die im folgenden Abschnitt beschriebenen Techniken zur Behandlung des Kiefergelenks stellen einen Versuch dar, der in diese Richtung geht. In gewisser Weise berücksichtigen diese Techniken das traditionelle Konzept von Flexion und Extension des kraniosakralen Systems, aber in der praktischen Vorgehensweise gibt es doch grundlegende Unterschiede im Vergleich zum klassischen kraniosakralen Ansatz.

8.1.1 Verbindungen zu Faszien und Membranen

Ich nehme an, dass die Bauelemente des kraniosakralen Systems in gleicher Weise mit den universalen Faszien- und Membranverbindungen in Verknüpfung stehen, wie das für alle Gewebearten gilt. Sicherlich, die relative Isoliertheit in einem halbge-

[1] Vgl. die kritische und außerordentlich scharfsinnige Darstellung von A. Abehsera, Craniosacrale Osteopathie: Ein wichtiger Baustein der Osteopathie, in: Osteopathische Medizin 1, 2000 und A. Abehsera, Craniosacrale Osteopathie unter der Lupe – Teil II, in: Osteopathische Medizin 4, 2002.

[2] W.G. Sutherland, Teachings in the Science of Osteopathy, Rudra Press 1990, S. 281 f.

schlossenen System bewirkt eine gewisse Eigendynamik. Wir treffen in der Praxis immer wieder auf Konstellationen, in denen das Problem hauptsächlich innerhalb des kraniosakralen Rahmens manifest und auch nur dort lösbar zu sein scheint. Aber es gibt auch zahlreiche andere Zusammenhänge: Kraniosakrale Spannungsmuster und Bewegungseinschränkungen wirken häufig auf das myofasziale System der großen Körperhöhlungen, den Innenraum des Brustkorbs, des Bauch- und Beckenraums. Dadurch dass die Faszien und Membranen an den Zugangspassagen der Flüssigkeitssysteme wie Schleusen fungieren, beeinflussen sie den intrakraniellen Druck und damit auch das intrakranielle Membransystem. Sogar der Muskeltonus spielt an den Übergängen des Kraniums und zwischen Lendenwirbelsäule und Kreuzbein eine Rolle. Schließlich gibt es auch noch eine direkte Verbindung der Dura mater spinalis aus dem Wirbelkanal in die Faszienschichten der Muskulatur über die Direktverbindung zu den Perineuralhüllen.

Meine Hypothese lautet, dass sich die Eigendynamik des kraniosakralen Systems in mancherlei Hinsicht nur so weit als Mikrobewegung entfalten kann, wie die Membranen im Bereich der angrenzenden Körperabschnitte es zulassen. Die Spannung der intrakranialen Membranen ist weitgehend abhängig vom Druck der Körperflüssigkeiten, die über den Nacken in das Innere des Kraniums gelangen und von dort wieder über den Nacken in den Brustraum abfließen. Damit ein intrakraniales Gleichgewicht der Membranen aufrechterhalten werden kann, ist ein restriktionsfreier Zu- und Abfluss erforderlich. Ich denke, dass sich bis zu einem gewissen Grad die Komplexität des kraniosakralen Systems umgehen lässt, wenn wir uns bei der Behandlung zunächst darauf konzentrieren, die Zu- und Abflusswege von Restriktionen zu befreien. Damit hat das kraniosakrale System die Möglichkeit, sich weitgehend selbst zu regulieren. Erst im Anschluss daran mag eine im eigentlichen Sinn kraniosakrale Detailkorrektur nötig sein.

8.1.2 Kranium und Unterkiefer

Außerdem gibt es noch einen anderen Aspekt, der eine „extrakraniale" Behandlungsstrategie am Kranium nahe legt: Das Kranium steht mit dem Unterkiefer in einer engen myofaszialen, membranösen und ligamentären Verbindung. Bei manchen Patienten ist es gerade diese eine Verbindung, die das Spannungszentrum des ganzen Organismus beherbergt. Vermutlich spielt diese Verbindung nicht nur bei Kiefergelenksdysfunktionen eine zentrale Rolle für das kraniosakrale System.

Die Verbindung zwischen Kranium und Mandibula ist einer ständigen Dynamik beim Sprechen und beim Schlucken sowie zudem erheblichen Druckschwankungen beim Kauen ausgesetzt. Der Druck wirkt auf Schichten, die über die Kauflächen an ein hochsensibles Kontrollsystem angeschlossen sind. Damit ist es möglich, dass selbst minimale Unstimmigkeiten von Bruchteilen eines Millimeters an den Kauflächen wahrgenommen werden.

8.2 Anatomie der Faszien

Das Kiefergelenk ist in besonderer Weise gefährdet, dass über Tonuserhöhung der Muskulatur sowie über die Verbindung mit dem Fasziensystem Zugkräfte aus anderen Regionen des Körpers Einfluss haben. Zugleich wird es durch seine Rolle beim Akt des Schluckens ständig wechselnden Druckimpulsen ausgesetzt. In gewisser Weise lässt sich das Kiefergelenk als Pufferzone richtungsgegensätzlicher Kraftvektoren beschreiben. Es können immense Druckkräfte um das Kiefergelenk wirken, wenn das Tonusmuster der Muskeln, die zwischen dem Ober- und Unterkiefer verlaufen, erhöht ist. In einer derartigen Situation wird der Unterkiefer ständig nach kranial gegen den Oberkiefer gepresst, während gleichzeitig Zugkräfte in der Gegenrichtung, also kaudal in Richtung des Halses und Brustraums, wirken. Der Feinbau des Kiefergelenks selbst ist nur bis zu einem gewissen Punkt in der Lage, die dabei entstehende Kombination von Zug- und Schubkräften abzufedern.

8.2.1 Faszien der Halsregion

Bei der Übermittlung der wirkenden Kräfte spielen die Faszien der Halsregion (➤ Abb. 8.1) eine wichtige Rolle.

Die Anatomie unterscheidet drei Faszienschichten im Bereich des Halses:

- eine Oberflächenschicht, die Lamina superficialis fasciae cervicalis
- eine mittlere Schicht, die Lamina praetrachealis fasciae cervicalis
- eine tief liegende Schicht, die Lamina praevertebralis fasciae cervicalis

Es ist eine Eigentümlichkeit der **oberflächlichen** Faszienschicht des Nackens, dass sie nicht nur unter der Haut, sondern auch unter dem Platysma liegt. Diese Schicht bildet unter dem Platysma eine direkte Verbindung zwischen Unterkiefer sowie den Schlüsselbeinen und dem Brustbein. Die Verbindung zum Sternum nach kaudal spielt eine besonders wichtige Rolle, weil die Oberflächenfaszie an dieser Stelle endet, somit dort ansetzt und sich nicht weiter über die Fläche des Sternums erstreckt. Diese oberflächliche Schicht hat an einzelnen Stellen eine Verbindung zur tiefer gelegenen mittleren Halsfaszie und setzt am Zungenbein und den großen Zungenbeinhörnern an. Im posterioren Bereich verbindet sie sich mit den hochelastischen Schichten des Lig. nuchae und umhüllt die Mm. trapezii.

Die weiter innen verlaufende **mittlere Halsfaszie** ist weniger flächig ausgeprägt als die äußere Schicht. Sie zieht vom Zungenbein in kaudaler Richtung bis zur Innenfläche der Schlüsselbeine und des Brustbeins. Im Gegensatz zur äußeren Schicht geht sie eine enge Verbindung mit den viszeralen, längs verlaufenden Komponenten des Halses ein: der Luftröhre, der Speiseröhre, aber auch der Schilddrüse und dem Kehlkopf. Auch sie vereinigt sich mit der nächst tiefer liegenden Faszienschicht, der prävertebralen Faszie, und zwar auf Höhe der Schilddrüse. An den beiden lateralen Rändern ist sie mit dem Faszienschlauch des M. sternocleidomastoideus verwachsen.

Die **tiefste Schicht der Halsfaszie,** die Lamina praevertebralis fasciae cervicalis, des spielt für die von mir beschriebenen Techniken zur Behandlung der Übergänge zwischen Brustraum, Nacken und Kranium die bedeutendste Rolle: Sie ist gleichzeitig mit Elementen der Tiefenstruktur und der Oberflächenstruktur verbunden und ist Teil der Faszienhüllschicht der prävertebralen Muskeln des Halses, also von M. longus colli, M. rectus capitis anterior und M. longus capitis. Zur Seite des Nackens hin tritt sie in Beziehung mit den längs verlaufenden Gefäßen und nach anterior ist sie locker mit der Gleitschicht des retropharyngealen Bindegewebes verbunden. Sie verfügt auch über Verbindungen zum M. levator scapulae und, im hinteren Bereich, zur Oberflächenfaszie.[3]

Für den Übergang zwischen oberem Brustraum und unterem Nackenraum ist sie deswegen bedeut-

[3] A. Waldeyer, Anatomie des Menschen Bd. 2, 6. Aufl., de Gruyter, Berlin 1992, S. 152.

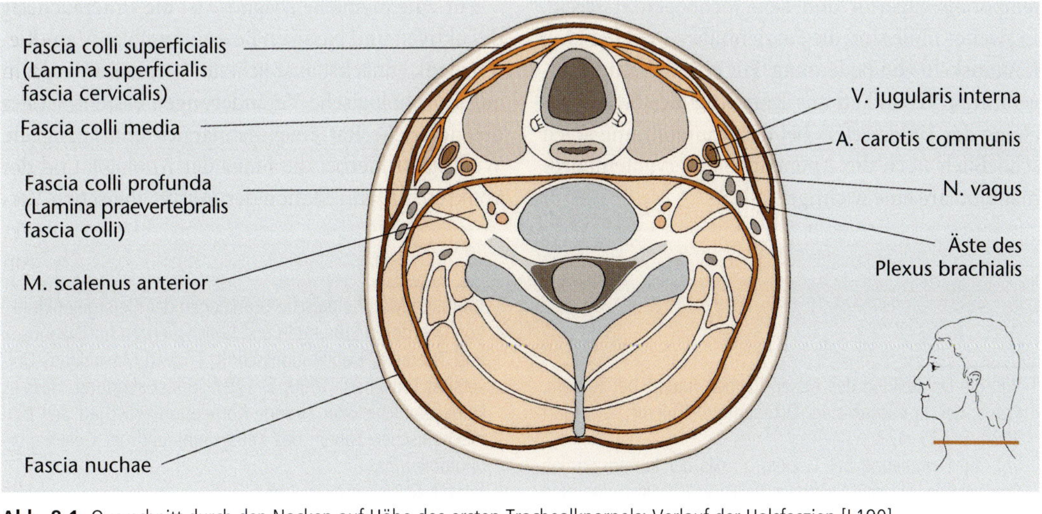

Abb. 8.1 Querschnitt durch den Nacken auf Höhe des ersten Trachealknorpels: Verlauf der Halsfaszien [L190]

sam, weil sie mit der Fascia endothoracica verbunden ist, die wiederum im nächsten weiter kaudal liegenden Übergangsgebiet mit dem Peritoneum in Verbindung tritt. Die Fascia thoracica bildet also die Brücke zwischen der inneren Hüllschicht der beiden großen Körperhöhlungen und den prävertebralen Schichten des Nackens.

In kranialer Richtung besteht schließlich noch eine Verbindung der tiefen Halsfaszie mit der Fascia pharyngobasilaris und damit zum Nasen-Rachen-Raum.[4]

8.2.2 Angrenzende Strukturen

Im Kontext der Halsfaszien ist außerdem noch das **Lig. nuchae** von Bedeutung, das ebenfalls eine wichtige Brückenfunktion zwischen Oberflächenschichten und tiefen Schichten hat: Es ist einerseits in der Tiefe vom Hinterhaupt kommend mit allen posterioren Fortsätzen der Halswirbelkörper verbunden, setzt aber auch großflächig an der Faszie des M. trapezius im oberen Bereich des Brustraums an.

Die **oberflächliche Halsfaszie** endet an den Schlüsselbeinen, nach kaudal tritt sie mit den Faszienschichten der Brustmuskulatur in Verbindung. In kranialer Richtung trifft sie am Unterkiefer auf die untere Grenze der Faszien der Kaumuskulatur. Eine für unsere Behandlungstechnik wichtige Faszienschicht dieses Bereichs ist die Fascia temporalis, die sich als große Bindegewebsplatte zwischen der Linea temporalis superior und dem Jochbogen erstreckt. In zweiter Linie sind die Faszienhüllen der kleineren Kaumuskeln von Bedeutung. Für eine der unten aufgeführten Techniken zur Korrektur der Seitabweichung des Unterkiefers bei der Mundöffnung spielt schließlich noch die Aponeurosis pterygotemporomandibulare eine wichtige Rolle.[5]

[4] Vgl. die Darstellung des Nasen-Rachen-Raums bei T. Liem, Praxis der kraniosakralen Osteopathie, Thieme, Stuttgart 2000, S. 415–423.

[5] Vgl. die Darstellung bei T. Liem, Praxis der kraniosakralen Osteopathie, Thieme, Stuttgart 2000, S. 270 (In Anlehnung an Perlemuter und Waligora).

8.3 Diagnostische Aspekte

Angesichts des komplexen Aufbaus des Kiefergelenks und seiner vielfältigen Bezüge im Bereich des Kopfes und des Nackens liegt es nahe, die Diagnose abzusichern, indem die Relation der Kauflächen untersucht wird. Leider haben sich in den letzten Jahren die lang postulierten Zusammenhänge zwischen Zahnstatus und Oberflächenmorphologie der Kiefergelenke nicht bestätigt.[6]

So sinnvoll und nötig Korrekturen der Bissfläche auch sind, ihre positive Wirkung scheint vor allem in einer besseren Druckverteilung auf den Zähnen, aber nicht im Bereich des Kiefergelenks zu liegen.

Die diagnostische Situation wird dadurch kompliziert, dass die bilddarstellenden Verfahren nicht die Erwartungen erfüllen konnten, die man zunächst in sie gesetzt hatte. Der Discus articularis, der für die normale Gelenkfunktion eine so wichtige Rolle spielt, wird auf Magnetresonanzbildern als kollagenfaserreiche Struktur, als signalarme Zone dargestellt.[7]

Wie Müller überzeugend dargelegt hat, kann man den Discus unter Umständen mit anderen signalarmen Strukturen verwechseln, weil die Bilddarstellung keine klare Unterscheidung zwischen den Bandelementen und Hartgewebsstrukturen einerseits sowie dem Discus andererseits ermöglicht. Bedauerlicherweise scheint auch die Aussagekraft der Endoskopie im Bereich dieses Gelenks sehr beschränkt.[8]

Für eine manuelle Diagnose ist die Untersuchung des aktiven und passiven Bewegungsablaufs am Kiefergelenk zunächst ausreichend. Wenn ein Verdacht auf morphologische Veränderungen besteht, ist der diagnostische Rat eines Zahnarztes unumgänglich. Wichtig ist hierbei die Frage der Ätiologie und der konkreten Manifestation der morphologischen Ver-

[6] J. Müller: Morphologische Grundlagen der Kiefergelenkfunktion und deren Störungen und Konsequenzen für Diagnostik und Therapie, Habilitationsschrift, Ludwig-Maximilians-Universität München, 1990, S. 129f. Müller vermutet, dass es keine einfache oder strenge Korrelation zwischen den biomechanischen Fakten des Kausystems und der Gelenkmorphologie gibt.

[7] Johann Müller, s.o., S. 138.

[8] Johann Müller, s.o., S. 141.

änderungen. Richtungsweisend im Sinne einer Typologie sind Beobachtungen, die Müller im Rahmen seiner Untersuchung an Autopsiepräparaten durchführte. Offenbar entsteht die eingeschränkte Gleitfähigkeit des Discus articularis vor allem im Kontext von zwei Gegebenheiten: Entweder liegen ausgeprägte knöcherne Formveränderungen an der Fossaoberfläche vor oder es kommt am kranialen Rand des Discus zu Oberflächenveränderungen, zu „Rauigkeiten". Diese Rauigkeiten an der kranialen Diskusoberfläche sind in höherem Lebensalter besonders häufig anzutreffen.[9]

Ein weiterer, nach Müller bedeutender, Faktor können Adhäsionen sein, die sich im oberen Bereich des Discus entwickelt haben. Ich vermute, dass zumindest ein Teil der von Müller dargestellten morphologischen Veränderungen innerhalb des Kiefergelenks durch langfristige Einwirkung von Druck- und Zugwirkung zustande kommen. Die dabei wirkenden Kräfte entstehen durch Strukturen, die das Gelenk äußerlich überqueren, oder durch Strukturen, die intrakapsulär an der während der Kieferbewegung normalerweise stattfindenden Verlagerung des Discus articularis während des Öffnens und Schließens des Mundes beteiligt sind.

8.4 Biomechanik des Kiefergelenks

Das Kiefergelenk ist ein „aufgehängtes" Scharniergelenk, sozusagen ein funktioneller „Mischtyp": Es wird von einem Grundtonus aktiver Muskeln zusammen mit Faszienspannung und Bandstrukturen in einer Art „Grundposition" gehalten. Auf muskulärer Ebene wird diese Position in erster Linie von drei Muskeln gewährleistet, dem M. temporalis, dem M. masseter und dem M. pterygoideus medialis.

Bei jeder Funktion durchläuft der Unterkiefer jeweils charakteristische Raumkurven. Während der ersten Phase der Mundöffnung kommt es im Normalfall zu einer reinen Scharnierachsenbewegung

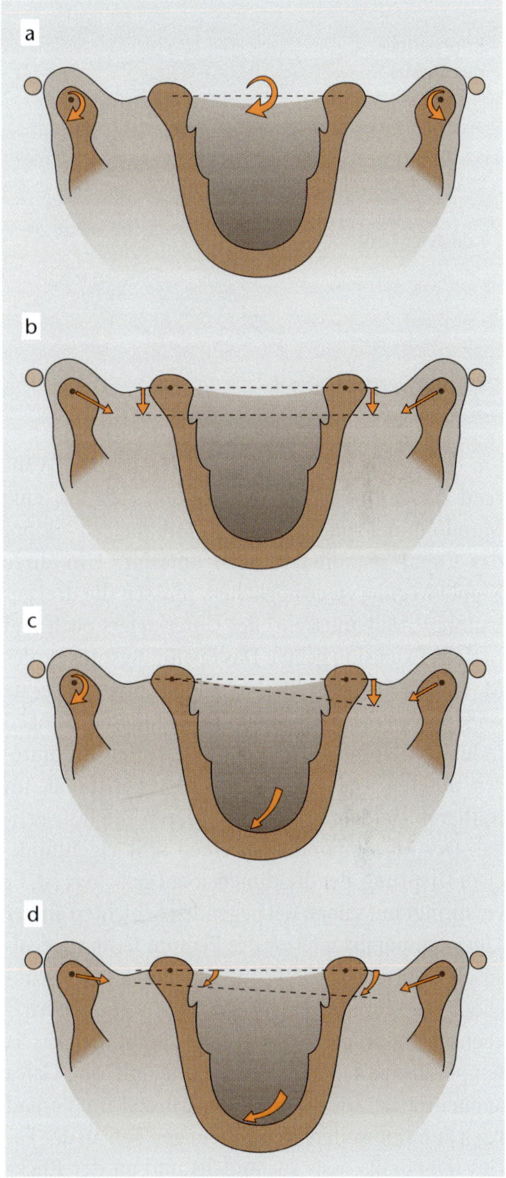

Abb. 8.2a–d Normales Bewegungsmuster des Kiefergelenks [L190]

a) Beginn der Mundöffnung bis maximal 12 mm: Drehbewegung um die Scharnierachse

b) Weiterführung der Mundöffnung durch beidseitigen Vorschub

c) Einseitige Vorschubbewegung: Der Gelenkkopf des Unterkiefers bleibt auf einer Seite weitgehend in der Ausgangsposition, während auf der anderen Seite eine Vorschubbewegung stattfindet. Es kommt während der Mundöffnung zur Seitabweichung des Unterkiefers im Verhältnis zur vertikalen Mittellinie

d) Nach der einleitenden Scharnierachsenbewegung kommt es nun zur beidseitigen Vorschubbewegung, wobei sich eine Seite stärker nach vorne schiebt als die andere

[9] Johann Müller, s. o., S. 147.

8

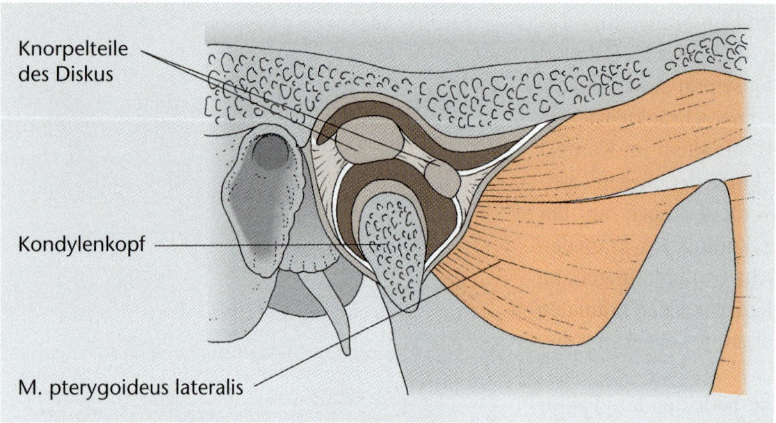

Abb. 8.2e Innerer Aufbau des Kiefergelenks [L190]

um die annähernd horizontale Gelenkachse. Während dieser Bewegung – es handelt sich um eine Mundöffnung von nur wenigen Millimetern – kippt das Caput mandibulae nach anterior. Um diese Kippbewegung zu ermöglichen, müssen die drei genannten „Haltemuskeln" des Unterkiefers nach und nach in Extension gehen. Das Spannungsmuster des M. temporalis spielt hierbei eine wichtige Rolle, da seine Fasern unterschiedliche Bewegungsrichtungen induzieren können: Die Fasern verlaufen im hinteren unteren Teil des Muskels fast horizontal, im mittleren Teil schräg und im vorderen Teil fast vertikal. Der M. temporalis hat einen sehr eigentümlichen Ursprung, der dreidimensional gefächert ist. Er entspringt mit seinen tief liegenden Schichten an der Linea temporalis inferior des Planum temporale, also als „normaler" Ursprung am Periost des Knochens. Gleichzeitig entspringt aber seine Oberflächenschicht an der äußeren Hüllschicht, der Fascia temporalis und deren Verbindung mit der Galea aponeurotica. Zudem weist der Muskel im Verlauf nach anterior weitere Verankerungen auf: an der Facies temporalis ossis spenoidalis und an der Rückseite des Os zygomaticum. Schließlich gibt es noch die Variante einer zusätzlichen Gewebefixierung, wenn die Faszienhüllschicht des M. temporalis mit der Faszienhüllschicht des M. masseter verwachsen ist.

Aufgrund seines dreidimensional verteilten Ursprungs kann der M. temporalis zwei Aufgaben erfüllen,

- den Unterkiefer gegen den Oberkiefer zu halten bzw. heranzuführen,
- die Mahlbewegung beim Kauen zu ermöglichen.

Um diese Bewegung in ihrem räumlichen Ablauf zu verstehen, ist es hilfreich das normale Bewegungsmuster in seinem zeitlichen Ablauf näher zu betrachten (➤ Abb. 8.2a–d und ➤ Abb. 8.2e).

8.5 Behandlungskonzept und Behandlungstechniken

In diesem Kapitel werden eine Reihe von Techniken vorgestellt, die sich vor allem für die Behandlung der Dysfunktion des Kiefergelenks eignen. Sofern sie an den Übergängen von Brustraum und Nacken und Nacken und Kopf ansetzen, eignen sie sich auch unabhängig von der Kiefergelenksdysfunktion zur Behandlung kranialer Spannungsmuster im intrakranialen Bereich der Membranen und auch der Suturen.

8.5.1 Behandlungskonzept

Für eine normale Gelenkfunktion ist es kennzeichnend, dass der Unterkiefer jede der vier Bewegungsschritte schmerzfrei und ohne Nebengeräusche ausführen kann. Nachfolgend wird eine Sechs-Schritte-Technik beschrieben, die sich zur allgemeinen Verbesserung der Gelenkfunktion und besonders zur Korrektur des mangelnden Vorschubs eignet. Die Technik eignet sich nicht für die Behandlung schwerer degenerativer Veränderungen und entzündlicher Prozesse.

8

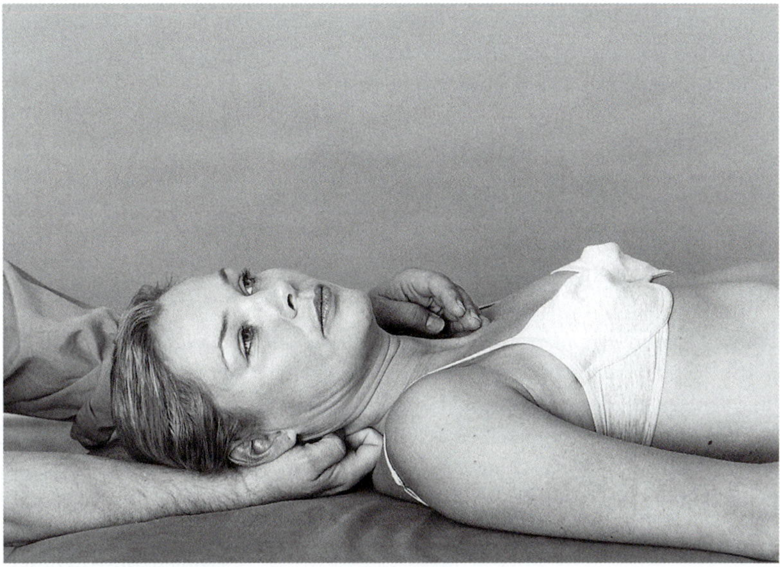

Abb. 8.3 Behandlung des thorakozervikalen Übergangs [K341]

Das Kiefergelenk ist sehr anfällig für Spannung aus anderen Körpersegmenten. Es ist deshalb erforderlich, die beschriebene Technik mit einer Behandlung der signifikanten Bewegungseinschränkungen des ganzen Organismus vorzubereiten. Eigentümlicherweise können derartige Bewegungseinschränkungen in ganz unterschiedlichen Abschnitten des myofaszialen Systems bzw. den Bändern und Hüllschichten der Organe vorhanden sein.

8.5.2 Behandlungstechniken

Vor der speziellen Behandlung des Kiefergelenks ist deshalb immer eine Untersuchung des gesamten Organismus mit **General Listening** (➤ Kap. 9.2.2) und eine dem Untersuchungsbefund entsprechende Vorbehandlung ratsam. Eine derartige Vorbehandlung kann sich auf unterschiedliche Körperabschnitte beziehen.

Thorakozervikaler Übergang

Mit etwas Geschick lassen sich mit dieser Technik die längs und diagonal durch den Nacken verlaufenden Strukturen des Fasziennetzes behandeln.

Der erste Behandlungsschritt besteht in der Behandlung des thorakozervikalen Übergangs. Das Ziel der folgenden Technik ist, Spannungsmuster im Bereich des Schlüsselbeins, des M. subclavius und der ersten Rippe zu vermindern.

Patientin In Rückenlage, Beine aufgestellt, Arme neben dem Rumpf ruhend (➤ Abb. 8.3).
Therapeut Sitzend am Kopfende.
Kontakt Mit den Fingerspitzen einer Hand am unteren Schlüsselbeinrand, mit der Fläche des zweiten Fingerglieds der anderen Hand im lateralen Bereich des Nackens neben der lateralen Grenze des M. trapezius.
Ausführung Vor der Anwendung dieser Technik ist es nötig, auf beiden Seiten das Sternoklavikulargelenk in der Beweglichkeit zu überprüfen.

- Auf der Seite, auf der wir im oberen Brustraum eine Bewegungseinschränkung finden, umfasst die Hand des Therapeuten den unteren Schlüsselbeinrand in Richtung des M. subclavius und federt gegen das Gewebe, während er das Schlüsselbein gegen das Brustbein schiebt (im Bild linke Seite der Patientin). Gleichzeitig wird der Nacken passiv zur Seite flektiert und rotiert, sodass sich die Oberflächenschichten (M. platysma und M. sternocleidomastoideus) entspannen.
- Es sollte nun mühelos möglich sein, in Richtung des M. scalenus medius Kontakt aufzunehmen (im Bild rechte Seite der Patientin). Auf der Abbildung (➤ Abb. 8.3) ist sichtbar, wie der Thera-

peut mit der Fläche des zweiten Fingerglieds intensiven Kontakt zur Mittelschicht des Nackens herstellt, indem er an der Vorderkante des M. trapezius nach innen greift. Entscheidend ist, dass sich die linke und rechte Hand des Therapeuten leicht diagonal aufeinander zu bewegen. Die Atmungsbewegung gibt uns Aufschluss über die Aktivität der Mm. scalenii.

Diese Technik sollte im Seitenvergleich durchgeführt werden, dazu die Hände seitenverkehrt benutzen.

Die Technik lässt sich modifiziert für die Behandlung der Schicht anwenden, die von der Skalenusfaszie abzweigt und am oberen Teil der Pleurakuppel endet (Anwendung nach Schleudertrauma beim Autounfall mit Sicherheitsgurt).

Kranium im Bereich der Sutura sagittalis

Der zweite Behandlungsschritt besteht in der gleichzeitigen Einwirkung auf die Außen- und Innenkonstruktion des Kraniums im Bereich der Sutura sagittalis (➤ Abb. 8.4).

Patientin In Rückenlage, Beine ausgestreckt, Arme neben dem Rumpf ruhend (➤ Abb. 8.4a).
Therapeut Sitzend am Kopfende.
Kontakt Mit beiden Daumen in der Galea aponeurotica beidseitig der Sutura sagittalis.
Ausführung Vor Anwendung dieser Technik überprüfen wir zunächst die generelle Beweglichkeit des Kraniums. Wir testen, ob sich die Knochennaht federnd komprimieren lässt, indem wir beginnend vom Vorderrand den ganzen Verlauf der Sutur abtasten. Wir sollten dabei beachten, dass es erhebliche Varianten im Verlauf der Schädelnähte gibt (➤ Abb. 8.4b). Im hinteren Bereich sind die Zacken der Naht breiter und ermöglichen eine größere „Federwirkung". Bei diesem Test wird die Stelle der stärksten Bewegungseinschränkung lokalisiert und davon ausgehend die dahinterstehende äußere Faszien- und innere Membranfixierung beurteilt.

- Sobald wir die beschriebene Stelle lokalisiert haben, können wir nun gleichzeitig auf die äußere Hüllenkonstruktion und die innere Membrankonstruktion einwirken: Wir stellen intensiven Kontakt mit der Galea aponeurotica her und komprimieren die an dieser Stelle bereits stark „verzahnte" Schädelnaht, während wir mit der äußeren Hüllschicht so intensiven Kontakt halten, als würden wir die Galea aponeurotica von der darunter liegenden Schicht lösen wollen.
- Wir warten kurz, bis ein sich starker Gegendruck bemerkbar macht. Dies geschieht in der Regel innerhalb weniger Sekunden. Wir beobachten und folgen den Reaktionen im lateralen Teil des Kra-

8

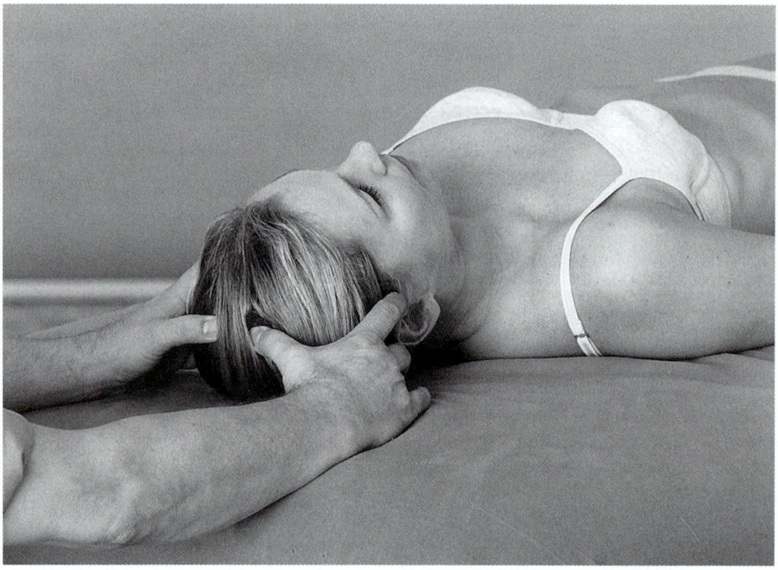

Abb. 8.4a Gleichzeitige Einwirkung auf die Außen- und Innenkonstruktion des Kraniums im Bereich der Sutura sagittalis [K341]

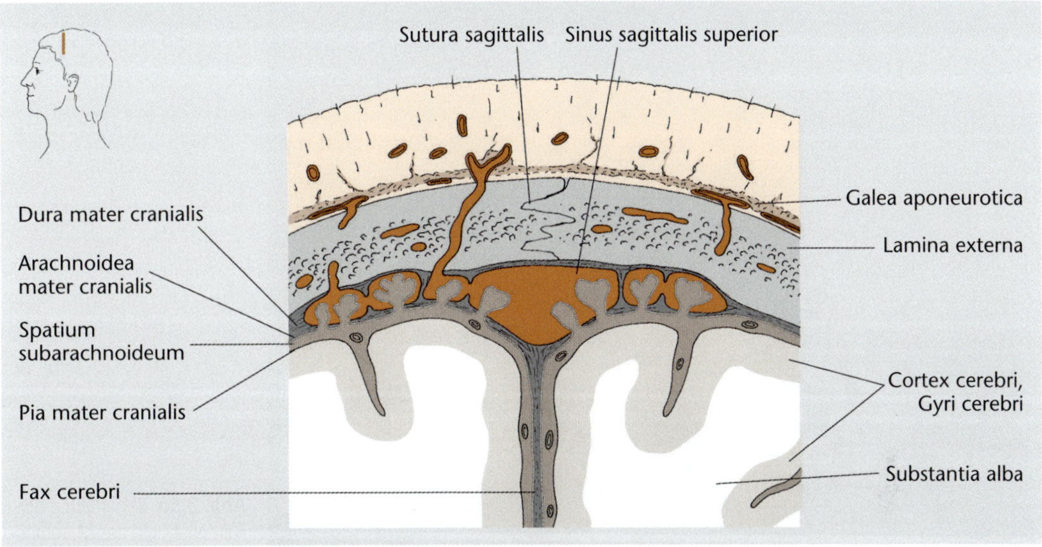

Abb. 8.4b Schädeldach, Hirnhäute und Venensinus [L190]

niums bis unsere Daumen massiv nach oben und auseinandergedrückt werden. Es ist wichtig, die Asymmetrien im Kopf sowohl bei der Kompression wie auch beim langsamen Loslassen zu berücksichtigen und der Öffnung nach außen langsam zu folgen, um gleichzeitig auf innere und äußere Schichten einwirken zu können.

- Falls sich trotz starker Spannung im Kranium kein Gegendruck aufbaut, modifizieren wir die Druckrichtung bei leicht angehobenem Kopf in Richtung Foramen magnum, während wir die Sutur noch komprimiert halten. Wir richten den Druck dabei so aus, als würden wir durch das Innere des Kopfes durch das Foramen magnum in den Wirbelkanal zielen, bis gesteigerter Druck von innen gegen die Sutura sagittalis wirkt und wir wahrnehmen können, wie unsere beiden Kontaktpunkte buchstäblich auseinandergedrückt werden.

Faszienschicht des M. temporalis

Der dritte Behandlungsschritt besteht in der Behandlung der Faszienschicht des M. temporalis (➤ Abb. 8.5).

Patientin In Rückenlage, Beine ausgestreckt, Arme neben dem Rumpf ruhend (➤ Abb. 8.5a).

Therapeut Sitzend am Kopfende.

Kontakt Mit den Fingerflächen beider Hände bilateral im posterioren Bereich des M. temporalis (➤ Abb. 8.5b).

Ausführung

- Zu Beginn tasten wir den M. temporalis in seinem gesamten Ursprung ab, bis wir Schichten finden, die besonders dicht mit dem darunter liegenden Knochen oder mit der darüber verlaufenden Galea aponeurotica verbunden sind. An diesen Stellen – sie können auf beiden Seiten unterschiedlich lokalisierbar sein – stellen wir leichten Kontakt her.
- Wir fordern die Patientin auf, den Mund langsam zu öffnen und zu schließen und können dadurch feststellen, ob Teile des Muskels dauerhaft kontrahiert sind und die Faszie verdickt ist. Häufig lässt sich auf einer Seite eine Schicht entdecken, die sich wesentlich dichter anfühlt als die vergleichbare Schicht auf der anderen Seite.
- Wir üben subtilen Zug nach kranial (parallel zur Behandlungsliege) aus. Obwohl wir intensiven Kontakt mit der Temporalisfaszie beibehalten, sollten wir nicht an dem Knochen ziehen, sondern auf die ihn umhüllenden Schichten so einwirken, dass der Knochen seine angemessene Beweglichkeit finden kann. Ziel dieser Technik ist eine Verbesserung der Öffnungsfunktion an beiden Kiefergelenken.

8

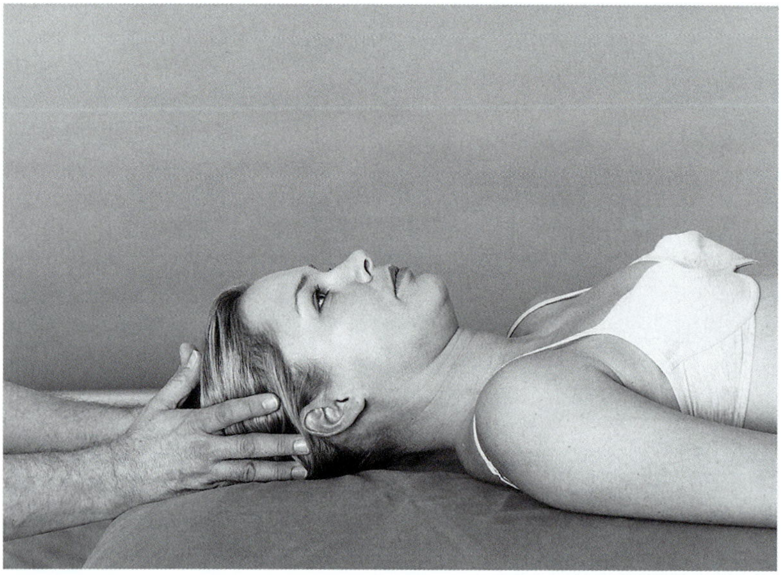

Abb. 8.5a Behandlung der Faszienschicht des M. temporalis [K341]

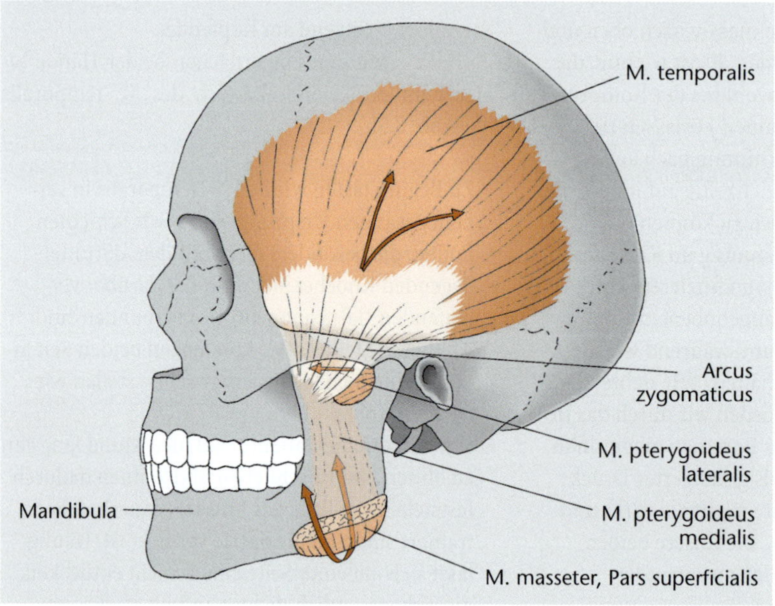

Abb. 8.5b Kaumuskulatur, Zugrichtung der Muskeln beim Schließen des Mundes (Pfeile) [L190]

Ansatz des M. temporalis am Unterkiefer

Der vierte Behandlungsschritt besteht in der Behandlung des Ansatzes des M. temporalis am Unterkiefer.

Patientin In Rückenlage, Beine ausgestreckt, Arme neben dem Rumpf ruhend (➤ Abb. 8.6).

Therapeut Seitlich auf Höhe des Schultergürtels der Patientin stehend.

Kontakt Eine Hand unterstützt das Hinterhaupt, die Zeigefingerspitze der anderen Hand kontaktiert den Ansatz des M. temporalis intraoral.

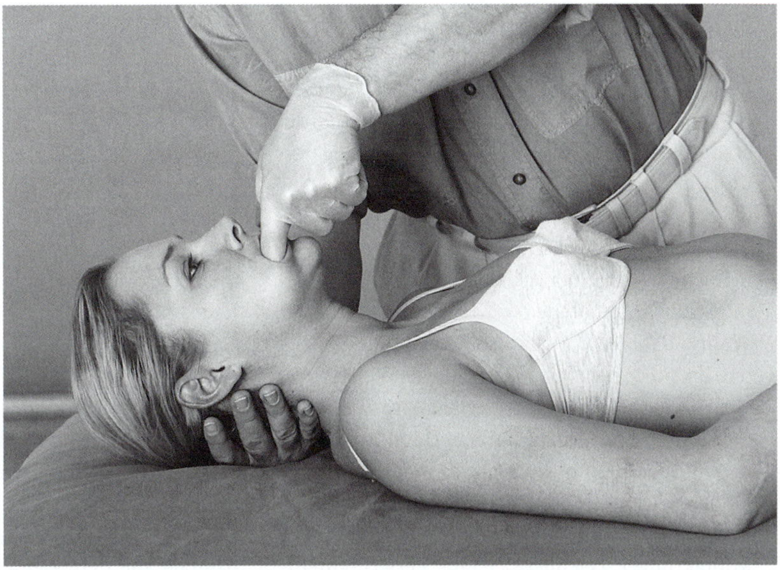

Abb. 8.6 Behandlung des Ansatzes des M. temporalis am Unterkiefer [K341]

Ausführung

- Wenn es zu einer Dauerkontraktion einer Kiefergelenksseite kommt, manifestieren sich Zugkräfte an der Stelle, an der die Bindegewebshüllen des M. temporalis auf die Knochenhaut des Unterkiefers treffen.
- Sind die Zugkräfte permanent vorhanden, wird sich die Ansatzstelle des M. temporalis am Unterkiefer deutlich verhärtet anfühlen. Dann ist es auf jeden Fall lohnend an der Verbindungsstelle zwischen Muskelfaszie und Knochenhaut einen „schmelzenden" Berührungskontakt herzustellen, bis sich für den berührenden Finger der Eindruck einstellt, dass der Knochen hinreichend Bewegungsspielraum im Gewebe erhält.

Raumgefüge zwischen Oberkiefer, Schädelbasis und Nacken

Video-Clip 20

Der fünfte Behandlungsschritt besteht in der Behandlung des Raumgefüges zwischen Oberkiefer und Schädelbasis und Nacken.

Patientin In Rückenlage, Beine ausgestreckt, Arme neben dem Rumpf ruhend (➤ Abb. 8.7).
Therapeut Sitzend am Kopfende.

Kontakt Mit einer Handfläche im Bereich des Hinterhaupts am Lig. nuchae, Zeige- und Mittelfinger der anderen Hand intraoral im mittleren Abschnitt des Gaumens.

Ausführung Das Behandlungsziel ist, zu gewährleisten, dass die beiden Oberkieferhälften als stabiler Pol des Kiefergelenks adäquate Orientierung liefern, während die membranöse Innenauskleidung und äußere Faszienschicht der Schädelbasis gleichwertige Spannungsmuster zeigen.

- Voraussetzung für eine derartig globale und zugleich detaillierte Strategie ist, dass der Therapeut mit einer Hand intensiven Kontakt mit dem Ursprung des Lig. nuchae am Hinterhaupt herstellt, ohne dabei den intrakranialen Raum zu komprimieren.
- Das Band entspringt großflächig vom Hinterhaupt und setzt jeweils an den posterioren Fortsätzen der Halswirbel an, bevor es in der Faszie des M. trapezius endet.
- Es ist essenziell, die Dynamik der Schädelbasis nicht einzuschränken. Das heißt, dass alle Spannungsmodifikationen, die sich am Hinterhaupt während unserer Behandlung abzeichnen, verfolgt, aber nicht eingeschränkt werden. Sobald die unterstützende Hand mit dem Hinterhaupt hinreichend Kontakt gefunden hat, passen wir den Zeigefinger und den Mittelfinger der anderen Hand intraoral an die Form des mittleren Gau-

mens an und stellen zwischen beiden Händen eine räumlich spürbare Verbindung her. Während das Hinterhaupt stabil bleibt, kommt es darauf an, die Dynamik der beiden Oberkieferhälften zu erspüren: Es ist so, als würde man die Hände unter zwei Tragflächen eines Flugzeuges legen und dagegen drücken, um nach und nach unnachgiebige Membranschichten (die Tragflächen) zu dehnen, bis der Eindruck einer gleichmäßigen räumlichen Verteilung der Kräfte entsteht.

- Während dieses Vorgangs sollte man darauf achten, dass die „normale" Beweglichkeit der Knochen im Gewebe nicht erzwungen wird: Zeige- und Mittelfinger der intraoralen Hand treten mit dem mittleren Gaumenabschnitt in intensiven und zugleich leicht federnden Kontakt. Sobald sich eine Gaumenhälfte bewegt, folgt der Kontaktfinger. Zeichnet sich eine Verwringung der beiden Oberkieferhälften ab, können wir sie risikolos „übertreiben", bis die „Tragflächen" des Oberkiefers zu einer harmonischen Ausgleichsbewegung finden.

Korrektur des Vorschubs

Der sechste Behandlungsschritt besteht in der Korrektur des einseitig fehlenden oder reduzierten Vorschubs. Dieser Behandlungsschritt hat sich in der Praxis in den Fällen bewährt, in denen der Vorschub einseitig reduziert ist. Dabei kommt es bei der spontanen Mundöffnung zur Seitabweichung von der Mittellinie.

Mit der Behandlung wird direkt auf die Aponeurosis pterygotempomanibulare eingewirkt. Es ist hilfreich, sich die räumliche Beziehung von N. lingualis und N. alveolaris zwischen M. pterygoideus medialis und M. pertygoideus lateralis zu vergegenwärtigen, um die Nerven nicht gegen den Kieferknochen zu drücken.

Patientin In Rückenlage, Beine ausgestreckt, Arme neben dem Rumpf ruhend (➤ Abb. 8.8).

Therapeut Seitlich auf Höhe des Schultergürtels der Patientin stehend.

Kontakt Mit Daumen und Mittelfinger am Os frontale, mit dem kleinen Finger der anderen Hand intraoral parallel zur Verlaufsrichtung des M. pterygoideus lateralis.

Ausführung

- Um die für die Seitabweichung verantwortliche Gewebespannung zu reduzieren, müssen wir versuchen, den behandelnden kleinen Finger so hoch wie möglich neben den M. pterygoideus lateralis zu positionieren. Während der kleine Finger des Therapeuten höher gleitet, wird die Patientin aufgefordert, den Mund wiederholt einige Millimeter zu öffnen und zu schließen (ohne

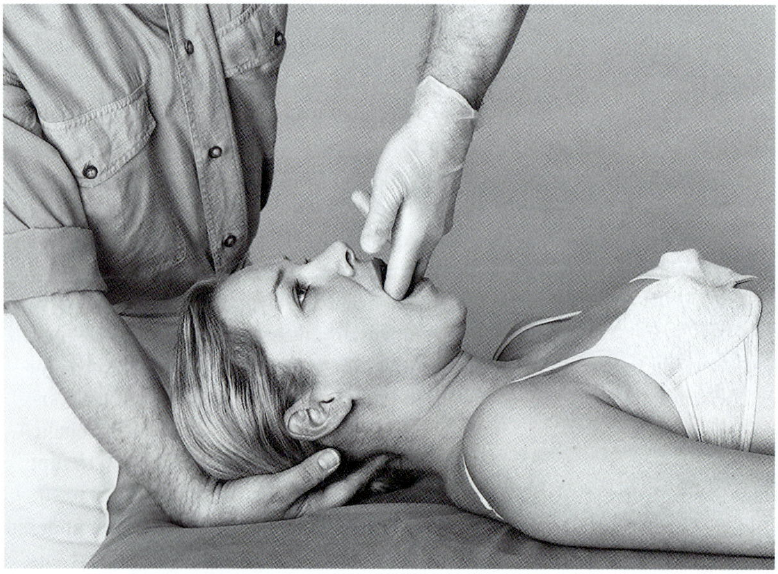

Abb. 8.7 Behandlung des Raumgefüges zwischen Oberkiefer, Schädelbasis und Nacken [K341]

8

dass die Zähne sich berühren). Der kleine Behandlungsfinger erreicht schließlich die höchstmögliche Position.

- In diesem Augenblick fordern wir die Patientin auf, energisch den Biss zu schließen, während der behandelnde Finger genau an der höchsten Stelle bleibt und wie ein Keil dehnend auf die tiefen Bindegewebsstrukturen um das Gelenk wirkt.
- Abschließend sollten wir den Behandlungsschritt 5 nochmals wiederholen und den zervikokranialen Übergang überprüfen.

8.6 Behandlung nach Einsetzen von Oberkieferimplantaten

Die orale Implantologie hat während der letzten 20 Jahre eine beachtliche Verbreitung gefunden. Bei sachgemäßer und vorsichtiger Vorgehensweise sind dauerhafte Negativreaktionen im kraniosakralen System äußerst selten. Eine Ausnahme ist jedoch die so genannte minimialinvasive Sinuslifttechnik nach Summers, bei der ein regionales Anheben des Kieferhöhlenbodens mit umschriebenen kleinen Frakturen der Lamina dura des Kieferhöhlenbodens mithilfe von Kondensationsinstrumenten (Rundmeißel mit 1 bis 5 mm Durchmesser) vorgenommen wird. Hier kann es auch bei sachgemäßer und vorsichtiger Vorgehensweise zu Irritationen des kraniosakralen Systems kommen. Abhängig vom Therapeut können bei 1 bis 3 % der Fälle[10] Missempfindungen auftreten.

Der geringe Prozentsatz von Komplikationen ist keineswegs selbstverständlich. Ich beziehe mich auf Berichte während der Tagung des Bayerischen Landesverbandes Implantologie am 19./20. April 2002 in Würzburg. In Diskussionsbeiträgen wurde deutlich, dass einzelne Implantologen von wesentlich höheren Prozentzahlen bei Komplikationen ausgehen.

Schmidinger nimmt an, dass bei entsprechender chirurgischer Erfahrung des Implantologen die Anzahl der Problempatienten sehr gering ist, die auftretenden Irritationen im kranialen Bereich aber auf jeden Fall sehr ernst zu nehmen sind. Weiterhin geht er davon aus, dass es bei der Implantologie, obwohl es sich um ein minimalinvasives Vorgehen handelt, unter Umständen zu nachhaltigen Verän-

[10] Diese Zahlen habe ich von Sebastian Schmidinger, der über 600 Patienten mit dieser Technik versorgt hat. Ich danke ihm für seine Bereitschaft, sich kritisch mit den wenigen Komplikationen in seiner eigenen Praxis auseinanderzusetzen. Er hat mir über Jahre die Möglichkeit gegeben, komplizierte Fälle manualdiagnostisch zu untersuchen und Behandlungsmöglichkeiten zu testen.

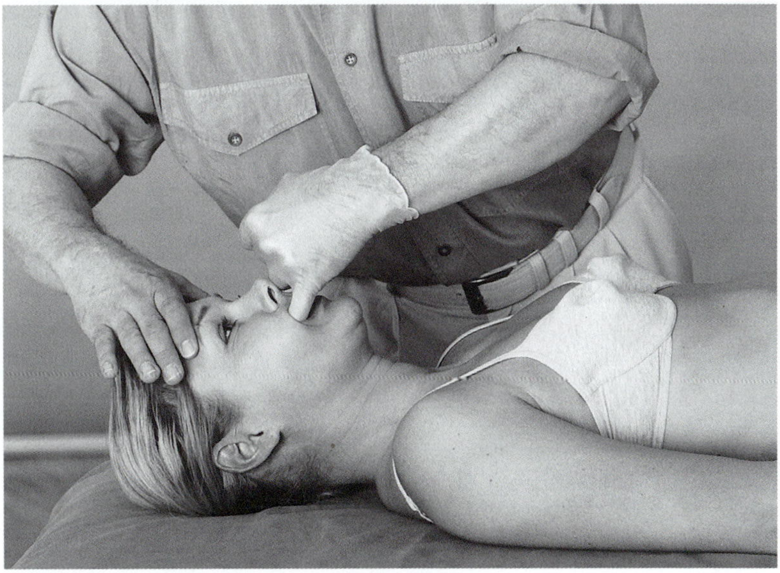

Abb. 8.8 Korrektur des einseitig fehlenden oder reduzierten Vorschubs [K341]

derungen im Bereich der Membranspannungen bzw. der knöchernen Suturenverbindungen im Bereich des Kraniums kommen kann.

8.6.1 Anatomie des Os palatinum

Die Hauptfunktion des Oberkiefers ist es, ein Schott zwischen Kiefer- und Nasenhöhle zu bilden, um Druckdifferenzen zu ermöglichen und damit den Saugvorgang und das Atmen unabhängig voneinander zu gewährleisten. Diese Funktion des Oberkiefers ist lebenswichtig und bereits bei der Geburt vorhanden. Die Zähne und deren Alveolarfortsätze kommen erst später hinzu.

Im **posterioren Bereich** des **Gaumens** ist der Knochen nur wenige Zehntelmillimeter stark. Auf der Abbildung (➤ Abb. 8.9) ist sichtbar, dass die Maxilla ein geteilter Knochen ist, der aus vier Hauptknochen besteht. Die sichtbare Gaumennaht bleibt auch im hohen Alter erhalten. Am abgebildeten Präparat ist erkennbar, dass die Alveolarfortsätze so angelegt sind, dass sie an der Palatinalfläche in einem bestimmten Winkel zum eigentlichen Gaumendach stehen. Es kommt durch diesen Winkel zu einer Aussteifung im Bereich der Alveolarfortsätze und

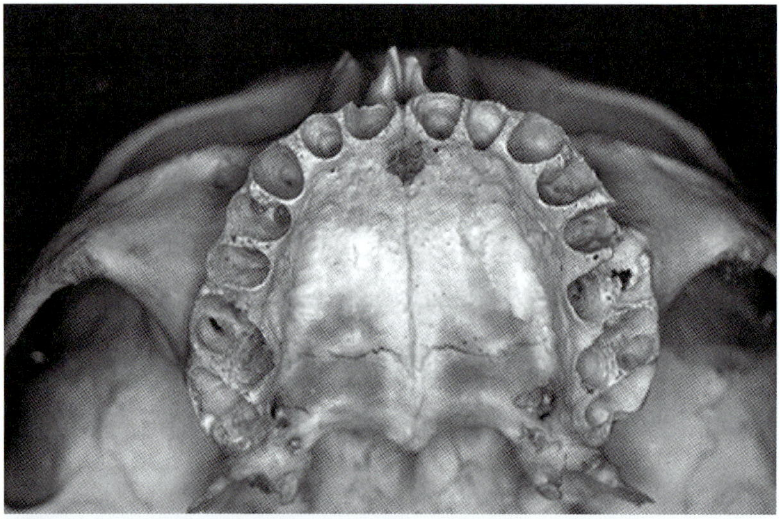

Abb. 8.9 Innenansicht der Knochenkonstruktion des Gaumens [T669]

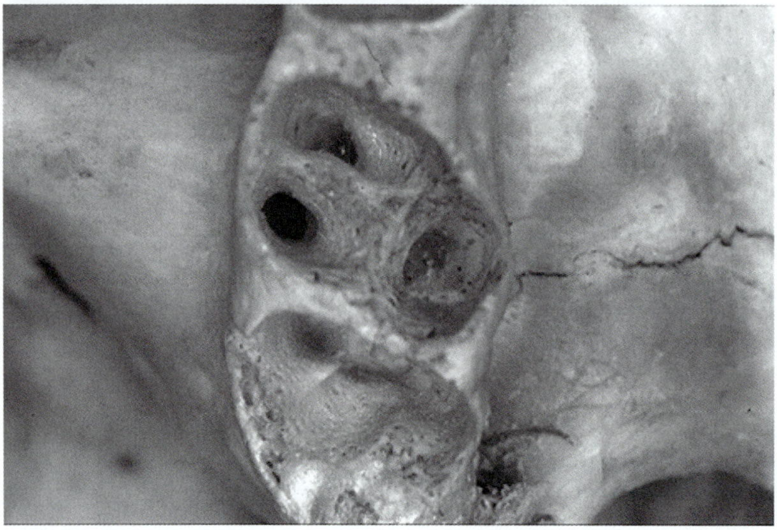

Abb. 8.10 Alveolarfortsatz des 6. Zahns im Bereich des rechten Oberkiefers [T669]

damit zu einer funktionsgerechten Anpassung des Knochens an die Gegebenheiten der Bissfunktion. An den Feinstrukturen, in die der Zahn eingebettet ist, ist erkennbar, wie Krafteinwirkungen die Richtung der Trabekel und die Knochenstrukturen beeinflussen.

Die **Alveole** besteht nur aus relativ wenig Materie, kann aber durch das zugrunde liegende Konstruktionsprinzip enormem Druck standhalten: Experimentell ließen sich Kräfte bis zu 200 Kilopond pro Quadratzentimeter beim Zubeißen messen. Der Alveolarfortsatz kann sich aufgrund entzündlicher und atrophischer Prozesse abbauen.

Der Abbau der Alveolarfortsätze (➤ Abb. 8.10, ➤ Abb. 8.11, ➤ Abb. 8.12) lässt aber den Aufbau des Zentrums der Maxilla unberührt.

Der **Innenrand** des **Gaumens** bleibt völlig erhalten, es kommt also palatinal zu keinerlei Veränderung. Der Abbau beschränkt sich lediglich auf die Bereiche, in denen die Zähne verloren gegangen sind. Auf der Abbildung ist dieser Vorgang besonders deutlich im Bereich des linken Eckzahns und des vierten Zahns sichtbar (➤ Abb. 8.13). Wir sehen daran, dass auch im fortgeschrittenen Zustand des Zahnverlusts das oberste Bauprinzip des Oberkiefers erhalten bleibt, nämlich ein Schott zwischen zwei Höhlungen zu bilden.

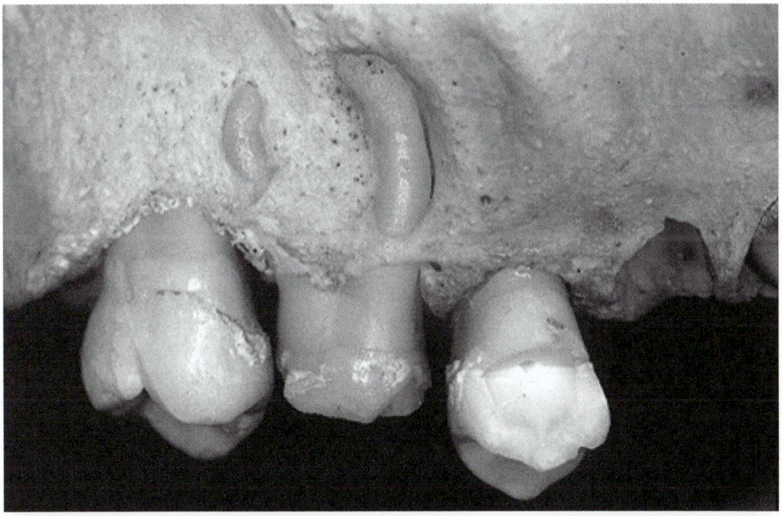

Abb. 8.11 Abbauprozess im Bereich der Alveolarfortsätze des Oberkiefers [T669]

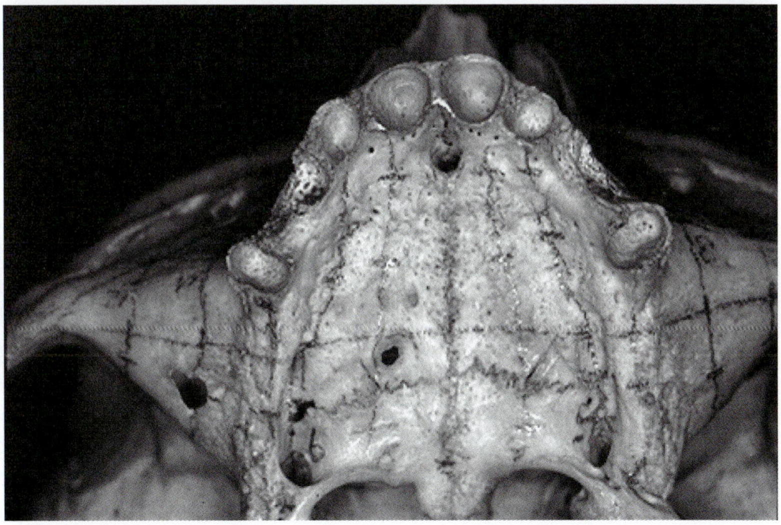

Abb. 8.12 Präparat mit fortgeschrittenem Abbau im Bereich der Alveolarfortsätze [T669]

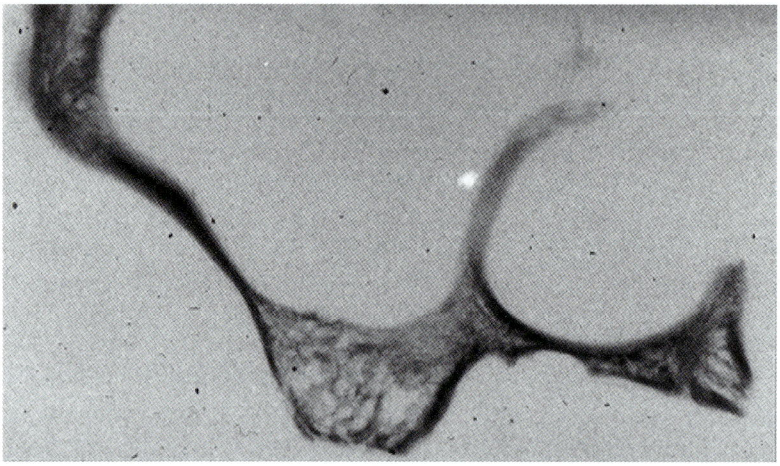

Abb. 8.13 Kiefer- und Nasenhöhle mit Scheidewand. Röntgenschnittbild mit einer Schichtdicke von 5 mm des Präparats [T669]

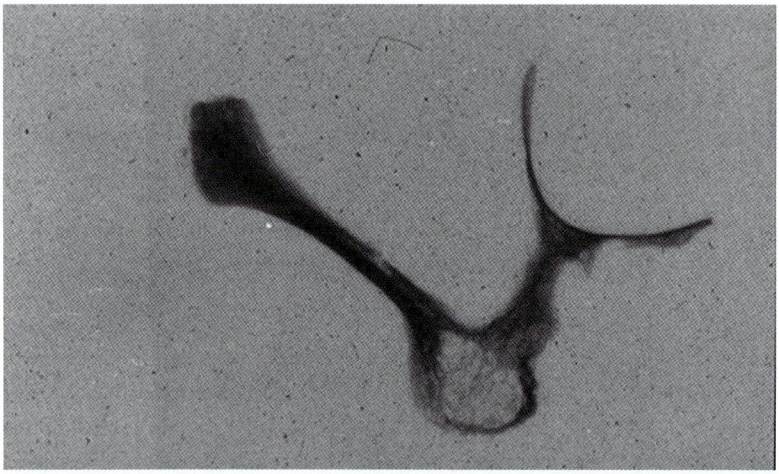

Abb. 8.14 Veränderter Knochenaufbau beim Präparat eines Diabetikers [T669]

Bei den Knochen, die die beiden Höhlungen voneinander trennen, handelt es sich um hauchdünnes Gebilde.

Unter dem Einfluss von Diabetes sind die Trabekel rarifiziert (➤ Abb. 8.14), es ist nur noch wenig Spongiosa vorhanden. Die einzelnen laminären Schichten sind verdickt.

8.6.2 Technik des operativen Eingriffs

Beim **Sinuslift** eröffnet der Implantologe von ventral oder lateral die Kieferhöhle. Dabei wird die Schleimhaut, die so genannte Schneider-Membran, mit einem Rundmeißel in kraniale Richtung geführt. Das Anheben der Schneider-Membran ist technisch erforderlich, um einen Raum zwischen Membran und knochigem Kieferhöhlenboden herzustellen, damit das Implantat eingesetzt werden kann (➤ Abb. 8.15, ➤ Abb. 8.16).

Beim **Eröffnen** der **Kieferhöhle** ist der Implantologe gezwungen, mit Rundmeißeln klopfend in kranialer Richtung zu arbeiten. Dabei kann es zu Veränderungen im Bereich der Suturen der Maxilla und angrenzender Knochen kommen. Es ist aber auch denkbar, dass über Schwingungsfortleitungen in Einzelfällen eine Störung des membranösen Gleichgewichts des kraniosakralen Systems entstehen kann, die weit entfernt von der Stelle des chirurgischen Eingriffs liegt. Schmidinger geht davon aus, dass der Implantologe in manchen Fällen über das Klopfen Verschiebungen der räumlichen Bewe-

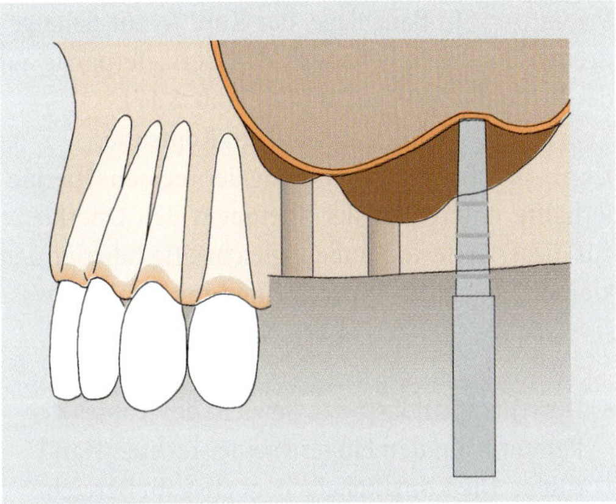

Abb. 8.15 Eröffnen der Kieferhöhle und Anheben der Schneider-Membran in kranialer Richtung [L190]

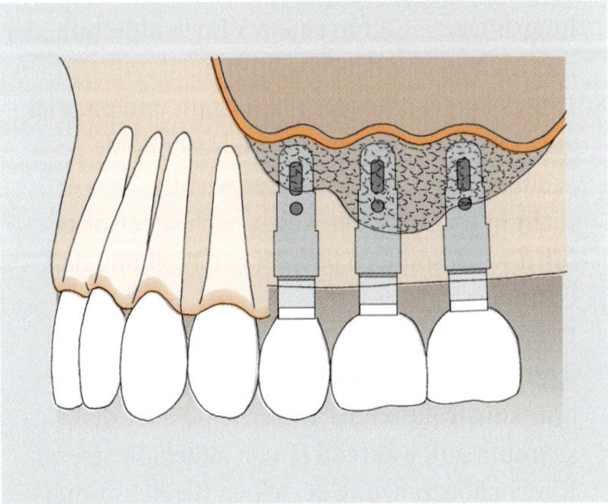

Abb. 8.16 Dreifache Implantatversorgung im Bereich des Oberkiefers [L190]

gungsachsen des kranialen Systems verstärkt oder möglicherweise sogar erzeugt.[11]

8.6.3 Aspekte der osteopathischen Behandlung

Auf den abgebildeten Präparaten ist deutlich erkennbar, dass es sich beim Oberkiefer um eine Feinstruktur handelt. Der Unterkiefer ist demgegenüber in seinem knochigen Aufbau sehr viel massiver entwickelt. Er verfügt über eine dicke Kompakta. Im Vergleich von Ober- und Unterkiefer lässt sich die enorme funktionelle Anpassungskapazität von Tensegrity-Strukturen erkennen.

- Der **Oberkiefer** ist aus feinen Schalen, sozusagen in Leichtbauweise, konstruiert. Es handelt sich um dünne Knochenlamellen, die in gekrümmten Flächen aufeinander stehen. Ich habe bereits erwähnt, dass im Einzelfall Druck bis zu 200 Kilopond pro Quadratzentimeter während des Zubeißens zur Wirkung kommen kann. Der Oberkiefer ist aufgrund seiner Leichtbauweise sehr steif und damit in der Lage, diesen Druck mit minimaler Federung abzufangen.
- Der **Unterkiefer** verwindet sich dagegen beim Zubeißen, obwohl er wesentlich mehr massive Knochensubstanz besitzt. Im Vergleich von Ober- und Unterkiefer werden die Vorzüge der „Leichtbauweise", also der Konstruktion mit wenig Knochensubstanz und einer Vielzahl eingespannter membranöser Komponenten, deutlich.

Es wird aber auch verstehbar, weshalb der minimalinvasive Eingriff des Implantologen im Einzelfall ernst zu nehmende Irritationen hervorrufen kann.

Ich nehme an, dass es zweierlei Ursachen gibt. Die erste mag darin liegen, dass im betreffenden Fall bereits eine starke innere Verwringung des Knochen- und Membransystems im kraniomandibulären Bereich vorhanden ist. Möglicherweise genügt ein ungünstiger Rhythmus beim Schlagen mit dem Kondensationsinstrument, um die gegebene Verwringung sozusagen endgültig zu fixieren. Als mögliche zweite Ursache müssen wir in Betracht ziehen, dass ein zu massiver Einsatz des Rundmeißels das kraniale System schlichtweg traumatisiert. Allerdings könnte es auch sein, dass der übervorsichtige Implantologe sich durch allzu behutsames Klopfen unmerklich in die Druckschwankungen des kraniosakralen Flüssigkeitssystems sozusagen einschleicht, und ohne es zu wollen, das gesamte Spannungssystem der intrakranialen Membranen durcheinanderbringt.

[11] Diskussionsbeitrag von Sebastian Schmidinger im Anschluss an meinen Vortrag über die Wirkungen der Sinus- und Elevationstechniken auf das kraniosakrale System bei der Tagung des Bayerischen Landesverbandes Implantologie am 20. April 2002 in Würzburg.

8

8.6.4 Behandlungskonzept

Für die manuelle Behandlung ist es nötig, die **Beweglichkeit** aller **Suturen,** also nicht nur der im Bereich der Maxilla, zu untersuchen. Das allgemeine Spannungsverhalten der Dura im gesamten Bereich zwischen Kranium und Sakrum sollte ebenfalls getestet werden. In jedem Fall ist es empfehlenswert, die Bewegungseinschränkungen zuerst zu behandeln, die sich im Neurokranium manifestieren, und erst dann die Behandlung des Viszerokraniums anzuschließen.[12]

Bewegungseinschränkungen

- Falls sich eine Bewegungseinschränkung der Maxilla oder vor allem einer Seite der Maxilla abzeichnet, ist zunächst die Behandlung der räumlichen Relationen zwischen Oberkiefer, Schädelbasis und Nacken anzuraten, wie ich sie im vorhergehenden Abschnitt beschrieben habe (Faszientechnik für die Behandlung des Kiefergelenks).
- Zuweilen lässt sich auf der Seite, auf der das Implantat im Oberkiefer fixiert wurde, eine fast absolute Bewegungseinschränkung der Maxilla diagnostizieren. In diesem Fall scheint die betroffene Hälfte völlig starr zu sein, sobald wir Druck auf sie ausüben, während die andere Seite unserem Druck stark federnd nachgibt. In der Regel verbirgt sich dahinter eine globale membranöse Fixierung einer Seite des Kraniums mit gleichzeitiger suturaler „Druckverzahnung" einer Oberkieferhälfte.

8

Einseitige Bewegungseinschränkung des Oberkiefers

Diese Technik eignet sich auch zur Behandlung mechanischer Traumen im Bereich des Viszerokraniums.

Patientin In Bauchlage, der Kopf so zur Seite gedreht, dass die zu behandelnde Oberkieferpartie auf der Behandlungsliege ruht (➤ Abb. 8.17).

Therapeut Seitlich stehend am Kopfende.

Kontakt Bei der Behandlung der rechten Oberkieferhälfte unterstützt der Therapeut den Oberkiefer auf dieser Seite von außen, gleichzeitig führt er den kleinen Finger der anderen Hand mittels eines wasserlöslichen Gleitgels in den Nasenraum ein.

Ausführung

- Der Therapeut lässt das Gewicht des Kopfes der Patientin auf den Fingern seiner rechten Hand ruhen. Die Kontaktstelle liegt etwa im Bereich der Wurzeln der linken Prämolaren des Oberkiefers.
- Der kleine Finger der linken Hand, der Behandlungsfinger, steckt in einem Vinylhandschuh, der mit Gleitgel bestrichen wird.
- Dieser Finger sollte sehr behutsam und parallel zur Nasenscheidewand in die Nasenhöhle geschoben werden. Dabei ist es wichtig, dass er nicht in Richtung des Auges nach superior geführt wird, sondern parallel zur Wölbung des Gaumens.
- Der Therapeut nimmt mit dem kleinen Finger dadurch Kontakt mit der Knochen- und Membrankonstruktion der Kieferhöhle über den Nasenraum auf, während er von außen die laterale Knochenbegrenzung desselben Bereichs unterstützt. Er nützt nun das Gewicht des Kraniums dahingehend aus, dass er die gesamte feine Knochenstruktur der rechten Maxilla stärker in ihre Verwringung führt. Am Endpunkt dieser Bewegung übt er langsamen, aber sehr nachhaltig wirkenden Zug im Inneren der Nasenhöhle aus, bis sich die Bewegung der Maxilla abzuzeichnen beginnt.

TIPP

Bei dieser Vorgehensweise kommt es darauf an, die sehr fein ausgeprägte Knochenstruktur zwischen Nasenhöhle und Kieferhöhle genau zu ertasten und mit den daran ansetzenden Membranspannungen auf federnde Elastizität zu untersuchen. Ein schmerzhaftes Vorgehen im Bereich der Nasenhöhle sollte unter allen Umständen vermieden werden.

[12] Vgl. die Darstellung der Behandlung der Schädelnähte: T. Liem, Kraniosakrale Osteopathie. Ein praktisches Lehrbuch, Thieme, Stuttgart 1998, S. 510–535.

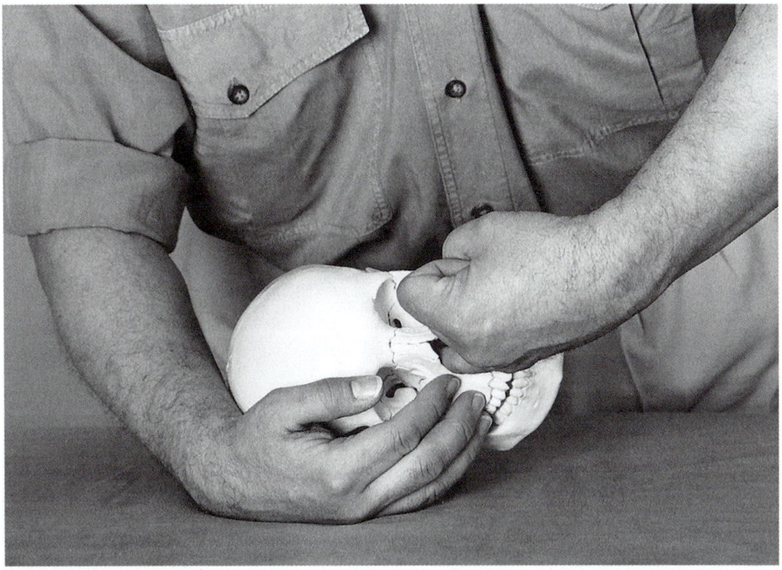

Abb. 8.17 Handstellung im Bereich der rechten Maxilla und Nasenhöhle [K341]

Im Anschluss an die einseitige Mobilisierungstechnik des Oberkiefers ist nochmals die Behandlung der räumlichen Relation zwischen Oberkiefer, Schädelbasis und Nacken empfehlenswert (Schritt fünf). Die einseitige, hier beschriebene Korrekturtechnik ist in gewisser Weise auch „minimalinvasiv". Im Sinne eines stabilen Behandlungsresultats ist deshalb eine abschließende Behandlung der Atlanto-Okzipital-Verbindung (➤ Kap. 5.1.3) und des Übergangs zwischen Kreuzbein und Lendenwirbelsäule (➤ Kap. 5.1.3, Dekompressionstechnik für den Übergang zwischen unterer Lendenwirbelsäule und Kreuzbein) anzuraten.

KAPITEL

9 Faszien- und Membransystem nach Schleudertrauma

9.1 Mechanik des Schleudertraumas

Beim Schleudertrauma wirken in abrupter Weise Beschleunigungskräfte auf den menschlichen Körper, die aufgrund der Trägheit der Masse eine globale Veränderung des gesamten Bindegewebssystems nach sich ziehen können. Dabei ist das Ausmaß der wirksamen Kräfte nicht unbedingt ein Gradmesser für die bewirkten Schäden. Aus der Praxis ist bekannt, dass es Hochgeschwindigkeitstraumen mit multiplen Frakturen gibt, die die Grundordnung des Faszien- und Membransystems relativ unbeschädigt lassen, während zuweilen die Einwirkung relativ kleiner Kräfte, sofern sie aus einem bestimmten, ungünstigen Winkel wirken, nachhaltige Probleme schaffen können, aus denen sich der Organismus nicht mehr selbst befreien kann.

Erschwerend für die **Diagnostik** ist, dass sich die Veränderungen, die bei Schleudertraumen am Bindegewebe auftreten, auf den bildgebenden Verfahren nicht erkennen lassen. Dadurch werden die für die Patienten unerträglichen Symptome nur allzu leicht in den psychologischen Bereich abgeschoben. Ich denke nicht, dass man die psychologische Seite bestimmter Traumen vernachlässigen sollte, es besteht selbst bei harmlosen Verkehrsunfällen die Gefahr einer psychoemotionellen Komplikation. Aber in der Regel handelt es sich bei derartigen Unfällen um ein primär mechanisches Geschehen, das in den inneren vernetzten Aufbau des ganzen Organismus eingreift. Die physischen Veränderungen können sich über die psychische Reaktion verkomplizieren, aber sie bedürfen dennoch zunächst einer Behandlung auf physischer Ebene, sofern sie sich klar diagnostizieren lassen.

Wie eingangs erwähnt, wirken beim Schleudertrauma **Kräfte** in sehr **abrupter Weise** auf den Körper. Dies kann durch Beschleunigung, aber auch durch Abbremsen der Bewegungsgeschwindigkeit geschehen. Um die Wirkung des Vorgangs zu verstehen, ist es hilfreich, nochmals die **Eigenschaften** von **Membranen** und **Faszien** zu betrachten.

Wir haben es als das Charakteristikum dieses Gewebetyps beschrieben (➤ Kap. 2.3), dass er über ein gewisses Ausmaß von Elastizität und Plastizität verfügt. Diese Eigenschaften sind für alle Formen des Bindegewebes typisch. Beim Schleudertrauma werden beide Eigenschaften des Bindegewebes beansprucht: Durch die plötzliche Einwirkung von Beschleunigungskräften werden die Schichten, die vorrangig elastische Bestandteile aufweisen, besonders nachhaltig gedehnt, während die sehr zähen Schichten der Dehnung weitgehend widerstehen können. Da Kollagenfasern nur eine maximale Dehnbarkeit von fünf bis 10 % haben, gewährleisten sie, dass die Grundform des Organismus auch bei größerer Krafteinwirkung (z. B. beim Hochgeschwindigkeitstrauma) erhalten bleibt. Dennoch ist eine geringfügige, bleibende Verformung auch dieser zähen Faserschichten in ihrer Konsequenz nicht zu unterschätzen. Nachhaltiger ist die Verformung allerdings in den Schichten, die einen hohen Anteil an Elastin enthalten. Dies gilt nicht nur für Bindegewebsschichten im eigentlichen Sinn, sondern auch für einzelne Bänder wie das Lig. flavum und das Lig. nuchae.

Damit das Bindegewebe seine Funktion erfüllen kann, müssen die formerhaltenden Kollagenfasern mit den elastischen Elementen zusammenwirken. Durch die elastischen Fasern sind Formveränderungen reversibel. Das Elastin nimmt seine eigene „Ruhelänge" wieder ein und führt somit auch die weniger dehnbaren Elemente in die Ausgangsposition vor dem Dehnungsvorgang zurück. Das Elastin wird durch die mechanischen Einwirkungen während eines Unfalls über seine Elastizitätsgrenze hinaus gedehnt. Damit erreichen auch die räumlich veränderten, schwer dehnbaren Fasern nicht mehr ihre Ursprungslage. Es stellt sich eine dauerhafte Verschiebung und Verformung der inneren Formgebilde des Organismus ein.

In der Literatur wird die Verformbarkeit der elastischen Schichten als irreversibel beschrieben, sofern sie die ursprüngliche Länge einer Gewebeeinheit um das Eineinhalbfache (150 %) vergrößert. Diese Längenvergrößerung kann bei Schleudertraumen um ein Vielfaches erhöht sein. Einzelne Schichten werden bei Hochgeschwindigkeitstraumen sogar bis auf das Zehnfache ihrer ursprünglichen Ausdehnung überzerrt. Dies kann einen nachhaltigen Wandlungsprozess des gesamten inneren Grundbauplans des Organismus zur Folge haben, der nicht nur die Bewegungsfunktionen, sondern auch eine Vielzahl anderer Körperfunktionen wie z. B. die metabolischen und endokrinen Prozesse beeinflussen kann.

9.2 Untersuchung des Schleudertraumas

In jedem Fall sollte zunächst eine **orthopädische Untersuchung** stattfinden, um eventuell vorliegende Frakturen, die eine manuelle Behandlung zunächst verbieten, auszuschließen. Unter Umständen ist eine neurologische Untersuchung sinnvoll. Bei schwersten Traumen ist auch an mögliche Rupturen im Bandbereich zwischen den oberen Halswirbeln und der Schädelbasis zu denken.

Sobald die schulmedizinische Untersuchung abgeschlossen ist, lässt sich die generelle **manuelle Untersuchung** durchführen. Dabei muss beachtet werden, dass wir beim Schleudertrauma nicht nur mit aktuellen Folgen des Unfalls konfrontiert sind, sondern auch mit Problemen, die bereits vorher bestanden haben. Der Zustand, in dem der Organismus sich vor dem Unfall befand, wird durch die mechanischen Einwirkungen zumeist verstärkt und verschlechtert. Das Schleudertrauma wirkt an den Stellen besonders nachhaltig, an denen es bereits zu Bewegungseinschränkungen oder degenerativen Veränderungen gekommen ist. In gewisser Weise erklärt sich damit auch, weshalb eine relativ kleine Krafteinwirkung in einem Fall nachhaltige Probleme verursacht, während in einem anderen Fall dieselbe massive Krafteinwirkung am Organismus folgenlos bleibt. Die Bedeutung des Zustands vor dem Unfall, der so genannte „pre-lesional state", wie es Barral und Corbier genannt haben, lässt sich gar nicht genug betonen.[1]

Im Grunde sind **Verformungen** des **Faszien**- und **Membransystems** in allen Bereichen des dreidimensional aufgefächerten Netzes möglich. Es können Einzelheiten verändert werden, es kann aber auch ein globaler Verformungsprozess in Gang kommen, der zunächst nur sehr diffus ist und sich diagnostisch schwer einzelnen Schichten oder Gelenken zuordnen lässt. Unglücklicherweise zeigen die mit der globalen Verformung verbundenen Wandlungsprozesse eine negativ-progressive Dynamik, die sich über lange Zeiträume, also über Monate und unter Umständen über Jahre erstrecken kann. Ich habe bereits erwähnt, dass der Zustand des Patienten vor dem Unfall entscheidend für die positive Verarbeitungskapazität unserer Behandlungsansätze ist. Ganz allgemein sollten wir unser Augenmerk bei der Untersuchung auf Eigenheiten dieser Vorsituation richten. Vor allem arthrotische Veränderungen an der Halswirbelsäule, Bandscheibenprobleme in allen Bereichen der Wirbelsäule und verheilte Frakturen erfordern ein sehr bedachtsames Vorgehen. Das gilt auch für neurologische Probleme, die bereits vor dem Unfall bestanden und sich durch die Kräfteeinwirkung beim Schleudertrauma verschlechtern können.

Es ist hilfreich, die Daten des Unfallhergangs, sofern sie zugänglich sind, genau zu studieren, um die Eigentümlichkeit der Krafteinwirkungen zu verstehen, denen der Organismus ausgesetzt war. Um Beispiele zu nennen: Ein Verkehrsteilnehmer, auf dessen stehenden Wagen ein anderes Fahrzeug von hinten auffährt, wird ein anderes Schleudertrauma erleiden, als der Insasse eines Fahrzeugs bei frontalem Aufprall. Der Körper eines Fluggastes erfährt andere Kräfte beim Absacken des Flugzeugs während einer Turbulenz als der Alpinist, der mehrere Meter frei ins Sicherungsseil stürzt. Die Kenntnis der äußeren Bedingungen ist deshalb wichtig, weil

[1] J.-P. Barral, A. Corbier, Trauma. An Osteopathic Approach, Eastland Press, Seattle 1999, S. 184–190, S. 22.

es ganz bestimmte Konstellationen gibt, die sich von vorneherein als potenziell problematisch einordnen lassen. Dabei spielt die Richtung, aus der die Kraft auf den Körper des Menschen wirkt, eine wichtige Rolle. In meiner Praxis habe ich vor allem bei jenen Fällen große Komplikationen festgestellt, bei denen die Hauptschubwirkung von der Seite her auf den Organismus eingewirkt hat wie z. B. Autounfälle, bei denen ein Fahrzeug seitlich von der Wucht des Aufpralls eines anderen Fahrzeugs erfasst wird. Außerdem kann es eine Rolle spielen, ob der Insasse eines Fahrzeugs das Fahrzeug des Unfallpartners auf sich zukommen sah. Er wird dann mit einem Fuß reflexartig auf die Bremse treten und die erste Wucht wirkt im Bruchteil einer Sekunde auf die untere Extremität, deren Muskulatur stark kontrahiert ist. Dadurch wirkt ein massiver, ruckartiger Schub auf das Becken. Dieser Schub beschädigt die Bänder an den Artikulationen und an den Beckenorganen.

Häufig kommt es aber auch zu Längsverschiebungen der beiden Knochen des Unterschenkels im Verhältnis zueinander oder artikulären Fixierungen im Bereich der Sprunggelenke und des Mittelfußes.

Wenn der Patient unter **Schmerzzuständen** leidet, ist die manuelle Untersuchung so durchzuführen, dass sich die Schmerzen nicht verstärken. In jedem Fall sind direkt dehnende Untersuchungsgriffe zu vermeiden. Die Körperposition des Patienten ist so zu wählen, dass er möglichst schmerzfrei gelagert ist und eventuell auftretende Schwindelzustände durch die gewählte Position oder deren Veränderung nicht verstärkt werden. Unter Umständen ist es nötig, den Patienten nur im Sitzen oder im Stehen zu untersuchen. Im Liegen ist darauf zu achten, dass die Halswirbelsäule nicht überstreckt ist. Da beim komplexen Schleudertrauma stets eine Vielzahl von Schäden auftritt, ist entscheidend, dass der Therapeut bei der Diagnose die wenigen zentralen Veränderungen genau lokalisiert und ihre Bedeutung richtig einschätzt. Nur so kann die unter Umständen weitere Irritationen hervorrufende Belastung durch die Behandlung kompensatorischer Nebenaspekte vermieden werden.

MERKE

Beim Schleudertrauma befindet sich der gesamte Körper in einem Dauerzustand von Irritation. Ein wenig spezifisches Behandlungsvorgehen, das viele Elemente des Organismus erreichen will, kann mehr Schaden anrichten als heilen. Daraus kann sich dann für die weitere Behandlung ein unbewusster Widerstand des Patienten entwickeln, der den Heilungsprozess empfindlich stört.

9.2.1 Problemzonen

Aufgrund der immensen Schub- und Zugkräfte, die beim Schleudertrauma auf den menschlichen Organismus einwirken, kann es bei allen Bauelementen des Organismus zu bleibenden Spannungsveränderungen kommen. Um die wesentlichen Restriktionen von vorneherein zu erkennen, ist es hilfreich, die Aufmerksamkeit bei der Untersuchung auf die Problemzonen zu richten, die erfahrungsgemäß häufig und besonders nachhaltig betroffen sind:

- Bandverletzungen im Bereich der Sprunggelenke und des Mittelfußes und damit verbundene Bewegungseinschränkungen der Artikulationen
- Längsverschiebungen von Tibia und Fibula
- Veränderungen an den Bändern zwischen Kreuzbein und Ilium mit Konsequenzen vor allem für den unteren Teil der Gelenkfuge des Iliosakralgelenks
- Restriktion des Kreuzbein-Steißbein-Gelenks
- Bewegungseinschränkungen von Organen und globale Veränderungen an den Bindegewebslagern
- Bewegungseinschränkungen von Gelenken der Wirbelsäule
- Restriktionen innerhalb des Sternums und angrenzender Strukturen, vor allem retrosternal gelegener Strukturen
- Restriktionen des Sternoklavikulargelenks in Verbindung mit Tonusänderungen in den subklavikular gelegenen Schichten
- Veränderungen der Zugspannung, die zwischen der Dura mater und der mit ihr verbundenen Bauelemente des Körpers besteht
- Veränderungen an den unterschiedlichen Gewebeschichten des subokzipitalen Dreiecks
- Veränderungen an der Mobilität der kranialen Suturen, vor allem im Bereich der Schädelbasis
- Veränderungen an der Membranverbindung zwischen Oberkiefer und den darüber befindlichen Schädelknochen
- Veränderungen im Bereich des Kiefergelenks

9.2.2 Vorgehensweise

Diese Auflistung ist nicht vollständig, sie verzeichnet lediglich die Aspekte, die in der Regel im Zentrum der Problematik stehen. Angesichts der Vielfalt möglicher Verformungen und Bewegungseinschränkungen ist es empfehlenswert, die Untersuchung anfangs sehr allgemein zu halten, um die Formveränderungen und Bewegungseinschränkungen lokalisieren zu können, die die größte Signifikanz beim Schleudertrauma haben. Die ursprünglich von Jean-Pierre Barral entwickelte Vorgehensweise des so genannten **General Listening** und des **Local Listening** sind hierfür besonders gut geeignet. Beide Techniken sind heute weitgehend ein Bestandteil der osteopathischen Kultur geworden und finden auch außerhalb des osteopathischen Berufsfelds Anwendung. Der Vorzug dieser Art der Untersuchung besteht darin, dass der Körper so vorsichtig berührt wird, dass das Risiko zusätzlicher Irritationen weitgehend ausgeschlossen ist. Eine gelegentlich auftretende Überempfindlichkeit des Patienten wird dadurch respektiert, und schockbedingte Reaktionsweisen können problemlos unterlaufen werden.

MERKE

Bei der Ausführung des General Listening besteht die Gefahr, dass der Therapeut Vorgänge aus seinem eigenen Organismus über seine taktile Wahrnehmung in den Körper der Patientin projiziert. Dies lässt sich am besten dadurch vermeiden, dass der Therapeut sich im Gleichgewicht seines autonomen Nervensystems befindet. Das heißt, er sollte weder in einem Zustand der Überaktivität noch ganz großer Entspanntheit sein. Das Stichwort für effektives Listening lautet: ruhige Aufmerksamkeit.

Falls der Therapeut mit Barrals so genannter **Thermodiagnose** vertraut ist, sollte er dieses Verfahren zur Überprüfung des Testbefunds verwenden. Da bei diesem Diagnoseverfahren kein manueller Kontakt eingesetzt wird, eignet es sich besonders für Situationen, in denen akute Verletzungen vorliegen. Die bei der thermischen Diagnose feststellbaren Temperaturunterschiede lassen sich meist problemlos wahrnehmen. Die genaue Zuordnung bezüglich anatomischer Einzelstrukturen erfordert außergewöhnliche Sensitivität und genaueste anatomische Detailkenntnisse.[2]

General Listening im Stehen (nach Barral)

Patientin Leicht breitbeinig stehend (➤ Abb. 9.1).

Therapeut Hinter der Patientin stehend.

Kontakt Mit der flachen Hand auf dem Schädeldach.

Ausführung

- Der Therapeut legt eine Hand auf das Schädeldach und fordert die Patientin auf, die Augen zu schließen, die Hand ist völlig entspannt und übt keinen aktiven Druck aus.
- Der Therapeut achtet nun darauf, ob vom dem unter seiner Hand befindlichen Körper Zugwir-

[2] J.-P. Barral, Manuelle Thermodiagnose, Elsevier Urban & Fischer Verlag, München 2003.

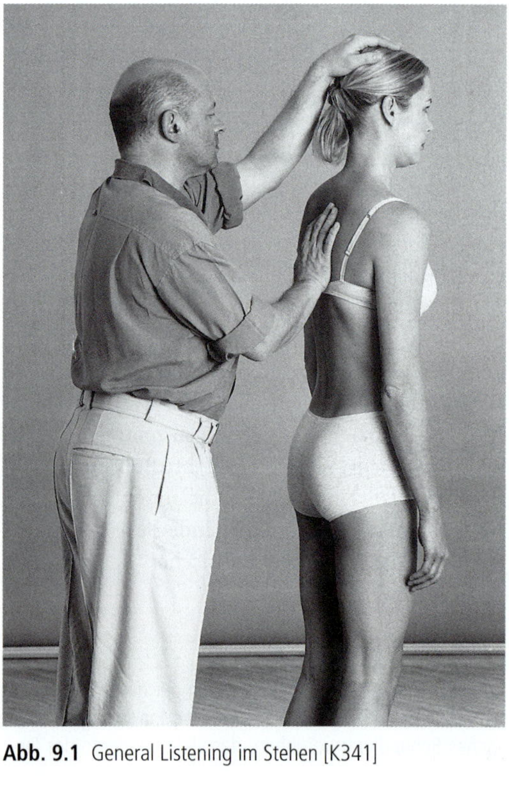

Abb. 9.1 General Listening im Stehen [K341]

9

kung in einer bestimmten Richtung ausgeht. Dabei ist wichtig, dass seine Aufmerksamkeit im Inneren seiner Handfläche zentriert ist und sich nicht auf den taktilen Kontakt der Finger konzentriert.

Bei korrekter Anwendung wird die Patientin selbst überprüfen können, ob sich zwischen der testenden Hand des Therapeuten und der Hauptproblemzone eine Verbindung herstellt.

General Listening im Sitzen (nach Barral)

Patientin Sitzend (➤ Abb. 9.2).
Therapeut Hinter der Patientin stehend.
Kontakt Mit der Handfläche auf dem Schädeldach.
Ausführung Der Therapeut setzt seine Hand in derselben Weise ein wie beim vorhergehenden Test beschrieben. Da der Bereich der unteren Extremitäten in der Sitzposition weitgehend aus dem Beobachtungsfeld des Tests ausgeschlossen ist, lässt sich das im Stehen gefundene Testergebnis präzisieren. Es ist sinnvoll, für den Bereich des Brustraums und der Schultern diesen Test mit dem folgenden Test zu ergänzen.

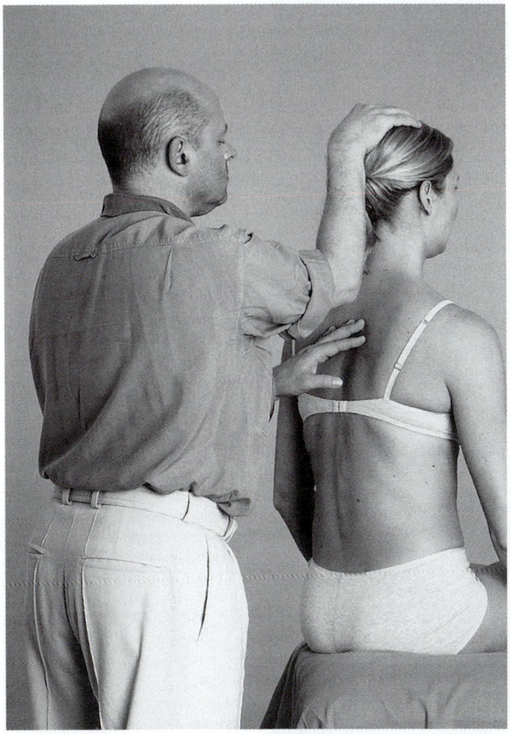

Abb. 9.2 General Listening im Sitzen [K341]

General Listening im Sitzen von anterior (nach Barral)

Patientin Sitzend (➤ Abb. 9.3).
Therapeut Vor der Patientin sitzend.
Kontakt Mit beiden Unterarmen unter den leicht angehobenen Unterarmen der Patientin.
Ausführung

- Der Therapeut achtet darauf, dass er guten Bodenkontakt hat und selbst weder zusammengesackt noch überaufrecht sitzt.
- Er nimmt mit den Handflächen und seinen Unterarmen das Gewicht der Arme der Patientin ab und achtet nun darauf, ob und in welcher Richtung er auf einer Seite einen Zugimpuls wahrnehmen kann. Dieser Zugimpuls ist ein Hinweis darauf, auf welcher Seite wir die Restriktion finden.

Skeptiker mögen anmerken, dass derartige Untersuchungen doch sehr vage seien und im Verhältnis zu der „Objektivität" der Untersuchung von Artikulationen des Bewegungsapparats wissenschaftlich nicht ernst zu nehmen seien. Dem lässt sich entgegnen, dass wir, wenn wir ein Gelenk untersuchen, in den seltensten Fällen den Knochen selbst berühren, und es sich bei den einfacher zu tastenden Knochen um eine Modellvorstellung handelt, die zwar einer bestimmten sinnvoll schematisierenden Sicht entspringt, aber keineswegs „realer" ist als die Zugkräfte, die im komplexen myofaszialen System tastbar sind.

Um Sinn und Tragfähigkeit des Listening-Verfahrens zu verstehen, braucht man es nur mit anderen sinnlichen Wahrnehmungen zu vergleichen: das geschulte Ohr des Musikers registriert den Verlauf jeder einzelnen Stimme des Orchesters und vermag mit dem inneren Ohr selbst die Klangwirklichkeit transponierender Instrumente aus einer Partitur zu hören. Ein Vorgang, der für den musikalischen Laien schwer oder gar nicht nachvollziehbar ist. Ich denke, dass es sich beim General Listening um eine Art des taktilen Hörens handelt. Die Hand der Therapeuten registriert und lokalisiert im Innenraum des Organismus der Patientin den Verlauf der Bewegungskurven wie der Musiker den Verlauf von Melodie und Rhythmus einzelner Instrumentalstimmen.

General Listening in Rückenlage (nach Barral)

Patientin In Rückenlage, Beine ausgestreckt (➤ Abb. 9.4).

Therapeut Sitzend am Kopfende.

Kontakt Mit aufgestellten vorderen Fingergliedern von Zeige-, Mittel- und Ringfinger beider Hände im Gewebe knapp unterhalb der Schädelbasis.

Ausführung Der Therapeut bewegt zunächst die Fingerspitzen ganz leicht in vertikaler Richtung, um den Kontakt mit dem subokzipitalen Gewebe zu intensivieren. Dann beginnt er unter Einsatz des gleichen Kraftaufwands mit allen beteiligten Fingerspitzen nach kranial Zug auszuüben. Er beobachtet dabei genau, ob sich seinem Zug auf der rechten

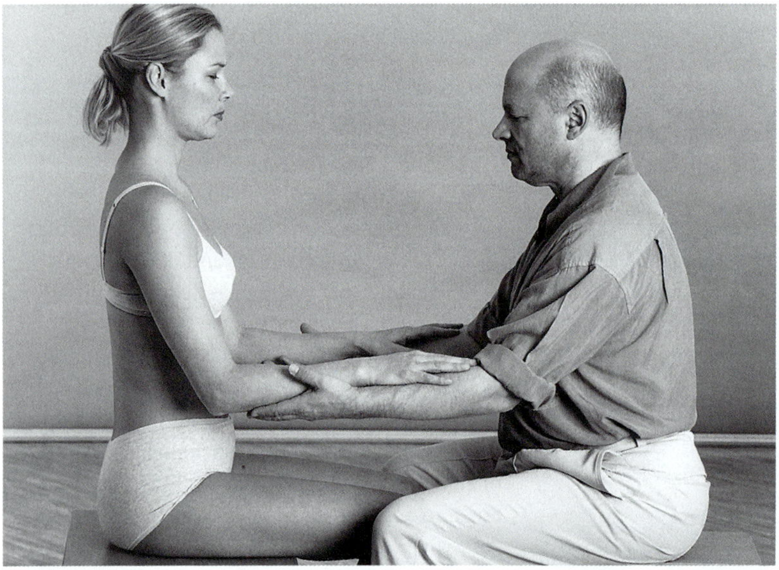

Abb. 9.3 General Listening im Sitzen von anterior [K341]

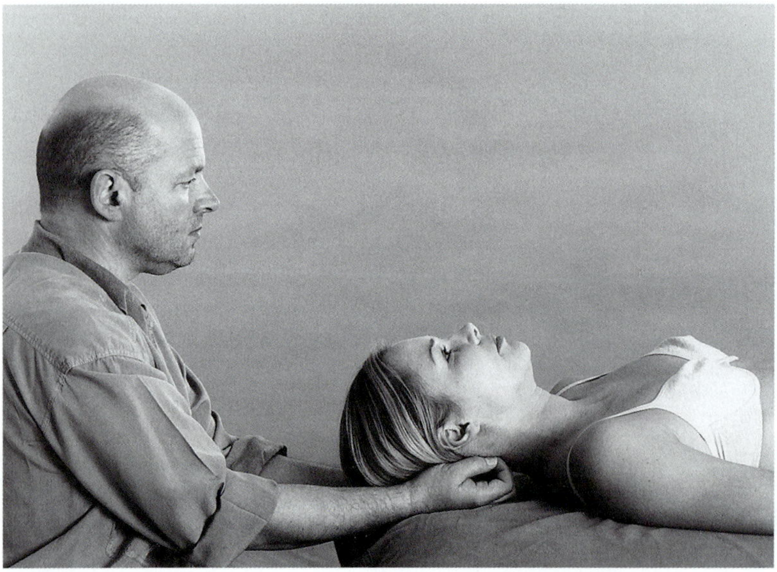

Abb. 9.4 General Listening an der Schädelbasis [K341]

oder auf der linken Seite stärkerer Widerstand entgegenstellt. Auf dieser Seite differenziert er nun genau, mit welchem Finger er den Widerstand deutlicher wahrnehmen kann. Barrals Hypothese ist, dass die Lokalisierung des Widerstands mit dem sehr medial ansetzenden Ringfinger ein Hinweis auf Fixierungen im Bereich der Dura ist, im Bereich des Mittelfingers ein Hinweis auf Fixierungen im Bereich des Organsystems und im Bereich des Zeigefingers ein Hinweis auf Fixierungen im Bereich des parietalen Systems. Sicherlich handelte es sich bei diesem Testverfahren um einen Prozess, der rational nur schwer verständlich ist. Ich kann nur auf seine Leistungsfähigkeit und Aussagekraft in der Praxis verweisen.[3]

TIPP

Der Test kann irreführende Ergebnisse liefern, wenn im subokzipitalen Bereich oder an der Schädelbasis einseitige Spannungsmuster vorliegen. In diesem Fall ist genau zwischen den lokalen Restriktionen der Atlanto-Okzipital-Verbindung und den aus größerer Distanz wirkenden Kräften zu unterscheiden.

[3] D. Prat: Manuelle Diagnostik, Vortrag beim interdisziplinären Symposium der MÜNCHNER GRUPPE, Villa Degiani, Friuli 1999.

Alternativtest zu Barrals General Listening

Der Test eignet sich vor allem dazu, um schwere Restriktionen im Bereich des **Halteapparats** der **Organe** über den gegen den subtilen Schub spürbaren Widerstand zu lokalisieren. Er hat wenig Aussagekraft für Bewegungseinschränkungen, die sich sehr nahe an der zentralen Mittelachse des Körpers befinden wie z. B. des Steißbein- oder Kreuzbeingelenks oder der großen längs verlaufenden Bauelemente wie Ösophagus und Trachea.

Patientin In Rückenlage, Beine ausgestreckt, wobei die Sprunggelenke knapp über das Ende der Behandlungsliege ragen (➤ Abb. 9.5).
Therapeut Sitzend am Fußende.
Kontakt Mit beiden Händen von posterior im unteren Drittel der Waden.
Ausführung Der Therapeut hat mit seinen beiden Füßen guten Bodenkontakt und sitzt weder zu aufrecht noch zusammengesackt. Die Zielvorstellung ist, dass seine Aufrichtung von der Organsäule und der autochthonen Muskulatur geleistet wird, während die äußere Muskulatur des Brustkorbs und des Schultergürtels entspannt sind. Er gibt das Gewicht seiner Vorderarme an die Behandlungsliege ab und nimmt die beiden Unterschenkel in seine Hände. Dabei ruht das Hauptgewicht der Beine in seinen Handtellern,

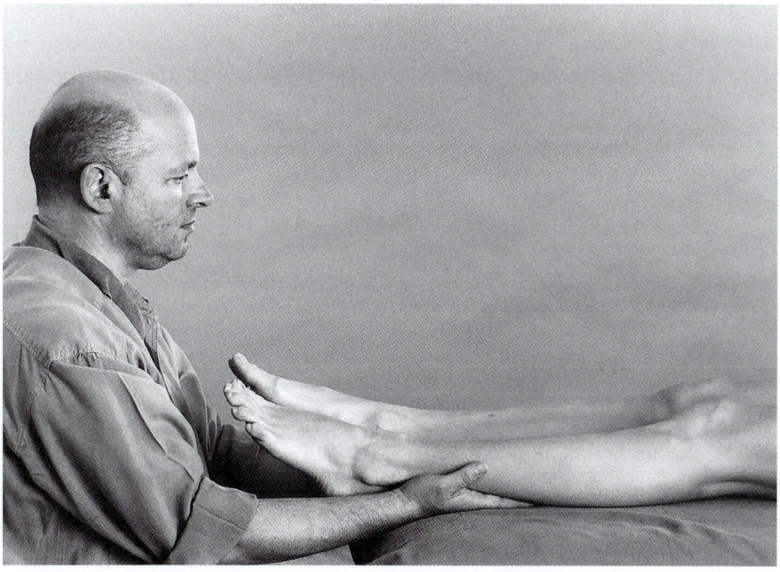

Abb. 9.5 Alternativtest zu Barrals General Listening [K341]

während die Finger entspannt und leicht gekrümmt sind. Der Therapeut schließt nun seine Augen, um eine Visualisierung zu Hilfe zu nehmen: Er stellt sich vor, die beiden Unterschenkel wären Waagschalen, die in seinen Händen ruhen. Er gleicht die Berührung dieser Waagschalen nun so an, dass sie auf beiden Seiten genau die gleiche Qualität hat. Das bedeutet, dass er auf jeder Seite seine Hand an die jeweils gegebene Form des rechten oder linken Unterbeins anzupassen hat. Allmählich übt er nun eine subtile, aber sehr stetig wirkende Schubkraft entlang der inneren Längsachse der Beine in Richtung des Beckens aus. Zunächst spürt der Therapeut, ob sich innerhalb eines Beins, z. B. auf Höhe des Knies oder am Übergang in das Becken, der Schubkraft ein Widerstand entgegenstellt. Dies ist ein Hinweis auf eine Verletzung oder Restriktion auf der entsprechenden Seite. Der Widerstand lässt sich unterlaufen und der Test weiterführen, indem der Therapeut die Schubkraft ein klein wenig vermindert und sie dann so sukzessive wieder verstärkt, als würde er den Dimmer eines Lichtschalters langsam andrehen. Dadurch gelingt es allmählich, die Schubkraft in das Innere des Becken- und Abdominalraums weiterzuleiten und das Areal kann lokalisiert werden, in dem sich Widerstand aufbaut. Auch in diesem Bereich vermindern wir die Schubkraft erst etwas, sobald wir auf einen Widerstand treffen, um sie dann wieder behutsam zu verstärken und durch das Zwerchfell in das Innere des Brustraums zu übertragen. In der Regel müssen wir, sobald wir gegen das Zwerchfell schieben, für einen Augenblick warten, da unsere Krafteinwirkung über die Wölbung des Zwerchfells zunächst in dem prävertebralen Raum der Zentralsehne abgeleitet wird.

Im günstigsten Fall gelingt uns die Fortführung dieses Schubtests bis in den Bereich des Nackens und des Kraniums.

9.3 Behandlungskonzept und Behandlungstechniken

Beim Schleudertrauma ist anzuraten, vor der ersten manuellen Behandlung einige Tage oder sogar einige Wochen verstreichen zu lassen. Der Grund hierfür liegt darin, dass es häufig erst Tage oder Wochen nach dem Unfall zu einer drastischen Entwicklung der Symptome kommen kann. Vor allem wenn der Patient zu psychischen Reaktionen neigt, ist zu empfehlen, den ersten Höhepunkt der Schmerzsymptomatik abzuwarten. Behandelt der Therapeut unmittelbar nach dem Unfall während einer relativ symptomfreien Zeit und die Symptome entwickeln sich erst im vollen Umfang nach dieser Behandlung, so wird sich beim Patienten der Eindruck einstellen, dass die Probleme sich durch die Therapie verschlechtert haben. Dies führt zwangsläufig zur Entwicklung innerer Widerstände und kann den Behandlungsverlauf erheblich verkomplizieren.

Außerdem spielt auch eine Rolle, dass der Unfall eine drastische physische Einwirkung darstellt und es lässt sich nicht ganz ausschließen, dass der Patient jede physische Behandlung auf unbewusster Ebene zunächst als Fortsetzung dieser physischen Einwirkung erlebt. Auch aus diesem Grund ist die Wahl der Behandlungstechniken mit größter Vorsicht zu treffen und es ist essenziell, wirklich nur das zu behandeln, was sich klar diagnostizieren lässt. Lieber zu wenig als zu viel!

9.3.1 Behandlungskonzept

Das Behandlungskonzept orientiert sich ausschließlich an den beim General Listening gefundenen Verletzungen und Bewegungseinschränkungen. Es sollte rekonstruiert werden welcher Anteil bereits vor dem Unfall vorhanden war und was tatsächlich auf den Unfall zurückzuführen ist. Dabei ist es hilfreich, möglichst schonende Techniken zu verwenden, die große Zugwirkungen und abrupte Krafteinwirkung vermeiden.

Der Patient befindet sich häufig auch noch Wochen nach dem Unfall in einer Art innerem Schockzustand. Das bedeutet, dass das autonome Nervensystem sich unterschwellig ständig in ergotroper Erregung befindet. Dies ist neben anderen rein physischen Ursachen der Grund der Schlaflosigkeit, die zuweilen zu beobachten ist. Deshalb hat der Therapeut die Qualität seiner Berührung so zu wählen, dass sich durch die Art der Behandlung die Dynamik zwischen ergotroper und trophotroper Aktivierung normalisiert. Mit anderen Worten heißt das, dass die Berührung zunächst nur minimale Stimuli gibt, um damit nach jeder Erregung des Systems die entsprechende Entspannung eintreten zu lassen. Die ersten Berührungen sind entscheidend.

Abbau der Erregung des Systems

In der Praxis zeigt sich immer wieder, dass sich bei der vorsichtigen Behandlung der unteren Extremität eine Beruhigung des Erregungszustands einstellt. Falls in diesem Bereich zu Veränderungen gekommen ist, ist es ratsam, dort mit der Behandlung anzufangen, z. B. mit einer vorsichtigen Korrektur von Bewegungseinschränkungen im Bereich des Sprunggelenks oder Mittelfußes.

Die Methode, die ich im Abschnitt über spezielle Gelenktechniken im Bereich der Füße dargestellt habe, ist hierfür geeignet (➤ Kap. 5.4). Außerdem sollte die meist umfassende Fixierung der Dura mater bzw. ihre Zugwirkung in Verbindung mit dem großen vorderen Längsband der Wirbelsäule behandelt werden. Zuerst sind Techniken, die am Kreuzbein ansetzen, zu verwenden, sodann ist die Behandlung im Bereich des Kraniums fortzuführen.

Ligamentäre mesenterische Schichten der Organe

Der wesentliche, sich anschließende Schritt ist die Behandlung der Elemente im Inneren der Körperhöhlungen, das heißt die Behandlung der Veränderungen an ligamentären und mesenterischen Schichten der Organe. Jedes Organ kann in seiner Beweglichkeit von der Einwirkung des Unfalls betroffen sein. Für die ersten Behandlungsschritte im viszeralen Bereich ist es entscheidend, die Übergänge zwischen den Körperhöhlungen zu untersuchen. Diese sind, wegen des Aufeinandertreffens von Höhlungen mit unterschiedlichem hydrostatischem Druck, besonders gefährdet, weil der bestehende Druckunterschied unter Umständen durch die Wucht des Aufpralls um ein Vielfaches verstärkt wird. Über das Gleiten auf ihrer Serosaschicht und durch die Überdehnung der Bandbefestigungen können ganze Organgruppen sich räumlich verlagern. Dadurch erscheinen die Körpersegmente auch äußerlich gegeneinander versetzt. In einer derartigen Situation bleiben Korrekturversuche, die am parietalen System ansetzen, wirkungslos.

- Besondere Beachtung verdienen die Organe, die unmittelbar **unter dem Zwerchfell** liegen, der Magen, die Leber und die oberen Abschnitte des Dickdarms, und die retroperitoneal gelegenen Organabschnitte bzw. Organe, speziell die Nieren.
- Falls das Unfallopfer einen Sicherheitsgurt getragen hat, ist der **Übergang** zwischen **Brustraum** und unterer **Halsregion,** speziell im vorderen Bereich, genau zu untersuchen. Häufig sind die tief gelegenen Lamina des Nackens betroffen, oft auch die Bandaufhängung der Pleurakuppel, die die mittlere Halswirbelsäule mit dem obersten Abschnitt der endothorakalen Faszie und damit mit der Pleurakuppel verbindet.
- Beim Schleudertrauma kann es zu massiven **Verkeilungen** der **Schädelknochen** an ihren Suturen kommen. Allerdings sollten wir berücksichtigen, dass der klassische, sehr subtil vorgehende kraniosakrale Ansatz bei der Behandlung des Schleudertraumas auf Grenzen stößt. Wie sehr wir unser Vorgehen in diesem Bereich auch von Vorsicht leiten lassen sollten, es ist eine Realität, dass durch den Unfall schwere Veränderungen im kraniosakralen Bereich auftreten können, die ein sehr entschiedenes Zupacken erfordern, andernfalls werden wir durch die Arbeit am kraniosakralen System lediglich eine tiefe Entspannung erzeugen. Die relativ drastisch vorgehenden Techniken von Barral und Corbier, die sich vor allem auf die Suturen und auf die innere Elastizität der Schädelknochen richten, und die damit verbundenen Techniken zur Behandlung der Membranverbindung zwischen Oberkiefer und Schädel haben sich in der Praxis besonders bewährt.[4]
- Obwohl sich die Veränderungen, die beim Schleudertrauma typischerweise auftreten, besonders im Bereich des **Nackens** zeigen, ist in diesem Körperabschnitt äußerste Zurückhaltung anzuraten. Es handelt sich um den Bereich, in dem die Symptome für den Patienten besonders intensiv spürbar sind.

[4] J.-P. Barral, A. Corbier, Trauma. An Osteopathic Approach, Eastland Press, Seattle 1999, S. 184–190, S. 266 f.

MERKE

Wenn sich Bewegungseinschränkungen zwischen Halswirbeln finden, ist es ratsam, von direkten Manipulationen zunächst abzusehen. Sie können drastische negative Folgen haben, von denen sich der Patient erfahrungsgemäß erst nach langer Zeit erholt.

Beim Schleudertrauma liegt häufig eine starke **Emotionalisierung** vor, über die sich der Patient meist nicht im Klaren ist. Im Sinne eines positiven Behandlungsverlaufs ist diese Emotionalisierung zu respektieren. Sie drückt sich auf physischer Ebene in Tonusketten der Muskulatur und einer individuellen Körperhaltung aus. Wir sollten vermeiden, mit so genannten Myofascial-release-Dehnungen an den großen Faszienschichten des Systems anzusetzen. Vielmehr sollte der Patient die Möglichkeit haben, während der Behandlung zunächst solche Körperpositionen einzunehmen, die seiner inneren Ausdruckslage entsprechen. Erst wenn sich die dominanten inneren Fixierungen gelöst haben, werden die großen äußeren Hüllschichten sich in Richtung des Normalmusters bewegen.

Um ein Beispiel zu geben: Erscheint der Organismus zusammengesackt, kann dies auf eine Bewegungseinschränkung der Nieren zurückzuführen sein. In diesem Fall wird eine Aufrichtung durch Behandlung der myofaszialen Schichten an der Oberfläche nur zusätzliche Diskrepanzen zwischen der Innenkonstruktion und der äußerlich sichtbaren Statik des Körpers verstärken. Eine Behandlungsstrategie, die zunächst über die untere Extremität Kontakt mit dem ganzen System aufnimmt, dann einige wenige Restriktionen im Inneren des viszeralen und kraniosakralen Systems löst und erst dann die autochthonen Muster des Rückens und des Brustkorbs anspricht, ist demgegenüber mit weniger Risiken belastet.

9.3.2 Behandlungstechniken

Veränderte Zugwirkung der Dura mater

Steht die Dura unter abnormer Spannung, erscheint das Kreuzbein als Ganzes in seiner Bewegung eingeschränkt. Auch das zweite Segment, also der Abschnitt, an dem die Dura ansetzt, scheint im Verhältnis zum Rest des Knochens weniger beweglich zu sein. Die veränderte Zugwirkung der Dura mater wird über die über Mobilisierung des zweiten Kreuzbeinsegments behandelt.

Patientin In Rückenlage, beide Beine ausgestreckt (➤ Abb. 9.6, ➤ Abb. 9.7).

Therapeut Seitlich auf Höhe der Oberschenkel stehend.

Kontakt Mit einem flachen Handteller das Kreuzbein von posterior unterstützend, während die andere Hand ebenfalls von posterior die untere Lendenwirbelsäule unterstützt. Anschließend Wechsel der Handposition, um Kontakt mit den Fingerspitzen beider Hände direkt am Kreuzbein herzustellen.

Ausführung

- Der Therapeut nimmt das Kreuzbein zunächst so in eine Hand, dass sie sich der posterioren Wölbung des Knochens anpasst. Gleichzeitig unterstützt er mit der anderen Hand von posterior den Bereich der unteren Lendenwirbelsäule, vermeidet dabei aber Druck auf die Wirbelsäule selbst.
- An der Kontaktstelle am Kreuzbein übt er nun Zug in Richtung des Steißbeins aus, ohne die gegebene Kippung des Beckens und die Krümmung der Lendenregion zu verändern. Er zieht also am Kreuzbein so, dass der Zug bis nach innen in den Wirbelkanal wirkt und sich der Zustand der Dura mater beurteilen lässt. Im Falle eines veränderten Spannungsmusters wird sich der Gegenzug am zweiten Kreuzbeinsegment manifestieren.
- Der Therapeut positioniert nun die Finger- und Daumenspitzen von posterior um das zweite Kreuzbeinsegment, sodass er mehrere Kontaktpunkte am Knochen herstellt. Er achtet darauf, dass das Kreuzbein als Ganzes auf diesen Kontaktpunkten ruht, ohne seine Lage zu verändern. Der Therapeut modifiziert nun die durch die subkutane Schicht und die Lendenfaszie dringende Berührung derart, als würde er mit seinen Finger- und Daumenspitzen die Knochenhaut des Kreuzbeins stärker gegen den Knochen komprimieren. Er vermeidet jedes Gleiten an der Kreuzbeinoberfläche und intensiviert den Kontakt, als möchte er durch die Periosthülle behutsam in das Innere des Knochens vordringen. Während er diese sehr eigentümliche Art des Kontakts hält,

spürt er, ob sich an den Verbindungsstellen zwischen Gewebe und Knochen eine „schmelzende Reaktion" abzeichnet. Es handelt sich in der Regel dabei um eine minimale Bewegung, der der Therapeut in allen Richtungen folgen sollte, bis sich die Starrheit am zweiten Kreuzbeinsegment aufzulösen beginnt.

- Es handelt sich in der Regel dabei um eine minimale Bewegung, der der Therapeut in allen Richtungen folgen sollte, bis sich die Starrheit am zweiten Kreuzbeinsegment aufzulösen beginnt.

Zwerchfell

Die Vielfalt der am Übergang zwischen Bauch- und Brustraum aufeinandertreffenden Schichten macht es nicht immer ganz einfach, definitiv festzustellen, wo unsere Behandlung genau zur Wirkung kommt. Die Technik wirkt sicherlich auf spasmusartige Muster des Zwerchfells selbst. Sie wirkt aber auch auf die bindegewebige Verbindung zwischen den Oberbauchorganen und der Faszienhülle des Zwerchfells. Und sie wirkt sicherlich auch auf die

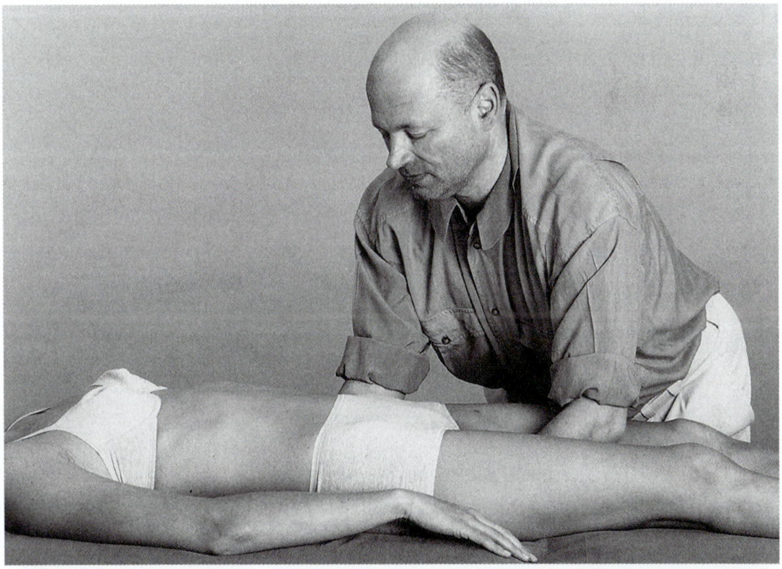

Abb. 9.6 Behandlung der veränderten Zugwirkung der Dura mater über die Mobilisierung des zweiten Kreuzbeinsegments. [K341]

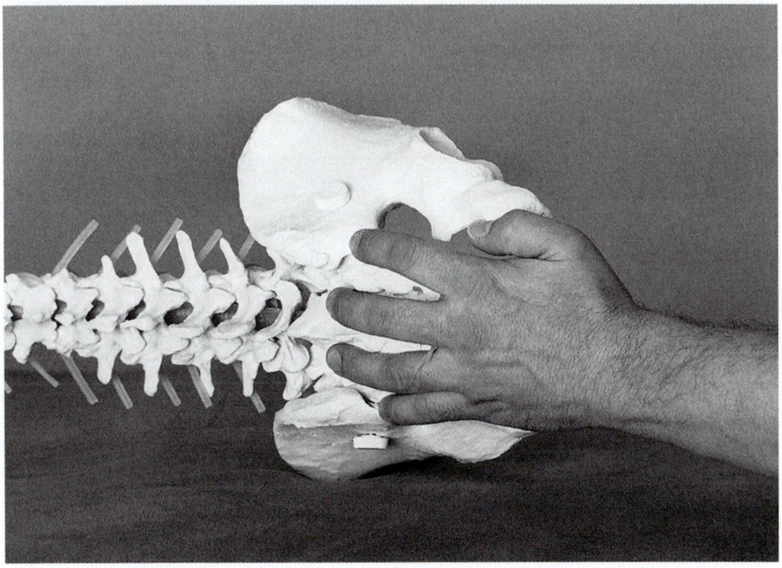

Abb. 9.7 Position der Hand am Kreuzbein [K341]

Verteilung der Serosaschicht in den schmalen Spalträumen zwischen den Organen.

Entscheidend für die Ausführung der Technik ist, dass der Therapeut die Binnenschichten der Brustwand von posterior so subtil komprimiert, dass er die Reaktion der von diesen Binnenschichten umfassten inneren Bauelemente beobachten kann. Aufgrund dieser Beobachtung lässt sich die relativ zähe Faszien- und Membrankonstruktion des Brustkorbs gleichzeitig mit den Bindegewebshüllen und Bandaufhängungen der von ihr umfassten Organe behandeln. Als Alternative oder Ergänzung der beschriebenen Behandlungstechnik eignet sich das von John Upledger geschilderte Vorgehen (J. E. Upledger, J. D. Vredevoogd, Craniosacral Therapy, Eastland Press, Seattle 1983, S. 46–49).

Die Behandlung des Zwerchfells dient der Auflösung des Schockmusters.

Patientin In Rückenlage, Beine ausgestreckt (➤ Abb. 9.8).
Therapeut Seitlich auf Höhe der Oberschenkel stehend.
Kontakt Mit beiden Handflächen in und oberhalb des Bereichs der zwölften Rippe posterior, parallel zum Verlauf der Rippen.
Ausführung Der Therapeut registriert die Atembewegung und vergleicht rechte und linke Seite. Auf der Seite, auf der während des Einatmens weniger Raumexkursion des Zwerchfells spürbar ist, komprimiert er den hinteren Brustraum sukzessive. Dabei ist es wichtig, dass die Patientin weiteratmet, sodass während der Kompression mehrere Atemzyklen durchlaufen werden. Nun beginnt der Therapeut auch auf der anderen Seite den unteren Brustraum mit seiner Handfläche etwas zu komprimieren. Der Therapeut hält die Kompression der beiden Thoraxhälften und schiebt die Seite, die sich freier anfühlt, etwas stärker in Richtung der Mittellinie, wobei er der Richtung der Rippenwölbung folgt. Dadurch wird sich auf der Seite der Restriktion der Innendruck noch etwas stärker erhöhen. Diese Drucksteigerung nützt der Therapeut nun aus, um den Rippenbogen loszulassen und in eine stärkere Expansion nach lateral und posterior zu führen.

Anschließend bringt er seine beiden Hände in die Ausgangsposition zurück, um die Raumexkursion der beiden Hälften des Zwerchfells noch mal zu vergleichen. Stellt sich die gewünschte Wirkung nicht ein, ist es empfehlenswert, ein paar Minuten zu warten und anschließend die Technik mit leicht veränderter Druckrichtung nochmals anzuwenden.

Übergang zwischen Brust- und Halswirbelsäule

Patientin In Rückenlage, Beine ausgestreckt (➤ Abb. 9.9, ➤ Abb. 9.10).

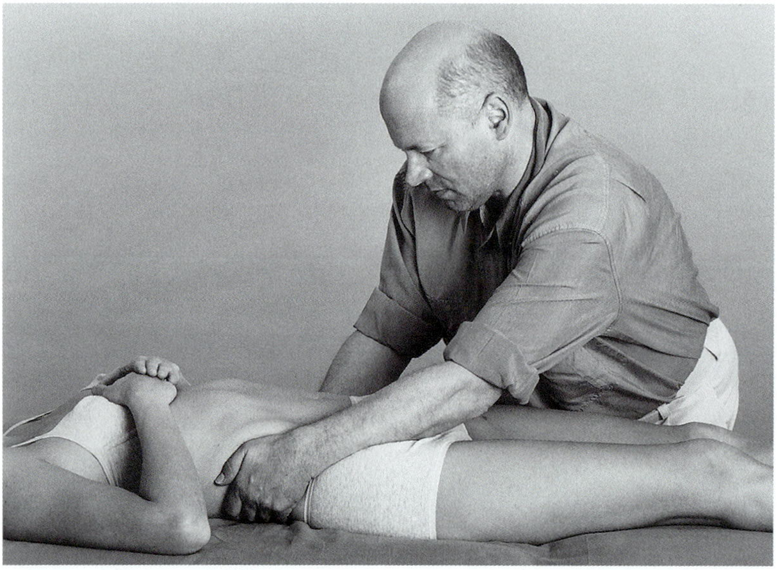

Abb. 9.8 Behandlung des Schockmusters im Bereich des Zwerchfells. [K341]

Therapeut Sitzend am Kopfende.

Kontakt Mit Daumen und Fingerspitzen auf beiden Seiten der Rippenwirbelverbindungen auf Höhe von Th4, die andere Hand unterstützt das Hinterhaupt.

Ausführung

- Der Therapeut hebt das Hinterhaupt ganz leicht an, ohne die Halswirbelsäule unter Zug zu bringen. Mit den Fingern der anderen Hand unterstützt er den oberen Bereich der Brustregion von posterior. An dieser Stelle stellt er intensiven Kontakt mit der relativ oberflächlich gelagerten Faszienschicht des M. trapezius her. Im Gegensatz zu den Muskelfasern bilden die Fasern der rechten und linken Faszie eine Einheit.
- Der Therapeut hält am Hinterhaupt mit der anderen Hand leichten Kontakt zum Ursprung des Lig. nuchae. Falls Kopf und Nacken in Rotation und Seitbeugung ausweichen wollen, unterstützt er diese Bewegungen bis zu ihrem Endpunkt und

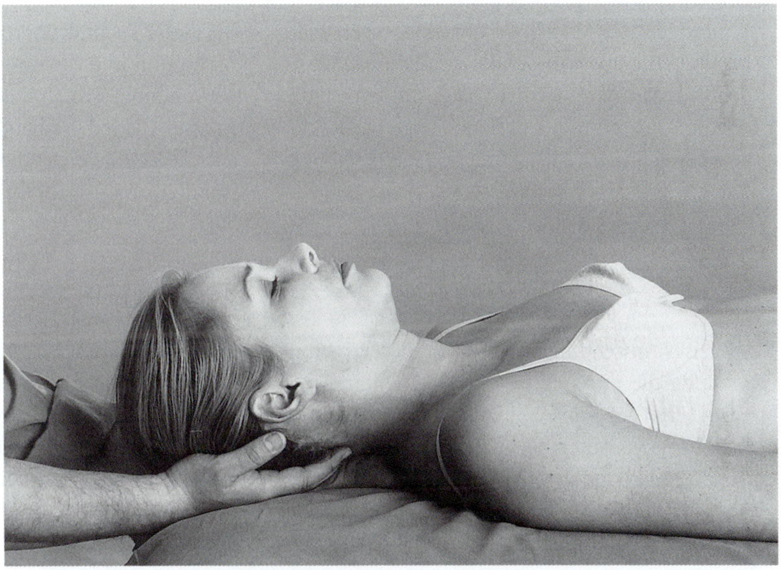

Abb. 9.9 Behandlung des Übergangs zwischen oberem Brustraum und unterer Halsregion. [K341]

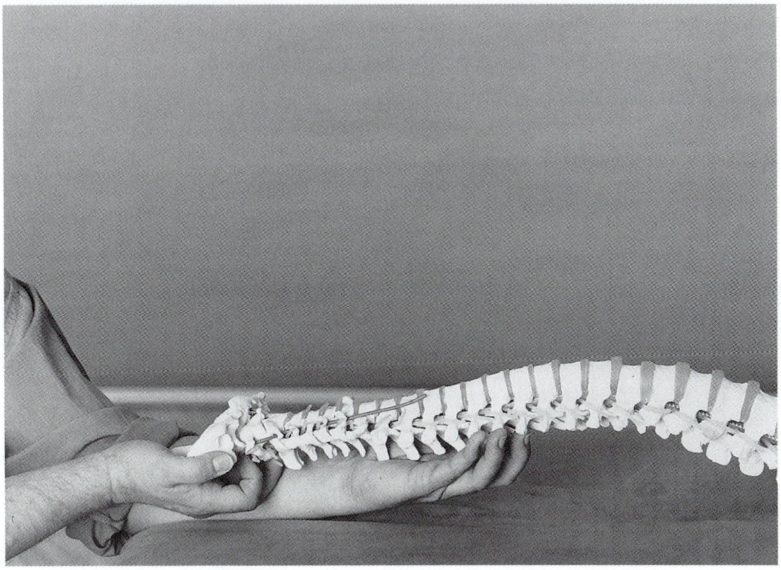

Abb. 9.10 Position der Hände, verdeutlicht am Skelett [K341]

9

lässt in der unterstützten Position diese Verdrehung weiterbestehen.

- Gleichzeitig greift er an den Kontaktstellen im oberen Rückenbereich sehr energisch in das Fasziengewebe. Er achtet dabei darauf, dass er an den Kontaktstellen nicht gleitet, sondern gesteigerten Druck durch die Oberflächenfaszie in Richtung des Körperinneren gibt, so als würden seine Fingerspitzen durch den Körper der Patientin Richtung Zimmerdecke wandern.
- Sobald die unterstützende Hand im Bereich des Hinterkopfs wahrnehmen kann, dass sich der Kopf wieder zur Mittellinie zurückbewegen will, folgt der Therapeut dieser Bewegung. Entscheidend ist, dass der intensive Druck im Bereich des oberen Brustraums bis an den Schluss der Rückkehrbewegung zur Mittellinie bestehen bleibt.

Übergang zwischen Halswirbelsäule und Kopf

Bei präziser Anwendung werden mit dieser Technik gleichzeitig die muskulären und ligamentären Mikrostrukturen des subokzipitalen Dreiecks sowie die großen Längsschichten wie die Dura und das große anteriore Längsband der Wirbelsäule beeinflusst. Da diese beiden längs verlaufenden Schichten mit dem Kreuzbein verbunden sind, ist es empfehlenswert, das Kreuzbein, vor allem das zweite Kreuzbeinsegment, nochmals zu untersuchen und ggf. mit der vorher beschriebenen Technik zu behandeln.

Patientin In Rückenlage, beide Beine aufgestellt (> Abb. 9.11).
Therapeut Sitzend am Kopfende.
Kontakt Eine Hand hält das Hinterhaupt, während Daumen und Finger der anderen Hand den Raum zwischen zweitem Halswirbel und Schädelbasis beidseitig neben den Wirbelkörpern unterstützen.
Ausführung
Bei dieser Technik übertragen wir die für den oberen Brustraum und die untere Halsregion beschriebene Anwendung (s. o.) in den sehr kleinen Raum des Atlanto-Okzipital-Übergangs. Auch hierbei ist es entscheidend, dass die weiter kaudal platzierte Hand, also am Nacken, fix ist, während die weiter oben ansetzende Hand am Hinterhaupt den Bewegungstendenzen folgt und damit den Kopf in die Position drehen oder kippen lässt, die von den dominanten Zugverhältnissen diktiert wird.

Die Hand, die das Hinterhaupt unterstützt, folgt also im Listening, während Finger- und Daumenspitzen der anderen Hand das myofasziale Bett der oberen Halswirbelsäule halten. Diese Halteposition bleibt unverändert, bis eine Tonusänderung spürbar wird, und sich der Kopf wieder zur Mittellinie zurückbewegt.

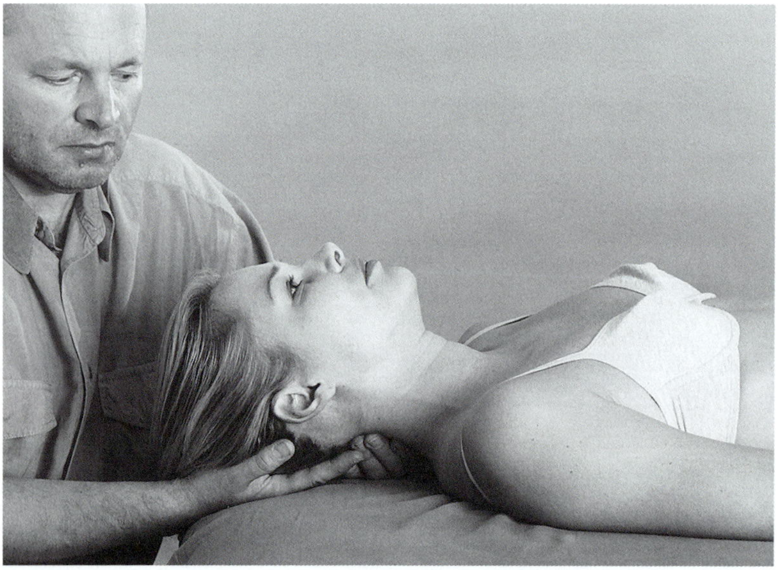

Abb. 9.11 Behandlung des Übergangs zwischen oberer Halswirbelsäule und Kopf. [K341]

9

Erfahrungsgemäß ist nach der ersten Anwendung die Tendenz zur Positionsveränderung des Kopfes immer noch spürbar. Der Therapeut sollte dann ein zweites und unter Umständen auch noch ein drittes und viertes Mal die Bewegung in Rotation und Seitbeugung unterstützen. Dabei kann er den Kontakt im Bereich der Halswirbelsäule so modifizieren, dass er jedes Mal unterschiedliche Schichten des Faszienbettes der oberen Halswirbelsäule erreicht.

9.3.3 Ergänzende Behandlungstechniken zur Harmonisierung der Grundrelation von Neurokranium und Viszerokranium

Im Kapitel 8 über das Kiefergelenk und das kraniosakrale System haben wir bereits eine Technik zur Behandlung des Raumgefüges zwischen Oberkiefer, Schädelbasis und Nacken kennengelernt. Dieses Raumgefüge spielt eine wichtige Rolle bei der Gefäßversorgung des Gehirns. Die bei ➤ Abb. 8.7 und im ➤ Video-clip 20 beschriebenen Behandlungsschritte haben sich als harmonisierende Technik für das globale Gleichgewicht der Membranspannungen, der Zufuhr von arteriellem Blut und dem Abfluss von venösem Blut bewährt. Bevor wir diese Behandlung nach einem Schleudertrauma anwenden, ist es hilfreich eine Sequenz von Behandlungsschritten auszuführen, um Bewegungseinschränkungen zwischen dem Neurokranium und dem Viszerokranium aufzulösen. Im Zentrum dieser Behandlungsschritte stehen die beiden Oberkieferhälften. Im Kapitel 8 sind wir darauf eingegangen, dass die „federnde" Beweglichkeit der beiden Oberkieferhälften essenziell für eine störungsfreie Funktion des Kiefergelenks ist. In diesem Kontext haben wir bereits darauf hingewiesen, dass ein erheblicher Teil des Viszerokraniums, also des sogenannten Gesichtsschädels, in einer Art „Leichtbauweise" aufgebaut ist, dass diese Strukturen aber nichtsdestoweniger immensem Druck standhalten können. Auf Grund der minimalen biomechanischen Federung der Wölbung des Oberkiefers ist diese feine Struktur zumeist sicher vor Frakturen, auch bei gravierender mechanischer Einwirkung während eines Hochgeschwindigkeitstraumas. Es klingt paradox: Die massiv ausgebildeten Knochen des Neurokraniums und des Unterkiefers brechen sehr viel häufiger unter der Wucht eines Aufpralls, als die zarten Strukturen der beiden Maxillae, die über ihre Wölbung und eine Vielfalt von „dämpfenden" Membranstrukturen die einwirkenden Kräfte neutralisieren können.

Behandlung der intraoralen und extraoralen Verbindungen der beiden Hälften des Oberkiefers

Patientin Liegend in Rückenlage, ohne Überstreckung des Nackens (➤ Abb. 9.12).

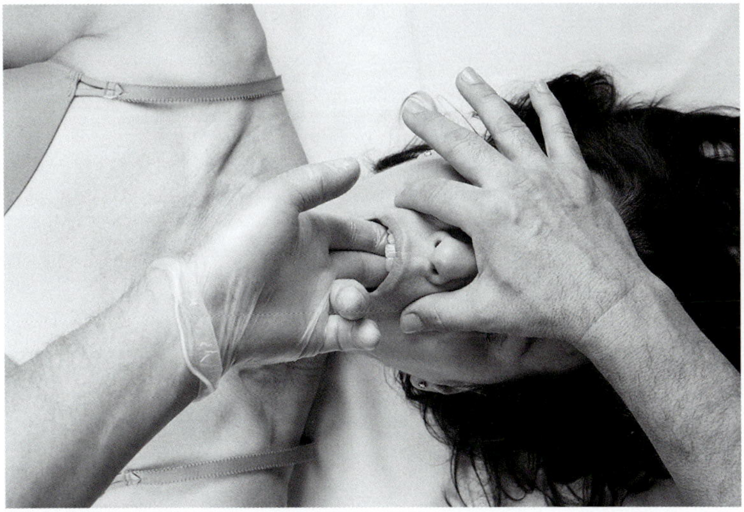

Abb. 9.12 Simultane Behandlung von intraoralen und extraoralen Strukturen im Bereich des Oberkiefers. – Wie alle Anwendungen auf das kraniosakrale System erfordert diese Technik ein indirektes Vorgehen. Die Hände des Therapeuten folgen zunächst in der Richtung der dominanten Spannungen des Gewebes in eine stärkere Bewegungseinschränkung der betroffenen Schichten. Es handelt sich bei diesem Vorgehen um eine technische Ausnahme, um eine kombinierte Technik. Das indirekte Vorgehen im Inneren des Mundes wird von einem subtilen direkten Vorgehen in den Spannungsmustern der extraoral verlaufenden Gewebe begleitet. [J803]

Therapeut Sitzend neben der Patientin auf Höhe ihres Nackens

Kontakt Mit Zeige- und Mittelfinger einer Hand subtiler Kontakt intraoral im Mittelteil beider Oberkieferhälften und gleichzeitig Kontakt – etwas kräftiger – mit Daumen und Zeigefinger der anderen Hand von außen posterior zu den Eckzähnen des Oberkiefers. Es ist wichtig, dass dabei durch die Gewebeschichten des Gesichts hindurch ein klarer Kontakt mit den Knochenstrukturen hergestellt wird, damit die intraorale Berührung mit der extraoralen Berührung in sensible Verbindung treten kann.

Ausführung

Der Therapeut vergleicht zunächst, ob die beiden Oberkieferhälften auf leichten Druck der beiden intraoral platzierten Finger nach lateral (beidseitig) federnd nachgeben. Ergänzend testet er, ob sich durch Druck der extraoral platzierten Finger eine federndes „Potenzial" von Beweglichkeit ertasten lässt, während die intraoral platzierten Finger dem von außen wirksamen Druck nach innen nachgeben. Für die Korrektur einer vorliegenden Bewegungseinschränkung ist es essenziell, dass der Therapeut zunächst indirekt vorgeht, d. h. er folgt sowohl am intraoralen Kontakt als auch am extraoralen Kontakt zuerst in der Richtung, die keinen Widerstand bietet. Erst im Anschluss daran folgt er in Richtung der Bewegungseinschränkung und zwar in dem Augenblick, in dem die bewegungseingeschränkte Struktur beginnt sich minimal aus der Starre zu lösen. In der Regel ist es produktiv den Bewegungszyklus zwei oder dreimal zu durchlaufen, bis sich eine nachhaltige Spannungslösung einstellt. Sobald sich ein relatives Gleichgewicht auf beiden Seiten des Oberkiefers abzeichnet, ist es sinnvoll die beiden Oberkieferhälften extraoral sehr subtil nach medial zu komprimieren und in **„Listening"** wahrzunehmen, wie sich der von außen ausgeübte Druck nach innen überträgt. Diese zusätzliche Technik sollte nur dann zur Anwendung kommen, wenn sich bereits eine klar spürbare Harmonisierung der beiden Oberkieferhälften eingestellt hat.

Die Technik eignet sich besonders zur Behandlung von mechanischen Traumen, bei denen massive Kräfte gegen Oberkiefer und/oder Unterkiefer einwirken.

Behandlung der Verbindung zwischen beiden Oberkieferhälften und den ventralen Schichten des Nackens

Patientin Liegend in Rückenlage, ohne Überstreckung des Nackens (➤ Abb. 9.13).

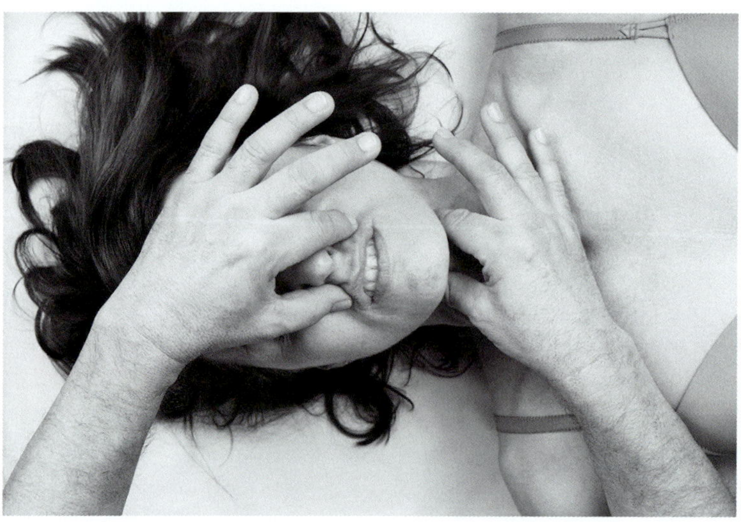

Abb. 9.13 Behandlung der Verbindung zwischen beiden Oberkieferhälften und den ventralen Schichten des Nackens. – Zu Beginn dieser Technik stabilisiert die linke Hand des Therapeuten die beiden Hälften des Oberkiefers über Kontakt mit den Zahnwurzeln der beiden oberen Eckzähne. Dann führt der Therapeut zunächst das Zungenbein in Translation, dann in Rotation und dann in Seitbeugung. Das Vorgehen sollte indirekt in Listening erfolgen und dann analog am Oberkiefer angewendet werden. Es geht dabei nicht nur um lineare Spannungszüge. Das Behandlungsziel ist die Induktion einer dreidimensionalen Selbstkorrektur der räumlichen Relation zwischen Viszerokranium und den tiefen ventralen Schichten des Halses. [J803]

Therapeut Sitzend neben der Patientin auf Höhe ihres Nackens.

Kontakt Mit Daumen und Zeigefinger einer Hand extraoral auf Höhe der Zahnwurzeln beider Eckzähne, zusätzlich Kontakt mit Daumen und Zeigefinger beidseitig am Zungenbein.

Ausführung

Der Therapeut führt das Zungenbein zunächst in eine gleitende Translationsbewegung und löst bei einseitigem oder beidseitigen Widerstand die tastbare Spannung mit Hilfe eines indirekten Vorgehens. Gleichzeitig stabilisiert er die beiden Oberkieferhälften über den extraoralen Kontakt mit den Zahnwurzeln der beiden Eckzähne des Oberkiefers. Dieser stabilisierende Kontakt sollte so subtil sein, dass sich ertasten lässt, wie sich die Translationsbewegung des Zungenbeins und der damit verbundene Gewebeschichten auf den Oberkiefer überträgt. Im Anschluss führt der Therapeut eine minimale Translationsbewegung mit dem Oberkiefer aus, während er gleichzeitig die Translationsbewegung mit dem Zungenbein in Gegenrichtung wiederholt. Es ist unbedingt erforderlich indirekt vorzugehen.

Sofern sich keine Lösung der Spannungen im ventralen Abschnitt des Nackens einstellt, ist es ratsam das Zungenbein nach rechts und links in Rotation zu führen und dann in Seitbeugung zu führen. Auch diese Vorgehensweise lässt sich mit gegenläufiger, minimaler Führung der beiden Oberkieferhälften mit minimaler Rotation und Seitbeugung kombinieren. Für den Behandlungserfolg ist entscheidend, dass der Therapeut in der Lage ist das Bewegungsgeschehen nicht nur als linearen Spannungszug, sondern auch als räumliches Geschehen taktil zu erfassen.

Mit einiger Übung ermöglicht diese Behandlungssequenz einen schonenden Zugang zu den sehr verbreiteten Mikrotraumen innerhalb der Gewebevielfalt des ventralen Nackens. Die Wirksamkeit dieser Vorgehensweise basiert darauf, dass wichtige Faszienschichten über das Zungenbein – als Kreuzungsstelle – sowohl eine Verbindung zu retrosternalen Strukturen des Brustraums, als auch zu den Grenzschichten der Schädelbasis haben.

Behandlung der Nerven-Verbindungen zwischen Viszerokranium und Neurokranium

Patientin In Rückenlage (➤ Abb. 9.14a, ➤ Abb. 9.14b).

Therapeut Sitzend am Kopfende der Behandlungsliege.

Kontakt Eine Hand ruht mit dem Handrücken auf der Behandlungsliege. Die Handfläche passt sich unterstützend an die Wölbung des Hinterhaupts an, während die andere Hand einen subtilen und zugleich entschiedenen Kontakt beidseitig am oberen Drittel der Nase herstellt. Dabei verwendet der Therapeut auf einer Seite gleichzeitig seinen Mittelfinger und Zeigefinger und auf der anderen Seite seinen Daumen. Wichtig ist dabei, dass am Übergang zwischen Nase und dem Os frontale auch der schmale Bereich des obersten Teils des Oberkiefers in Kontakt mit dem Finger und dem Daumen des Therapeuten ist. Der Einsatz beider Hände sollte eine Qualität von „Entschlossenheit“ haben, aber zugleich so subtil sein, dass eine effektive Vorgehensweise in Listening gewährleistet ist.

Ausführung

Die Hand unter dem Hinterhaupt unterstützt den Kopf von posterior bis sich eine räumliche Wahrnehmung des Volumens des ganzen Viszerokraniums herstellt. In diesem Moment stellt die andere Hand über den Kontakt an der Nase eine räumliche Wahrnehmung des Viszerokraniums her. Im selben Augenblick folgt diese Hand dem Kontakt an der Nase in Listening. Dieses Listening kann in minimaler Bewegung einseitig oder beidseitig nach innen in das Gehirn führen. Entscheidend für eine erfolgreiche Spannungslösung ist, dass der Kontakt des Therapeuten präzise der Richtung des Listenings folgt und erst im letzten Augenblick, wenn das Listening fast zum Stillstand kommt, einen winzigen Stimulus ausführt. Dieser Stimulus sollte genau in die Richtung erfolgen, in die das Listening geführt hat. Im Anschluss lässt sich die Bewegung nach außen wahrnehmen. Diese Bewegung führt zu einer minimalen, aber sehr intensiven Dehnung der Hüllschichten des Geruchsnervs und des Sehnervs und damit einer Stimulation der frontalen Areale des Gehirns. Voraussetzung dafür ist die permanente Unterstützung des Hinterhaupts der Patientin. Der gesamte Ablauf lässt sich zwei oder dreimal wiederholen, bis das Listening an beiden Kontaktstellen der Nase neutral bleibt.

Während des zweiten Behandlungsschritts, sobald der Therapeut der Nase nach außen folgt, ist es wichtig, dass das Kranium nicht zu sehr von außen in Extension geführt wird. Das Kranium selbst bleibt in seinem Wechsel von Flexion und Extension, während die posterioren Areale des Gehirns sich vom Frontallappen minimal lösen.

MERKE

Die Behandlung der Geruchsnerven und der Sehnerven ermöglicht einen direkten Zugang in das Innere des Neurokraniums. Zuweilen treten in der Folge eines Schleudertraumas Störungen des Geruchssinns und des Sehvermögens auf. Die oben beschriebene Technik ist in diesen Fällen auf jeden Fall einen Versuch wert.

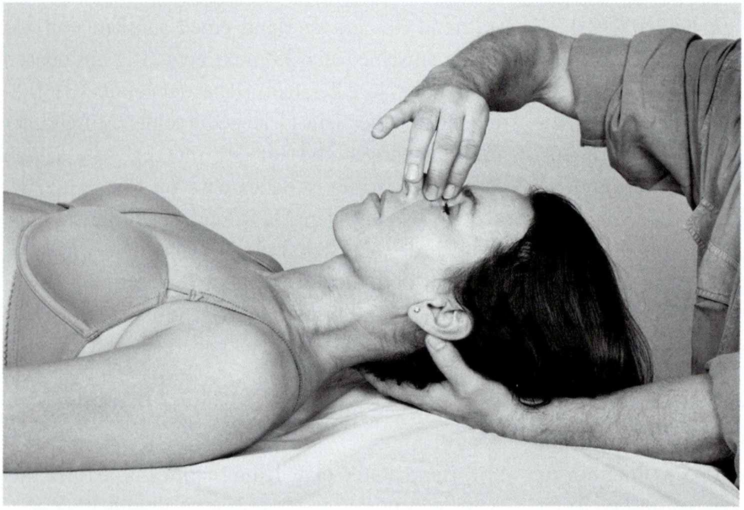

Abb. 9.14a Behandlung der Nervenverbindungen zwischen Neurokranium und Viszerokranium. Die Nervenfasern des N. olfactorius im Inneren der Nase ermöglichen einen subtilen Zugang zum Paleocortex des Gehirns. Damit rückt – zumindest hypothetisch – eine manuelle Behandlung eines der ältesten Areale des Gehirns in „greifbare" Nähe. [J803]

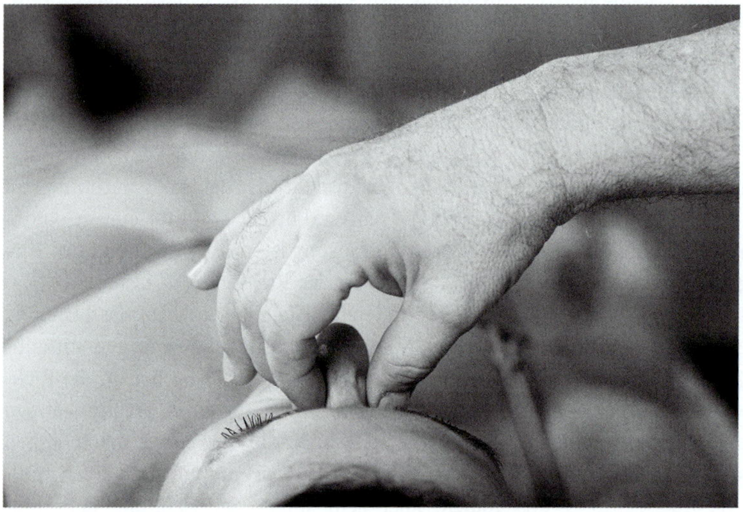

Abb. 9.14b Detailansicht des Kontakts am Übergang zwischen Nase und Stirn Detailansicht des Kontakts: Für den Behandlungserfolg ist wesentlich, dass der Therapeut den Kontakt an der Nase der Patientin beidseitig am schmalen, kranial gelegenen Abschnitt der beiden Seiten des Oberkiefers herstellt. Dieser Kontakt sollte entschlossen und zugleich so subtil sein, dass minimale Spannungsveränderungen während der unterschiedlichen Phasen des Behandlungsverlaufs spürbar sind. [J803]

9

KAPITEL

10 Schwangerschaft und Geburt

10.1 Veränderungen des myofaszialen Systems

Schwangerschaft und Geburt eines Kindes verändern für lange Zeit das gesamte myofasziale System der Frau. Die Volumenvergrößerung des **Beckenraums** (➤ Abb. 10.1) erzeugt eine drastische Schubwirkung nach kranial auf die unter dem Zwerchfell gelegenen Organe. Gleichzeitig steigt der Druck in kaudaler und beidseitig in lateraler Richtung.

Aufgrund hormoneller Einflüsse reduziert sich die Zugkraft der Bänder während der fortgeschrittenen Schwangerschaft, was eine wesentliche Voraussetzung für eine problemlose Geburt ist. Da die Zugkraft der Bänder aber noch Monate nach der Geburt vermindert ist, können sich nachhaltige Veränderungen am System der Artikulationen entwickeln.

Auch in den **Faszienschichten** der unteren Extremität kommt es zu Veränderungen. Um dem Gewicht des Kindes entgegenzuwirken, muss sich der Tonus der Muskulatur an der Rückseite der Beine erhöhen, meist zunächst im Unterschenkel. Besonders betroffen sind davon der M. gastrocnemius und der M. soleus. Da die muskuläre Tonuserhöhung über einen Zeitraum von Monaten wirksam ist, reagieren auch die Faszienhüllschichten der betroffenen Muskeln mit entsprechender Verstärkung und Ausrichtung ihrer Fasern. Dieser Prozess sorgt ebenfalls für Nachwirkungen, die noch Monate nach der Geburt Bedeutung haben.

Die Positionsveränderung der Organe des Bauch- und Beckenraums während der Schwangerschaft ist nur deshalb möglich, weil sich auch das **Peritoneum** verändert: die Fläche vergrößert sich um weit mehr als die Regelfläche von zwei Quadratmetern. Auch dieser Vorgang hat Konsequenzen bis weit nach der Schwangerschaft. Nur ein Teil der nach der Geburt überflüssigen Peritonealschichten bildet sich von selbst zurück.

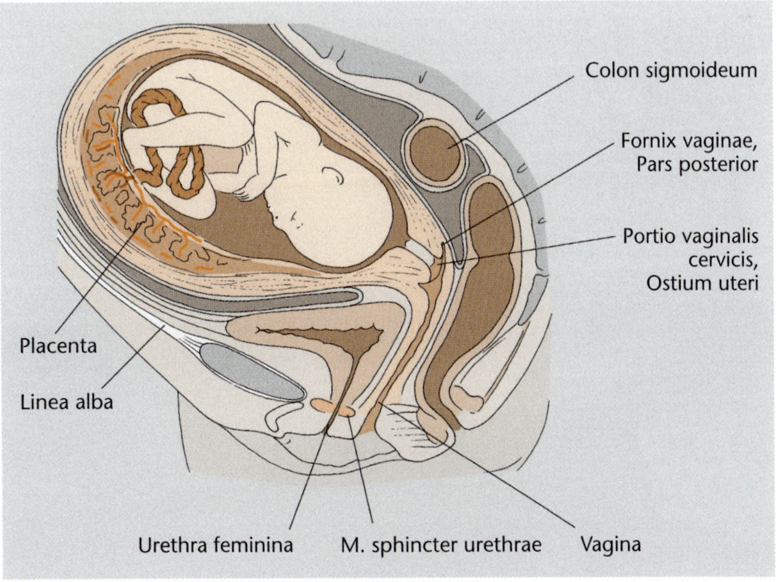

Abb. 10.1 Gebärmutter mit Fetus: Becken in der Medianebene durchtrennt. [L190]

MERKE

Das Charakteristische des während der Schwangerschaft ablaufenden Wandlungsprozesses ist, dass sowohl präzise lokalisierbare Detailfixierungen beeinflusst werden als auch großflächige Schichten des parietalen Systems. Wenn es sich um die erste Schwangerschaft handelt, kann es durchaus möglich sein, dass die gesteigerte Krafteinwirkung innerhalb des Bauch- und Beckenraums Fixierungen auflöst.

10.2 Behandlungskonzept und Behandlungstechniken

10.2.1 Behandlungskonzept

Die Schwangerschaft ist ein natürlicher Veränderungsprozess, und dieser Prozess hat ein großes positives Potenzial zur Korrektur des Innenaufbaus des myofaszialen Systems. Gerade deshalb ist es nach der Geburt erforderlich, mit korrigierenden Behandlungsimpulsen sehr zielgerichtet vorzugehen.

Der Organismus der Frau hat einen tief greifenden Wandlungsprozess hinter sich, viele Gewebeschichten befinden sich in einem eher hypotonen Zustand. Deshalb besteht die Aufgabe des Therapeuten lediglich darin, einige wenige Bewegungseinschränkungen so vorsichtig wie möglich zu behandeln und ansonsten die Gesamtform des Organismus mit global ansetzenden Techniken so zu beeinflussen, dass der natürliche Rückbildungsprozess reibungslos ablaufen kann.

10.2.2 Behandlungstechniken

Verkürzte myofasziale Schichten im Unterschenkel

Patientin In Bauchlage, beide Beine ausgestreckt, Arme seitlich neben dem Rumpf ruhend (➤ Abb. 10.2).

Therapeut Stehend am Fußende.

Kontakt Mit den mittleren Fingergliedern einer Hand am Übergang zwischen Achillessehne und distalem Ende des M. gastrocnemius, die zweite Hand unterstützt das Unterbein von anterior im Bereich des M. tibialis anterior.

Ausführung

- Der Therapeut stützt ein Knie auf das untere Ende der Behandlungsliege und unterstützt mit seinem Oberschenkel Zehen und Quergewölbe des Fußes. Das Knie der Patientin ist dabei leicht angewinkelt.
- Mit der Oberfläche der mittleren Fingerglieder einer Hand gibt der Therapeut nun zunächst Druck auf die Oberflächenschicht der Fascia cruris, um dann mit einem sehr schräg ansetzenden

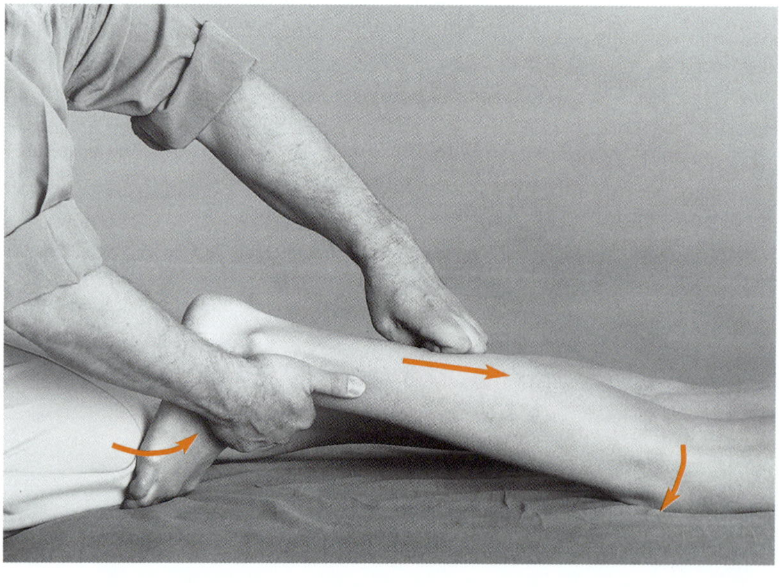

Abb. 10.2 Behandlung verkürzter myofaszialer Schichten im Bereich des Unterschenkels. [K341]

10

Winkel fast parallel zur Hautoberfläche auf die oberflächliche und mittlere Schicht des M. gastrocnemius und des M. soleus Druck auszuüben.
- Die andere Hand unterstützt das Unterbein von anterior mit festem Kontakt des anterioren Teils der Faszien.
- Während der Kontakt im vorderen Bereich ohne jedes Gleiten beibehalten wird, übt der Therapeut nun einen dehnenden Schub im posterioren Abschnitt aus. Dabei gleitet er an der Kontaktstelle sehr langsam und nur wenige Zentimeter.
- Er bittet die Patientin nun, das Knie leicht in die Behandlungsliege zu drücken und die Ferse etwas zu strecken. Entscheidend ist, dass das Gleiten an der Rückseite des Unterschenkels sehr langsam ausgeführt wird und der Kontakt unvermindert intensiv während des ganzen Bewegungsablaufs beibehalten wird.

Die Technik ist analog am anderen Bein anzuwenden. Dabei sollte der Therapeut genau auf Seitendifferenzen achten und den Ansatzwinkel und die Intensität des Drucks entsprechend modifizieren.

Myofasziale Spannungsmuster des Oberschenkels

Patientin In Bauchlage, beide Beine ausgestreckt, Arme neben dem Rumpf liegend (> Abb. 10.3).

Therapeut Stehend am Fußende, auf Höhe der Knie.

Kontakt Eine Hand unterstützt den Oberschenkel von anterior, während die andere Hand oberhalb des Knies von posterior zwischen M. biceps femoris und M. semitendinosus greift.

Ausführung
- Der Therapeut unterstützt mit einer Hand den Oberschenkel so, dass er parallel zur Oberflächenwölbung flächigen Kontakt mit der anterioren Schicht der Fascia lata herstellt. Er hält das ganze Bein dabei so, dass sich in etwa waagrechte Scharnierachsen an Sprung-, Knie- und Hüftgelenk einstellen.
- Mit der anderen Hand fasst er nun parallel zum Verlauf der Muskelfasern zwischen die Muskelbäuche von M. biceps femoris caput longum und M. semitendinosus. Der Therapeut lässt seine Berührung unter Einsatz seines Körpergewichts von posterior zunächst durch die Oberflächenschicht sinken, um dann Kontakt zwischen den Faszienhüllen der beiden Muskelbäuche herzustellen. Er wählt die Druckrichtung dabei so, dass er das Gewebe nicht gegen den darunter liegenden Knochen quetscht.
- Nach und nach bewegt er sich mit intensivem Kontakt in proximaler Richtung auf den Tuber ischiadicum zu.

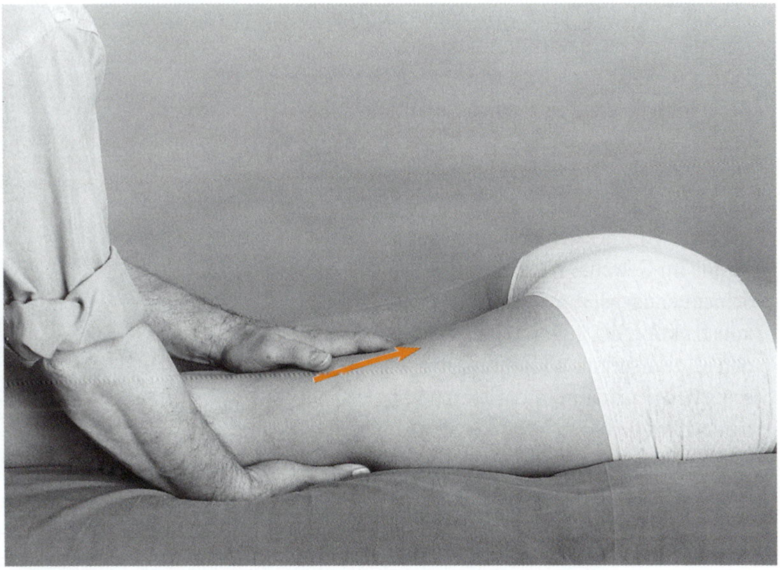

Abb. 10.3 Behandlung der myofaszialen Spannungsmuster des Oberschenkels. [K341]

Anschließend wird diese Technik analog für die faszialen Grenzschichten zwischen M. adductor magnus und M. semitendinosus angewendet sowie am anderen Bein. Eventuell muss sie in Relation zu gegebenen Spannungsverhältnissen modifiziert werden.

TIPP

Die für den Unter- und Oberschenkel beschriebene Technik lässt sich in modifizierter Form an allen längs verlaufenden Muskeln der Beinrückseite anwenden. Für die Wirksamkeit der Technik ist es nötig, mit den Faszien intensiven Kontakt herzustellen und darauf zu achten, dass der Druck wirklich die Faszienschicht zwischen den Muskelbäuchen erreicht. Zerrendes Gleiten an der Haut ist zu vermeiden.
Neben dieser sehr großflächig ansetzenden Vorgehensweise lassen sich ergänzend die im Kapitel über die untere Extremität beschriebenen Techniken verwenden (➤ Kap. 4.5).

Raumgefüge im Abdomen

Im Abdomen erfolgt die Behandlung der Faszie des M. transversus abdominis und der intraperitonealen und retroperitonealen Bauelemente. Diese Technik besteht aus aktiven und passiven Komponenten, was bei einer erfolgreichen Durchführung berücksichtigt werden sollte.

- Die Beckenkippung nach vorne entspricht dem **aktiven Part,** wir bewegen dabei unsere Hände nur minimal nach dorsal. Auf den Körper der Patientin wirkt das so, als würden wir den ganzen Beckeninhalt leicht in kranialer Richtung anheben.
- Dieser Vorgang hat aber auch eine **passive Komponente:** während des Anhebens im Listening nehmen wir Rücksicht auf auftretende Widerstände im Gewebe. Wir tasten uns Schicht für Schicht zunächst durch die Muskelfaszienkonstruktion der äußeren Bauchwand, bis wir den M. transversus abdominis und seine Faszie erreichen. Erst dann intensivieren wir die Qualität der Berührung so weit, dass der Kontakt beidseitig auch auf das Peritoneum übergreift. Wir lassen schließlich die Berührung durch den Peritonealraum weiter nach dorsal wirken, bis sich der Eindruck einstellt, dass wir zu der posterior gelegenen Schicht des Peritoneums gelangen. Im Idealfall erreichen wir, während die Patientin sich mit ihrem Beckenraum gegen unsere Hände lehnt, den retroperitonealen Raum knapp unterhalb der Nieren.

In diesem Augenblick lohnt es sich, nochmals die Qualität der Berührung im Sinne eines sehr subtilen Listenings zu verändern. Möglicherweise können wir eine Schubwirkung, die sich einseitig in kaudaler Richtung manifestiert, wahrnehmen. Wir folgen dieser Wirkung minimal nach kaudal und verstärken dann den Impuls behutsam in kranialer Richtung.

Patientin Aufrecht sitzend auf einem Hocker, wobei sich die Kniegelenke auf einem niedrigeren Niveau als die Hüftgelenke befinden (➤ Abb. 10.4a, ➤ Abb. 10.4b).
Therapeut Vor der Patientin kniend.
Kontakt Mit völlig entspannten Handflächen beidseitig an der Bauchwand knapp unterhalb des Bauchnabels.

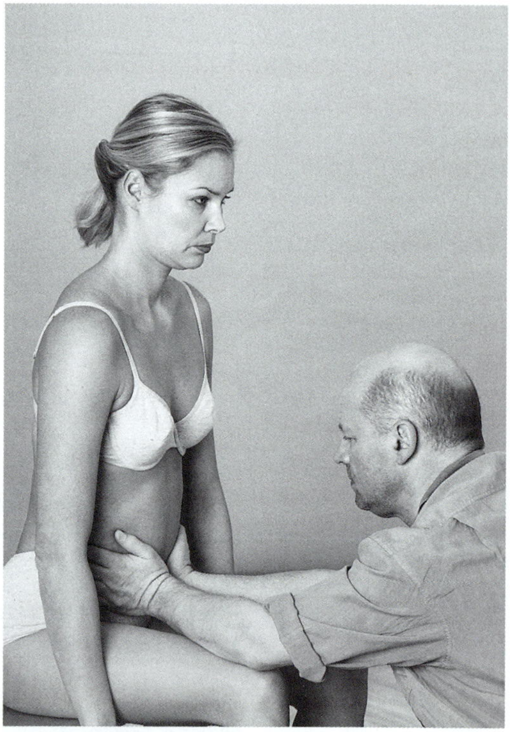

Abb. 10.4a Behandlung der Faszie des M. transversus abdominis und der räumlichen Relation intraperitonealer und retroperitonealer Bauelemente. [K341]

10

Ausführung

- Zunächst fordert der Therapeut die Patientin auf, guten Bodenkontakt mit beiden Füßen herzustellen. Dann bittet er sie, die Bauchdecke völlig zu entspannen und das Becken leicht um die Hüftachse nach anterior zu kippen, sodass sich das Beckensegment auf die Handflächen des Therapeuten zu bewegt.
- Die Patientin soll ihr Brustbein stabil oben-vorne halten, aber trotzdem an der Vorderseite des Körpers völlig entspannt bleiben.
- Der Therapeut modifiziert den Kontakt seiner beiden Handflächen nun so, als würde er, während das Becken nach vorne kippt, den Inhalt des Beckens mit seinen Händen behutsam abstützen, dann minimal in kranialer Richtung anheben und allmählich etwas weiter in Richtung der zentralen Mittellinie des Rumpfes nach innen führen. Von außen betrachtet sieht das so aus, als würde er die Organe von beiden Seiten kommend auf die Vorderseite der Wirbelsäule schieben.

Bei korrekter Anwendung dieser Technik spielt sich stufenweise eine Korrektur des Raumgefüges zwischen den Faszienschichten der Bauchwand, der anterioren Schicht des Peritoneums und der posterioren Schicht des Peritoneums in Relation zur Nierenfaszie ab.

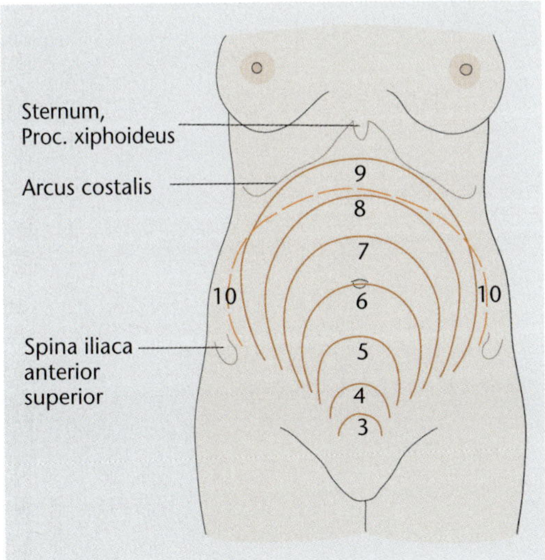

Abb. 10.4b Stand des Fundus uteri in der Schwangerschaft. Die Zahlen geben das Ende des jeweiligen Schwangerschaftsmonats (= 28 Tage) an. [L190]

Diese Technik kommt stufenweise zur Wirkung. Sie wirkt in den Wochen nach der Geburt auf die myofasziale Außenkonstruktion des Becken- und Bauchraums und die Beweglichkeit der Organe. Letztlich zielt sie darauf, die während der Schwangerschaft eingetretenen Ausfaltungen des vergrößerten Peritoneums wieder stärker zusammenzuführen und dadurch eine bessere Aufrichtung der Organsäule des Rumpfes zu ermöglichen.

10.3 Weitere betroffene anatomische Strukturen

Da die **Zwerchfellbewegung** während der Schwangerschaft generell eingeschränkt ist, kann es somit auch zu nachhaltigen Veränderungen der von der Zwerchfellbewegung abhängigen Gelenke im Bereich des Oberkörpers kommen. In diesen Fällen ist es empfehlenswert vor der Anwendung der Techniken im Bereich der unteren Extremität und des Becken- bzw. Bauchraums dafür zu sorgen, dass im Bereich des Thorax keine artikulären Restriktionen vorhanden sind. Besondere Beachtung verdienen dabei die Rippenwirbelgelenke und das Sternoklavikulargelenk (➤ Kap. 4.1, ➤ Kap. 5.1).

Bei der **Rückbildungsgymnastik** ist zu beachten, dass sich die großen Veränderungen während der Schwangerschaft nicht an der eigentlichen Muskulatur, sondern an und in den Faszien des myofaszialen Systems manifestieren. Schematisch ausgeführtes Bauchmuskeltraining kann dazu führen, dass die noch vorhandene Flächenvergrößerung des Peritoneums zusätzlich erweitert wird oder Bänder, die mit den Organen in Verbindung stehen, überdehnt werden. Es ist ratsam, Übungen zur Muskelkräftigung erst dann auszuführen, wenn Bänder- und Membranschichten des Bauch- und Beckenraums wieder ihren Normzustand erreicht haben. Dies ist frühestens drei Monate nach der Entbindung der Fall. Aber auch dann hat meines Erachtens das Aufbautraining einzelner Muskelgruppen eng gesteckte Grenzen, sofern die Koordination übergreifender Muskelzüge nicht berücksichtigt ist.

Anhang

Schlussbemerkung

Für den in Anatomie wenig geschulten Psychologen besteht zuweilen die Gefahr, zu übersehen, dass die physische Seite des Menschen eine eigene Dynamik hat. So kann es in der Psychotherapie zu einer Überinterpretation des Körperausdrucks kommen. Auf der anderen Seite besteht für einen Therapeuten, der einen manuellen Ansatz verfolgt, die weitaus größere Gefahr, blind an die Gesetze der Materie zu glauben. Ein gekrümmter Rücken ist aber nicht nur eine verstärkte Kyphose der Brustwirbelsäule, sondern auch Ausdruck eines gebeugten Menschen.

Die räumliche Gestalt des Faszien- und Membrannetzes lässt sich wie die zur Form gewordene Geschichte eines Menschen lesen. Die immer wiederkehrenden Bewegungsabläufe, die bevorzugte Orientierung und Wahrnehmung sowie das vorherrschende emotionale Grundmuster prägen das Gewebe und spiegeln sich darin. Damit entwickelt sich eine Gestalt, die mehr ist als ein Puzzle anatomischer Einheiten. Bei der Behandlung der Faszien und Membranen kommuniziert der Therapeut mit dieser Gestalt. Dabei sind Anatomiekenntnisse hilfreich, sie dienen aber mehr der topographischen Orientierung als der eigentlichen therapeutischen Technik.

Ein großer Violinvirtuose soll einmal gesagt haben: „Die beste Technik ist die, die man gar nicht bemerkt." Ich denke, er wollte damit sagen, dass effiziente Technik unauffällig zur Anwendung kommt und nie zum Selbstzweck wird. In diesem Sinne geht die Faszien- und Membrantechnik auf den Organismus als Formgebilde ein. Sie setzt an der physischen Struktur an, um die psychophysische Einheit der Person zu erreichen.

LITERATURVERZEICHNIS

Abehsera A. Craniosacrale Osteopathie: Ein wichtiger Baustein der Osteopathie. Osteopathische Medizin 2000; 1:8–13.

Abehsera A. Craniosacrale Osteopathie unter der Lupe – Teil II. Osteopathische Medizin 2002; 4: 12–16.

Barral JP, Croibier A. Manipulation peripherer Nerven. Osteopathische Diagnostik und Therapie. München: Elsvier, Urban und Fischer, 2008.

Barral JP, Mercier P. Lehrbuch der Viszeralen Osteopathie. Bd.1. München: Elsevier, Urban & Fischer, 2002.

Barral JP. Lehrbuch der Viszeralen Osteopathie. Bd.2. München: Elsevier, Urban & Fischer, 2002.

Barral JP, Mathieu P, Mercier P. Die Untersuchung der Wirbelsäule. Handbuch für die Osteopathie. Gent: Eigenverlag, 1993.

Barral JP. Manipulations Uro-Génitales. Aix-en-Provence: Éditions de Verlaque, 1993.

Barral JP, Croibier A. Trauma. An Osteopathic Approach. Seattle: Eastland Press, 1999.

Barral JP. Manuelle Thermodiagnostik. München: Elsevier Urban & Fischer Verlag, 2003.

Benninghoff A. Anatomie. Bd.1, 15. Aufl. München: Urban & Schwarzenberg, 1994.

Benninghoff A. Über die Anordnung und die Bedeutung der Bindgewebssysteme im Gefüge der Muskulatur. Verh. Anat. Ges. 42, 1934.

Bienfait M. Les Fascias. Bordeaux: Societé d'édition Medicale „Le Pousse",1982.

Boebel R. Über die Beziehungen des M. iliopsoas mittels seiner Faszie zu den Gefäßen der Fossa iliopectinea. Z. Anat. Entwickl. Gesch. 1957; 120: 129–138.

Breul R. Die Blätter der Fascia renalis. Osteopathische Medizin 2002; 2: 45.

Berg van den F. (Hrsg.). Angewandte Physiologie. Das Bindegewebe des Bewegungsapparates verstehen und beeinflussen. Bd.1. Stuttgart: Thieme, 1999.

Chan V., et al. A Genetic Locus for Adolescent Idiopathic Scoliosis Linked to Chromosome 19p13.3, AJHG, Vol. 71, Issue 2, August 2002, p. 401–406

Chen CS, Ingber DE. Tensegrity and mechanoregulation: from skeleton to Cytoskeleton. Osteoarthritis and Cartilage (1999) 7, 81–94 doi:10.1053/joca.1998.0164.

Findley WT, Schleip R. (eds.). Fascia Research: Basic Science and Implications for Conventional Health Care. München: Urban & Fischer, 2007.

Friedlin M. Annäherungen an den Faszienbegriff – Eine semantische Untersuchung. Osteopathische Medizin 2003; 1: 13–19.

Flury H. Harder W. The Tilt of the Pelvis. Notes on Structural Integration 1988; 1: 6–15.

Godard H. Verbesserung der sensorischen Dynamik. In: Schwind P. Alles im Lot. Eine Einführung in die Rolfingmethode. München: Droemer-Knaur, 2003.

Heine H. Lehrbuch der biologischen Medizin. Grundregulation und extrazellulare Matrix. Grundlagen und Systematik. 2. Aufl. Stuttgart: Thieme, 1997.

Horwitz G. Pneumatic and Tensile Structures. The Work of Otto Frei. Bulletin of Structural Integration, Vol. VII, No. 2. Boulder (Colorado): Rolf Institute, 1981.

Ingber D. Architekturen des Lebens. Spektrum der Wissenschaft 1998; 3: 32.

Jones L. H. Strain and Counterstrain. Newark: The American Academy of Osteopathy. 1981.

Lafosse F. D.O. & coll. Pictures Clin. Anat. Works 2016 Teil 2, Philipps University Marburg 2016.

Kleinau A. Lang- und mittelfristige Ergebnisse nach Operationen wegen eines Karpaltunnelsyndroms. Unveröffentlichtes Manuskript und Forschungsbericht. o. O. u. J.

Köpf-Maier P. S. Wolf Heideggers Atlas der Anatomie des Menschen. 2 Bde., 5. Aufl. Basel: Karger, 2000.

Lanz U. Anatomical variations of the median nerve in the carpal tunnel. J. Hand Surg 1977; 2(1): 44–53.

Liem T. Kraniosakrale Osteopathie. Ein praktisches Lehrbuch. Stuttgart: Thieme, 1998.

Liem T. Praxis der kraniosakralen Osteopathie. Stuttgart: Thieme, 2000.

Megele E. Diagnostische Tests beim Karpaltunnelsyndrom. Der Nervenarzt 1991; 62: 354–359.

Meert G. F. Das Becken aus osteopathischer Sicht. Funktionelle Zusammenhänge nach dem Tensegrity-Modell. München; Elsevier, Urban & Fischer, 2003.

Maitland J. Spinal Manipulation made simple. A Manual of Soft Tissue Techniques. Berkeley: North Atlantic Books, 2001.

Myers T. Anatomy Trains. Myofascial Meridians for Manual and Movement Therapists. Edinburgh: Churchill Livingston, 2001.

Myers T. Anatomy Trains: Myofasziale Meridiane. München: Elsevier, Urban & Fischer, 2004.

Morton D. J. Human Locomotion and Bodyform. A Study of Gravity and Man. Baltimore: Williams and Wilkins, 1952.

Müller J. H. Morphologische Grundlagen der Kiefergelenksfunktion und deren Störungen und Konsequenzen für Diagnostik und Therapie. Habilitationsschrift, Ludwig-Maximilians-Universität, München 1990.

Mumenthaler M. Über Lähmungen peripherer Nerven im Extremitätenbereich. Dt. Med. Wschr. 1962; 87: 1887–1.896.

Mumenthaler M. Die Therapie des Carpaltunnelsyndroms. Dt. Med. Wschr. 1964; 89 (51): 2424–2425.

Mumenthaler M, Schlack H. (Hrsg.). Läsionen peripherer Nerven. 4. Aufl. Stuttgart: Thieme, 1982.

Pernkopf E. Atlas der topographischen und angewandten Anatomie des Menschen. Hrsg. Fermer H., Sonderausgabe der 2. Aufl. München: Urban & Schwarzenberg, 1987.

Paoletti S. Faszien. Anatomie – Strukturen – Techniken – Spezielle Osteopathie. 2. Aufl. München: Elsevier, Urban & Fischer, 2011.

Paulsen F., Waschke J. Sobotta Atlas, Allgemeine Anatomie und Bewegunsgapparat, Band 1, 24.Aufl. Elsevier Verlag und Urban & Fischer, 2017

Prat. D. Le cadre ostéo-musculaire de la sphère uro-génitale in: Prat et al. Nouvelles Techniques uro-génitales. Aix-en-Provence: Éditions de Verlaque, 1993.

Putz R, Pabst R. Sobotta – Atlas der Anatomie des Menschen. 2 Bde. 22. Aufl., München: Elsevier: Urban & Fischer, München 2006.
Rauber A, Kopsch F. Anatomie des Menschen. Lehrbuch und Atlas. Stuttgart: Thieme, 1987.
Rolf I. P. Rolfing – Strukturelle Integration. Wandel und Gleichgewicht der Körperstruktur. Hrsg. Schwind P., 2. Aufl. München: Irisiana, 1997.
Rolf I. P. Rolfing im Überblick. Paderborn: Junfermann, 1993.
Schleip R. Faszien und Nervensystem. Osteopathische Medizin 2003; 1:20–28.
Schleip R., Findley T. W., Chaitow L., Huijing P. A. Lehrbuch Faszien – Grundlagen – Forschung – Behandlung. München: Elsevier, Urban & Fischer, 1. Aufl., 2014.
Schleip R, Jäger H, Klingler W. What is „fascia"? A review of different nomenclatures. J Bodyw Mov Ther 2012; 16: 496–502
Schleip R, Mechsner F, Zorn A, Klingler W. The bodywide fascial network as a sensory organ for haptic perception. J Mot Behav. 2014; 46(3): 191–193.
Schultz L, Feitis R. The Endless Web. Fascial Anatomy and Physical Reality. Berkeley: North Atlantic Books, 1996.
Schwind P. Alles im Lot. Eine Einführung in die Rolfingmethode. München: Droemer-Knaur, 2003.
Schwind P. Die manuelle Behandlung des Karpaltunnelsyndroms – Faszien- und Membrantechnik. Osteopathische Medizin 2001; 3: 34–38
Schwind P. Faszientechnik für die Behandlung des Kiefergelenks. Osteopathische Medizin 2002; 1: 30–34
Schwind P. Faszien- und Membrantechnik. In: Elsevier, Urban & Fischer, Leitfaden Physiotherapie, 7. Aufl., 2017, Seite 188–192.
Schwind P. Formbarkeit von Faszien und Membranen: Behandlung innerer Brücken im Kontext der Forschung. DO 2010; 8(02): 26–30
Staubesand J, Li Y. Zum Feinbau der Fascia cruris unter Berücksichtigung epi- und intrafaszialer Nerven. Manuelle Medizin 1996; 34(5): 96–100.
Sutherland W. G. Teachings in the Science of Osteopathy. Portland: Rudra Press, 1990.
Stecco C. Atlas des menschlichen Fasziensystems, Urban & Fischer Verlag/Elsevier GmbH, 1. Aufl., 2016, Seite 210.
Stecco L. Fascial Manipulation for Musculoskeletal Pain. Padova: Piccin, 2004.
Stecco L, Stecco C. Fascial Manipulation. Practical Part. Padova: Piccin, 2012.
Sutherland, W. G. Teachings in the Science of Osteopathy, Rudra Press 1990, S. 281.
Tittel K, Seibert E. Beschreibende und funktionelle Anatomie des Menschen. 12. Aufl. München: Kiener, 2012.
Schlösser T. P. C., et al. Scoliosis convexity is Related to Organ Anatomy, UMC Utrecht, ICEOS 2016.
Schlösser T. P. C. Conclusions: Data support the hypothesis that: Distribution of Organ mass appears to determine curve convexity in scoliosis Varela FJ, Frank S. The Organ of Form: Towards a Theory of Biological Shape. J. Social Biol. Struct. 1987; 10: 73–83.
Upledger J E, Vredevoogd JD. Craniosacral Therapy. Seattle: Eastland Press, 1983.
von Lanz T, Wachsmuth W. Praktische Anatomie. Ein Lehr- und Hilfsbuch der anatomischen Grundlagen ärztlichen Handelns. 1. Bd., Teil 4. Heidelberg: Springer, 1972.
Waldeyer A, Mayet A. Anatomie des Menschen. 2 Bde., 16. Aufl. Berlin: De Gruyter, 1993.
Wilhelm K. Kompressionssyndrome des Nervus ulnaris und Nervus medianus im Handbereich. Orthopäde 16, 1987.
Zumhasch R, Hinz C. Das Karpaltunnelsyndrom. Ergotherapie & Rehabilitation 1999; 5: 359–367.

Register